Dr. med. Antje Göttert

Das Logbuch der Hundertjährigen

Wissenswertes von A-Z
für ein vitales und vergnügtes Leben

SHEEMA

Dr. med. Antje Göttert

Das Logbuch der Hundertjährigen

Wissenswertes von A-Z
für ein vitales und vergnügtes Leben

Bibliografische Information der Deutschen Bibliothek
Die Deutsche Bibliothek verzeichnet diese Publikation in der Deutschen Nationalbibliothek; detaillierte Daten sind im Internet über http://dnb.de abrufbar.

1. Auflage 2020
Originalausgabe

Inh.: Cornelia Linder, Hirnsbergerstr. 52, D - 83093 Antwort
Tel.: +49 (0)8053 – 7992952, E-Mail: info@sheema.de
https://www.sheema-verlag.de

ISBN 978-3-948177-07-2

Umschlaggestaltung: Friedewald Grafik Design, Schmucker-digital
Fotos der Autorin: © 2020 Felix Mensching
Lektorat: Eberhard Anger
Gesamtkonzeption: Sheema Medien Verlag, Cornelia Linder
Druck und Bindung: FINIDR, s.r.o., Český Těšín

Das Kleingedruckte – unser Beipackzettel für Sie

Dieses Buch dient keinem rechtlichen, medizinischen oder sonstigen berufsorientierten Zweck. Die hier gegebenen Informationen ersetzen keine fachspezifische Beratung oder Behandlung. Wer rechtlichen, medizinischen oder sonstigen speziellen Rat oder Hilfe sucht, sollte sich an einen geeigneten Spezialisten wenden. Autorin und Verlag übernehmen keine Haftung für vermeintliche oder tatsächliche Schäden irgendeiner Art, die in Verbindung mit dem Gebrauch oder dem Vertrauen auf irgendwelche in diesem Buch enthaltenen Informationen auftreten könnten.

Verlag und Autorin sind für Hinweise und Meinungen zum Buch dankbar. Wir freuen uns auf Zuschriften an: info@sheema.de

Wir haben bewusst auf eine Doppelung männlicher und weiblicher Formen nach dem Muster „der ... oder die ...", „er bzw. sie" usw. verzichtet. Selbstverständlich umfasst die jeweils verwendete Form alle Geschlechtsvarianten.

Der Sheema Medien Verlag achtet auf eine nachhaltige Produktion. Wir orientieren uns bezüglich Materialien, Arbeitsbedingungen und Herstellungsorten an den Bedürfnissen von Umwelt und Gesellschaft. Mit Bedacht arbeiten wir daran, unseren ökologischen Fußabdruck so klein wie möglich zu halten.
Nachzulesen in unserem hauseigenen Wertekatalog unter:
sheema-verlag.de/verlag/werte

Verlag und Autorin haben alle Quellen, Anmerkungen und Websites sorgfältig geprüft. Dennoch ist eine Haftung des Verlags und der Autorin ausgeschlossen, wir übernehmen auch keine Gewähr, dass Links bestehen bleiben, wenn sie geändert werden oder neue Inhalte hinterlegt werden.

Dieses Buch widme ich meinen Kindern

Leonard, Elena und Nicolas.

Und all denen, die mit

Verstand, Herz, Intuition und Freude aktiv sind –

zum Wohle der inneren Heilkräfte

und allen Lebens.

Inhalt

Hinweis
Die im Personen- und Sachregister aufgeführten Namen und Begriffe erscheinen im Text der Kapitel A-Z kursiv.

Geleitwort von Prof. Dr. Hartmut Schröder

Vorliegendes Buch erscheint mitten in der Corona-Krise, d. h. in einer Zeit der Bedrohung und Unsicherheit, aber auch des Aufbruchs und der Veränderung. Scheinbar zwingt gerade ein Virus die Welt „zu einer kollektiven Vollbremsung, zu Nullwachstum, fast zum Stillstand, sozusagen zu einer viralen Deglobalisierung".[1] Galt noch gestern unter Zukunftsforschern, dass Epidemien der Vergangenheit angehörten, so haben wir es heute mit einer Pandemie gewaltigen Ausmaßes zu tun, die Fragen stellt und neue Antworten fordert. Nicht zuletzt lehrt uns die gegenwärtige Situation aber auch, dass in einer globalen Welt alles mit allem zusammenhängt, dass Gesundheit nicht mehr teilbar ist. Sie ist zunehmend Ergebnis von internationalen Entwicklungen und ökologischen Faktoren – eine sinnvolle Lösung ist nur durch die Menschheit in ihrer Gesamtheit möglich!

Medizin und Politik richten den Blick in der aktuellen Krise aber hauptsächlich auf etwas, das *bekämpft* werden muss, auf einen *unsichtbaren Feind* gegen den ein *Krieg* zu führen ist und sichern die Grenzen der Nationalstaaten. Ohne das Coronavirus verharmlosen zu wollen, sollte dennoch kritisch hinterfragt werden, ob eine solche (pathogene) Sicht nicht zu einseitig ist. Natürlich kennt ein Virus keine nationalstaatlichen Grenzen. Aber ein Virus ist auch nicht per se gefährlich, sondern das Milieu und die gesundheitlichen Bedingungen, unter denen eine Infektion erfolgt, bestimmen maßgeblich den Ausgang. So bemerkte die Virologin Karin Moelling in einem Interview zu Corona: „Wenn es zu großen Epidemien kommt, dann tragen wir Menschen in aller Regel eine große Mitschuld daran. Ich nenne nur mal die Stichworte Überbevölkerung, schlechte hygienische

Verhältnisse und Tiermärkte. (…) Erst wir Menschen schaffen die Voraussetzungen für Krankheiten oder tödliche Epidemien.“ [2]

Die pathogene Sicht sollte also ergänzt werden durch eine salutogene Sicht, d. h. durch die Frage, was Menschen gesund erhält bzw. sie im Falle von Krankheit wieder genesen lässt. Gerade bei Infektionskrankheiten ist bekannt, dass das Immunsystem des Menschen eine nicht zu unterschätzende Rolle für das Risiko einer Ansteckung sowie für den Krankheits- bzw. Genesungsverlauf spielt. Das Immunsystem ist wiederum Teil der sogenannten Selbstregulation und lässt sich durch die Lebensweise gut beeinflussen. Und hier setzt Antje Göttert an. Sie fragt nicht, was Menschen krank macht. Sie fragt auch nicht nach der Wunderpille oder dem magischen Jungbrunnen. Ihr Interesse richtet sich vielmehr auf Wege für ein vitales und vergnügtes Leben, die jeder selbst gehen kann. Selbstverantwortung und Selbstwirksamkeit stehen im Mittelpunkt ihres Buches – nicht Medikamente und medizinische Interventionen durch Spezialisten.

Jeder Einzelne kann zum Protagonisten der eigenen Gesundheit werden. Dafür Impulse zu geben ist Herzensangelegenheit der Verfasserin. Sie nennt ihre Artikelsammlung „Das Logbuch der Hundertjährigen“ und wählte zu jedem Buchstaben des Alphabets einen passenden Begriff aus dem großen Repertoire ihres Verständnisses von Heilkunst. Beginnend mit der *Atmung* über *Bewegung* und *Ernährung* geht es hin zu *Familie, Glaube, Imagination, Klang* und *Licht* sowie schließlich zu *Vergebung* und *Wasser*. Jeder Artikel ist dabei in sich abgeschlossen und bietet sowohl wichtiges Hintergrundwissen als auch praktische Hinweise sowie weiterführende Lesetipps – unterhaltsam geschrieben und mit konkreten Anleitungen zur Selbsthilfe versehen.

Entstanden ist so in der Tat ein Logbuch. Dient ein Logbuch in der Seefahrt der Aufzeichnung aller wichtigen Ereignisse während einer Schiffsfahrt, so enthält das fiktive Logbuch von Antje Göttert Hinweise und Erfahrungen von Hundertjährigen für ein vitales und vergnügtes Leben. In einem Satz zusammengefasst könnte die Botschaft lauten: So natürlich und kulturvoll wie möglich leben. Natürlich leben bedeutet vor allem, sich ausreichend zu bewegen, gesund zu ernähren, den Rhythmen der Natur zu folgen sowie Licht und Wasser als Heilmittel zu nutzen. Kulturvoll zu leben bedeutet, sinnerfüllt und glücklich sowie in Resonanz mit dem Inneren und dem Äußeren zu sein. Die Verbindung von natürlich und kulturvoll führt zu Ganzheit von Körper, Geist und Seele – für 100 Jahre und vielleicht auch darüber hinaus.

Berlin, 30. März 2020

Hartmut Schröder

Professor für Sprachgebrauch und Therapeutische Kommunikation

---

[1] Bernd Hontschik: Covid-19 – Wie eine Krankheit die Welt verändert. In: Frankfurter Rundschau, 07.03.2020.

[2] Interview in „Die Welt", 09.03.2020.

Warum dieses Buch?

Der Hundertjährige, der aus dem Fenster stieg und verschwand – haben Sie vielleicht auch gestutzt, als Sie diesen Titel des Romans von Jonas Jonasson vor Augen hatten? In diesem Roman wird die Lebensgeschichte von Allan Karlsson erzählt, der an seinem 100. Geburtstag kurz entschlossen aus dem Fenster seines Zimmers im Seniorenheim steigt, um der großen Feier zu entkommen und dadurch unerwartet in ein weiteres Abenteuer seines bunten Lebens gerät. Mit 100 Jahren aus dem Fenster steigen – wie geht das? Was können wir tun, damit eine solche Vorstellung vom Alter real wird?

In meiner Praxis für Dermatologie und Naturheilmedizin erlebe ich immer wieder vitale Menschen mit einem Lebensalter über 85 Jahren. Viele dieser Menschen sitzen aufrecht, gepflegt und mit leuchtenden Augen vor mir. Frage ich nach dem Geheimnis für solch ein langes Leben, höre ich von ihnen, dass sie sich bewusst geistig und körperlich fit halten, morgendliche Gymnastik betreiben oder regelmäßig ihre Bahnen schwimmen. Sie achten auf sich und auf das, was sie zu sich nehmen. Sie nehmen das Leben, wie es kommt, sind in Frieden mit sich und der Welt, pflegen gute Beziehungen und freuen sich an ihnen. Sind das die Geheimnisse für Vitalität im Alter? Und gibt es da noch mehr?

Als Studentin an der Universität und während der ärztlichen Ausbildung an den Kliniken lernte ich sehr ausführlich, welche Symptome und welche Krankheiten es gibt und mit welchen Medikamenten und Methoden sie behandelt werden. Die Aspekte jenseits der körperlichen Ebene, die geistige, psychische und spirituelle Ebene des Menschseins, waren allerdings selten ein Thema und für eine heilsame

Arzt-Patienten-Beziehung gab es wenig Zeit. Dies führte dazu, dass so manche Frage für mich offenblieb. Warum wird ein Mensch krank? Was sind die eigentlichen Ursachen? Wie wirkt sich eine Krankheit auf die persönliche Entwicklung des Menschen aus? Wie wirken sich Geschehnisse der Vergangenheit, die Glaubenssätze und die persönliche Haltung angesichts der Herausforderungen des Lebens auf das Kranksein aus? Was kann ich als Ärztin jenseits der Verordnung von Medikamenten tun? Welche präventiven Maßnahmen sind sinnvoll und effektiv? Und was können die Patienten selbst tun, um vital und vergnügt den Wellen des Lebens zu begegnen?

Um das zu lernen und zu verstehen widmete ich mich parallel zu meiner schulmedizinischen Ausbildung verschiedenen komplementären Behandlungsmethoden. Ich wollte mehr über den Menschen und sein Kranksein lernen, als den rein körperlichen Aspekt. Mich interessierten die sozialen, psychischen, geistigen und spirituellen Aspekte. Ich suchte Lehrer, die über das Körperliche hinaus das Feinstoffliche, das höhere Bewusstsein und die Verbundenheit allen Seins ansprachen. Ich ahnte die Kraft und die Möglichkeiten der ganzheitsmedizinischen Herangehensweise, las viele Bücher zu diesen Themen, hörte Vorträge und verbrachte immer wieder Wochenenden auf entsprechenden Seminaren.

Im Laufe der Jahre absolvierte ich die psychotherapeutische Ausbildung nach Viktor Frankl, die ärztliche Weiterbildung in den Naturheilverfahren und der Homöopathie und verschiedene weitere komplementärmedizinische Methoden. Ich erfuhr wie effektiv und nachhaltig eine individuell auf den jeweiligen Menschen abgestimmte Diagnostik und Behandlung ist und wie positiv es sich auf den Heilungsverlauf auswirkt, wenn ausreichend Zeit und Raum für die Begegnung mit den Patienten zur Verfügung steht.

Durch die Ärzte Dietrich Klinghardt und Joachim Mutter erfuhr ich, was uns ihrer Erfahrung nach akut und chronisch krank macht und wie wir die Weichen in Richtung Gesundheit stellen können. Unser Wohlergehen ist eng verknüpft mit unserem Lebensstil, der Verschmutzung der Luft, des Wassers und des Bodens sowie der zunehmenden elektromagnetischen Strahlung – all dies auch Themen dieses Buches. Inspiriert und in meinem Tun bestätigt hat mich auch das Gedankengut der Kulturheilkunde, das ich durch den Sozial- und Sprachwissenschaftler Hartmut Schröder und seine Frau, die Allgemeinärztin Marlen Schröder, kennenlernte. Die Kulturheilkunde sucht den Dialog zwischen der Schulmedizin und den komplementären Methoden und rückt die Verbindung von Natur und Kultur ins Blickfeld.

Von einigen namhaften Wissenschaftlern, Therapeuten und Lebensberatern hörte und lernte ich erst durch die Lebensenergie-Konferenzen, die Helge Grotelüchen erschaffen und einer breiten Öffentlichkeit zugänglich gemacht hat. Manche lernte ich im Laufe der Jahre dann persönlich kennen: Den Psychiater Stanislav Grof, einer der Begründer der Transpersonalen Psychologie, und seine Frau Brigitte, durch die ich das ‚holotrope Atmen' erleben durfte; den Ernährungswissenschaftler Thomas Frankenbach, der mir seine Methode der ‚Somatischen Intelligenz' vermittelte, deren zentrales Anliegen es ist, dass wir die Körpersignale, die durch eine Speise ausgelöst werden, bewusst wahrnehmen und beherzigen, anstatt unreflektiert bestimmten Diäten und Pauschalempfehlungen zu folgen. Und ich lernte den Visionär und Vordenker Bernd Kolb kennen, der mir die Bedeutung der inneren Einkehr, der Meditation und der Verbundenheit noch bewusster machte. All dies trug sehr zu meiner weiteren persönlichen Entwicklung und Entfaltung bei. Es zeigte mir, wie wichtig ein achtsamer Umgang mit mir selbst und den Menschen, die mir begegnen, ist, dass mein Wissen eine wichtige Basis meines ärztlichen Wirkens ist, dass jedoch darüber hinaus eine heilsame Atmosphäre und die Art und Weise der Kommunikation entscheidend sind. Und wie förderlich es ist, wenn ich den Patienten mit Freude, Gelassenheit und innerem Frieden auf Augenhöhe begegne, ihnen meine ungeteilte Aufmerksamkeit und ein offenes Herz schenke.

Auch wenn meine Reise durch die Welt der Heilkunde noch nicht zu Ende ist, kam mir 2016 im Rahmen eines Online-Schreib-Kurses des Autors, Redners und Coachs Veit Lindau der Gedanke, die Essenz dessen, was ich auf meiner Reise als Ärztin von der Schulmedizin und den Experten der verschiedenen komplementären Verfahren gelernt habe, weiterzugeben. Es wurde eine Herzensangelegenheit, die mir einiges abforderte. Ein Prozess, für den ich überaus dankbar bin.

Dieses Buch ist in 26 Kapiteln von A wie Atmung bis Z wie Zähne aufgeteilt. Jedes Kapitel befasst sich mit einem bestimmten Thema, dass eine wichtige Rolle für die inneren Heilkräfte spielt. In manchen Kapiteln hole ich dabei etwas weiter aus, so zum Beispiel beim Kapitel Wasser, denn Wasser ist in unserem Körper, wir trinken es, wir waschen uns damit, wir benutzen es in der Industrie und wir verschmutzen es. All das lässt sich nicht voneinander trennen.

Mit diesem Buch möchte ich Ihnen zeigen, dass es vielfältige Möglichkeiten gibt, das Wohlbefinden und die Vitalität zu erhöhen. Es wird Sie befähigen, selbstwirksam und effektiv Ihre inneren Heilkräfte zu unterstützen. Dabei ist es nicht erforderlich, alles auf einmal zu lesen und alles, was Sie lesen, direkt umzusetzen. Ich möchte Sie vielmehr einladen, dass Sie sich dem für Sie persönlich zum jetzigen Zeitpunkt wichtigen Kapitel widmen. Entscheidend ist, dass Sie etwas umsetzen von dem, was Sie gelesen haben, einen ersten Schritt gehen. Kleine Impulse und Veränderungen können Großes bewirken.

Für die folgenden Kapitel würde ich Ihnen gerne ein Bild mit auf den Weg geben. Stellen Sie sich einen Korb vor, nennen wir ihn den ‚Vitalitätskorb', und stellen Sie sich farbige Kugeln darin vor. Manche Farben repräsentieren Kraft gebende, nährende, gesund machende Kugeln – davon sollten Sie möglichst viele in Ihrem Korb haben. Sie schenken Energie und machen unser Leben leichter. Beispiele hierfür sind die regelmäßige Bewegung, eine gesunde Ernährung und eine regenerierende Nachtruhe. Andere Farben repräsentieren Kugeln, die belasten, müde und antriebslos machen und Krankheiten begünstigen. Das können übermäßiger Stress, Gifte oder die elektromagnetische Strahlung sein. Diese Kugeln gilt es zu erkennen, soweit möglich zu verkleinern und bestenfalls ganz aus dem Korb zu entfernen. In alphabetischer Reihenfolge angeordnet finden Sie auf den folgenden Seiten die Aspekte, die sich für mich als die Wichtigsten herauskristallisiert haben.

Sind Sie neugierig geworden? Wollen Sie mehr darüber erfahren, was Sie selbst tun können, wie Sie schwierige Phasen und Krisen in Ihrem Leben gut überwinden und freudvolle Phasen uneingeschränkt genießen können? Auf dem Weg zu einem Leben in Vitalität sind Sie ein wichtiger Mitgestalter. Lesen Sie die für Sie wichtigen Seiten und nutzen Sie diese Kraft. Stöbern Sie vorne und hinten und auch in der Mitte des Buches. Lassen Sie sich inspirieren und ermutigen. Gemeinsam sorgen wir dafür, dass Sie und ich im hohen Alter frohgemut mit Allan Karlsson aus dem Fenster steigen können.

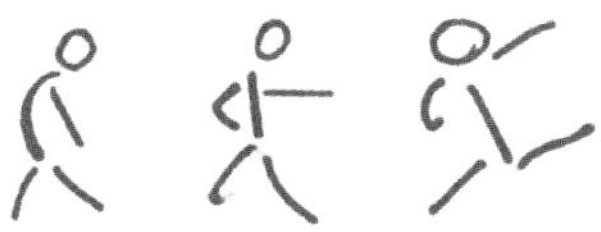

Mit dem Kauf dieses Buches unterstützen Sie ein gemeinnütziges pädagogisches Projekt, welches sich zum Zeitpunkt der Drucklegung in der Planungsphase befindet.

Bei Interesse schreiben Sie mir gerne eine Mail, ich sende Ihnen dann nähere Informationen hierzu: autorin@goettert-net.de.

Ein Schlusswort zu Beginn

Anfang des Jahres 2020 hatte ich das letzte Kapitel dieses Buches geschrieben. Es folgten noch einige abschließende Arbeiten daran und gerade als alle Teile vollendet waren, veränderte die Ausbreitung eines kleinen Virus innerhalb weniger Wochen die ganze Welt.

Diese Zeilen schreibe ich Ende April 2020, kurz bevor das Buch in Druck geht.

Hätte ich das Buch anders geschrieben, wenn ich es unter dem Einfluss dieser massiven Veränderungen verfasst hätte? Ja, bestimmt. Aber vielleicht sollte mein Buch auch genau jetzt und in dieser Form das Licht der Welt erblicken und von Ihnen gelesen werden.

Diese weltweite Krise stellt uns vor große Herausforderungen. Um sie zu meistern ist es wichtiger denn je, dass wir selbst aktiv werden und für unsere inneren Heilkräfte sorgen. Indem wir dies tun, unterstützen wir die körpereigene Abwehr und machen uns stark gegenüber Infektionskrankheiten.

Diese virusbedingte Pandemie hat nicht nur Auswirkungen auf unsere körperliche Gesundheit, sondern auch auf die Psyche. Es gibt Medien, die uns mit angstmachenden Bildern und Texten überhäufen, und wir tun gut daran, diese auf ein Minimum zu reduzieren, da Angst in gravierender Weise das Immunsystem schwächt. Auch die Einschränkung der Freiheitsgrade, die existentiellen Nöte, das ‚Social Distancing', der Mangel an kulturellen Angeboten und das sich einschleichende misstrauische Beäugen und Kontrollieren der Mitmenschen senkt das Energieniveau und wirkt sich auf die Psyche und das Immunsystem aus. Wir können dem entgegenwirken, indem wir nicht nur unser eigenes Wohl, sondern auch das unserer Mitmenschen im Blick behalten. Durch regelmäßige innere Einkehr erfahren wir eine Kraftquelle, die uns Verbundenheit, Sicherheit, Geborgenheit und Fülle schenkt. Kultivieren wir eine Haltung der Dankbarkeit, der Wertschätzung und der Liebe, können wir unsere Energie und damit unsere Vitalität enorm steigern und hochhalten.

Vor wenigen Tagen betrat ich einen Zeitschriftenladen, der auch als Poststelle fungiert. Ich gab ein Päckchen für meine erwachsenen Kinder auf und bemerkte dabei an der Kasse einen kleinen Stapel selbstgenähter Stoffmasken. Ich suchte mir eine aus und der Ladenbesitzer erzählte lächelnd, dass seine Nachbarin diese Masken nähe und er ihr beim Verkauf helfe – schließlich müssten wir ja jetzt alle zusammenhalten. Dabei strahlten seine Augen vor Freude.

Entscheiden auch Sie sich für ein wohlwollendes Miteinander, seien Sie kreativ, verbinden und vernetzen Sie sich, kooperieren Sie mit anderen. Auch wenn wir nicht wissen, wohin die Reise geht – bleiben Sie zuversichtlich, bewahren Sie Ihren Humor, achten Sie auch an dunklen Tagen auf die schönen und erfreulichen Dinge, schenken Sie Ihren Mitmenschen ein offenes Herz und ein Lächeln, bieten Sie Ihre Hilfe an und nehmen Sie selbst dankbar an, was Ihnen gegeben wird. Das bringt Gutes in die Welt und wir stärken uns gegenseitig in besonderer Weise!

Lassen Sie uns zu einer Kulturform beitragen, die auf Liebe beruht und der angstbedingten Polarität den Wind aus den Segeln nimmt – in diesen Tagen und zu jeder Zeit.

A

ATMUNG – geniales Tauschgeschäft

Atmen und leben – das ist unmittelbar miteinander verbunden. Ist das Atmen nicht möglich und bekommen wir keinen Sauerstoff, können wir nur wenige Minuten überleben. Und weil das Atmen so existentiell für uns ist, hat die Schöpfung dafür gesorgt, dass es ohne unser Zutun abläuft. Vom ersten bis zum letzten Atemzug atmen wir, ohne dass wir uns darum kümmern müssen. In bestimmten Phasen, vor allem bei Stress und in angespannten Situationen, ist es allerdings sehr hilfreich, dem Atem unsere Aufmerksamkeit zu schenken.

Während des Medizinstudiums lernte ich viel über die anatomischen und physiologischen Aspekte des Atmens, lernte die verschiedenen Lungenkrankheiten und wie man die Lunge mit dem Stethoskop abhört.

Dass wir in Phasen großer Belastungen und in kritischen Situationen mit einer bewussten Tiefenatmung wirkungsvoll Einfluss nehmen und innerlich zur Ruhe kommen können, dass wir dadurch aufmerksam und handlungsfähig bleiben und heilsame Impulse geben können, erfuhr ich erst viele Jahre später durch das Erlernen von *Yoga* und Meditationen (⇨Yoga). In diesem Kapitel möchte ich Ihnen diese Möglichkeiten bewusst machen und ans Herz legen.

Wenn wir atmen, dient das zunächst einmal der Aufnahme des für uns lebensnotwendigen *Sauerstoffs* und der Abgabe von *Kohlendioxid*. Das Kohlendioxid, chemisch CO_2, und das ebenfalls abgeatmete Wasser, chemisch H_2O, reagieren gemeinsam zu H_2CO_3, der *Kohlensäure*. Das Ausatmen dieser Säure dient der wichtigen Balance des *Säure-Basen-Haushalts* (⇨Ernährung). Darüber hinaus werden zahlreiche weitere Stoffe ausgeatmet, die durch den Stoffwechsel des

Körpers anfallen. Demgemäß sollten wir darauf achten, dass wir nicht nur gut einatmen, sondern auch vollständig wieder ausatmen.

Rund 20.000 Mal atmen wir pro Tag, etwa 12 Mal in der Minute, ein und aus. Das ausgeatmete Kohlendioxid wird von den Blättern der Bäume und anderer Pflanzen sowie von den Algen der Meere aufgenommen und bei Tageslicht zu Sauerstoff umgewandelt, den wir wiederum einatmen. So schließt sich der Kreis. Die Atmosphäre der Erde mit einem wesentlichen Anteil an freiem Sauerstoff ist in unserem Sonnensystem einzigartig. Das fein abgestimmte Ökosystem der Pflanzen und der Meere sorgt für unser Überleben. Dieses Ökosystem zu hegen und zu pflegen und nicht zu zerstören sollte uns also ein wichtiges Anliegen sein. Ebenso sollten wir, wo immer möglich, auf ‚frische' Luft und einen geringen Schadstoffgehalt achten.

Damit wir atmen können, brauchen wir die Lungen, freie Atemwege und bestimmte Atemmuskeln. Der Hauptatemmuskel ist das Zwerchfell, eine Muskel-Sehnenplatte, die den Brustraum und den Bauchraum voneinander trennt. Weiterhin sind die Zwischenrippenmuskeln und andere Atemhilfsmuskeln, wie die Schultern-, die Nacken- und die Bauchmuskulatur beteiligt. Betrachtet man die Art und Weise, wie wir atmen, kann man eine Brust- und eine Bauchatmung unterscheiden. Bei der *Brustatmung* wird vorwiegend der Brustkorb beim Einatmen angehoben und nach allen Seiten ausgeweitet, um sich beim Ausatmen wieder zu senken. Bei der *Bauchatmung* bewegt sich vorwiegend das Zwerchfell beim Einatmen in den Bauchraum, wobei sich der Bauch leicht nach vorne wölbt. Beim Ausatmen kehrt das Zwerchfell zurück in den Brustraum. Die Bauchatmung hat bemerkenswert positive Effekte, denn sie bewegt mit jedem Atemzug die Organe im Bauchraum, wodurch diese besser durchblutet und die Zellen gut mit Nährstoffen versorgt werden. Atmen wir bis ins tiefe Becken hinunter, werden zusätzlich die Genitalorgane belebt. Unterstützen können wir die Atmung mit einer aufrechten *Haltung* und einer gewissen Achtsamkeit.

Natürlicherweise atmen wir über die Nase ein, was vorteilhaft ist. Die Haare in den Nasenöffnungen halten Fremdkörper zurück und die

Luft wird über die Nasenschleimhäute angewärmt und angefeuchtet. Atmen wir vermehrt über den Mund ein, etwa weil die Nasenatmung behindert ist, trocknen die Atemwege aus. Das begünstigt Entzündungen und Beläge der Atemwege und kann Mundgeruch zur Folge haben. Eine *Mundatmung* erhöht auch die Gefahr von *Karies*, da die schützende Wirkung des Speichels eingeschränkt ist. Bei der *Nasenatmung* passiert noch etwas anderes: Wir riechen, was wir einatmen. So können wir Wohlgerüche und genauso unangenehme Düfte und mögliche Gifte in der Luft wahrnehmen. Geruchsreize gelangen direkt in das sogenannte ‚emotionale', limbische Gehirn. Dieser Teil des Gehirns steuert das Fühlen und ist unbewusst. Der Lebensmittelchemiker *Udo Pollmer* weist in seinem Sachbuch ‚Liebe geht durch die Nase' im Kapitel ‚Dufte Düfte' darauf hin, dass Toxine in der Atemluft, wie beispielsweise bestimmte Aluminiumverbindungen aus Deosprays, über den Riechnerv direkt ins Gehirn gelangen können. Dies wird in Verbindung mit der *Alzheimer-Krankheit* gebracht. Andererseits kann das Einatmen bestimmter ätherischer Öle auch therapeutisch bei zum Beispiel psychischen Erkrankungen eingesetzt werden. Der Schweizer Naturheilarzt *Natale Ferronato*, bei dem ich Ende der 1990er Jahre Seminare besuchte, verwendete bei seinen Behandlungen häufig gezielt ätherische Öle, die er in der inneren Nase applizierte.

Die Steuerung der Atmung erfolgt durch einen perfekten Regelkreis, dessen Kommandozentrale sich im Gehirn in der Medulla oblongata, zu Deutsch ‚verlängertes Mark', befindet. Dieser Teil des Gehirns sitzt direkt über dem Rückenmark. Verbrauchen wir beispielsweise durch eine körperliche Aktivität mehr Sauerstoff, fällt mehr Kohlendioxid an. Das wird durch bestimmte Fühler, sogenannte Chemorezeptoren, die im Körper verteilt sitzen, registriert und an das Atemzentrum gemeldet. In der Folge wird die Atemfrequenz automatisch angepasst und entsprechend beschleunigt. Bei starker körperlicher Anstrengung atmen wir bis 60 Mal pro Minute. Lässt die Anstrengung nach, brauchen wir weniger Sauerstoff, weniger Kohlendioxid fällt an und wir atmen wieder langsamer. Durch regelmäßige körperliche Anstrengung trainieren wir die Atemmuskulatur und können so das sogenannte

Atemzugvolumen erhöhen, was dazu führt, dass wir mit jedem Atemzug mehr Sauerstoff aufnehmen, mehr Kohlendioxid abgeben, die Säurelast reduzieren und insgesamt leistungsfähiger werden.

Der Gasaustausch Sauerstoff gegen Kohlendioxid findet in den Lungen an den Lungenbläschen, den sogenannten Alveolen statt. Ungefähr 300 Millionen Alveolen mit einer Gesamtoberfläche etwa der Größe eines Tennisplatzes sind daran beteiligt. Bis zum Alter von 25 Jahren können wir mit körperlicher Aktivität die Zahl der Lungenbläschen erhöhen und so die Kapazität der Lungen vergrößern. Mit zunehmendem Alter nimmt die Zahl der Alveolen dann allerdings ab.

Durch *Gifte* von Auto- und Industrieabgasen, Ausdünstungen von Kunststoffen, Klebern und Möbeln und Zigarettenrauch werden die Alveolen der Lungen geschädigt (⇨Toxine und Strahlung). Da zerstörte Alveolen nicht nachwachsen können, kann das zu *Lungenkrankheiten* führen. Die Flimmerhärchen in den Atemwegen leiden ebenfalls unter *Toxinen*. Nach *Rauchen* einer Zigarette sind sie nachweislich für viele Stunden gelähmt, die ‚Müllabfuhr' der Luftwege gerät quasi außer Dienst. Nicht immer können wir das Einatmen von Giften verhindern. Um das Lungengewebe und die Bronchien vor ihren Auswirkungen zu schützen, ist eine vitaminreiche *Ernährung* hilfreich. Vitamin C beispielsweise reduziert die durch die Toxine entstehenden zellzerstörenden freien Radikale. Außerdem senkt Vitamin C die Infektanfälligkeit, indem es die Abwehrzellen des Immunsystems stärkt (⇨Ernährung).

Einen großen Einfluss auf die Atmung nehmen auch die Körperhaltung, die Kleidung und die psychische Situation. Andauernde *Fehlhaltungen* und zu enge Kleidungsstücke schränken die Atmung ein. Sitzen wir beispielsweise den ganzen Tag nach vorne gebeugt am Schreibtisch, kann sich der Brustkorb und der Bauchraum nicht richtig ausdehnen und der Brustkorb wird immer unbeweglicher. In der Folge atmen wir flacher. Ist unser Gemüt durch Überforderungen, *Dauerstress* und *Ängste* belastet, atmen wir ebenfalls flacher. Außerdem kommt es zu einer Anspannung der Muskeln, so der

Atemhilfsmuskulatur, was den zur Verfügung stehenden Atemraum deutlich einschränkt.

Schauen wir uns einmal die Folgen einer solchen körperlich eingeschränkten und flachen Atmung an:

- Kohlendioxid und damit Kohlensäure wird weniger abgeatmet.
- Es kommt zu einer Säurelast im Körper und damit zu einer *Übersäuerung*.
- Die Säuren lagern sich im Bindegewebe ab.
- Das Bindegewebe kann dadurch weniger Wasser binden und altert vorzeitig.
- Der Wasseranteil im Knorpel sinkt, die Verletzungsgefahr steigt.
- Zum Ausgleich des *Säure-Basen-Haushalts* werden Mineralstoffe aus körpereigenen Geweben mobilisiert. Dies betrifft vor allem die mineralstoffreichen Knochen und den Haarboden. In der Folge kann es zu *Osteoporose* und *Haarausfall* kommen.
- Eine flache Atmung führt zu einer verringerten Aufnahme von *Sauerstoff*.
- Durch den Sauerstoffmangel verkleben die roten Blutkörperchen in den Blutgefäßen und der Durchfluss wird behindert.
- Die Nährstoffe gelangen schlechter zu den Zellen.
- Es kommt zu einem Lymphstau.
- *Gifte* werden nicht ausreichend abtransportiert, was sich unter anderem auf Muskeln und Faszien auswirkt.

Diese Prozesse können zu einer erschöpfenden Mangelsituation führen. Umgekehrt können wir mit wenigen Maßnahmen unseren natürlichen Atemrhythmus und damit die Vitalität unterstützen:

- Durch eine aufrechte Haltung und bequeme Kleidung fließt unser Atem frei.
- Körperliche *Bewegung* entspannt die Atemhilfsmuskeln.
- Regelmäßiges moderates Ausdauertraining führt zu einem verstärkten Luftaustausch (⇨Bewegung und Haltung).

- Herzhaftes *Lachen* bewegt bis zu 300 Muskeln des Körpers, entspannt und weitet den Brust- und Bauchraum.

Wie bereits erwähnt, befindet sich die Steuerzentrale der Atmung im Gehirn. Reguliert wird sie über das *autonome Nervensystem* mit den Gegenspielern *Sympathikus* und *Parasympathikus*. Autonom heißt es, weil es ohne unser Zutun arbeitet. Unbewusst reagiert unser Atem auf das, was um uns herum und in unserem Inneren passiert. So, wie wir uns fühlen, atmen wir. So wie wir atmen, aktivieren wir jeweils den einen oder den anderen Teil des autonomen Nervensystems. Durch Überforderung, Stress und Ängste aktivieren wir den Sympathikus. Wir atmen beschleunigt und zu flach. Die Atmung ist so auch ein wesentlicher Aspekt in der Kommunikation. Sie offenbart, in welchem Zustand wir uns befinden, vermittelt unsere Kompetenz und Stärke oder zeigt unsere Angst und Schwäche.

Das Spannende ist, dass wir in diesem Moment über eine ganz bewusst durchgeführte, ruhige und tiefe Atmung das autonome Nervensystem für uns wohltuend steuern und aktiv Einfluss auf unser Befinden nehmen können. Wir aktivieren damit den Parasympathikus, reduzieren körperliche Stressreaktionen und bringen uns in einen Zustand der Ruhe und Entspannung.

Eine langsame und tiefe Atmung, ob bewusst herbeigeführt oder im entspannten Zustand unbewusst ablaufend, hat folgende positive Effekte:

- Die Säurelast sinkt.
- Der Sauerstoffgehalt wird bis in die Zellen erhöht.
- Das Immunsystem wird gestärkt.
- Die Infektanfälligkeit sinkt.
- Die *Entgiftungskapazität* wird größer.
- Der Alterungsprozess der Zellen verlangsamt sich.
- Die Leistungsfähigkeit steigt.
- Die *Stressresistenz* steigt (⇨Stress).

- Negative Emotionen und depressive Verstimmungen werden leichter überwunden.
- Die Befreiung von innerem Ballast wird unterstützt (⇨Psyche).
- Wir entspannen.
- Wir gewinnen Gelassenheit, Gegenwärtigkeit und Selbstbewusstsein.
- Wir erreichen mehr Wohlbefinden und Lebensqualität.
- Wir können zu meditativer Stille und zu außergewöhnlichen Bewusstseinszuständen finden.

Die im Jahre 2009 verstorbene Berliner Atemtherapeutin und Professorin *Ilse Middendorf* hat sich über Jahrzehnte mit dem Atem beschäftigt. Ihre Atemlehre des ‚Erfahrbaren Atems' wird in speziellen Seminaren und Büchern vermittelt. Die zahlreichen Atemübungen sind eine wirkungsvolle Unterstützung auf dem Weg zu mehr Vitalität und zu einem erweiterten *Bewusstsein*. Die *bewusste Tiefenatmung* hilft uns, um vom Denken in das Wahrnehmen und in die Stille zu gelangen und dient als Brücke zwischen Körper und Geist.

Seit Jahrtausenden nutzen asiatische Bewegungslehren wie *Qigong* und *Tai-Chi* sowie Yoga den Atem, um die Persönlichkeit zu stärken, um Bewegungen wirkungsvoll zu begleiten, um das Bewusstsein zu erweitern und in die Stille zu gelangen. Die Atemschule des Yoga wird Pranayama genannt. Die Yogis lehren, dass *Pranayama* unter anderem Blockaden löst und die *Chakren*, also die energetischen Energiezentren, aktiviert. Außerdem reinige es den Energiekörper, die sogenannte *Aura*, die uns umgibt. Auch im Yoga gilt der Atem als Brücke zur Spiritualität und zu höheren Bewusstseinszuständen (⇨Ruhe und Regeneration, ⇨Yoga).

Bei der Lösung körperlicher und seelischer Blockaden ist die Atmung ein wichtiger Helfer. Dabei können kräftiges Atmen, eine laute Stimme und Schreien ungemein befreiend wirken. Der Psychiater und Wissenschaftler *Stanislav Grof* hat zusammen mit seiner damaligen Frau Christina Grof 1975 das *holotrope Atmen* entwickelt. Hierbei wird durch eine beschleunigte und vertiefte Atmung ein Botenstoff mit dem Namen *Dimethyltryptamin*, abgekürzt *DMT*, freigesetzt, der das *Bewusstsein* erweitert (⇨Mystik). Das holotrope Atmen wird in speziellen Seminaren fachkompetent angeleitet und begleitet. Es kann zu einer intensiven Form der *Selbsterfahrung* führen und heilende Prozesse auslösen. Das, was während einer solchen Atemsitzung passiert, ist schwer zu beschreiben, man muss es erfahren. Eines kann ich Ihnen sagen: Es werden enorme Kräfte freigesetzt. Unter rhythmisierender Musik und durch eine bewusste Tiefenatmung verbindet man sich mit seinen seelischen Anteilen, unverarbeitete Elemente aus der Lebensgeschichte können wieder bewusst gemacht und dadurch mit therapeutischer Unterstützung integriert und geheilt werden. Als sich bei mir mit dieser Technik alte Blockaden schmerzhaft und lautstark gelöst hatten, wurde es ganz still in mir. Ein Zustand voller Licht, außerhalb von Raum und Zeit. Für einen magischen Moment einfach nur sein, glückselig und in tiefem Frieden.

➔ **Das Wichtigste in Kürze:**

- Die Atmung ist ein selbständiger Vorgang des Körpers, der von verschiedenen Faktoren beeinflusst wird.
- Das Atemmuster gibt Hinweise auf den Zustand eines Menschen.
- Einfluss nehmen die Körperhaltung, die körperliche Aktivität, Stoffwechselprozesse, Krankheiten und der Gemütszustand.
- Fehlhaltungen, Stress oder Ängste können zu einer zu flachen Atmung führen und diverse negative Auswirkungen haben.
- Eine flache Atmung erhöht unmittelbar die Säurelast.
- Ist der natürliche Atemrhythmus gestört, können wir bewusst Einfluss nehmen.
- Eine bewusste Tiefenatmung reduziert die Säurelast, aktiviert den Parasympathikus und lässt uns innerlich zur Ruhe kommen.
- Über eine bewusste Tiefenatmung können wir heilsame Impulse geben.

- Bewegung, moderates Ausdauertraining, Singen, Lachen und Entspannungstechniken unterstützen die Atemfunktion.
- Eine tiefe Atmung bis in das Becken hinein bewegt gleichzeitig die Organe im Bauchraum, was die Nährstoffversorgung erhöht und die Genitalorgane belebt.
- Über die Atemluft können Schadstoffe der Raumluft oder der Außenluft in uns eindringen (⇨Toxine und Strahlung).
- Schadstoffe schädigen unter anderem die Lungenbläschen.
- Die Vermeidung von Schadstoffen in der Luft und regelmäßiges Lüften sind wichtige Maßnahmen.
- Mit einer bewussten Tiefenatmung bereiten wir den Weg zu meditativer Stille (⇨Yoga).

➔ Ein paar praktische *Atemübungen*:

- Finden Sie in Ihrem Tagesablauf einen Moment der Ruhe, setzen Sie sich aufrecht und bequem hin und beobachten Sie Ihren Atem. Nehmen Sie bewusst wahr, wie die Luft einströmt, wohin sie fließt und wie sie wieder hinausströmt – ohne dass Sie Einfluss nehmen. Mit dieser meditativen Technik harmonisieren Sie Körper, Psyche und Geist.
- In einem weiteren Schritt können Sie bewusst Ihren Atemraum in alle Richtungen vergrößern, nach unten in den Bauch und in das Becken und rund um den Brustkorb. Begleiten Sie die Luft beim Einatmen in Ihrer Vorstellung in jede Richtung, warten Sie geduldig auf den inneren Impuls zum Ausatmen und lassen Sie dann die Luft hinausströmen. Lassen Sie sich Zeit für das Ausatmen und spüren Sie, wie Sie nach und nach ruhiger werden.
- Eine einfache und wirkungsvolle Technik, um sich zu erfrischen, ist die folgende: Atmen Sie einige Atemzüge in aufrechter Haltung durch die Nase ein und langsam durch den Mund wieder aus. Gehen Sie innerlich dabei in das Gefühl der tiefen Dankbarkeit für den jeweiligen Atemzug.

- Würden Sie gerne etwas Ballast loswerden? Hier heißt es ‚schütteln', bewusst atmen und schütteln. Stellen Sie sich locker aufrecht hin, die Füße schulterbreit auseinander. Atmen Sie mehrmals tief ein und schütteln Sie beim langsamen und langen Ausatmen den ganzen Körper. Dabei tönen Sie wenn möglich laut, das heißt, Sie geben Ihrem Atem eine Stimme. Stellen Sie sich bildlich vor, wie der Ballast Sie beim Ausatmen verlässt und beim Einatmen frische Energie hineinströmt.
- Um die Stimmung aufzuhellen, hilft eine Atemtechnik, die ich von Natale Ferronato, dem bereits erwähnten Schweizer Naturheilarzt, lernte. Atmen Sie einmal täglich tief ein und so lange wie möglich aus. Dabei schürzen sie den Mund, so als wollten Sie einen Luftballon aufblasen.
- Machen Sie sich bewusst: Mit dem Atem können Sie jederzeit und überall wirkungsvoll für Ihr Wohlbefinden, für mehr Lebensenergie, für Ihre innere Balance und Ihre Gesundheit sorgen. Den Atem haben Sie immer verfügbar – einfach so. Und so einfach!

Literatur und Quellen zum Weiterlesen:

Astrid Schünemann, Ilse Middendorf: Himmel, Mensch und Erde im erfahrbaren Atem: Die Middendorf Arbeit (1992);

Astrid Schünemann: Das Atem-Übungsbuch nach Middendorf (1993);

Udo Pollmer, Andrea Fock, Ulrike Gonder, Karin Haug: Liebe geht durch die Nase: Was unser Verhalten beeinflusst und lenkt (2001);

David Servan-Schreiber: Die Neue Medizin der Emotionen. Stress, Angst Depression: Gesund werden ohne Medikamente (2006);

Ralph Skuban: Pranayama. Die heilsame Kraft des Atems (2017);

Ulrich Ott, Janika Epe: Gesund durch Atmen. Ein Neurowissenschaftler erklärt die Heilkraft der bewussten Yoga-Atmung (2018);

Thomas H. Loew: Langsamer atmen, besser leben (2019).

B

BEWEGUNG UND HALTUNG – alles im Fluss?

Bewegung gehörte in meiner Kindheit zum Alltag. Meine Eltern waren beide sportbegeistert und mein Vater war überzeugt, dass Sport uns Kinder erfolgreich und drogenfrei durch die Schulzeit bringen würde – womit er Recht behielt. So verbrachten wir einen großen Teil unserer Freizeit auf Tennisplätzen. Als berufstätige Mutter blieb mir später deutlich weniger Zeit für solche körperlichen Aktivitäten. Irgendwann entschied ich mich, mit dem bei mir unbeliebten Joggen anzufangen, da das für mich am leichtesten in meinen Alltag zu integrieren war. Anfangs war mein innerer Schweinehund ziemlich groß, längere Strecken laufen mochte ich gar nicht. Eine Gruppe mit sympathischen Mitläufern half mir über die Durststrecke hinweg und irgendwann wurde es eine liebgewonnene Gewohnheit. Es ist für mich die beste Methode, um kräftig zu atmen, in kurzer Zeit von einem erhöhten Stresslevel herunterzukommen, dabei in der Natur an der frischen Luft zu sein und mich wohl zu fühlen – währenddessen und danach.

Auch im Urlaub treibt es mich gerne in die Natur: Bewegen, den Kopf frei machen, Energie auftanken und die Seele nähren (⇨Natur). Diesbezüglich besonders erfüllend war eine Pilgerreise auf den schönsten Abschnitten des Jakobsweges. Ich wanderte durch traumhafte Landschaften, begegnete interessanten Menschen aus verschiedenen Ländern, begegnete letztendlich mir selbst.

Mittlerweile gehört es zum Allgemeinwissen, dass Bewegung von Kindheit an und bis ins hohe Alter eines der wichtigsten Elemente unserer Gesundheit ist und unser Wohlbefinden in vielerlei Hinsicht fördert. Ganz am Anfang unseres Lebens übernimmt das *Schaukeln* durch die Eltern eine wichtige Funktion. Der Sonderpädagoge Andreas Fröhlich hat an der Universität Landau in der Pfalz im Jahre 1979 die Methode der Basalen Stimulation entwickelt. Er konnte zeigen, dass das Schaukeln das Gleichgewichtsorgan im Innenohr stimuliert, was zu einer körperlichen Entspannung führt. Darüber hinaus wird die Enzymaktivität gesteigert (⇨Ernährung), Schmerzen werden gelindert und Glücksgefühle erzeugt. Da das nicht nur bei Kindern so ist, hat so manches Altersheim den aus der Mode gekommenen Schaukelstuhl wiederentdeckt. Jenseits des Windelalters dürfte es weniger oft vorkommen, dass wir passiv geschaukelt und bewegt werden. Da heißt es, selbst aktiv sein, um gesund, vital, schlau und selbstbewusst zu werden und zu bleiben.

Eine einfache und sehr effektive Form der Bewegung ist das *Gehen* in flottem Tempo. Der französische Philosoph und Politiker *Michel de Montaigne* beschäftigte sich bereits im 16. Jahrhundert eingehend mit den Auswirkungen des Gehens. Er beschrieb, dass 100 Gelenke und mehr als 600 Muskeln bewegt werden und stellte das Gehen als einen zentralen Bestandteil unserer Natur heraus. Heutzutage erfreut sich das *Nordic Walking* großer Beliebtheit. Das Gehen lässt sich aber auch ohne Stöcke wunderbar in den Alltag einfügen. Viele meiner Patienten berichten von einem deutlich gebesserten Befinden, sobald sie sich regelmäßig bewegen. Häufig höre ich von meinen über Achtzigjährigen, dass sie regelmäßig zu Fuß gehen und den Tag mit Gymnastikübungen beginnen. Einige sehnen die Eröffnung der Freibadsaison herbei, um früh morgens ihre Bahnen zu schwimmen und sich auf diese Weise fit zu halten.

Was passiert nun genau, wenn wir uns bewegen?

- Wir atmen mehr Sauerstoff ein und haben dadurch mehr Energie zur Verfügung.
- Die Zahl der roten Blutkörperchen steigt an, wodurch mehr Sauerstoff im Blut transportiert werden kann.
- Die Durchblutung verbessert sich.
- Die Nährstoffzufuhr über die Blutgefäße steigt.

- Der Abtransport von Säuren und belastenden Endprodukten des Stoffwechsels verbessert sich.
- Wir atmen mehr Kohlendioxid und damit mehr Kohlensäure ab, die Säurelast sinkt.
- Der Lymphfluss wird angeregt, dies fördert die Entgiftung.
- Die Regenerationsfähigkeit der Zellen steigt.
- Die Zellen altern langsamer.
- Die Faltenbildung der Haut wird reduziert.
- Das Immunsystem wird gestärkt.
- Die Muskeln verbrennen mehr Fett.
- Die Knochen werden fest.
- Die Gelenke bleiben beweglich.
- Der Knorpel wird ausreichend mit Nährstoffen versorgt – da er keine eigenen Blutgefäße besitzt, ist seine Versorgung von den Bewegungen der Gelenke abhängig.
- Das Risiko für Herz-Kreislauf-Erkrankungen sinkt.
- Ein zu hoher Blutdruck normalisiert sich.
- Übergewicht wird abgebaut.
- Das Risiko für Diabetes Typ II sinkt.
- Die Wahrscheinlichkeit an Krebs zu erkranken sinkt, bei *Brust-* oder *Dickdarmkrebs* um 25 Prozent.
- Es werden vermehrt Sexualhormone ausgeschüttet.
- Die Stresshormone sinken (⇨Stress).
- Die Glückshormone steigen an (⇨Stress).
- Unsere Denk- und Merkfähigkeit erhöhen sich.
- Die Stimmung hellt sich auf.

Mit regelmäßiger Bewegung können wir unser biologisches Alter also entscheidend verjüngen und die Vitalität enorm steigern. Kann ich Sie damit motivieren?

Sie denken vielleicht, Sie sind zu unbeweglich und schlapp oder zu alt, um überhaupt zu beginnen? Vor einigen Jahren las ich die beeindruckende Geschichte einer Frau, die sehr fettleibig und aufgrund dessen nahezu unbeweglich war. Eines Tages fasste sie den Entschluss, dies zu ändern. Sie schleppte sich in ein Fitnessstudio, wo sie aufgrund ihrer äußeren Erscheinung nicht willkommen war. Dennoch erreichte sie, dass sie in einer Ecke regelmäßig trainieren konnte. Anfangs war sie schon nach kurzer Zeit vollkommen erschöpft. Trotzdem trainierte sie weiter, mühte sich Tag für Tag. Nach und nach veränderte sich etwas. Ihre Muskeln nahmen zu und ihr Gewicht nahm ab. Sie fühlte sich von Woche zu Woche wohler – bis sie sich eines Tages nach Jahren des Trainings mit einem nun trainierten Körper voller Stolz bei einem Wettbewerb für Bodybuilderinnen anmelden konnte.

Motivierend ist auch die Geschichte des Franzosen Robert Marchand. Er begann im Alter von 78 Jahren mit dem Training für Radrennen und in den darauffolgenden Jahren stellte er dann nach und nach zahlreiche Altersrekorde auf. Im Jahre 2017 erreichte er sogar einen neuen Stundenweltrekord – und das mit 105 Jahren. Das Geheimnis seiner Vitalität? Marchand berichtete, dass er sich sein Leben lang bewegt hatte, viel Obst und Gemüse gegessen hatte, nicht zu viel Kaffee, wenig Alkohol, keine Zigaretten. Und jeden Morgen startete er den Tag mit Dehnungsübungen.

Von offizieller Seite gibt es Empfehlungen, wieviel Bewegung erforderlich ist, um gesundheitsfördernde Effekte zu erzielen. 30 Minuten an fünf Tagen der Woche ist das Maß der Dinge – das empfiehlt die Weltgesundheitsorganisation gesunden Erwachsenen. Es entspricht in etwa 8000 Schritten, was sich über ein spezielles Fitnessarmband messen lässt. Wichtiger erscheint mir allerdings die persönliche Motivation zur täglichen Bewegung im Alltag. Achten Sie darauf, dass Ihr Puls bei Ihren Bewegungseinheiten beschleunigt ist. Gemütliches Schlendern ist zwar besser als Sitzen und erfreut die Sinne, reicht aber für die genannten Gesundheitsvorteile nicht aus. Andererseits sollten Sie sich auch nicht zu sehr verausgaben und bei Ihren Bewegungen längere Phasen ‚aus der Puste‘ kommen. Die richtige Balance bringt den größten Benefit. Auch wenn der Alltag Ihnen wenig freie Zeit lässt: Schenken Sie sich wenigstens ein Zeitfenster von 15 Minuten täglich.

Im Laufe des Tages bieten sich zahlreiche Möglichkeiten für Bewegung an – das haben Sie sicher schon häufiger gehört. Sei es zu Fuß gehen statt Auto fahren oder Treppe nehmen statt Aufzug. Mein persönlicher Tipp sind Bewegungen und Dehnungen während des Wartens oder Telefonierens. Und auch auf dem Sofa oder im Sessel lassen sich die Muskeln der Arme und Beine trainieren und die Gelenke bewegen. Tun Sie das, was Ihnen möglich ist und ein bisschen mehr. Wenn Sie viele Stunden einer sitzenden Tätigkeit nachgehen müssen, hat dies gerade für Männer noch eine weitere unerwünschte Wirkung: Die *Prostata* wird schlechter durchblutet, neigt zu Entzündungen und zu Verkalkungen. Dies betrifft auch Fahrradfahrer. Hilfreich ist es, die Sitzposition mehrmals pro Stunde zu ändern. Tanzen Sie auf Ihrem Stuhl. Stehen Sie immer mal auf und gehen Sie ein paar Schritte. Öffnen Sie das Fenster zum Lüften und plaudern Sie mit der Kollegin: Es fördert Ihre Beweglichkeit und verbessert gleichzeitig das soziale Miteinander.

Anfang 2017 bereiste ich Myanmar, großenteils zu Fuß. In diesem Land ist vieles noch so, wie es bei uns in vorindustrieller Zeit war. Ich konnte beobachten, wie der Mensch ohne Maschinen über viele Stunden des Tages körperlich in Bewegung ist. Praktisch niemand leidet dort an Übergewicht. Bemerkenswert sind auch die Einbeinruderer am Inlesee, Fischer, die am Heck des Bootes auf einem Bein stehen, während das andere Bein das Paddel umschlingt und das Boot vorwärtsbewegt. Diese Technik wurde ursprünglich von den Fischern selbst entwickelt, damit sie nicht nur ihre Arme, sondern auch die Beine und die Balance trainieren. Sie vereinen so die Arbeit mit dem Trainieren des Körpers.

Viele von uns bewegen sich während ihrer Arbeit nur wenig. Mit einem ‚Bewegungs-Hobby' in der Freizeit können wir das ausgleichen. Was passt zu Ihnen? Schwimmen, Aqua-Jogging in der Gruppe mit fetziger Musik oder Golfspielen auf ruhigen Plätzen? Solo oder lieber in der Gemeinschaft? Was brauchen Sie, um die Trägheit zu überwinden?

Sprengen Sie Ihre Grenzen in kleinen Schritten und bleiben Sie am Ball. Erste Hürden lassen sich in manchen Fällen leichter mit einem ‚Personal Trainer' nehmen. Er kostet nicht die Welt und gibt Ungeübten professionelles Feedback. Wichtig ist: Anfangen, langsam steigern und nicht aufhören. Ihr erstes Ziel: 21 Tage dranbleiben, dann bekommt es schon den Geschmack von Gewohnheit und Sie haben eine wichtige Etappe erreicht. Es lohnt sich! Für Ihr Wohlbefinden, für Ihre Gesundheit und auch für Ihr soziales Miteinander.

Letzteres wird in besonderer Weise durch das *Tanzen* gefördert. Seit Urzeiten tanzen die Menschen, um sich zu bewegen, zu feiern, sich zu erfreuen und zu verbinden. Tanz und Musik verbindet Menschen über Völker und Grenzen hinweg. Der Bewegungspädagoge und Tänzer *Eric Franklin* lehrt, dass das Tanzen für eine gute Haltung und einen geschmeidigen Körper sorgt und so die Freude an der Bewegung steigert, was wiederum die körperliche und auch die geistige Fitness fördert. Franklin arbeitet auch mit inneren Bildern, um das Gewebe zu lockern und den Körper geschmeidig zu machen. So benutzt er zum Beispiel die Vorstellung von Vanilleeis in der Sonne, das zunächst kalt und hart ist und dann nach und nach durch die Wärme dahinschmilzt (⇨Imagination). In meiner Kindheit ging ich einige Jahre zu einer Ballettschule. Mein liebster Part kam immer am Ende der Stunde, wenn wir ohne Vorgaben zu klassischer Musik tanzen durften. Hin und wieder mache ich das noch heute: Das Celloquintett ‚Cellostrada' spielt, am liebsten ‚Game of Thrones' von *Ramin Djawadi*, und ich bewege mich tänzerisch zur Musik. So wie früher – nur dass ich heute Arme und Beine deutlich mehr spüre.

Seit der Antike ist bekannt, dass Bewegung auch positive Effekte auf unsere *Denkfähigkeit* hat. Die antiken Philosophen gingen während des Lernens von Texten auf und ab, um ihre *Merkfähigkeit*, ihre Kreativität, ihre Beweglichkeit auch im Denken zu erhöhen. Schauspieler nutzen dies heutzutage beim Lernen ihrer Texte. Mit der modernen Hirnforschung lässt sich belegen, dass körperliche Bewegung zu einer Ausschüttung des Botenstoffs *Dopamin* führt, der die Merkfähigkeit erhöht. Je vielfältiger wir uns bewegen, desto mehr werden unsere geistigen Fähigkeiten angeregt. Stellen Sie sich Schulen vor, in denen körperliche Aktivitäten alltäglich auf dem Lehrplan stehen und zum besseren Lernen genutzt werden; Arbeitsstätten, in denen Mitarbeiter vielfältige Bewegungsangebote bekommen; Büromöbel, die Veränderungen der Körperhaltung und aktives Sitzen erlauben, und Altenheime, in denen Gymnastik und Denksport zur Vorbeugung von Demenz angeboten werden. Utopie? Zum Glück nicht. Mancherorts ist es bereits erfolgreiche Realität. An Schulen, an denen der Bewegung ein hoher Stellenwert zukommt, steigern sich nachweislich die Leistungsfähigkeit und die Lernfreude der Schüler, was wiederum motivierend für die Lehrer ist. Und wenn Sie als Arbeitgeber in eine gesundheitsfördernde Ausstattung Ihrer Arbeitsräume investieren, erhöhen Sie signifikant die Produktivität. Was hält Sie auf?

Als eine der Hauptursachen für Erwerbs- und Arbeitsunfähigkeit werden seit Jahren *Rückenschmerzen* angegeben. Etwa 80% der Bevölkerung entwickeln sie im Laufe ihres Lebens, bei 10-15% werden diese Schmerzen chronisch. Zu langes Sitzen, mangelnde Bewegung und Fehlbelastungen zählen zu den Ursachen. Die verursachten Kosten sind erheblich. Und zunehmend werden Schmerzmittel verordnet, auch mit opioidem Wirkstoff und der damit einhergehenden Suchtgefahr. Ihr alleiniger Einsatz ist sicher nicht empfehlenswert. Wichtig sind ärztliche Gespräche über die Lebenssituation, physiotherapeutische Behandlungen, die Motivation für regelmäßige Bewegung und *Dehnung* und wo möglich der Einsatz aktiver Büromöbel.

Kommen wir zur *Körperhaltung*. Sie wird einerseits von unserer körperlichen Fitness und Bewegungsfähigkeit, andererseits auch von unseren Gedanken und Gefühlen beeinflusst. Eine wichtige Rolle für unsere Haltung spielen die *Faszien*. Das sind Gewebeschichten, die alle Teile des Körpers umhüllen, also auch Muskeln, Sehnen, Knochen, Gefäße, Nerven, alle Organe, so auch das Gehirn. Die Faszien sind außerdem elementar wichtig für unseren Stoffwechsel und die Entgiftung (⇨Toxine und Strahlung). Stundenlanges Sitzen am Schreibtisch, Dauerstress und unterdrückte Emotionen führen zu Verhärtungen und Verklebungen der Faszien. Muskeln und Sehnen verkürzen sich, Fehlhaltungen mit ihren Auswirkungen, oft sind es Rückenschmerzen, sind zwangsläufig die Folge. Wenn Fehlhaltungen und Verspannungen lange eingewirkt haben, bedarf es zur Lösung der Verhärtungen möglichweise einer professionellen Behandlung. Die US-amerikanische Biochemikerin *Ida Rolf* entwickelte das nach ihr benannte *‚Rolfing'*, ein Verfahren, bei dem mit den Händen die Verklebungen und Verhärtungen der Faszien aufgespürt und gelöst werden. Ergänzend widmen sich die ‚Rolfer' bei ihrer Arbeit der Atmung, den Bewegungsmustern und der Orientierung im Raum. Die Arbeit der Körpertherapeuten kann durch regelmäßige häusliche Dehnungsübungen effektiv unterstützt werden.

Mit unserer Körperhaltung beeinflussen wir auch maßgeblich unsere Stimmung. Stellen Sie sich vor einen Spiegel, lassen Sie Ihre Schultern und Ihren Kopf hängen, beugen Sie Ihren Rücken leicht nach vorne, machen Sie ein trauriges Gesicht – wie wirkt das auf Sie? Bei diesem Bild muss ich an einen Cartoon der Peanuts von Charles M. Schulz denken. Charlie Brown zeigt Lucy, wie man dasteht, wenn man deprimiert ist: Kopf nach unten und Schultern nach vorne. Und das kommentiert Charlie sinngemäß sehr treffend: „Das Verkehrteste, was du jetzt tun kannst, ist aufrecht und mit erhobenem Kopf dazustehen, weil du dich dann sofort besser fühlst. Wenn du also etwas von deiner Niedergeschlagenheit und Depression haben willst, dann musst du so dastehen …". Und Charlie senkt den Kopf.

Eine ähnliche Aussage und ebenfalls amüsant vermittelt lesen Sie in den ‚Eselsweisheiten' von *Mirsakarim Norbekov.* Es enthält Appelle an den Leser, mit Selbstdisziplin bestimmte Übungen auszuführen und eigenverantwortlich für ein gesundes, erfolgreiches und glückliches Leben zu sorgen. Mit der Haltung eines Siegers, einem breiten *Lächeln*, bestimmten Atemübungen und einem festen Glauben an den Erfolg stellt man sich bildhaft das vor, was man erreichen möchte. Norbekov postuliert, dass das Muskelkorsett, die Haltung und die *Mimik* mit den Emotionen und Gedanken synchronisiert werden, dass die Haltung eines Siegers mit einem Lächeln auch die Gedanken und die Gefühle eines Siegers erzeugen. Neurowissenschaftler konnten nachweisen, dass ein *Lachen* im Gehirn einen Cocktail aus Glückshormonen freigesetzt, der Wohlbefinden erzeugt, Schmerzen lindert und entspannt. Diese Erkenntnis machen sich auch die *Clowndoktoren* bei ihren Einsätzen in Kinderkliniken und Altenheimen erfolgreich zunutze (⇨Glaube, Hoffnung, Liebe).

Mit einer guten Körperhaltung beim Stehen, Sitzen und Gehen und mit einer bewussten positiven inneren Haltung nehmen wir großen Einfluss auf unser Befinden. Machen Sie sich groß, halten Sie Ihren Kopf gerade, so, als ob eine Krone Ihr Haupt krönt. Richten Sie ihre Wirbelsäule auf und Ihre Schultern nach hinten. Zaubern Sie ein Lächeln in Ihr Gesicht. In dieser Haltung sind Sie ganz präsent und aufmerksam. In aufrechter und offener Haltung, mit beiden Beinen fest auf dem Boden und mit einem Lächeln wirken Sie selbstbewusst, sicher und kraftvoll.

Und denken Sie daran, wenn Ihre Stimmung einmal im Keller ist: Wenn Sie sich trotzdem zu einer aufrechten Haltung und einem Lächeln bewegen können, wird es Ihnen sehr wahrscheinlich bald besser gehen.

➔ **Das Wichtigste in Kürze:**

- Regelmäßige Bewegung trägt maßgeblich zur Gesundheit bei, erhöht die Vitalität und senkt das biologische Alter.
- Regelmäßige Bewegungseinheiten haben positive Auswirkungen auf die Organe des Körpers.
- Ein moderates Ausdauertraining unterstützt die Atemfunktion und senkt die Säurelast (⇨Atmung).
- Für ein effektives Training sollten Sie sich an fünf Tagen der Woche jeweils 30 Minuten flott bewegen.
- Bis ins hohe Alter kann die Leistungsfähigkeit verbessert werden.

- Beim Gehen werden 100 Gelenke und mehr als 600 Muskeln bewegt und trainiert.
- Zu langes Sitzen und mangelnde Bewegung haben negative körperliche Auswirkungen, häufig sind Rückenschmerzen.
- Bewegung hat positive Effekte auf die Denkfähigkeit.
- Unsere Körperhaltung nimmt Einfluss auf das Gemüt und auf die Muskelspannung.
- Bewegung, Sport und Tanzen in der Gemeinschaft fördern das soziale Miteinander.

➔ Kultivieren Sie Bewegungen, Dehnungen und spezielle Übungen im Alltag, beispielsweise beim Warten, Telefonieren oder Zähne putzen:

- Zehenstand und Fersenstand im Wechsel.
- Zehenstand für 2 Minuten.
- Auf einem Bein stehen, dabei die Arme kreisen.
- Im Stehen die rechte Ferse an den rechten Gesäßmuskel bewegen, mit der rechten Hand den Fuß umgreifen und dort zwei Minuten halten, dabei die rechte Hüfte nach vorne schieben. Dann umgekehrt.
- Den rechten Fuß seitlich auf einem Tisch ablegen, dabei sind beide Beine gestreckt, der linke Arm wird nach oben angehoben und der Oberkörper neigt sich zur rechten Seite, danach umgekehrt. Das dehnt die inneren Muskeln der Beine und den seitlichen Rumpf.

➔ Kultivieren Sie eine einfache und sehr effektive Dehnungsübung für den häufig verkürzten *Piriformis-Muskel* im Gesäß:

- Im Sitzen legen sie den rechten Unterschenkel in Knöchelhöhe auf den linken Oberschenkel oberhalb des Knies. Der linke Fuß hat vollen Bodenkontakt, der linke Unterschenkel ist rechtwinklig zum linken Oberschenkel. Nun beugen Sie den Oberkörper so weit wie möglich nach vorne. Dabei gehen Sie ins Hohlkreuz und drücken ihr rechtes Knie so weit wie möglich nach unten. Tiefe Atemzüge nehmen, zwei Minuten halten. Dann wechseln Sie zur anderen Seite.

Literatur und Quellen zum Weiterlesen:

Eric Franklin: Locker sein macht stark (1998);

Mirsakarim Norbekov: Eselsweisheit. Der Schlüssel zum Durchblick oder wie Sie Ihre Brille loswerden (2006);

Wim Luijpers: Die Heilkraft des Gehens. Gesunder Rücken – bewegliche Gelenke – starke Füße (2014);

Frieder Beck: Sport macht schlau. Mit der Hirnforschung zu geistiger und sportlicher Höchstleistung (2014);

Roland Liebscher, Petra Bracht: Deutschland hat Rücken. Wie es so weit kommen konnte. Warum jetzt Schluss damit ist. Was Sie selbst dagegen tun können (2018);

Gabriele Seitz-Opitz: Tape dich frei! Unterstützung für Körper, Geist und Seele (2017).

C

CHRONISCH KRANK – auf der Suche nach neuen und alten Wegen

Chronische Erkrankungen nehmen weltweit seit vielen Jahren drastisch zu. Die westliche Medizin hat zweifellos große Erfolge zu verzeichnen, diese aber vorwiegend in der Notfallmedizin und bei der Behandlung akuter Krankheiten. Im Kontrast dazu leiden immer mehr Menschen an dauerhaften Beschwerden und behandlungsbedürftigen chronischen Krankheiten, wodurch ihre Lebensqualität Tag für Tag spürbar eingeschränkt ist. Hier stößt das System der westlichen Medizin an seine Grenzen, nicht nur finanziell und personell.

In diesem Kapitel möchte ich Ihnen einen Überblick geben, welche *chronischen Krankheiten* unser Leben heutzutage maßgeblich beeinträchtigen und welche Ursachen für die hohen Erkrankungszahlen in Frage kommen. Außerdem möchte ich Behandlungswege aufzeigen, wie sie viele Therapeuten angesichts dieser Misere bereits beschritten haben und wie ich sie im Laufe der letzten Jahrzehnte erfahren durfte.

Krankheiten werden dann als chronisch bezeichnet, wenn sie lange andauern und ärztlich behandlungsbedürftig sind. Mehr als ein Drittel der Menschen leidet an fünf und mehr chronischen Beschwerden. Dies hat die *‚Global Burden of Disease Studie'* gezeigt, bei der seit 1990 rund 3500 Wissenschaftler Daten aus fast 200 Ländern zur Gesundheit der Weltbevölkerung analysieren. Die Folge dieser Zunahme ist, dass immer mehr Lebensjahre von einschränkenden Krankheiten belastet werden. Schaut man sich die Rangliste an, sind weltweit gesehen für mehr als die Hälfte aller Gesundheitsprobleme *psychische*

Erkrankungen, Erkrankungen des Bewegungsapparates und Suchterkrankungen verantwortlich. Häufig sind auch Erkrankungen des Nervensystems und der Atemwege.

Ein auffälliger Anstieg der Anzahl Betroffener war in den letzten Jahren bei der *Alzheimer-Krankheit*, den Suchterkrankungen, den *psychischen Erkrankungen*, den Folgen von vor allem kriegsbedingter Gewalt und dem übertragbaren Dengue-Fieber festzustellen. In Deutschland geben laut der Gesundheitsberichterstattung des Bundes 2015 bei den über 65-Jährigen mehr als die Hälfte der Männer und 60 Prozent der Frauen an, eine oder mehrere chronische Krankheiten zu haben. Schauen wir uns an, von welchen Erkrankungen und Faktoren die stärksten gesundheitlichen Auswirkungen ausgehen, dann sind dies zum einen die Koronare Herzkrankheit, der Schlaganfall, die Zuckerkrankheit und das Übergewicht. Zum anderen sind es die chronisch-obstruktive Lungenerkrankung COPD, die Krebserkrankungen – am häufigsten Brust-, Prostata-, Darm- und Lungenkrebs, sowie Depressionen und die Alzheimer-Krankheit. Hinzu kommen Rücken- und Nackenschmerzen sowie Kurzsichtigkeit und Schwerhörigkeit.

Wenn wir uns vergegenwärtigen, welche krankmachenden Faktoren vermeidbar sind, also einen zivilisatorischen Ursprung haben, sind dies die *Blutdruckerhöhung, Diabetes, Übergewicht* und *Rauchen.* Hier liegt ein hohes Potential des eigenverantwortlichen Handelns. Wichtige Aspekte sind:

- Vitalstoffreich und gesund essen (⇨Ernährung).
- Für ein Normalgewicht sorgen.
- Regelmäßige Bewegung, wenn möglich im Freien (⇨Bewegung und Haltung).
- Verzicht auf das Rauchen.

Im Folgenden werde ich auf einige besonders relevante chronische Erkrankungen näher eingehen.

Koronare Herzkrankheiten, abgekürzt *KHK*

Bei einer KHK liegt eine Durchblutungsstörung des Herzmuskels durch verengte Herzkranzgefäße vor. Folgeerkrankungen können eine Herzschwäche, Herzrhythmusstörungen oder ein Herzinfarkt sein. Bei der Behandlung werden zum einen Verfahren eingesetzt, die den verengten Gefäßabschnitt wieder erweitern, zum anderen erfolgt eine dauerhafte pharmakologische Behandlung der Symptome und der Risikofaktoren wie Bluthochdruck, Diabetes und erhöhte Blutfette. Als Ursachen der KHK gelten Rauchen, Dauerstress, Bewegungsmangel und falsche Ernährung – dementsprechend hängt die weitere Prognose von der Veränderung des Lebensstils ab.

Diabetes

Etwa sechs Millionen Menschen in Deutschland sind zuckerkrank.

Gefürchtet sind die Folgeerkrankungen wie Herzinfarkt, Schlaganfall, Erblindung, Nierenversagen, Nervenschäden und Amputationen an den unteren Gliedmaßen aufgrund von Gewebeschäden. Die Behandlung erfolgt mit blutzuckersenkenden Medikamenten und diätetischen Maßnahmen. Ursachen sind vor allem Fehlernährung, Übergewicht und Bewegungsmangel, dementsprechend lauten die Empfehlungen. In einer Anfang 2019 veröffentlichten Studie konnten Ahmad D. Ismail und Kollegen belegen, dass übergewichtige Diabetiker, die 60 Minuten Krafttraining pro Woche absolvieren, ihre Muskelkraft und die Insulinsensitivität signifikant verbessern konnten.

Übergewicht und *Fettleibigkeit*

Mit einer Milliarde Menschen weltweit übertrifft die Anzahl der Übergewichtigen mittlerweile die der hungernden Menschen deutlich. Schauen wir auf die Zahlen in Deutschland, sind mehr als die Hälfte der Menschen übergewichtig, wovon über 20 Prozent als adipös, also fettleibig, gelten. Zahlreiche Folgeerkrankungen treten im Zusammenhang mit Übergewicht auf. Es sind dies Atembeschwerden, Bluthochdruck, Diabetes, Fettstoffwechselstörungen, Erkrankungen der

Gallenblase, KHK, Krebserkrankungen wie Darm- und Brustkrebs, Rücken- und Gelenkschmerzen, Schlafapnoe und Störungen der Sexualhormone. Übergewicht führt häufig auch zu psychosozialen Problemen und einem erniedrigten Selbstwertgefühl (⇨Ernährung).

Rückenschmerzen

Nach dem DAK-Gesundheitsreport 2018 leiden 75 Prozent der Berufstätigen mindestens einmal pro Jahr an Rückenschmerzen. 2003 lag diese Zahl noch bei 55 Prozent. Knapp 15 Prozent der Betroffenen leiden über drei Monate und länger. Therapeutisch werden vor allem Schmerzmittel und physikalische Maßnahmen eingesetzt. Als Ursachen werden ein Mangel an Bewegung, Fehlhaltungen und zu langes Sitzen aufgeführt. Nach Erfahrungen von Therapeuten mit einem ganzheitlichen Ansatz finden sich bei chronischen Schmerzen am Bewegungsapparat häufig auch ungelöste Konflikte und Traumata.

Kurzsichtigkeit

Das European Eye Epidemiology Consortium veröffentlichte 2015 Daten, nach denen gut 47 Prozent der 25- bis 29-jährigen Europäer kurzsichtig sind. Experten verzeichnen einen dramatischen Anstieg und prognostizieren auch hierzulande Zahlen, die in Asien bereits weit verbreitet sind. In China beispielsweise sind 90 Prozent der Studenten fehlsichtig. Die stark ansteigenden Erkrankungszahlen werden mit zu langem Starren auf Bildschirme, die zunehmende Nutzung von Smartphones und Tablets, zu viel künstlichem und zu wenig natürlichem Licht in Zusammenhang gebracht. Therapeutisch wird eine Brille verordnet, deren Gläser der gemessenen Dioptrienzahl entsprechen. Seit einigen Jahren wird von manchen Therapeuten das empfohlen, was in Ländern wie Russland seit vielen Jahren auch an öffentlichen Schulen praktiziert wird: Augenübungen. Der russische Autor *Mirsakarim Norbekov* hat ein kurzweiliges Buch dazu verfasst, ‚Eselsweisheit, der Schlüssel zum Durchblick'. Hilfreich ist es auf jeden Fall, den Blick bei Arbeiten am Bildschirm immer wieder zu heben und weiter entfernte Dinge zu fokussieren, auf gute Lichtverhältnisse zu achten, die künstlichen Lichtquellen so zu wählen, dass sie dem natürlichen Licht möglichst ähnlich sind und täglich Zeit im Freien zu verbringen.

Krebs

Nach Angaben der World Health Organisation, WHO, sind bis zu 80 Prozent der Krebserkrankungen wahrscheinlich durch die Lebensweise und die Umwelt bedingt. Die drei häufigsten Krebsarten in Deutschland sind bei den Frauen *Brustkrebs, Dickdarmkrebs* und *Lungenkrebs*, bei den Männern *Prostatakrebs, Dickdarmkrebs* und *Lungenkrebs*. Der Krebs mit der höchsten Todesrate ist bei den Männern der Lungenkrebs, der bei ihnen zu über 90 Prozent auf das *Rauchen* zurückzuführen ist. Bei den Frauen ist es der Brustkrebs.

Zu den *Risikofaktoren* zählen nach Angaben des Deutschen Krebsforschungszentrums DKFZ bei Brustkrebs *Übergewicht*, Alkohol, *Bewegungsmangel* und eine Hormonersatztherapie. Bei Darmkrebs sind es Übergewicht, Tabakkonsum, Bewegungsmangel, verarbeitetes Fleisch und eine ballaststoffarme *Ernährung* (⇨Bewegung und Haltung, ⇨Darm, ⇨Ernährung). Im Falle des Prostatakrebs lassen sich bis auf die Hormontherapie mit Testosteron keine eindeutigen Risikofaktoren eruieren.

Therapeutisch wird das Krebsgewebe wenn möglich operativ entfernt. Abgesehen davon werden Krebserkrankungen vorwiegend mit Chemotherapie und durch Röntgenbestrahlungen bekämpft. Therapeuten mit einem ganzheitlichen Ansatz berücksichtigen den Lebensstil sowie die körperliche und psychosoziale Gesamtsituation der Patienten. Der französische Mediziner und Wissenschaftler *David Servan-Schreiber* hat angesichts einer eigenen Krebserkrankung ein Buch über die Aktivierung der natürlichen *Abwehrmechanismen* gegen Krebs geschrieben: ‚Das Anti-Krebs Buch'. Er veranschaulicht und belegt die Bedeutung der Ernährung, der Bewegung, der geistigen Einstellung sowie der Gifte in Lebensmitteln und in der Umwelt für die *Prävention* und die Prognose von Krebserkrankungen. Ein sehr informatives und Mut machendes Buch.

Depressionen

Laut der Stiftung Deutsche Depressionshilfe erkrankt jede vierte Frau und jeder achte Mann im Laufe des Lebens an einer Depression. Seit dem Jahr 2000 ist weltweit eine enorme Steigerung zu verzeichnen. Dies wird von offizieller Seite mit dem Bevölkerungswachstum und der längeren Lebenserwartung begründet. Als Auslöser werden davon abgesehen auch chronische Krankheiten, belastender *Stress* und der steigende Konsum von Medikamenten und Drogen mit Suchtpotential aufgeführt (⇨Stress).

Die Behandlung depressiver Menschen erfolgt psychotherapeutisch und mittels antidepressiver Medikamente, die allerdings unerwünschte Wirkungen aufweisen können (⇨Psyche). Regelmäßige Spaziergänge im Freien und eine vitalstoffreiche Ernährung sind sehr hilfreich. Zahlreiche weitere Aspekte können bei der Auslösung von Depressionen eine Rolle spielen.

Hier seien ein Mangel an den Vitaminen B12 und D, Schilddrüsenerkrankungen, eine veränderte Darmflora mit nachfolgendem Serotoninmangel, eine Fruktosemalabsorption und ein Tryptophanmangel durch zum Beispiel Glyphosat genannt (⇨Ernährung, ⇨Darm, ⇨Toxine und Strahlung). Auch hormonelle Störungen, die Einnahme der Pille sowie die Stoffwechselstörung *Hämpyrrollaktamurie*, abgekürzt *HPU*, können zu Depressionen führen. Die HPU ist eine häufig unerkannte Stoffwechselstörung mit nachfolgendem Mangel an Vitamin B6, Zink und Mangan und einer begleitenden Entgiftungsstörung. Nicht zuletzt sei auch der weitverbreitete Mangel an *Omega-3-Fettsäuren* genannt, der sich zum Beispiel in Form einer Wochenbettdepression bemerkbar machen kann. Viele weitere Bestandteile von Lebensmitteln haben eine stimmungsaufhellende Wirkung und können ergänzend eingesetzt werden (⇨Psyche).

Lesenswert ist zu diesem Thema auch das Buch ‚Die neue Medizin der Emotionen', ebenfalls von dem bereits erwähnten David Servan-Schreiber.

Alzheimer und andere *Demenzerkrankungen*

Die Deutsche Alzheimergesellschaft gibt an, dass im Jahr 2018 rund 1,7 Millionen Deutsche an einer Demenz litten. Mehr als 300.000 Neuerkrankungen sind jährlich zu verzeichnen. Bei den unter 65-Jährigen leiden bereits mehr als 25.000 Menschen daran. Als Ursache wird häufig das steigende Lebensalter angegeben. Der Mediziner *Michael Nehls* hat in seinem Buch ‚Die Alzheimer-Lüge' zahlreiche Studien aufgeführt, die nicht das Lebensalter, sondern eine ungesunde Lebensführung für die hohen Erkrankungszahlen verantwortlich machen. Nehls empfiehlt demgemäß zur Verhinderung dieser Krankheit eine gesunde Ernährung, ausreichend Bewegung im Freien, genug Schlaf und zwischenmenschliche Wärme.

Chronisch-obstruktive Lungenerkrankung, COPD

In Deutschland leiden etwa fünf Millionen Menschen an COPD und damit unter Kurzatmigkeit, Dauerhusten und vorzeitiger Alterung der Lungen. Verursacht wird die COPD durch Rauchen und Luftschadstoffe. Im Kapitel ⇨Atmung gehe ich näher auf diese Faktoren ein.

Chronische Erkrankungen bei Kindern und *Jugendlichen*

Besorgniserregend ist, dass zunehmend bereits Kinder und Jugendliche von chronischen Erkrankungen betroffen sind. Ansteigende Zahlen werden für Erkrankungen festgestellt, die früher weitgehend dem Erwachsenenalter vorbehalten waren. Hierzu gehören Übergewicht, Typ-II-Diabetes, Bluthochdruck, Fettleber und Rückenschmerzen. Laut Bundesärztekammer sind 15 Prozent der Heranwachsenden bereits übergewichtig, unter den 11-jährigen Jungen betrifft es fast jedes fünfte Kind. Immer mehr Kinder und Jugendliche leiden auch an psychischen Verhaltensauffälligkeiten. Die Verordnungen von Medikamenten zur Behandlung von ADHS und ADS steigen Jahr für Jahr an. Eine von jeher hauptsächlich im Kindesalter auftretende Hautkrankheit ist die *Neurodermitis*. Auch sie zeigt steigende Patientenzahlen. Die die Ekzeme provozierenden Faktoren sind Stress, psychische Belastungen, emotionale Konflikte, Umweltschadstoffe, eine veränderte Darmflora, Nahrungsmittel und Nahrungsmittelzusatzstoffe sowie Allergene wie Hausstaubmilben, Pollen und Tierhaare.

Ein geradezu rasanter Anstieg bei Heranwachsenden ist auch bei der *Kurzsichtigkeit* zu verzeichnen. Was sind die möglichen Gründe hierfür? Kinder und Jugendliche sitzen immer länger in Räumen und vor kleinen Bildschirmen, bewegen sich immer weniger und sind zunehmend künstlicher Beleuchtung ausgesetzt. Sie erhalten häufig zu wenig frische, vitalstoffreiche Nahrung. Die wenigsten Ganztageseinrichtungen bieten ein gesundes Mittagessen und die Verführung durch zuckerhaltige Getränke, Snacks und Fast Food ist groß. Und zunehmend sind Kinder und Jugendliche krankmachender elektromagnetischer Strahlung ausgesetzt, was unter anderem zu Schlafstörungen und nachfolgend zu einer mangelhaften Regeneration und Entgiftung führt (⇨Licht, ⇨Ernährung, ⇨Ruhe und Regeneration, ⇨Toxine und Strahlung).

Die Zunahme chronischer Erkrankungen stellt das Gesundheitssystem vor große Herausforderungen. Die Ausgaben im Gesundheitswesen sind enorm angestiegen, wobei etwa 80 Prozent der Kosten für die Behandlung chronischer Krankheiten anfallen. Die westliche Medizin ist eine an den Naturwissenschaften orientierte Medizin. Die Diagnostik stützt sich auf hochentwickelte Apparate und technische Analysen und immer weniger auf menschliche Zuwendung und die körperliche Untersuchung. Berücksichtigt wird das, was messbar ist. Funktioniert der Körper nicht mehr richtig, wird die Störung vorwiegend pharmakologisch und symptomorientiert behandelt. Für ein ausführliches Arzt-Patienten-Gespräch, eine eingehende Untersuchung und eine fürsorgliche Betreuung, wie sie bei chronisch kranken Patienten unerlässlich ist, fehlt oft die Zeit. Auch die finanzielle Entlohnung von Arzt-Patienten-Gesprächen ist dem Aufwand nicht angemessen. Angesichts der unbefriedigenden Erfolge bei der Behandlung chronisch Kranker wenden sich seit einigen Jahrzehnten immer mehr Ärzte und Therapeuten Behandlungsverfahren mit einem ganzheitlichen und an den Ursachen orientierten Ansatz zu. Zu den ältesten ganzheitlichen Heilkunden der Menschheit gehören die traditionelle chinesische Medizin und der Ayurveda. Was zeichnet diese beiden Heilkunden aus?

Ayurveda – der Name stammt aus dem indischen Sanskrit und bedeutet Lebensweisheit. Diese jahrtausendealte Heilkunde hat ihren Ursprung in Indien. Sie beinhaltet die zeitlose Weisheit von Gesundheit, Heilung und einem langen, vitalen und glücklichen Leben. Ausgehend davon, dass alles miteinander verbunden, in gegenseitiger Beziehung und voneinander abhängig ist, widmet sich dieses System jedem Aspekt des Lebens. Es berücksichtigt sowohl unsere inneren, äußeren und sozialen als auch die kosmischen Lebensumstände. Mit dem Kosmos, der dynamisch und rhythmisch ist, sollten wir nach der Lehre des Ayurveda in Einklang sein. Und wir sollten auch in Verbindung mit unserem sozialen, kulturellen und spirituellen Umfeld betrachtet werden. Keinesfalls sollten wir auf unsere einzelnen Teile reduziert werden. Der Ayurveda behandelt immer die ganze Person, betrachtet die jeweiligen Lebensumstände und nicht ausschließlich das Leiden. Ein großer Teil des Ayurveda beschäftigt sich mit der Prävention von Krankheiten und stärkt das eigenverantwortliche Handeln. Es werden sowohl rationale als auch psychische und spirituelle Therapien verwendet, eine Vielzahl von physikalischen Therapien und Kräuteranwendungen eingesetzt.

Mit dem Untergang der vedischen Kultur in Indien kam es auch zu einem vorrübergehenden Untergang des Ayurveda in diesem Land. In Sri Lanka dagegen wurde das Wissen bewahrt und konnte sich von dort erneut in Indien etablieren. Ayurveda in seiner ursprünglichen Form wird heute im Rahmen der medizinischen Ausbildung an den indischen Universitäten gelehrt. Die indische Ayurveda-Ärztin und Neurobiologin *Vinod Verma* studierte über mehr als zwanzig Jahre ayurvedische Medizin in der Tradition des Guru Shishya an der Benares Hindu Universität in Indien. Bereits ihre Großmutter war eine bekannte Heilerin. Bevor sich Verma dem Ayurveda zugewendet hatte, arbeitete sie unter anderem am National Institute of Health in Bethesda, USA, und am Max-Planck-Institut in Deutschland. Als sie erkannte, dass die westliche Medizin immer nur Teilbereiche behandelt und den Menschen nicht in seiner Ganzheit berücksichtigt, beendete sie ihre Karriere und begann ihr Studium in Indien. Verma war eine der Ersten, die das Heilwissen des Ayurveda als wissenschaftliche Disziplin in den Westen brachte. Heutzutage haben viele westliche Therapeuten das ayurvedische Wissen in ihre Behandlungen integriert.

Die Grundlage einer ayurvedischen Behandlung ist das persönliche Gespräch und eine ganzheitliche Diagnostik. Jeder Patient wird individuell einem *Dosha*, also einer bestimmten Lebensenergie, die die individuelle Konstitution bestimmt, zugeordnet. Es gibt die Dosha-Typen Vata, Pitta und Kapha und Mischtypen dieser drei *Doshas*. Ziel der Behandlung ist es, dass sich die verschiedenen Dosha-Typen im Ausgleich befinden. Dabei werden eine auf das jeweilige Dosha abgestimmte Ernährung, Reinigungstechniken wie Massagen und Einläufe, Ölanwendungen und Heilpflanzen sowie Yoga eingesetzt.

Die Ursprünge der *Chinesischen Medizin* liegen ebenfalls Jahrtausende zurück. Sie entwickelte sich aus der daoistischen Philosophie und der Volksheilkunde. Der Mensch und sein Körper werden im Kontext seines sozialen Umfelds und des Kosmos betrachtet.

Die *5-Elemente-Lehre* mit den Elementen Wasser, Holz, Feuer, Erde und Metall ist der Schlüssel zur Chinesischen Medizin. Jedes Element steht für einen bestimmten Aspekt des Seins.

Das *Qi*, die *Lebenskraft*, durchströmt alles Lebendige in energetischen Leitbahnen und ist die Essenz jeder Substanz. Im menschlichen Körper verlaufen diese Leitbahnen von Kopf bis Fuß und werden als *Meridiane* bezeichnet (⇨Qi und Energie). Unterschieden werden auch die beiden Lebenspole *Yin und Yang*. Yin steht für Ruhe, Passivität und Kälte, wohingegen Yang für Dynamik, Aktivität und Hitze steht. Durch ein ausgewogenes Wechselspiel der beiden Lebenspole ist das Qi im Fluss und wird die Gesundheit aufrecht gehalten.

Durch eine umfangreiche Befragung des Patienten, die Untersuchung von Augen, Haut und Zunge, die Überprüfung der Haltung sowie eine detaillierte Pulsdiagnostik – es gibt 28 unterschiedliche Pulsqualitäten – erfolgt die Diagnostik. Therapeutisch wird ein geschwächtes Yin gestärkt, eine Yang-Fülle beseitigt und eine gesunde Lebensführung im Einklang mit den fünf Elementen angestrebt. Hierfür werden pflanzliche, tierische und mineralische Arzneimittel, Akupunktur, Moxibustion, also das Erwärmen von Akupunkturpunkten, manuelle Therapien, *Meditation*, die Ernährung gemäß den fünf Elementen sowie Bewegungstherapien wie *Qigong* und *Tai-Chi* eingesetzt.

In den letzten Jahrzehnten hat zunehmend die westliche Medizin und auch die westliche Lebensweise in China Einzug gehalten. Die westlich orientierte Ernährung hat, neben anderen Faktoren, dazu geführt, dass die bei uns bekannten chronischen Erkrankungen auch in China immer häufiger auftreten.

Umgekehrt haben immer mehr deutsche Ärzte seit den 1970er Jahren die *traditionelle chinesische Medizin*, abgekürzt *TCM*, erlernt und in die Behandlung von chronischen Erkrankungen und Schmerzzuständen sowie in präventive Maßnahmen in die westliche Medizin integriert. Besonders die Akupunktur erfreut sich großer Beliebtheit bei Ärzten und Patienten.

Das renommierte Wissenschaftsmagazin ‚Plos One' veröffentlichte im Jahre 2016 eine Studie, die zeigen konnte, dass chronische Krankheiten zu mehr als 85 Prozent durch ein Missverhältnis zwischen den Genen und unserer Biologie auf der einen Seite und Faktoren wie *Umweltgifte, Ernährung* und *Lebensstil* auf der anderen Seite entstehen.

Einige meiner Patienten nehmen keinerlei Medikamente ein, obwohl ihr Lebensalter jenseits der 70 Jahre liegt. Frage ich sie nach ihren *Lebensgewohnheiten*, berichten sie, dass sie sich regelmäßig bewegen. Sie unternehmen Spaziergänge und Wanderungen mit und ohne Vierbeiner, betreiben Gymnastik oder schwimmen allmorgendlich ihre Bahnen, gehen mehrmals in der Woche eine Runde über den Golfplatz oder tanzen. Sie ernähren sich bewusst und ausgewogen und halten ihr Gewicht. Sie reduzieren den Kontakt und den Gebrauch von chemischen Produkten und elektromagnetischer Strahlung auf das Notwendige. Sie pflegen ihre zwischenmenschlichen Beziehungen und haben einen wohltuenden Freundeskreis.

In einem Satz: Sie halten sich fit und haben Freude am Leben.

Mediziner und Experten für die Behandlung chronischer Erkrankungen wie *Dietrich Klinghardt* und *Joachim Mutter* erfragen detailliert die Lebensumstände und finden bei der Ursachensuche vorrangig folgende Faktoren:

- Schadstoffe, die über die Atmung, über die Haut und Schleimhäute, über das Wasser und mit der Nahrung aufgenommen werden (⇨Toxine und Strahlung)
- Chronische Infektionen durch *Krankheitserreger* wie Borrelien, Ebstein-Barr-Viren, Retroviren und andere Erreger
- Chronische Entzündungen im Zahnbereich (⇨Zähne)
- Mangel an Nähr- und Vitalstoffen (⇨Ernährung)
- Ungesunde Ernährung (⇨Ernährung)
- Veränderungen der Darmflora (⇨Darm)
- Allergien
- Auswirkungen elektromagnetischer Strahlung (⇨Toxine und Strahlung)
- Folgen von Dauerstress (⇨Stress)
- Folgen von Bewegungsmangel (⇨Bewegung und Haltung)
- Körperliche Fehlstellungen und Blockaden durch zum Beispiel Narben
- Unerlöste psychische Konflikte und Traumata (⇨Psyche)

Ihr Behandlungsansatz konzentriert sich auf eben diese Faktoren. Mehr dazu in den jeweiligen Kapiteln.

Bei der Ursachenforschung chronischer Krankheiten sind auch *unerwünschte Wirkungen* von Medikamenten und Wechselwirkungen verschiedener Medikamente untereinander zu berücksichtigen.

Studien hierzu sind nicht gerade häufig. Im Jahr 2003 berechnete der deutsche Mediziner und emeritierte Professor für Pharmakologie der Medizinischen Hochschule Hannover, *Jürgen C. Frölich*, dass in Deutschland in der Inneren Medizin jährlich 58.000 Menschen an den Folgen von *Medikamenten-Nebenwirkungen* sterben. Angesichts dieser Zahl kann man davon ausgehen, dass ungleich mehr Menschen durch unerwünschte Wirkungen und Wechselwirkungen belastet sind. Mit der heutigen Computertechnik sind diese Medikamenteneffekte erfreulicherweise leichter zu eruieren.

Wichtig zu wissen ist auch, dass Inhaltsstoffe in bestimmten Früchten die Wirkung von Medikamenten verstärken können. Beispielsweise findet sich in der *Grapefruit* ein Stoff, der verhindert, dass Antiallergika, Antidepressiva, Blutdrucksenker, Cholesterinsenker und andere durch die *Cytochrom P450-Enzyme* abgebaut werden. In der Folge kommt es zur Anreicherung der Medikamente im Körper, was zu bedrohlichen Situationen führen kann. Schauen Sie also in den Beipackzettel, ob ihr Medikament davon betroffen ist und falls ja, verzichten Sie besser auf diese Frucht.

Noch zu wenig Beachtung findet der Zusammenhang zwischen chronischen Krankheiten und der Belastung mit *Chemikalien*. In den vergangenen Jahrzehnten wurden zigtausende neue chemische Substanzen entwickelt. Dies war auf der einen Seite die Voraussetzung für unsere zivilisatorische und industrielle Weiterentwicklung, auf der anderen Seite hat es zu einer zunehmenden Belastung der Menschen mit unzähligen künstlichen Substanzen geführt. Die zahlreichen *synthetischen Stoffe* in der Nahrungsmittelproduktion, in den alltäglichen Gebrauchsgegenständen und der industrialisierten Landwirtschaft hinterlassen ihre Spuren. Im Fettgewebe des Menschen sind heutzutage mehr als 82.000 Umweltgifte nachweisbar – klingt nach einem Sondermülllager. Um Endprodukte des Stoffwechsels und belastende *Umweltgifte* loszuwerden, verfügt der menschliche Körper über komplexe Entgiftungsmechanismen. Allerdings sind diese Mechanismen durch die Menge der anfallenden *Toxine* oft überlastet. Noch dazu liegen häufig genetisch bedingt und durch einen Mangel an erforderlichen

Enzymen und Co-Faktoren Entgiftungsstörungen vor (⇨Toxine und Strahlung). Ganzheitlich behandelnde Ärzte, Umweltmediziner und zu diesem Thema erfahrene Heilpraktiker überprüfen die Belastung mit Toxinen und analysieren die individuelle Entgiftungskapazität. Ein Mangel an für die *Entgiftung* benötigten Stoffen wird ausgeglichen, die Toxine sodann mit gezielten Maßnahmen ausgeleitet.

Wünschenswert ist, dass auf städtischer und staatlicher Seite die Gesundheit der Bevölkerung noch mehr in den Vordergrund rückt. Hierzu ein paar Gedanken und Anregungen:

- Die Aufklärung der Bevölkerung über das Vorkommen und die Risiken von Giften in der Umwelt, in der Nahrung und in Gegenständen des täglichen Gebrauchs sowie über die thermischen und biologischen Auswirkungen *elektromagnetischer Strahlung* sollte intensiviert werden.
- In öffentlichen Verkehrsmitteln wie Bussen, Zügen und Flugzeugen herrscht durch die vielen im Einsatz befindlichen *Mobilfunktelefone* und das zunehmend etablierte *WLAN* eine hohe Belastung, die zum Schutz besonders der Schwangeren und Heranwachsenden gemessen und begrenzt werden sollte.
- Auch die elektromagnetische Belastung im Haushalt und in den heute hochtechnisierten Autos bedarf unserer verstärkten Aufmerksamkeit (⇨Toxine und Strahlung).
- Viele Städte und Länder gehen vorbildhaft neue Wege zum Wohle der Menschen, Tiere und Pflanzen. Im Rahmen der europaweiten Initiative ‚essbare Stadt' werden Grünflächen erweitert und nutzbar bepflanzt.
- Manche Länder wie die Niederlande und Dänemark haben praktisch überall Radwege eingerichtet – und sie werden genutzt.
- In England und Irland ist die *Achtsamkeits-Mediation* Pflichtfach in den Schulen. Hierzulande gibt es erste Schulen, die Wert auf die Vermittlung von Wissen zu den Themen Suchtprävention, Umgang mit den neuen Medien und Ernährung legen und vor dem Unterricht Bewegungsprogramme anbieten.

- Mit einer vitalstoffreichen und weniger industriell verarbeiteten Kost in allen Kindergärten, Schul- und Bürokantinen sowie in Krankenhäusern und Altenheimen könnte die Gesundheit maßgeblich und wirkungsvoll unterstützt werden. In Dänemark beispielsweise verwenden die meisten Großküchen Bio-Lebensmittel.
- In der Vision vieler Menschen und vieler Therapeuten verfügen die Krankenhäuser und Ambulanzen der Zukunft ergänzend zu den derzeit bestehenden Einheiten über eine Abteilung, die Zeit und Raum bietet für eine *integrative Medizin* mit einem Ansatz, der die individuelle Konstitution und alle Ebenen des Menschseins berücksichtigt.
- In dieser Vision begegnen sich die unterschiedlich ausgerichteten Ärzte auf Augenhöhe und kommunizieren in Hinblick auf eine bestmögliche Behandlung interessiert und wohlwollend miteinander. Einige Kliniken in Deutschland, wie das Immanuel Krankenhaus in Berlin, die Charité in Berlin, das Gemeinschaftskrankenhaus Herdecke, die Kliniken Essen-Mitte und das Krankenhaus für Naturheilweisen in München, haben dies bereits auf ihre Weise umgesetzt.
- Ein ganzheitlicher, ursachenorientierter Ansatz bezieht den Lebensstil, die psychosoziale Situation der Patienten sowie die Belastung mit Schadfaktoren mit ein, unterstützt und aktiviert die inneren Heilkräfte wo immer möglich. Er informiert über eine gesunde Ernährung, die Bedeutung von Bewegung und Aufenthalten in der Natur, erholsamen Schlaf und ein gutes Stressmanagement.
- Dies hilft den Patienten, eigenverantwortlich für ihre Vitalität und das Wohlbefinden zu sorgen.

Der Erfolg einer solchen Herangehensweise ist natürlich davon abhängig, dass jeder einzelne sein Mögliches dazu beiträgt, dass Heilung geschehen möge. Der Rückgang chronischer Erkrankungen ist möglich. Politische Vertreter, Ärzte und Therapeuten und jeder für sich können ihren Teil dazu beitragen und so ein Leben voller Vitalität bis ins hohe Alter realisieren.

Literatur und Quellen zum Weiterlesen:

Wolfgang Maes: Stress durch Strom und Strahlung (2000);

P. Lichtenstein et al.: Environmental and heritable factors in the causation of cancer, in: N Engl J Med 343 (2000);

David Servan-Schreiber: Die Neue Medizin der Emotionen. Stress, Angst, Depression: Gesund werden ohne Medikamente (2006);
ders.: Das Antikrebs Buch. Was uns schützt: Vorbeugen und nachsorgen mit natürlichen Mitteln (2015);

Mirsakarim Norbekov: Eselsweisheit: Der Schlüssel zum Durchblick (2006);

Susan Hanna, Leonard Lachover, R.P. Rajarethinam: Vitamin B12 Deficiency and Depression in the Elderly. Review and Case Report, in: Prime Care Companion J Clin Psychiatry (2009);

Joachim Mutter: Gesund statt chronisch krank (2012);
ders.: Lass dich nicht vergiften! Warum uns Schadstoffe chronisch krank machen und wie wir ihnen entkommen (2012);

Hans-Ulrich Hill: Chronisch krank durch Chemikalien (2012);

Dietrich Klinghardt, Ariane Zappe: Die biologische Behandlung der Lyme-Borreliose. Die Persistenz von Erregern als Ursache chronischer Erkrankungen (2016);

Genetic Factors Are Not the Major Causes of Chronic Deseases, in: Plos One (2016);

Michael Nehls: Die Alzheimer Lüge. Die Wahrheit über eine vermeidbare Krankheit (2017);

Caroline Ebert: Jedes Kind kann gut sehen. Effektive und spielerische Übungen zur Entwicklung der natürlichen Sehkraft (2017);

Global Burden of Disease Study: Gesundheit der Weltbevölkerung wird fragiler (2017) in: Lancet 392 (2018);

Konrad Maurer, Sven Rahming, David Prvulovic: Dental health in advanced age and Alzheimer's Disease. A possible link with bacterial toxins, in: Psychiatry Research: Neuroimaging 282 (2018);

Ahmad D. Ismail et al.: The effect of short-duration resistance training on insulin sensitivity and muscle adaptations in overweight men, in: Experimental Physiology 104 (2019).

D

DARM – eine Million Freunde

In diesem Kapitel geht es um den Darm und vor allem um unsere Mitbewohner im Darm, die *Darmbakterien.* Ging man früher von etwa 300 verschiedenen Arten aus, kann man heute mittels molekularer Analyse des mikrobiellen Erbmaterials weit über 1000 Gattungen mit bis zu 36.000 Arten nachweisen. Die darmansässige Besiedlung eines Menschen enthält mindestens 500 bis 1000 unterschiedliche Arten. Eine enorme Vielfalt, die wichtige Funktionen hat und für unser körperliches und psychisches Wohlergehen sorgt. Dieses erfreuliche Miteinander kann durch eine Reihe von Faktoren aus der Balance geraten und uns in der Folge schwächen und krank machen. Es gibt also gute Gründe, unsere Darmfreunde zu hegen und zu pflegen.

Viele von Ihnen werden den Namen *Giulia Enders* schon einmal gehört oder gelesen haben. Mit ihrem Buch ‚Darm mit Charme' hat sie das Verdauungsorgan quasi wachgeküsst und mithilfe der Illustrationen ihrer Schwester Jill erfrischend unkonventionell einer großen Leserschaft präsentiert. Mutig hat sie als Studentin ein Thema salonfähig gemacht, das von der Medizin bis dahin eher stiefmütterlich behandelt wurde. Über diese Themen und vor allem über das mikrobielle Innenleben des Darms hatte ich tatsächlich während meines Medizinstudiums und in der Facharztausbildung vergleichsweise wenig erfahren. Ganz anders in den Kursen der Naturheilmedizin, die ich parallel zu meiner Facharztzeit absolvierte. Hier lernte ich unter anderem, welch wichtige Rolle die Bakterien im Darm spielen und wie man sie unterstützen kann.

Pionierarbeit hatten hierfür die Ärzte *Hans-Peter Rusch, Hans Kolb* und *Arthur Becker* geleistet, die zur Erforschung der Mikroben bereits 1954 ein mikrobiologisches Laboratorium gegründet hatten. Diese Ärzte maßen der intakten Besiedlung des Menschen mit Darmbakterien eine genauso große Bedeutung bei wie der bakteriellen Besiedlung des Kulturbodens (⇨Unkraut). Während ihre Ansichten in der *Landwirtschaft* auf fruchtbaren Boden fielen und auch von vielen Naturheilärzten und Heilpraktikern angenommen und angewendet wurden, dauerte es in der Hochschulmedizin noch einige Jahre, bis das Interesse geweckt und die Geringschätzung abgelegt wurden. Neue molekularbiologische Methoden und Sequenzierungstechniken brachten nach der Jahrtausendwende mehr Licht in die Darmwelt. Die Erforschung der *'Intestinalen Mikrobiota'*, so der korrekte Begriff, stieg sprunghaft an. Heutzutage widmen sich Wissenschaftler weltweit den Mikroben im Darm und ihren bemerkenswerten Eigenschaften und Wirkungen.

Nicht nur der Darm, sondern auch die anderen Grenzflächen, die Schleimhäute und die Haut, beherbergen ein komplexes Ökosystem. Auf der Haut des Menschen finden sich etwa 1000 verschiedene Arten von *Mikroben*, im Dünn- und Dickdarm sind es 500 bis 1000 und mehr, im Mund, im Rachen und in den Atemwegen etwa 600 verschiedene Arten. Ging man in früheren Jahren davon aus, dass wir 10 Mal so viele Mikroben beherbergen, wie wir Körperzellen besitzen, berechneten die Wissenschaftler Ron Milo, Ron Sender und Shai Fuchs 2016 mit exakteren Methoden, dass ein 70 Kilogramm schwerer Mann aus rund 30 Billionen menschlichen Zellen und aus etwa 39 Billionen Mikroben, also Pilzen, Viren und vor allem Bakterien besteht.

Entwicklungsgeschichtlich stammen der Magen-Darm-Trakt und der Atemtrakt vom gleichen Keimblatt ab, dem Entoderm. Patienten mit chronischen Darmerkrankungen haben deswegen häufiger auch Probleme an den Nasennebenhöhlen oder an den Lungen.

Anatomisch beginnt der Verdauungstrakt im Mund und endet am Anus, dem Darmausgang. Bis vor wenigen Jahren ging man bei dieser Grenzfläche zur Außenwelt noch von einer Oberfläche von etwa

300 Quadratmetern aus. Auch hier korrigierte sich die Zahl durch die Anwendung neuer mikroskopischer Techniken. Sie wurde durch die skandinavischen Forscher *Herbert F. Helander* und *Lars Fändriks* mit etwa 32 Quadratmeter berechnet. Wenn wir den Weg der Speisen und ihre Verdauung betrachten, beginnt beides im Mund. Dort werden die Kohlenhydrate durch ein Enzym, das im Speichel enthalten ist, gespalten – vorausgesetzt der Speichel fließt und wir kauen lange genug. Vom Mund geht es über die Speiseröhre in den Magen. Die Magensäure tötet krankmachende Keime ab und zerlegt mit seinem Enzym Pepsin die Eiweiße. Die Belegzellen des Magens bilden auch den sogenannten ‚Intrinsic Factor', der für die Vitamin B12-Aufnahme sehr wichtig ist. Mehr zum *Vitamin B12* im Kapitel ⇨Ernährung.

Nach dem Magen gelangen die angesäuerten Speisen in den *Dünndarm*. Dort findet die eigentliche *Verdauung* und die Aufnahme der Nährstoffe, also der Kohlenhydrate, Fette, Eiweiße und Mikronährstoffe, statt. Mit seinen unzähligen Ausstülpungen, den Zotten, beansprucht der Dünndarm 90 Prozent der Oberfläche des Magen-Darm-Trakts. Er teilt sich auf in den relativ kurzen Zwölffingerdarm, in den die Bauchspeicheldrüse und die Gallenblase ihre Verdauungssekrete abgeben, es folgt der Leerdarm und dann der Krummdarm. Die Länge des Dünndarms ist individuell durchaus unterschiedlich, was sich entsprechend auf die Verwertung der Nahrung auswirkt. Damit die Nahrung vom Magen in den Dünndarm und vom Dünndarm in den nachfolgenden Dickdarm gelangt, bedarf es des ‚migrierenden motorischen Komplexes', einem sich in bestimmten zeitlichen Abständen wiederholendem muskulärem Bewegungsmuster der Magen- und Darmwand, das vom autonomen Nervensystem gesteuert wird. Bei *Diabetes* kann diese wichtige Magen- und Darmbewegung gestört sein.

Wichtig zu wissen ist, dass der Dünndarm nach der Mahlzeit gerne ‚aufräumt', sich also leer macht – daher kommt auch der Name ‚Leerdarm'. Dazu braucht er allerdings Zeiten, in denen keine Nahrung zugeführt wird. Ständiges Naschen und Snacken verhindert dies. Besser ist es, eine ‚ordentliche' Mahlzeit einzunehmen, richtig gut zu kauen – und dann vier Stunden nichts zu essen.

Nach der Reise durch den Dünndarm gelangt das, was noch übrig ist, in den glattwandigen Dickdarm. Dabei kommt es an einem wichtigen Teil des Darms vorbei, dem *Blinddarm* und seinem dünnen Anhang, dem Wurmfortsatz. Hier findet sich reichlich lymphatisches Gewebe zur Immunabwehr und ein Reservoir für nützliche Darmbakterien. Nach einem Durchfall sind diese gespeicherten Bakterien die Retter in der Not und helfen beim Wiederaufbau der normalen *Darmflora*. Brenzlig wird es, wenn der Wurmfortsatz sich entzündet, also eine ‚Blinddarmentzündung' auftritt. Dann muss der Anhang des Blinddarms operativ entfernt werden.

Im *Dickdarm* wird das, was vom Dünndarm ankommt, eingedickt. Hierfür wird das Elektrolyt Natrium aktiv durch die Schleimhaut resorbiert, das Wasser folgt passiv durch Osmose hinterher. Auch die *Elektrolyte* Chlorid und Kalium werden aufgenommen, wobei das Kalium, je nachdem, ob wir gerade zu viel oder zu wenig davon haben, fein justiert wird, indem es durch die Darmwand hin- und hergeschoben wird. Die Armada an Mikroorganismen ist im Dickdarm besonders groß. Es handelt sich vorwiegend um anaerobe, also sauerstoffunabhängige Bakterien. Sie schaffen das, wozu der menschliche Körper nicht in der Lage ist – sie verdauen Ballaststoffe wie die Cellulose. Bei diesem Vorgang und auch durch die Aufspaltung von fermentierten Lebensmitteln bilden sie kurzkettige *Fettsäuren* mit Namen Buttersäure, Essigsäure und Milchsäure. Diese sorgen für ein saures Milieu im Dickdarm, das schädlichen Keimen wie den Salmonellen gar nicht schmeckt und bei der Entgiftung von Toxinen hilft. Darüber hinaus dienen sie den Zellen der Darmschleimhaut als Energiequelle, aktivieren die Darmbewegung, stimulieren das Immunsystem und wirken antientzündlich.

Der Neuropathologe *Marco Prinz* der Universität Freiburg hat noch eine weitere Wirkung der kurzkettigen Fettsäuren erforscht. Im Gehirn beeinflussen sie sowohl die Reifung als auch die Funktion der *Mikrogliazellen*. Diese Zellen fungieren im Gehirn als Phagozyten, also als Fresszellen. Wie die Müllabfuhr beseitigen sie abgestorbene Nervenzellen und Keime und stellen die aktive Immunabwehr des

Gehirns dar. Außerdem sind sie wohl für die *Plastizität des Gehirns*, also die Formbarkeit durch Lernprozesse, verantwortlich. Mikrogliazellen spielen eine wichtige Rolle bei neurodegenerativen Erkrankungen wie der *Alzheimer-Krankheit* und der Multiplen Sklerose. Die Produktion kurzkettiger Fettsäuren im Darm hat demgemäß Einfluss auf wichtige neurologische Vorgänge im Gehirn und möglicherweise den Verlauf dieser Erkrankungen.

Die guten Dickdarmbakterien liefern aber nicht nur Fettsäuren, sondern synthetisieren auch die *Vitamine K* und *B12*. Letzteres kann allerdings im Dickdarm nicht aufgenommen werden, sondern nur im Dünndarm (⇨Ernährung). Das Vitamin K dagegen wird sehr wohl von der Schleimhaut des Dickdarms resorbiert und dient der Blutgerinnung und dem Knochenstoffwechsel. Nach vielen Stunden Aufenthalt im Dickdarm landet der eingedickte und mit Schleim gleitfähig gemachte Stuhl im Mastdarm und wird dort gespeichert, bis er wohlgeformt durch den Anus nach draußen gelangt.

Was trägt dazu bei, dass wir unsere Mahlzeiten gut verarbeiten? Eine gute *Verdauung* ist durchaus vergleichbar mit gutem Sex, besteht aus einem Vorspiel, einem Hauptteil und einem Nachspiel. Es beginnt mit der liebevollen Zubereitung der Speisen, einem schön gedeckten Tisch, einer entspannten Atmosphäre. Und mit Zeit. Nicht schnell-schnell und in Gedanken ganz wo anderes, sondern in Ruhe und präsent mit allen Sinnen. Schauen, was vor uns steht, die Aromen riechen – und fühlen, was das mit uns macht. Das Wasser im Mund zusammenlaufen lassen. Die Arbeit der Köchin oder des Kochs würdigen. Ein Tischspruch in Dankbarkeit oder ein stilles Gebet. Und dann sind wir bereit für den Genuss. Durch ein langsames und langes Kauen schmecken wir die Speisen intensiv auf der Zunge und bereiten sie so für die weitere Verdauung vor. Der Speichel kümmert sich bereits im Mund um einige Kohlenhydrate; alles andere wird auf seinem Weg durch den Magen-Darm-Trakt in wertvolle Nährstoffe aufgespalten, die dem Körper dienen. Ist die Mahlzeit beendet, lehnen wir uns entspannt und gesättigt zurück, um im Nachklang noch ein wenig zu ruhen und zu genießen – so sollte es sein. Nur im entspannten Zustand produzieren wir ausreichend *Verdauungssäfte* und nur so kann der Körper die Nährstoffe gut aufnehmen. Im *Stress* wird die Durchblutung der Verdauungsorgane und der Fluss der Verdauungssekrete gedrosselt. Anhaltender Stress führt dazu, dass die Schleimschutzschicht des Darms abnimmt. Also weg von Speed-Eating und Fast Food, hin zu Genuss und ungeteilter Hingabe.

Die Besiedlung des Verdauungstrakts mit Mikroben beginnt mit der Geburt, und zwar zunächst mit den Keimen der mütterlichen Vaginalschleimhaut. Bei Kindern, die per *Kaiserschnitt* geboren werden, siedeln sich dagegen die Bakterien der mütterlichen Haut und der Pflegekräfte des Krankenhauses an. Um die natürliche Besiedlung dennoch zu unterstützen und da vermutet wird, dass die erste Lebenswoche hierfür ein wichtiges Zeitfenster ist, wird seit einigen Jahren in manchen Kreissälen das *‚Vaginal Seeding'* empfohlen. Hierfür wird das Neugeborene mit dem Vaginalsekret der Mutter eingerieben und die Mutter lässt ihr Neugeborenes an ihrem mit Vaginalsekret benetzten Finger lutschen. Kritiker warnen vor möglichen Infektionen des Kindes – was unverständlich erscheint, da bei einer normalen Geburt das Kind ebenfalls mit dem Sekret in Kontakt kommt.

Die weitere Besiedlung des Kindes hängt stark von der Art der Ernährung ab. Bei gestillten Kindern siedeln sich vorwiegend milchsäureproduzierende Laktobazillen und Bifidobakterien an. Die Milchsäure hat den willkommenen Effekt, dass sich krankmachende Keime nicht so leicht ausbreiten können. Die *Mikrobiota* wird ergänzt durch Bakterien, die sich auf der Haut der nächsten Kontaktpersonen befinden und solchen, die auf den Gegenständen hocken, die das Kind in die Hände und in den Mund nimmt. Etwa ab dem 3. Lebensjahr ist dic Mikrobiota relativ stabil, allerdings individuell durchaus unterschiedlich. Ihre Zusammensetzung variiert je nach Ernährung, Wasser, geografischer Herkunft, dem Wohnsitz in Stadt oder Land, dem Aufenthalt in fremden Ländern, Infektionen, dem Kontakt mit Toxinen wie dem Herbizid Glyphosat und der Einnahme von Antibiotika und anderen Medikamenten. Zu den Auswirkungen der Antibiotika später mehr.

Betrachten wir die Mikrobiota des Dünn- und Dickdarms noch etwas genauer. Der Zwölffingerdarm ist aufgrund des noch sauren Milieus gering besiedelt, wohingegen sich im Leerdarm und Krummdarm so manch gute Gesellen finden, so die Laktobazillen und die Enterokokken. Die meisten Bakterien beherbergt allerdings der Dickdarm, unter anderem Bifidobakterien und Clostridien. Die Mikrobiota hat schützende, nährende, stoffwechselanregende und immunologische Funktionen. Je nach Art übernehmen die Bakterien verschiedene Aufgaben, bilden kurzkettige Fettsäuren, Vitamine, Enzyme, Aminosäuren und Botenstoffe. Auch hierzu später mehr.

Spannend sind die epigenetischen Auswirkungen der Mikrobiota. Wissenschaftler der University of Wisconsin veröffentlichten 2016 eine Studie, die zeigen konnte, dass unter einer pflanzenbasierten Ernährung, die reich an Polyphenolen und Ballaststoffen ist, unsere Darmbakterien über Botenstoffe auf die Histone im Zellkern einwirken und damit gesundheitsfördernde *epigenetische Veränderungen* einleiten (⇨XX und XY). Bei einer konventionellen westlichen Ernährung wurden die Botenstoffe in deutlich geringerer Zahl produziert. Der gesundheitliche Nutzen von Ballaststoffen wird kontrovers diskutiert. Die Deutsche Gesellschaft für Ernährung empfiehlt etwa 30 Gramm Ballaststoffe pro Tag. Diese Menge sollte allerdings nicht über Getreidewaren wie Nudeln und Müsli, sondern vielmehr über grünes Blattgemüse, Kohl, Pastinake, Schwarzwurzel, Sellerie, Früchte, Beeren, Ölsaaten, Nüsse, Kokosnüsse und Sprossen aus Getreide und Linsen zugeführt werden, um uns zu unterstützen.

Wie bereits erwähnt, wurden die mikrobiellen Ökosysteme des Körpers und ihre wichtigen Funktionen viele Jahre wenig erforscht. Im Fokus war vielmehr, wie gefährlich und krankmachend Bakterien, Viren und Pilze sind und wie sie bekämpft werden können. Die Bekämpfung der Bakterien hat allerdings eine problematische Schattenseite. Immer häufiger treten *multiresistente Keime* auf, gegen die die meisten *Antibiotika* nichts mehr ausrichten können. Manchmal steht noch nicht einmal ein einziges wirksames Mittel zur Verfügung – und das ist fatal. Umso wichtiger ist es, die Ökosysteme des

Körpers mit einer gesunden Lebensweise zu hegen und zu pflegen und das Immunsystem zu stärken. Dazu gehört eine möglichst regionale und ökologische, pflanzenbasierte Kost. Dazu gehört auch, dass wir chemische Produkte im Haushalt und im Badezimmer wo immer möglich vermeiden und durch natürliche Produkte ersetzen.

Beschäftigen wir uns nun ein wenig genauer mit der krankhaften Veränderung der *Darmmikrobiota*, der *Dysbiose*. Verschiedene Faktoren führen dazu, dass sich schädliche Bakterien und Pilze im Darm vermehren. Ein wichtiger Faktor sind die bereits erwähnten *Antibiotika*. Sie sind bei schweren bakteriellen Infektionen die Retter in der Not. Bei weniger bedrohlichen Erkrankungen sollte ihr Einsatz wohlüberlegt sein, da eine große Zahl wichtiger Bakterien des Darms und der anderen Ökosysteme ebenfalls vernichtet werden. Eine 2008 im PLOS Biology veröffentlichte Studie unter Leitung des US-amerikanischen Wissenschaftlers Mitchell Sogin stellte mittels einer sehr genauen genetischen Analysemethode fest, dass während einer fünftägigen antibiotischen Behandlung die Darmbakterien um ein Drittel reduziert wurden und sich das Mengenverhältnis der verschiedenen Arten ebenfalls veränderte. Alle Probanden litten nach Beendigung der Behandlung unter einer *Dysbiose*, die nach vier Wochen und selbst nach sechs Monaten noch nachweisbar war.

Einen negativen Einfluss auf die *Mikrobiota* haben neben den Antibiotika auch Magensäureblocker, Schmerzmittel wie Diclofenac, Ibuprofen und ASS, Chemotherapeutika, die Strahlentherapie und Kortison. Weiterhin wirken sich eine zuckerlastige Ernährung und eine Vorliebe für Weißmehlprodukte, ungesunde Fette, ein Übermaß an tierischen Eiweißen, ein Mangel an Ballaststoffen, Fertigprodukte, Nahrungsmittelzusatzstoffe, Fast Food, übermäßiger Konsum von Alkohol, Rauchen, anhaltender Dauerstress, Leistungssport, akute Infektionen und chronische Entzündungen nachteilig aus. Auch das bereits erwähnte Herbizid Glyphosat, das nicht nur auf den Feldern, sondern auch in uns landet, schädigt unter anderem die Darmbakterien. Die typischen Begleiterscheinungen einer Dysbiose sind Blähungen und Durchfälle oder Verstopfungen und Bauchschmerzen. Die Symptome können gravierend sein, können sich aber auch durchaus relativ diskret zeigen.

Zahlreiche Krankheiten können mit einer Dysbiose einhergehen. Zu nennen sind Neurodermitis, Heuschnupfen, Lungenerkrankungen, Asthma, Herz-Kreislauf-Erkrankungen, Diabetes, Rheuma, Migräne, Harnwegsinfektionen, chronisch entzündliche Darmerkrankungen, Entzündungen der Nasennebenhöhlen, der Ohren oder des Halses, Multiple Sklerose, Autismus, Depressionen und Angstzustände. Auch Immunsystemschwäche, Konzentrationsmangel, chronische Müdigkeit, Übergewicht und Adipositas sind beschrieben. Über viele Jahre hat die Mikrobiologin *Ruth Ley*, Direktorin am Max-Planck-Institut für Entwicklungsbiologie in Tübingen, Mikroben mit großer Leidenschaft erforscht. So war sie auch Mitglied in einem Team des US-amerikanischen Mediziners Jeffrey Gordon, das nachweisen konnte, dass das Körpergewicht nicht nur von den Kalorien, sondern auch von der Zusammensetzung der Darmmikrobiota abhängt.

In meiner Praxis, in der sich viele Patienten mit Neurodermitis oder Allergien vorstellen, zählt die Analyse der *Darmmikrobiota* zu den am häufigsten veranlassten Laboranalysen. Allzu oft höre ich immer noch von meinen Patienten von mehrmaligen antibiotischen Behandlungen ohne Schutz und ohne den Wiederbau einer gesunden Darmmikrobiota.

Seit vielen Jahren wird bei Patienten, die mehrere Monate unter Bauchschmerzen, Blähungen, Durchfall oder Verstopfung leiden ohne dass eine organische Ursache gefunden werden konnte, die Diagnose *‚Reizdarm'* gestellt. Der Reizdarm gilt als psychosomatisch bedingte, funktionelle Darmerkrankung. Die Patienten leiden meist viele Jahre unter diesem Erkrankungsbild. Bei etwa 50 Prozent der Betroffenen geht dies mit einer *Depression* oder *Angststörungen* einher. Nach den ärztlichen Leitlinien erfolgt die Diagnostik mittels der Anamnese, einer körperlichen Untersuchung, einer Laboranalyse des Blutbildes und der Entzündungsmarker BSG und CRP, einem Ultraschall des Bauchs, einer gynäkologischen Untersuchung bei Frauen und einem psychosozialen Screening. Ergänzend werden Darmspiegelungen durchgeführt. In den ärztlichen Leitlinien von 2016 wird ausdrücklich darauf hingewiesen, dass die Analyse der Darmmikrobiota nicht erfolgen sollte, da sie keine relevante Aussage liefere. Diese Leitlinien werden momentan überarbeitet und werden danach hoffentlich eine andere Aussage treffen.

Eine anhaltende Dysbiose und eine Minderdurchblutung des Darms, zum Beispiel durch übermäßige körperliche Aktivitäten, kann dazu führen, dass sich die Durchlässigkeit des Darms erhöht. Schädliche Bakterien und Pilze produzieren Giftstoffe, die die Darmschleimhaut angreifen, entzündlich verändern und dadurch durchlässiger machen. Beim *Leaky-Gut-Syndrom* ist die Darmschleimhaut so stark geschädigt, dass nicht nur Nährstoffe, sondern auch unzureichend verdaute Eiweiße, Toxine und krankmachende Keime die Darmwand passieren. Es kommt zu einer verstärkten Immunreaktion auf die Eindringlinge und zu entzündlichen Veränderungen. So entstehen vermehrt allergische Reaktionen und *Autoimmunerkrankungen.* Gelangen Giftstoffe über die Blutbahn zur Leber, belasten sie dieses Organ und können zu *Leberfunktionsstörungen* führen. Über den *Vagusnerv* können die Giftstoffe auch direkt ins Gehirn gelangen und dort psychische oder neurologische Symptome auslösen. Mit der Bestimmung des Markerproteins *Zonulin* im Blut oder Stuhl lässt sich das Ausmaß der Schädigung der Darmwand einschätzen.

Einen noch nicht geklärten Einfluss auf die Darmmikrobiota haben winzige Teile, die neuerdings im Stuhl nachgewiesen wurden. In einer kleinen Pilotstudie ließen Bettina Liebmann, Philipp Schwabl und Kollegen der Medizinischen Universität Wien ihre Probanden, die aus verschiedenen Ländern stammten, eine Woche Wasser aus *PET-Flaschen* trinken, in *Plastik* verpackte Nahrungsmittel und auch Fisch konsumieren. Bei allen Teilnehmern der Studie konnten sie *Mikroplastik* im Stuhl nachweisen (⇨Toxine und Strahlung, ⇨Wasser). Den Genuss von Fisch und den Gebrauch von Plastikverpackungen sollte man dementsprechend reduzieren, besonders, wenn man unter einer erhöhten Durchlässigkeit des Darms leidet. Wichtig zu wissen ist, dass bei einer veränderten Mikrobiota oder einer Verstopfung die

Entgiftungskapazität des Darms eingeschränkt ist. Das ist auch deswegen beachtenswert, da bei einer Dysbiose, wie bereits erwähnt, vermehrt Giftstoffe produziert werden.

In den letzten Jahren hat sich ein weiteres Forschungsgebiet rund um den Darm entwickelt, das der *Neurogastroenterologie*. Forscher hatten entdeckt, dass der Darm nicht nur ein immunologisches Zentrum und die Heimat wichtiger Mikroben ist, sondern auch das größte sensorische Organ darstellt. Ein Geflecht von Millionen Nervenzellen durchzieht die Darmwand. Dieses Geflecht wird *enterisches Nervensystem*, abgekürzt ENS, bezeichnet und ist Teil des *autonomen Nervensystems* (⇨Stress). Permanent werden Informationen vom Darm zum Gehirn weitergeleitet, wohingegen verhältnismäßig wenige Informationen vom Gehirn zum Darm gefunkt werden. Der Darm wird deswegen auch als das ‚zweite Gehirn' bezeichnet – vielleicht ist es das erste, wer weiß. Das *Bauchhirn* organisiert die Abwehr schädlicher Keime, steuert zahlreiche Botenstoffe und alarmiert das Gehirn, sobald Giftstoffe auftauchen. Eine wichtige Rolle bei der Informationsübertragung spielen der *Vagusnerv*, Immunmediatoren wie die Zytokine und bestimmte Botenstoffe, sogenannte Neurotransmitter. Der Vagusnerv verbindet den Magen-Darm-Trakt mit dem Gehirn, unter anderem mit dem limbischen System, das für die Verarbeitung von Gefühlen zuständig ist. Die Darmmikroben sind in der Lage, dieselben *Neurotransmitter* zu bilden, wie die menschlichen Zellen. Der Vagusnerv erkennt mit seinen ‚Fühlern' diese Botenstoffe mit Namen Serotonin, Melatonin, Gamma-Aminobuttersäure, abgekürzt GABA, und Dopamin.

Der österreichische Biologe *Peter Holzer*, emeritierter Professor für experimentelle Neurogastroenterologie an der Medizinischen Universität Graz, untersucht seit vielen Jahren mit seinem Team die *Darm-Hirn-Achse*, also die Zusammenhänge zwischen Darm, Psyche und Nervensystem. Die Wissenschaftler konnten zeigen, dass Signale aus dem Darm das Schmerzempfinden, unsere Stimmung und unsere Stressanfälligkeit steuern. Die Botenstoffe, die im Darm gebildet werden, beeinflussen, was wir denken und fühlen und haben maßgeblichen Anteil an unserer psychischen Balance. Holzer und viele andere Wissenschaftler konnten nachweisen, dass Veränderungen der intestinalen Mikrobiota zu Angstzuständen, Depressionen und anderen neurologischen und psychiatrischen Erkrankungen führen können. Holzer, der sich auch intensiv mit dem Thema ‚Reizdarm' befasst hat, ordnet der emotionalen Komponente des Vagusnervs eine tragende Rolle zu (⇨Psyche).

Schauen wir uns die Botenstoffe etwas genauer an und beginnen wir mit dem *Serotonin*. Es wird hauptsächlich von neuroendokrinen Zellen des Darms aus *Tryptophan* gebildet. Serotonin spielt als ‚Glückshormon' eine wichtige Rolle im Gehirn, seine Hauptrolle hat es allerdings im Magen-Darm-Trakt, wo über 90 Prozent gebildet werden. Serotonin aktiviert die Darmbewegung und regt die Verdauung an. Wichtig zu wissen ist, dass Dauerstress dazu führt, dass es zu einem Mangel an Serotonin kommen kann, da die Vorstufe von Serotonin, das Tryptophan, auf anderen Stoffwechselwegen verbraucht wird und nicht zur Verfügung steht.

Serotonin ist auch Ausgangssubstanz des *Melatonins*. Dieses ist bekannt als das Schlafhormon und steuert den Tag-Nacht-Rhythmus. Im Gehirn zeigen sich die höchsten Werte nachts bei Dunkelheit. Im Darm ist das genau umgekehrt, dort finden sich am helllichten Tag in der Mittagszeit die höchsten Werte. Die spannende Studie des US-amerikanischen Wissenschaftlers *Jiffin K. Paulose* konnte zeigen, dass das Melatonin im Darm ebenfalls für den Rhythmus zuständig ist, dort überraschenderweise für den der Darmbakterien. In einer anderen Studie der US-amerikanischen Wissenschaftlerin *Robin M. Voigt-Zuwala* hatte sich gezeigt, dass Menschen, die nicht dem *zirkadianen Rhythmus* folgen können oder wollen, ähnliche Symptome entwickeln, wie sie bei einer Dysbiose auftreten. Diese Hinweise fand ich im Fachbuch ‚ImmunSymbiose' von Dietrich Klinghardt und Ariane Zappe. Die Studien zeigen, wie wichtig es für eine gesunde Darmmikrobiota ist, auch gemäß den natürlichen Lichtverhältnissen und dem *Tag-Nacht-Rhythmus* zu leben. Abendliche Arbeiten und Beschäftigungen an Laptops und Smartphones und künstliches Licht bis spätabends bringen diesen Rhythmus durcheinander und unsere Darmgesellen zum Jammern. Menschen, die beruflich bedingt Nachtschichten einlegen müssen, sollten ihrer Darmmikrobiota besondere Aufmerksamkeit schenken.

Kommen wir zu dem Botenstoff *Gamma-Aminobuttersäure*, kurz *GABA*. Die Bildung dieser wichtigen beruhigenden Substanz wird von Serotonin stimuliert und braucht Vitamin B6. GABA hat angenehme Effekte – wir schlafen gut, sind stressresistenter, weniger ängstlich und weniger aggressiv, unsere Lern- und Merkfähigkeit ist erhöht und unsere Stimmung aufgehellt. Im Darm fördert es die Motilität, reguliert den Appetit und den Stoffwechsel. Außerdem kontrolliert es Entzündungen. Die Vorstufe des GABA ist *Glutamat*. Große Mengen davon finden sich in Parmesan, etwas weniger in Bohnen und Tomaten – die mediterrane Kost lässt grüßen. So gut das natürliche Glutamat ist, so bedenklich ist das künstlich hergestellte und als Würzmittel eingesetzte Glutamat. Es macht gefräßig und führt bei nicht wenigen zu Unverträglichkeitsreaktionen. Gewürzt werden damit asiatische Gerichte, Fertiggerichte, Tütensuppen und Chips. Problematisch ist, wenn das künstliche Glutamat ins Gehirn gelangt. Dies wird mit der *Parkinson-* und der *Alzheimer-Krankheit* in Verbindung gebracht. Sollten Sie also aufgrund gewisser Umstände einmal ein Fertiggericht oder Chips verzehren, wäre es ratsam, dabei nicht mobil zu telefonieren, denn dadurch öffnet sich die Blut-Hirn-Schranke und das bedeutet freie Fahrt für Glutamat (⇨Toxine und Strahlung).

Ein weiterer Botenstoff, der im Nebennierenmark, im sympathischen Nervensystem und im Darm gebildet wird, ist das *Dopamin*. Es wirkt nachhaltig motivations- und antriebssteigernd und sorgt für positive Gefühlserlebnisse. Dopamin ist also wie Serotonin ein Wohlfühl-Botenstoff und aktiviert den Darm. Bei einer Dysbiose ist die Funktion des Darm-Dopamins, wie die aller anderen Botenstoffe, beeinträchtigt.

Wie kann man den Magen-Darm-Trakt und seine Mikroben in ihrer Funktion unterstützen?

Gute Erfolge zeigt das *Fasten*. Bei einer *Nahrungskarenz* von mehr als 14 Stunden wechselt der Stoffwechsel von der Glukose- zur Fettverbrennung. Das hilft beim Aufbau einer gesunden, vielfältigen Darmmikrobiota. Weitere Effekte sind eine Stressreduktion und der Aufbau von Muskelmasse durch die vermehrte Ausschüttung des Botenstoffs *Somatotropin*. Möglicherweise regt das Fasten auch die Zell-Regeneration an, indem zur Energiegewinnung unnütze Zellbestandteile verbrannt und damit entsorgt werden. Populär ist derzeit das *‚Intervallfasten'*. Es wird 5:2 oder 14:10 bis 16:8 durchgeführt. Das bedeutet, dass man fünf Tage normal isst und zwei Tage auf die Zufuhr von Nahrung verzichtet. Wasser und zuckerloser Tee sind erlaubt. Bei der 14:10-Methode fastet man quasi über Nacht 14 Stunden, in den restlichen 10 Stunden isst man. Entsprechend beim 16:8. Zu berücksichtigen ist, dass das regelmäßige Fasten über so viele Stunden nicht in jedem Fall sinnvoll ist. Schlanke Menschen mit wenig Unterhautfettgewebe verlieren relativ viel Wärme über ihre Körperoberfläche und fühlen sich mit längeren Nahrungspausen nicht wohl.

Ist die Darmmikrobiota geschädigt, kann die zusätzliche Einnahme bestimmter darmbakterienfreundlicher Präparate sinnvoll sein. Da sind zunächst die *Präbiotika*, also *Ballaststoffe*, wie die Oligofruktose oder das Inulin. *Inulin* ist eine Stärkeart und findet sich reichlich in bestimmten Nahrungsmitteln wie Artischocken, Chicoree, Pastinaken, Topinambur, Zwiebeln, Porree und Schwarzwurzeln. Ein gutes Präbiotikum ist auch das reine Blattmark der *Aloe vera*, das man morgens auf nüchternem Magen trinkt. Wie bereits dargestellt, werden diese Ballaststoffe von den Dickdarmbakterien zu kurzkettigen Fettsäuren umgebaut – mit vielen positiven Effekten.

Probiotika enthalten diverse Bakterienstämme wie Lactobazillen und Bifidobakterien und werden flüssig, als Pulver oder als Kapseln am besten morgens nüchtern eingenommen. Die Bakterien dienen dem Aufbau der Darmmikrobiota und der Milieuveränderung. Studien konnten eine Reduktion des Diabetesrisikos und eine Senkung des Blutdrucks unter der Einnahme von Probiotika belegen. Außerdem beugt es wahrscheinlich Darmkrebs vor. Während einer Behandlung mit Antibiotika sollte die Einnahme eines passenden Probiotikums parallel, aber zeitversetzt erfolgen – zum Schutz der Darmbakterien und zum Schutz der Mitochondrien (⇨Qi und Energie). Auch nach der Behandlung sollte der Aufbau der Mikrobiota mit ausgewählten Stämmen über mehrere Wochen fortgesetzt werden.

Wenn die Mikrobiota stark geschädigt ist, empfiehlt es sich, erst eine *Darmreinigung* und dann den Wiederaufbau durchzuführen. Eine Darmreinigung beruhigt und regeneriert die Darmschleimhaut, reduziert Entzündungen, entlastet das Immunsystem und führt direkt und indirekt durch die Entlastung der Leber zu einer Entgiftung. Die Basis sind Einläufe mit Wasser. Je nach Methode werden weiterhin verschiedene Mittel zur Reinigung und zur Bindung von Toxinen und Darmgasen eingesetzt, so Cassia Fistula, Mineralerde, Flohsamenschalenpulver, die Chlorella-Alge, Zeolith, Huminsäure und anorganischer Schwefel. Hilfreich können auch Kaffeeeinläufe sein. Ausführliche Beschreibungen finden sich in entsprechenden Büchern. Der Gesundheitslehrer *Florian Sauer* bietet auch ausführliche CDs an. Im Rahmen solcher Maßnahmen ist auf eine ausreichende Trinkmenge zu achten (⇨Wasser). Möchte man bei der Darmreinigung nicht selbst tätig werden, kann man in speziellen Praxen auch eine *Hydro-Colon-Therapie* durchführen lassen. Dabei wird der Darm mit Wassereinläufen durchgespült. Grundsätzlich empfiehlt es sich, vor solchen Maßnahmen ärztlichen Rat einzuholen.

Und damit sind wir am Ende des Darms angekommen – ein komplexes Organ, von dem wir in Zukunft sicher noch viel hören werden. Aktuelle Forschungen beschäftigen sich zum Beispiel eingehend mit dem Einfluss der Darmmikrobiota auf die Funktion des Immunsystems und ihre Rolle sowohl in der Diagnostik als auch in der Therapie bei Krebserkrankungen. Die Darmmikrobiota und das Bauchhirn sind ein Riesenkosmos, eine spannende Welt mit wahrscheinlich noch vielen unerkannten Möglichkeiten. Tag für Tag können wir unsere Millionen, ja Billionen Darmfreunde durch unsere Lebensweise unterstützen und damit für eine gute Verdauung, ein starkes Immunsystem und unser psychisches und körperliches Wohlbefinden sorgen.

➔ **Das Wichtigste in Kürze für einen gesunden Darm:**

- Mahlzeiten mit Ruhe in entspannter Atmosphäre.
- Stete Phasen des Nichtessens und der Darm-Ruhe.
- Regelmäßige Darm-Bewegung (⇨Bewegung und Haltung).
- Die Balance zwischen Aktivitäten und Phasen der Ruhe und Regeneration (⇨Ruhe und Regeneration).
- Regelmäßiger Tagesablauf, der weitgehend den natürlichen Rhythmen folgt.
- Ausreichend Schlaf und natürliches Licht am Tag.
- Die Befreiung von psychischen Belastungen (⇨Psyche).
- Vitalstoffreiche Kost (⇨Ernährung).
- Fermentierte Lebensmittel.
- Zufuhr von Ballaststoffen über grüne Blattgemüse, Sellerie, Schwarzwurzel, Pastinake, Kohl, Früchte, Beeren, Ölsaaten, Nüsse, Kokosnüsse und Sprossen aus Getreide und Linsen.
- Eine ausreichende Trinkmenge (⇨Wasser).
- Sorgfältiges Abwägen der Einnahme von Antibiotika, Schmerzmitteln, Säureblockern und anderen Medikamenten.
- Vermeidung der Belastung mit Toxinen und elektromagnetischer Strahlung (⇨Toxine und Strahlung).

Literatur und Quellen zum Weiterlesen:

Kerstin Rusch, Volker Rusch: Mikrobiologische Therapie. Grundlagen und Praxis (2001);

Les Dethlefsen et al.: The Pervasive Effects of an Antibiotic on the Human Gut Microbiota, as Revealed by Deep 16S rRNA Sequencing, in: PLOS Biology November 18 (2008);

Stefan Rieth: Kinder-Blüte. Wie Kinder mit Osteopathie zu dem erblühen, was sie sein können (2020);

MG Dominguez-Bello et al.: Delivery mode shapes the acquisition and structure of the initial microbiota across multiple body habitats in newborns, in: Proc. Natl. Acad. Sci. USA (2010);

Jiyoung Ahn et al.: Human Gut Microbiome and Risk of colorectal Cancer, in: Journal of the National Cancer Institute (2013);

Herbert F. Helander, Lars Fändriks: Surface Area of the Digestive Tract-Revisited, in: Scandinavian Journal of Gastroenterology 49 (2014);

Frank Hu et al.: Dairy consumption and risk of type 2 diabetes: 3 cohorts of US adults and an updated meta-analysis, in: BMC Medicine (2014);

David Perlmutter: Scheissschlau. Wie eine gesunde Darmflora unser Hirn fit hält (2016);

Ron Sender, Shai Fuchs, Ron Milo: Revised estimates for the number of human and bacteria cells in the body, in: PLOS Biology, August 19 (2016);

Jiffin K. Paulose et al.: Human Gut Bacteria Are Sensitive to Melatonin and Express Endogenous Circadian Rhythmicity, in: PLOS ONE January 11 (2016);

KA Krautkramer et al.: Diet-Microbiota Interactions Mediate Global Epigenetic Programming in Multiple Host Tissues, in: Molecular Cell 64 (2016);

Robin M. Voigt et al.: The Circadian Clock Mutation Promotes Intestinal Dysbiosis, in: Alcohol Clin Exp Res. 40 (2016);

Giulia Enders: Darm mit Charme. Alles über ein unterschätztes Organ (2017);

Dietrich Klinghardt, Ariane Zappe: ImmunSymbiose. Immuntoleranz durch Kommunikation und Frieden mit Mikroben (2017);

Rainer Schmidt, Susanne Schnitzer: Allergie und Mikrobiota. Systemisches Krankheitsverständnis – Mikrobiologische Therapie (2017);

Robin M. Voigt-Zuwala, Christopher B. Forsyth: Circadian rhythms: a regulator of gastrointestinal health and dysfunction, in: Expert Review of Gastroenterology and Hepatology 13(2), March (2019);

Alexandra Almeida et al.: A new genomic blueprint of the human gut microbiota, in: Nature 568 (2019).

E

ERNÄHRUNG – Märchen, Mythen, Marketing

Was für ein Thema! In den Monaten und Jahren des Schreibens an diesem Buch wurde der Berg an Texten mit Informationen aus Artikeln, Vorträgen, Interviews, Seminaren und Büchern immer höher. Ich hatte das Kapitel vor mir hergeschoben, denn das Ganze ist überaus komplex und wird genährt von diversen Ansichten und Philosophien, Erkenntnissen und Empfehlungen. Manche Ernährungslehren, die heutzutage propagiert werden, sind jahrtausendealt, andere wurden erst in jüngerer Zeit entwickelt, gefühlt kommen täglich neue hinzu. Manche Aussagen bestätigen oder ergänzen sich, andere sind vollkommen konträr. Ein bunter Teig, der fortwährend durch die Finger gleitet. Auf den folgenden Seiten werde ich versuchen, diesen Teig so zu formen, dass Sie ihn fassen und das Eine oder Andere davon in Ihr Leben integrieren können. Denn eins ist sicher: Wenn Sie vital und vergnügt sein wollen, kommen Sie um das Thema Ernährung nicht herum.

Zusätzlich zu diesen Informationen braucht die Ernährung auch etwas von Ihnen, nämlich ein gewisses Maß an Zeit und Zuwendung, an Achtsamkeit dem eigenen Körper gegenüber und an eigenverantwortlichem Handeln. Damit möchte ich Sie ermuntern, dass Sie unabhängig von Dogmen, Diäten und Gewohnheiten in sich hineinspüren, was individuell für Sie das Richtige ist. Ganz im Sinne einer Methode, die der Ernährungswissenschaftler Thomas Frankenbach entwickelt hat. Er nennt sie die ‚Somatische Intelligenz'. Im Verlauf des Kapitels werde ich noch näher darauf eingehen. Mit der Auswahl der für Sie passenden und wohltuenden Speisen und mit Blick auf die Herkunft und die Art der Produktion der Waren wertschätzen Sie zum einen sich selbst auf allen Ebenen und geben außerdem wichtige Impulse in Richtung Ökologie und Klimaschutz.

Lassen Sie mich zu Beginn einen sehr bekannten und sehr treffenden Satz zitieren, den der Urvater der Medizin, der Grieche *Hippokrates*, gesagt haben soll: „Eure Nahrung soll eure Medizin und eure Medizin soll eure Nahrung sein." Tatsächlich haben viele wissenschaftliche Untersuchungen die große Bedeutung der Ernährung für unsere Gesundheit und unser Wohlbefinden belegt und sich mit den gesundheitlichen Folgen der einen oder anderen Kost beschäftigt. Dennoch wurde dieses Thema während meiner universitären medizinischen Ausbildung nur am Rande erwähnt. Dementsprechend wird in den meisten Arztpraxen über die Art und Weise der Nahrungszufuhr eher selten gesprochen. Ein mächtiger Informationsträger ist dagegen die Werbung. In Fernseh- und Kinospots, auf großen Werbeplakaten, in den Zeitschriften und perfektioniert im Internet werden wir mit bunten Bildern und verheißungsvollen Sätzen zum Kauf von Waren animiert. In den Supermärkten locken glitzernde Verpackungen diverser Snacks und die schnelle Fertignahrung. Auch wenn so manche Versprechungen hinsichtlich einer gesunden Ernährung gemacht werden, sollte uns bewusst sein, dass die Produzenten in erster Linie ihren Gewinn und nicht unser Wohl verfolgen.

Wenn wir uns mit den Ernährungsformen beschäftigen, so sind wichtige Aspekte die kulturelle Herkunft, das soziale Umfeld und die Gewohnheiten innerhalb der Familie. In meiner Kindheit wohnten wir auf dem Lande, holten die frisch gemolkene Milch in einer Henkelkanne beim Bauern und das Sauerteigbrot beim Bäcker. Das erste Industrieprodukt, an das ich mich erinnern kann, ist die Maggi-Flasche mit der in der damaligen modernen Küche als unverzichtbar geltenden Würze. Und irgendwann eroberte dann auch das luftige, weiße Toastbrot unseren Frühstückstisch. Der flachere Geschmack ließ sich fabelhaft mit der ebenfalls aufgetauchten dunklen Nougatcreme mit dem Kindergesicht auf dem Glas kompensieren. Mein älterer Bruder liebte diese Creme so sehr, dass sie sogar auf jeder Reise im Koffer landete. Die ersten Reisen in ein anderes Land führten uns an die Strände Italiens und so begann meine Vorliebe für Pasta und Pizza. Neben den Früchten des heimischen Gartens hatte in meiner Ursprungsfamilie auch Fleisch einen großen Wert. Für meinen Vater, der als Jugendlicher in den Kriegs- und Nachkriegsjahren nur sehr selten ein Stück Fleisch auf dem Teller hatte, war es ein Bedürfnis, uns fünf Kindern dies bieten zu können. Die Krönung war dementsprechend ein rosa gebratenes Filetsteak.

Heutzutage ernähren sich viele Menschen durch hochgezüchtetes Getreide aus intensiver Landwirtschaft, mit Produkten aus Massentierhaltung und über industriell verarbeitete Waren. In den Restaurants sitzen Groß und Klein mit ihren Smartphones in der Hand und sind mit ihrer Aufmerksamkeit fern von Tisch und Speise. Zu Hause sorgen Fertigwaren und Mikrowelle für die schnelle Mahlzeit. All dies hat seine Schattenseiten. Offensichtlich ist, dass immer mehr Menschen, darunter zunehmend Kinder, an *Übergewicht* oder Fettleibigkeit leiden. Bereits 2002 veröffentlichte die WHO einen Bericht, der den übermäßigen Verzehr industriell verarbeiteter Produkte, ungesunder Fette und von Fleisch- und Milcherzeugnissen für die globale Zunahme an Übergewichtigen, Diabetikern und Herzkranken verantwortlich machte. Die heutigen Wohlstandszeiten machen uns krank. Was hat sich seit den Nachkriegsjahren verändert? Sicher sind die Informationsmenge und die Dichte an Reizen enorm angestiegen. Parallel dazu ist der Konsum von Fleisch und Milchprodukten minderer Qualität, von industriell verarbeiteter Ware und von Zucker- und Weißmehlprodukten exponentiell angestiegen. Schauen wir uns diese Faktoren etwas genauer an.

Fleisch und Milchprodukte aus Massentierhaltung werden heute in großen Mengen in den Regalen der Supermärkte angeboten. Die meisten Menschen konsumieren zu viel Eiweiß, vor allem zu viel *tierisches Eiweiß*. Ein Übermaß an tierischem Eiweiß kann nicht vom Körper aufgenommen und gespeichert werden, sondern wird im Dickdarm unter Vergärungsprozessen abgebaut. Dabei entstehen schädliche Stoffe wie zum Beispiel das Zellgift *Ammoniak*, wodurch es zu Zellstress und einer Veränderung der *Darmmikrobiota* kommt

(⇨Darm). Die schädlichen Stoffe gelangen über die Darmwand in den Blutkreislauf und darüber in die Leber. Ammoniak wird dort mit hohem Energieaufwand zu Harnstoff umgewandelt, der dann über die Nieren und den Urin ausgeschieden wird.

Die Aussagen und Empfehlungen zu den Milchprodukten und speziell zur *Kuhmilch* sind verwirrend kontrovers. Da sie viel Calcium enthält, wurde sie lange Zeit für Groß und Klein als gesund verkauft. Dabei enthält Kuhmilch im Vergleich zur menschlichen Muttermilch deutlich mehr Proteine, viele Wachstumsfaktoren, damit das Kälbchen schnell groß wird, und die Hormone Östrogen und Progesteron. Dass Kuhmilch ultimativ wichtig für den Knochenaufbau ist, davon hat man heute Abstand genommen. Der Konsum industriell verarbeiteter Milch wird mittlerweile von vielen Experten sogar kritisch bewertet. Bei Kindern und Jugendlichen soll er an der Entstehung von Atemwegsinfekten, *Asthma*, Mittelohrentzündungen, *Akne*, der zunehmenden Fettleibigkeit und Diabetes beteiligt sein. Bei Erwachsenen wird die regelmäßige Zufuhr von größeren Mengen an Kuhmilch auch mit einem höheren Krebsrisiko in Zusammenhang gebracht. Bestimmte Stoffe, die sich verstärkt in der Milch aus industrieller Produktion finden, wirken krebsfördernd. Der *Insulin-like Groth Factor-1*, abgekürzt *IGF-1*, ist ein solch krebsförderndes Protein, dass auch in Fleisch vorhanden ist. Fermentierte Milchprodukte wie Joghurt und Käse haben einen niedrigen IGF-1-Gehalt.

Die übermäßige Zufuhr von tierischem Eiweiß ist also durchaus bedenklich. Alternative *Calcium-Quellen* pflanzlicher Herkunft mit einer hohen Bioverfügbarkeit sind Brokkoli, Grünkohl, Chinakohl und andere Kohlsorten. Zu beachten ist, dass die Calcium-Aufnahme im Darm vom Vitamin D-Spiegel abhängig ist und durch phosphathaltige Produkte wie das bekannte braune Süßgetränk, Wurst, Käse, Zucker, Schokolade sowie Alkohol und Kaffee gehemmt wird.

Davon abgesehen gibt es weitere gute Argumente, auf Milchprodukte und Fleisch aus *Massentierhaltung* zu verzichten. Ein paar seien hier genannt. Damit ein Stück Fleisch serviert werden kann, werden die Tiere heute mit großen Mengen von Getreide als Futtermittel gemästet.

Das Fachmagazin Science hat im Jahre 2018 die ‚Oxford-Studie', eine umfangreiche Analyse zum Thema Umwelt und Ernährung, veröffentlicht. Demgemäß nimmt die Produktion von Fleisch, Milch und Milchprodukten mehr als 80 Prozent der Ackerfläche in Anspruch, erzeugt rund 60 Prozent der Treibhausgase, deckt aber nur 20 Prozent des Kalorienbedarfs. Die tierische Massenware ist also ausgesprochen klimaschädlich – anders als die pflanzliche Ernährung.

Hochleistungs-Milchkühe und Rinder werden mit ‚Kraftfutter' aus genverändertem Mais und Soja gemästet. Gras, was sie natürlicherweise fressen würden, sehen und kauen sie keine Minute ihres Lebens. Im Verdauungstrakt der Tiere finden sich durch die artfremde Ernährung krankmachende und letztendlich auch für den Menschen gefährliche Keime, beispielsweise der Ehec-Erreger, ein spezieller Escherichia coli-Stamm. Um die Keime zu bekämpfen werden Antibiotika eingesetzt, auch sogenannte Reserveantibiotika, was das Angebot an wirksamen Antibiotika zur Behandlung von Infektionen bei Menschen reduziert. Die Tiere stehen in nicht artgerechten Ställen und Hallen, oft dichtgedrängt in ihrem eigenen Kot. Schweine aus Massentierhaltung werden oft in speziellen Häusern gehalten und unter widrigen Umständen in enge Käfige gesperrt. Damit sie das bis zur Schlachtung überleben, bekommen sie Medikamente. Hühnern und Enten aus Massenaufzucht geht es nicht viel besser. Sowohl während ihrer Aufzucht als auch in den Minuten vor ihrer Tötung in den Großschlachthöfen leiden die Tiere unter massivem Stress. So kommt es, dass das minderwertige Fleisch neben den Medikamentenresten auch Stress- und Angsthormone enthält.

Auf Fleisch aus Massentierhaltung zu verzichten und auf *Fisch* auszuweichen – auch dies will überlegt sein. Der Genuss von Fisch wird immer wieder empfohlen, da besonders die fettreichen Kaltwasserfische große Mengen an *Omega-3-Fettsäuren* enthalten. Und die brauchen wir heutzutage! Das Verhältnis der Omega-3-Fettsäuren zu den ‚Gegenspielern', den Omega-6-Fettsäuren, sollte eigentlich 1:1 oder 1:2 sein. In früheren Zeiten war das so. Heutzutage ist dieses Verhältnis durch den in den industriellen Produkten verbreiteten Gehalt an Mais und Sonnenblumenöl und damit an Omega-6-Fettsäuren, bei 1:20 und mehr. Die Dominanz der *Omega-6-Fettsäuren* schwächt das Immunsystem und fördert Entzündungen sowie die Entstehung von Krebs. Empfehlenswert ist es also, Omega-6-Fettsäuren und damit pflanzliche Öle wie Sonnenblumenöl und industrielle Produkte zu meiden sowie regelmäßig Fische mit hohem Anteil an Omega-3-Fettsäuren zu konsumieren. Dem steht allerdings gegenüber, dass die Meere und damit auch die Meeresbewohner mit *Schwermetallen* und *Mikroplastik* belastet sind. Raubfische wie der *Thunfisch* sind unter den Fischliebhabern begehrt. Da sie sich am Ende der Nahrungskette befinden, sind sie am stärksten betroffen. Nachdem die Fischfanggebiete weitgehend leergefischt sind, werden nun zunehmend Zuchtfische wie der fettreiche *Lachs* angeboten. Aufgrund der artfremden Fütterung enthalten diese allerdings deutlich weniger Omega-3-Fettsäuren. Noch dazu führen die Aufzuchtmethoden zu einer hohen Belastung mit Toxinen. Spezielle Fischratgeber, die vom WWF oder von Greenpeace herausgegeben werden, informieren darüber, welche Fische noch empfehlenswert sind. Hierzu gehören derzeit noch Seelachs, Heilbutt, Zander und Forelle mit Bioland- oder Naturland-Siegel beziehungsweise mit MSC-, also Marine Stewardship Council-Siegel.

Widmen wir uns nun den *industriell verarbeiteten Nahrungsmitteln.* Sie enthalten überwiegend Zucker und Fruktose, hochgezüchteten Weizen, diverse Zusatzstoffe und problematische Fette. Also nichts, was unserer Gesundheit zuträglich wäre. Der übermäßige Verzehr von Produkten aus raffiniertem Zucker, also Rohrzucker, Rübenzucker, Maissirup und auch Fruchtzucker, sowie von Weißmehlprodukten kann unseren Stoffwechsel, vor allem den *Insulinstoffwechsel*, überfordern. Wenn wir zuckerhaltige Speisen oder Getränke zu uns nehmen, setzt die Bauchspeicheldrüse Insulin frei. Insulin sorgt dafür, dass der Zucker in die Zellen aufgenommen werden kann. Die übermäßige Zufuhr zuckerhaltiger Produkte führt letztendlich zu einer *Insulinresistenz* und zu einer Reihe von Folgekrankheiten. Beim Einkauf können wir nicht ohne weiteres erkennen, ob und wieviel Zucker in einem Produkt enthalten ist. Tatsächlich ist es so, dass viele industriell hergestellte Produkte und auch Softdrinks *Maissirup*, sogenannten

High Fructose Corn Sirup, kurz *HFCS*, enthalten. HFCS besteht aus *Glukose* und *Fruktose*, also Fruchtzucker.

Wenn wir uns regelmäßig industriell verarbeitete Produkte zumuten, kommt es demgemäß unter anderem zu einem Überangebot an Fruktose. Das Zuviel an Fruktose gelangt in die Leber und wird dort zu Fett abgebaut, wodurch es nach und nach zu einer *Fettleber* kommt. Fruktose hemmt außerdem unsere natürliche Ess-Bremse, das Sattmach-Hormon *Leptin*. Bei den meisten führt dies zu einer Zunahme des Gewichts und es entsteht das problematische *Bauchfett*. Dieses Fett, das sich um die Bauchorgane ansiedelt und irgendwann auch äußerlich als Bauchwölbung sichtbar ist, ist deswegen so problematisch, weil es verschiedene Hormone ins Blut abgibt. Auch dies führt zur bereits erwähnten Insulin- und Leptin-Resistenz und beeinflusst den Fettstoffwechsel, was zu erhöhten Blut-Fettwerten führt und ebenfalls in eine Fettleber mündet. In Deutschland ist nach Angaben der deutschen Leberstiftung bereits jeder vierte Bundesbürger über 40 Jahre von einer Fettleber betroffen. Eine wichtige Rolle spielen dabei das Übergewicht und fehlende Bewegung. Das Bauchfett schüttet auch entzündungsfördernde Zytokine aus, die unter anderem zu Gefäßverengungen führen. Mit dem Wohlstandsbauch steigt also erneut das Risiko für die Entstehung von Herz-Kreislauf-Erkrankungen, Schlaganfall, Diabetes, Krebs und der Alzheimer-Demenz.

Neben der schädlichen ‚Industrie-Fruktose' bedürfen auch künstliche *Zusatzstoffe*, Transfettsäuren und Acrylamid unserer Beachtung. Zusatzstoffe werden von der Industrie gezielt im Rahmen des ‚Food-Design' eingesetzt. Sie setzen unter anderem unsere *natürliche Essbrems*e außer Kraft. Außerdem stimulieren sie künstlich unsere Belohnungszentren. Beides führt dazu, dass wir mehr von diesen Produkten essen, als unser Körper natürlicherweise zulassen würde.

Transfettsäuren entstehen bei der industriellen Härtung und beim starken Erhitzen von Fetten. Sie finden sich in Margarine, Chips, Flips, Keksen, Tiefkühl-Pizza und frittierten Speisen wie Pommes frites, Donuts und Krapfen. Diese Produkte fördern die Insulinresistenz, erhöhen die schädliche Cholesterinsorte und führen zu Herz- und

Gefäßerkrankungen. Beim Anbraten von Speisen vermeiden wir die Entstehung von Transfettsäuren, indem wir hochwertiges Olivenöl oder Kokosfett verwenden. Letzteres ist auch für sehr hohe Temperaturen geeignet.

Acrylamid entsteht beim Braten, Backen, Rösten oder Frittieren von stärkehaltigen Produkten. Je intensiver und dunkler frittiert oder gebraten wurde, desto mehr. Es steht im Verdacht, nervenschädigend, krebserregend und genverändernd zu wirken. Dieser Stoff findet sich in Erdnüssen, Chips, Flips, Crackern, Keksen, Crunchy-Müsli, Cornflakes, Brotkrusten, Pommes und Bratkartoffeln. Durch eine starke Röstung können auch *Kaffeebohnen* größere Mengen an Acrylamid enthalten. Kaffeeliebhabern bietet sich da der milder geröstete Schonkaffee an.

Ein weiteres Problem der heutigen Ernährung hat mit der Entwicklung des Getreides und insbesondere des *Weizens* zu tun. Um die Erträge zu steigern, wurde der ursprüngliche Weizen hochgezüchtet. Im Rahmen der ‚Grünen Revolution' in den 1960er und 1970er Jahren wurde eine kurze, standfeste und ertragsreiche Weizensorte entwickelt und verbreitet. Für diese Revolution der Landwirtschaft und die Bekämpfung von Hungersnöten erhielt der US-Amerikaner Norman Borlaug den Friedensnobelpreis. Der hochgezüchtete Weizen macht heute den Großteil der Ernte weltweit aus. Der Anbau des Weizens in *Monokultur* und die industrialisierte Landwirtschaft haben langfristig allerdings gravierende Nachteile. So sind die Pflanzen anfälliger gegenüber Schädlingen. Um dennoch einen hohen Ertrag zu erzielen, werden verstärkt chemische Mittel eingesetzt. Durch den Einsatz von Herbiziden, Pestiziden und Fungiziden reichern sich Gifte in den Böden, im Grundwasser, in den Mikroorganismen, Pflanzen und Tieren und letztendlich in uns an und schaden uns. Das ökologische Gleichgewicht wird zerstört (⇨Unkraut). Vorsicht geboten ist diesbezüglich auch bei Reis aus Bangladesch, Indien und Thailand, da das Grundwasser dieser Länder an vielen Orten mit Arsen belastet ist, das sich im Reis anreichert.

Schaut man sich den Gehalt an *Mineralien* in den industriell bewirtschafteten Böden an, hat sich dieser in den letzten Jahrzehnten verringert. Dadurch zeigen auch die Pflanzen aus industrieller Landwirtschaft niedrigere Werte. Laut einem Bericht der Deutschen Gesellschaft für Ernährung aus dem Jahre 2004 ist in den letzten 50 Jahren der Gehalt an Mineralien und Vitaminen beispielsweise in der Tomate um etwa 70 bis 90 Prozent zurückgegangen. Bedenklich ist auch, dass intensiv gedüngtes Obst und Gemüse, besonders Produkte aus Treibhäusern, reichlich *Nitrat* enthält. Ein Teil des Nitrats wird im Magen zu *Nitrit* umgewandelt und in Verbindung mit Aminen können daraus krebserregende *Nitrosamine* entstehen.

Durch die erwähnte Hochzüchtung des Weizens haben sich auch seine Inhaltsstoffe verändert. So ist zum Beispiel das *Gluten*, auch Klebereiweiß genannt, deutlich vermehrt enthalten. Gluten besteht aus verschiedenen Untergruppen, die beim Weizen *Gliadine* heißen. Diese Gliadine setzen bei der Verdauung Suchtstoffe frei, sodass unsere Gelüste nach mehr Gluten, nach mehr Pasta, Pizza und Weißbrot steigen. Geben wir dem nach und verzehren wir Weizengluten im Übermaß, kann dies zu Veränderungen der *Darmmikrobiota* und zu entzündlichen Prozessen an der Darmwand führen. Diese Prozesse können die Darmwand schädigen und sie nach und nach durchlässiger machen (⇨Darm).

In meinem Praxisalltag und auch sonst höre ich immer häufiger von solchen *Glutenunverträglichkeiten*. Die Angebote für glutenfreie Produkte haben sich in den letzten Jahren vervielfacht. Amaranth und Quinoa und auch der Buchweizen, der zu den Gräsern gehört, sind beispielsweise glutenfreie Alternativen. Bei permanenten Symptomen wie Blähungen, Bauchschmerzen und Stuhlunregelmäßigkeiten ist es empfehlenswert, dies ärztlich abklären zu lassen und gegebenenfalls auf Gluten zu verzichten. Möglicherweise hilft es aber auch schon, Produkte aus hochgezüchtetem Weizen zu meiden und ursprüngliche Getreidesorten und traditionelles Sauerteigbrot zu wählen.

Viele Bäckereien hatten in den letzten Jahren das Backen mit Sauerteig zugunsten von industrieller Fertigware und Backmischungen aufgegeben, um schnell größere Mengen produzieren zu können. Allerdings bekommt die traditionelle Backkunst aufgrund der steigenden Nachfrage gerade wieder Rückenwind. Immer mehr Menschen erkennen, dass ein Teig, der 12 Stunden und mehr bei Zimmertemperatur gehen durfte, dem Zeit und die Zuwendung des Bäckers geschenkt wurde, ein qualitativ hochwertiges, verträgliches und schmackhaftes Brot hervorbringt.

Bei der Verarbeitung von Getreide geht man von zwei verschiedenen Mehlen aus, *Vollkornmehl* und Weißmehl. Vollkornmehl wird aus dem vollen Korn gemahlen, also inklusive des Keimlings und der Randschichten des Korns. Dieses Mehl enthält unter anderem hochwertige Fette, wodurch das Mehl allerdings nur sechs bis acht Wochen haltbar ist. Vollkornmehl ist also kein Vorratsmehl, dafür enthält es Vitamine, Mineralien und Ballaststoffe. Durch die Ballaststoffe wird die Stärke des Mehls langsamer abgebaut, wodurch Blutzucker- und damit Insulinspitzen ausbleiben. Die Fettverbrennung wird angeregt, der Cholesterinspiegel sinkt und das Sättigungsgefühl hält lange an.

Immer mal wieder ist zu lesen, dass im Getreidekorn, in Hülsenfrüchten, Erdnüssen und Cashewkernen, in Walnüssen sowie manch anderen Früchten Pflanzenstoffe enthalten sind, die den Pflanzen als Schutz gegen Fraßfeinde dienen und für uns unter Umständen schädlich sein können. Die Rede ist zum Beispiel von Lektinen und Phytinsäure. *Lektine* werden verantwortlich gemacht für eine Schädigung der Darmwand, die Verklumpung roter Blutkörperchen sowie für *Übergewicht, Diabetes, Autoimmunerkrankungen* und entzündliche Gelenkerkrankungen. Abgesehen davon wurden auch durchaus positive Wirkungen durch manche Lektine nachgewiesen. Über Wohl und Wehe entscheiden die Art des Lektins, die Dosis und die individuell unterschiedliche, genetisch bedingte Fähigkeit des Abbaus. Die meisten Früchte enthalten hitzeempfindliche Lektine, so auch die Hülsenfrüchte. Grüne und gelbe *Bohnen* bilden ein bereits in geringen Dosen für uns giftiges Lektin, das *‚Phasin'*. Sie sollten deswegen nur gegart verzehrt werden. Ansonsten ist der Lektingehalt bei einer Mischkost nur dann bedenklich, wenn die Früchte unreif geerntet und gegessen werden oder ein Übermaß an Nüssen und Schnellbackwaren verzehrt werden. Nur wenige Menschen haben genetisch bedingt Probleme mit dem Lektinabbau, was sich meist durch Abneigungen und Unverträglichkeitsreaktionen bemerkbar macht. Das Lektin des Weizens ist hitzebeständig und wird durch das Backen also nicht zerstört. Durch Einweichen, *Fermentieren* und die geduldige Verarbeitung zu Sauerteigbrot kann man den Lektingehalt aber deutlich reduzieren. Probleme bereiten deswegen weniger die echten Sauerteigbrote als vielmehr die ‚Schnellbackwaren'.

Die *Phytinsäure* bindet im Darm *Mineralien* wie Eisen und Zink und kann in größeren Mengen einen Mineralienmangel verursachen. Außerdem blockiert sie eiweißverdauende Enzyme. Auf der anderen Seite hat auch die Phytinsäure eine Reihe positiver Effekte, so wirkt sie antioxidativ und krebshemmend und bindet Toxine. Wenn Sie eine Vorliebe für Getreide und Nüsse haben, können Sie auch hier durch die Art der Zubereitung für eine Reduktion der Phytinsäure durch das in den Pflanzen enthaltene Enzym Phytase sorgen. Getreide kann man einweichen oder keimen lassen und Brot aus traditionellem Sauerteig zubereiten. Auch Nüsse verlieren an Phytinsäure, wenn man sie mehrere Stunden einweicht, sollte sie aber wegen der Schimmelgefahr hinterher rasch verzehren oder gut trocknen.

Kommen wir nun zum *Weißmehl*. Im Gegensatz zum Vollkornmehl wird vom Korn nur der Mehlkörper verarbeitet, die vitalstoffreichen Randschichten und der Keimling werden ausgesiebt. Um 1850 war die hierfür erforderliche Mühlentechnik entwickelt und in den Jahren danach wurde Weißmehl ein teures Produkt, das sich nur wohlhabende Menschen leisten konnten. Torten waren Luxus und besonderen Festtagen vorbehalten. Mit den guten Backeigenschaften des Weißmehls war es möglich, solch feine Backwaren und weiches, lockeres Weißbrot herzustellen. Es machte zwar nicht lange satt, sah aber schön aus und schmeckte gut oder wurde mit Zuckerzusatz schmackhaft gemacht. Dass die wertvollen Bestandteile des vollen Korns fehlten, blieb viele Jahre unbeachtet. Durch den geringen Gehalt an Ballaststoffen kann es dazu kommen, dass die im Mund und im Dünndarm abgebaute Stärke den Blutzucker- und damit den Insulinspiegel sprunghaft ansteigen lässt, wodurch wiederum die bereits erwähnte Insulinresistenz und nachfolgend Diabetes drohen. Ein Vorteil der Weißmehlprodukte ist, dass die bereits erwähnten Schutzstoffe der Pflanzen ebenfalls fehlen und die Verträglichkeit möglicherweise besser ist.

In den letzten Abschnitten war immer wieder die Rede von Insulinresistenz, Übergewicht, Diabetes, Herz-Kreislauf-Erkrankungen, neurologischen Erkrankungen und Krebs, also genau jenen Krankheiten, die heutzutage so häufig sind und die jeder gerne vermeiden möchte. Machen wir uns bewusst: Der menschliche Körper ist in jeder Minute darum bemüht, das Beste aus dem zu machen, was wir ihm zumuten. Und er ist großartig darin! Es ist natürlich absolut wohltuend für ihn, wenn wir ihn dabei entlasten. Demgemäß sollten wir eine Ernährung bevorzugen, die unseren Körper und die Psyche unterstützt und krankheitsvorbeugend und heilsam wirkt, die vital und vergnügt macht und einen wichtigen Impuls für die Ökologie setzt. Die Rede ist von einer pflanzenbetonten, weitgehend naturbelassenen Kost, vielfältig und reich an Vitaminen, Mineralien und verträglichen sekundären Pflanzenstoffen. Eine Ernährung, die dabei nicht blind pauschalen Konzepten folgt, sondern die individuellen Bedürfnisse beachtet.

An vielen Stellen hat das Umdenken bereits begonnen. Das Bewusstsein für die Vorteile einer Ernährung mit frischen Lebensmitteln anstatt mit industriellen Fertigprodukten steigt. Es zeigt sich ein klarer Trend hin zu einer pflanzenbetonten Kost sowie zu ökologisch und klimafreundlich angebauten Produkten. Es wächst die Kritik an der Massentierhaltung und der Ausbeutung und Verschmutzung der Meere. Immer mehr Menschen kaufen vorwiegend regional und saisonal und bevorzugen Bio-Produkte. In der Generation meiner Tochter erfährt sogar das *Fermentieren* und das Backen von Sauerteigbrot eine Renaissance.

Im Jahre 2018 erreichte ein von dem Berliner Unternehmen ‚Fairment' erstmals organisierter Online-Kongress Tausende Interessenten und verbreitete vielfältiges Wissen hierzu. Nun bäckt meine Tochter mit Hingabe leckeres Brot und fermentiert Kraut. Neben ihrem Studium hat sie einige Monate im ‚Frea' gejobbt, einem ganz besonderen Restaurant in Berlin-Mitte. Der norwegische Chefkoch *Halfdan Kluften* zaubert vegane, äußerst schmackhafte Gerichte, serviert fermentiertes Kimchi und bäckt Sauerteigbrot. Und das alles in Bio-Qualität. Noch dazu hat sich das Frea *‚Zero-Waste'* auf die Fahne geschrieben und so steht in einer Ecke des geschmackvoll mit Secondhandmöbeln eingerichteten Restaurants eine silberfarbene *Kompostiermaschine*, die die Küchenabfälle aufnimmt und diskret zu Bodenersatzstoff wandelt. Die Geschäftsführer *David Suchy* und *Jasmin Martin* haben mit dem Frea ein nachahmenswertes Modell geschaffen, besonders wenn man bedenkt, dass in der deutschen Gastronomie laut einer Studie der Universität Stuttgart im Jahr 2015 1,7 Millionen Tonnen Lebensmittel im Müll landeten.

Schauen wir uns im Folgenden einige der Stoffe an, die wir durch eine *pflanzenbasierte Kost* zu uns nehmen. Da sind zunächst die Vitamine und Mineralien. Reich an diesen Stoffen und gleichzeitig toxinarm sind frische Pflanzen aus ökologischem Anbau. Die Ernte im eigenen Garten steht für beste Reife und Frische (⇨Unkraut), ist aber nicht jedem möglich. Davon abgesehen empfehlen sich saisonale, möglichst reife Produkte auf dem Wochenmarkt, beim regionalen Bauern, in Hofläden und gut sortierten Supermärkten. Nach dem Kauf sollten wir die Lebensmittel nur kurz wässern, schonend zubereiten, rasch konsumieren und bis dahin gut vor Licht und Wärme schützen. Werden Speisen längere Zeit warmgehalten, wie es in Kantinen und Krankenhäusern der Fall ist, reduziert sich der Gehalt an Vitaminen erheblich.

In speziellen Situationen kann es erforderlich sein, Vitamine und Mineralien durch *Nahrungsergänzungsmittel* zuzuführen. Recherchiert man über ihren Nutzen und ihre Risiken, findet man sich rasch im Bereich von ‚Märchen, Mythen und Marketing' wieder. Viele unterschiedliche, teils kontroverse Aussagen, kursieren in Büchern, Artikeln und Interviews. Nicht selten richtet sich die Aussage nach den Interessen, die dahinter verborgen sind. Die meisten Experten stimmen überein, dass wir Vitamine, Mineralien und sekundäre Pflanzenstoffe soweit möglich über die Nahrung zu uns nehmen sollten, dass es allerdings bei einem erhöhten Bedarf durch besondere Anforderungen oder bei Mangelzuständen durchaus sinnvoll sein kann, Nahrungsergänzungsmittel einzunehmen. Vitamine, Mineralien und sekundäre Pflanzenstoffe werden bei wichtigen Enzymreaktionen gebraucht, vermindern oxidativen Zellstress und sind an der Energiegewinnung in den Mitochondrien beteiligt (⇨Qi und Energie).

Bei den *Vitaminen* kann man zwischen ‚fettlöslichen' und ‚wasserlöslichen' unterscheiden. Erstere finden sich vor allem in fetthaltigen, wasserlösliche in wasserhaltigen Lebensmitteln. Um die fettlöslichen Vitamine aufnehmen zu können, braucht es bei pflanzlichen Produkten ergänzend ein wenig Fett. Dies betrifft die Vitamine E, D, K und A, also ‚E-D-E-K-A' als Merkhilfe. Bei diesen Vitaminen kann es zu einer Überdosierung kommen, wenn sie über Nahrungsergänzungsmittel unkontrolliert eingenommen werden. Die wasserlöslichen Vitamine sind C und alle B-Vitamine. Die meisten Vitamine finden sich in den Blättern der Pflanzen und in den Schalen der Früchte. Wann immer möglich und wenn bekömmlich, sollten wir also Blätter und Schale mitessen.

Ein erhöhter Vitaminbedarf besteht bei Heranwachsenden, Schwangeren, Stillenden, Frauen unter der Pilleneinnahme, Rauchern, chronisch Kranken, Darmerkrankungen, Dauerstress, Leistungssportlern und durch bestimmte Medikamente. Auch bei Menschen, die zu wenig Frischkost zu sich nehmen, sich vorwiegend von Fast-Food und industrieller Fertignahrung ernähren, *Senioren* mit einer einseitigen Nahrungsauswahl und Menschen, die auf Kantinen- und Liefer-Essen angewiesen sind, kommt es häufiger zu einem Mangel. Allgemeine Symptome sind Müdigkeit, Unwohlsein, Leistungsabfall, Antriebsschwäche, Appetitmangel, Kopfschmerzen, Wundheilungsstörungen, Infektanfälligkeit, Nervosität und Depressionen. Beispielhaft möchte ich im Folgenden ein paar Vitamine etwas genauer vorstellen.

Da sind zum einen die *B-Vitamine,* die auch als ‚Nerven-Vitamine' bezeichnet werden. Sie spielen eine wichtige Rolle für die Funktion des Nervensystems, unterstützen die Leberfunktion, sind an der Regelung der Verdauungsorgane und am Abbau des Homocysteins, einem zellschädigenden Nebenprodukt des Eiweißstoffwechsels, beteiligt. Cobalamin oder *Vitamin B12* ist ein besonders beachtenswertes B-Vitamin, da eine ausreichende Aufnahme in den Körper von vielen Faktoren abhängig ist. Synthetisiert wird es von Bakterien, die sich auf der Oberfläche von Pflanzen und im Verdauungstrakt von Tieren befinden. Eine gute Quelle ist die Meeresalge Chlorella, außerdem Eier, Bierhefe, Fleisch, Fisch und Milchprodukte. Im Magen wird Vitamin B12 an den ‚Intrinsic-Faktor' gebunden, der von den Magenzellen produziert wird. Voraussetzung hierfür ist eine gesunde Magenschleimhaut. Im Dünndarm wird der Komplex dann in den Körper aufgenommen, vorausgesetzt, die Bauchspeicheldrüse und der Darm funktionieren regelrecht und es liegt kein Befall mit Darmparasiten vor. Das Diabetesmittel Metformin, Antibiotika, Alkohol und ein Mangel an Calcium hemmen die Aufnahme. Eine gewisse Menge an Vitamin B12 wird im Dickdarm durch Bakterien gebildet, allerdings können wir es an dieser Stelle nicht verwerten, da es nur im Dünndarm aufgenommen werden kann.

Vitamin B12 wird trotz seiner Wasserlöslichkeit in der Leber gespeichert. Diese Reserven reichen im Falle einer zu geringen Aufnahme für etwa zwei bis drei Jahre. Vegetarier, Veganer, dauergestresste Menschen und chronisch Kranke sollten ihren Vitamin B12-Wert regelmäßig kontrollieren lassen und bei Bedarf substituieren. Wir brauchen dieses Vitamin für die Blutbildung, die Funktion des Nervensystems sowie der Nukleinsäuren, die Bildung der Steroid- und Schilddrüsenhormone sowie des Schlafhormons Melatonin und des Pigments Melanin.

Ein anderes wichtiges Vitamin ist die *Ascorbinsäure* oder *Vitamin C*. Es ist an rund 15.000 Stoffwechselvorgängen beteiligt und schützt die Zellen vor oxidativem Stress. Es regeneriert das Antioxidans Vitamin E und macht es so wieder aktiv, dient der Herstellung von Hormonen und Botenstoffen des Gehirns sowie den Wachstums- und Reifungsprozessen im Gehirn und sorgt für die Stabilität des kollagenen

Bindegewebes von Haut, Knochen, Zähnen, Bändern, Knorpel und Gefäßen. Weiterhin ist es an der Energiegewinnung aus Fettsäuren beteiligt, schützt das Auge vor UV-Schäden und dem Grauen Star und unterstützt die Aufnahme von Eisen im Darm. Und nicht zuletzt stärkt es die Abwehrkräfte, aktiviert die Wundheilung und unterstützt die Entgiftungsprozesse in der Leber. Mit einem Satz: Ein sehr wichtiger Stoff! Vitamin C finden wir in Gemüse und Früchten. Je reifer, je frischer, je ökologischer angebaut, desto mehr. Das Vitamin C in geernteten Früchten ist allerdings sehr empfindlich gegenüber Licht, Sauerstoff, langes Lagern, Hitze und Wässern. Dies gilt es also zu vermeiden. Sehr gute Quellen sind Hagebutte, Rote Bete, rote Paprika, Kräuter, Sprossen und Keimlinge, schwarze Johannisbeeren, Sanddorn, Acerola-Kirschen, Zitronen, Orangen, grünes Gemüse, Kohlsorten und frisches Sauerkraut. *Raucher* und Menschen im *Dauerstress* brauchen deutlich mehr Vitamin C. Noch dazu reduziert eine zuckersüße Speise die Aufnahme von Vitamin C in die Zellen.

Diese kleine Auswahl mag veranschaulichen, wie bedeutsam Vitamine – und damit die Lebensmittel, in denen sie enthalten sind – für uns sind.

Kommen wir nun zu den Mineralien und Spurenelementen.

Von ihnen ist viel seltener die Rede als von den Vitaminen, obwohl letztere in ihrer Funktion auf die Mineralien angewiesen sind. Bei meinen Patienten finde ich bei den Laboranalysen recht häufig einen Mangel an bestimmten Mineralien und Spurenelementen. Wichtige *Mineralien* unseres Körpers sind Natrium, Kalium, Calcium, Magnesium, Phosphat, Schwefel und Chlor. In gelöster Form liegen sie als positiv oder negativ geladene Ionen vor. Positiv geladene Ionen sind Calcium, Kalium, Magnesium und Natrium. Negativ geladene dagegen sind Bikarbonat, Chlorid und Phosphat. Mineralien ordnen sich innerhalb und außerhalb der Zellen in einem bestimmten Verhältnis an und halten so eine *elektrische Spannung* aufrecht. Diese Spannung sorgt für die Reizweiterleitung an den Nerven, die Arbeit des Herzmuskels und aller anderen Muskeln sowie die Funktion der Verdauungsorgane und der Atmung. *Natrium* befindet sich zu 98 Prozent außerhalb der Zellen, *Kalium* dagegen befindet sich umgekehrt zu 98 Prozent innerhalb der Zellen. Dies reguliert auch den Wasserhaushalt. Natrium hält den Blutdruck und den Gewebedruck stabil, indem es Wasser in den Blutgefäßen und in der Gewebeflüssigkeit bindet, Kalium dagegen sorgt für ausreichend Wasser innerhalb der Zellen. Die Menge des Körperwassers wird von den Nieren permanent angepasst, indem Mineralien zurückgehalten oder ausgeschieden werden. Darüber hinaus stützen und härten Mineralien die Knochen.

Unser Körper ist nicht in der Lage, Mineralien selbst herzustellen. Durch Speisen und Getränke führen wir sie zu, über Urin, Stuhl, Schweiß und Atmung scheiden wir sie aus. Ein erhöhter Bedarf besteht bei *Dauerstress*, chronischen Infektionen, starken körperlichen Belastungen, regelmäßiger *Alkoholzufuhr* und der Einnahme mancher Medikamente. Akut aus dem Lot kann der Elektrolythaushalt durch starkes Schwitzen, Durchfall, Erbrechen, Blutverluste und Verbrennungen kommen. Mineralien aus Pflanzen sind so aufgebaut, dass wir sie gut in die Zellen aufnehmen können. Der Gehalt an Mineralien pflanzlicher Nahrung ist abhängig von der Qualität des Bodens, auf dem sie angebaut wurden. Ökologisch angebaute Pflanzen und Wildpflanzen sind meist reicher an Mineralien als Pflanzen aus industrieller Landwirtschaft (⇨Unkraut).

Spurenelemente finden sich im Organismus nur in geringen Mengen. Zu ihnen gehören zum Beispiel Eisen, Zink, Selen, Jod, Kupfer und Mangan. Sie stimulieren das Immunsystem, sind Bausteine von Hormonen, unterstützen den Abbau freier Radikale und schützen uns vor Toxinen. Spurenelemente und Mineralien spielen außerdem eine wichtige Rolle bei der Bildung und der Funktion der Enzyme. *Enzyme* sind unabkömmliche Biokatalysatoren unseres Körpers, die die Funktionen der Organsysteme aufrecht halten. Mehr zu den Enzymen etwas später. Stellvertretend für die vielen Spurenelemente und Mineralien folgt nun eine kleine Auswahl dieser Stoffe.

Magnesium befindet sich zu 98 Prozent im Zellinneren. Allein in den Knochen befindet sich über die Hälfte des Körpermagnesiums, der Rest in den Zellen und in den Muskeln. Magnesium ist am Aufbau von

Knochen, Zähnen und Sehnen beteiligt, außerdem am Abbau der Kohlenhydrate, an der Zellatmung, an der Blutgerinnung und am Calcium-Transport durch die Zellwand. Weiterhin unterstützt es etwa 300 wichtige Enzymreaktionen. Es wird für die Weiterleitung von elektrischen Impulsen benötigt und sorgt für die Funktion des Nervensystems, des Herzens und der Muskeln. Ein ausreichend hoher Magnesiumspiegel erhöht die *Stressresistenz*, wirkt entzündungshemmend, unterstützt den Abbau des Bauchfetts und senkt das Diabetesrisiko. Das Verhältnis von Calcium zu Magnesium sollte 2:1 betragen. Nehmen wir sehr viel Calcium zu uns, führt dies zu einem Mangel an Magnesium. Reich an Magnesium sind Beeren, Sesam, Kürbiskerne, Sonnenblumenkerne, grünes Gemüse wie Kohlrabi und Spinat, Kartoffeln und Vollkornprodukte, Nüsse und Bierhefe. Alkohol und eine eiweiß- und calciumreiche Kost vermindern die Aufnahme von Magnesium im Darm. Starkes Schwitzen bei körperlicher Anstrengung, Abführmittel, harntreibende Medikamente sowie ein Mangel an den Vitaminen B1 und B6 können zu einem Mangel an Magnesium führen.

Zink ist zu über 90 Prozent in den roten Blutkörperchen gebunden. Es ist an mehr als 300 enzymatischen Vorgängen beteiligt und nimmt für alle Gewebe mit hoher Regenerationsrate eine Schlüsselfunktion im Zellteilungszyklus ein. Eine gute *Wundheilung* braucht Zink. Wesentlich ist Zink auch für die Funktion des Immunsystems. Darüber hinaus spielt Zink eine wichtige Rolle rund um das Thema *Kinderwunsch*. Es stärkt die männliche Fruchtbarkeit, reduziert das Risiko für Fehlgeburten und sorgt für das Wachstum und die Entwicklung des Ungeborenen und des Säuglings. Ein Zinkmangel tritt relativ häufig auf. Gute pflanzliche Zinkquellen sind Tomaten, Kartoffeln, Bohnen, Kohl, Pilze, Kürbiskerne, Nüsse, Samen, Weizenkeime, Vollkornprodukte und Bierhefe. Zink ist auch reichhaltig in Eiern, Milchprodukten, Fisch und Fleisch vorhanden. Die Zinkaufnahme wird durch das Kasein der Kuhmilch, Phytate in Getreideprodukten und durch phosphathaltige Getränke beeinträchtigt.

Selen ist ein unerlässlicher Bestandteil des Enzyms *Glutathionperoxidase*. Dieses Enzym schützt das Erbgut in den Zellen vor Schädigung durch die permanent anfallenden *freien Radikale*. Außerdem stimuliert Selen das Immunsystem und ist an der Bildung des Schilddrüsenhormons T3 aus T4 beteiligt. Selen unterstützt auch die Vorgänge der Blutgerinnung und bewahrt uns vor einer Verklumpung des Blutes. Selen schützt uns darüber hinaus vor Blei, Cadmium und Quecksilber (⇨Toxine und Strahlung). Der Selengehalt der Böden unterscheidet sich je nach Region erheblich. So ist der Norden Deutschlands selenreicher als der Süden. Ein Selenmangel ist relativ häufig. Selen findet sich in Sonnenblumenkernen, Sesam, Vollkornprodukten, Zwiebeln, Knoblauch, Eiern, Fisch und Fleisch. Die höchsten Werte an Selen hat die Paranuss, allerdings ist sie durch ihren Gehalt an Aflatoxinen, also Schimmelpilzgiften, nicht zu empfehlen und ihr Vertrieb weist darüber hinaus eine klimaschädliche Bilanz auf.

Widmen wir uns nun den *sekundären Pflanzenstoffen*. Es sind bioaktive Substanzen, die den Pflanzen zum Anlocken von Insekten, zur Abwehr von Schädlingen und Fraßfeinden und als UV-Schutz dienen. Sie befinden sich vorwiegend in den äußeren Schichten der Früchte und Blätter. So enthalten die Blätter von Karotte, Kohlrabi, Radieschen und Rote Bete deutlich mehr sekundäre Pflanzenstoffe als die Knolle oder Wurzel. Ungeachtet dessen landen diese Pflanzenteile meistens im Abfall. Die meisten sekundären Pflanzenstoffe sind fettlöslich, deswegen empfiehlt sich der Verzehr zusammen mit Nahrungsfett. Bislang wurden etwa 80.000 dieser Pflanzenstoffe identifiziert, allerdings wird vermutet, dass weltweit ein Vielfaches davon existiert. In der menschlichen Nahrung geht man derzeit von 10.000 verschiedenen aus. Eingehender untersucht wurden bisher nur wenige dieser Substanzen, so die Carotinoide, Glucosinulate, Phytoöstrogene, Phytosterine, Phytinsäure, Polyphenole, Saponine, Sulfide und Bitterstoffe.

Das Wissen zu diesen Stoffen ist noch gering und wird intensiv erforscht. Was man bisher weiß, ist, dass viele sekundäre Pflanzenstoffe eine krebshemmende Wirkung haben können. Darüber hinaus wirken sie in unterschiedlichem Ausmaß entzündungshemmend, immunmodulierend, antioxidativ, keimabtötend, cholesterinsenkend, antithrombotisch

– also Blutgerinnsel verhindernd, sowie blutzuckerstabilisierend. Außerdem können sie den Blutdruck harmonisieren. Die Verträglichkeit kann je nach genetischer Disposition und Menge der Pflanzenstoffe durchaus unterschiedlich sein. Um das zu erkennen, bedarf es einer Beachtung der Körpersignale. Eine Unverträglichkeit führt auf die eine oder andere Weise zu Unwohlsein und zu Funktionsstörungen. Meistens werden pflanzliche Lebensmittel bei korrekter Zubereitung aber gut vertragen. In ihrer Wirkung ergänzen sich die verschiedenen Pflanzenstoffe gegenseitig, wirken also synergistisch. Bei der Auswahl der Pflanzen empfiehlt es sich deswegen, auf botanische Vielfalt zu setzen. Dieses Potpourri, dieses bunte Allerlei, finden wir nur in der Natur und lässt sich mit künstlichen Mitteln nicht nachmachen und in Pillen verpacken.

Zu den gut untersuchten Pflanzenstoffen gehören die *Carotinoide*. Sie finden sich beispielsweise in Karotten, Paprika, Grünkohl, Spinat, Brokkoli und Feldsalat. In roten Trauben, Auberginen, Vollkornprodukten und in Schokolade mit mehr als 70 Prozent Kakaoanteil sind die stark antioxidativ wirksamen *Polyphenole* enthalten. Auch mit Gewürzen wie Pfeffer, Safran und Curcuma, mit Knoblauch und Kräutern und besonders mit Wildkräutern bieten wir den Zellen eine beträchtliche Menge verschiedener Stoffe an. Damit wir sie bestmöglich aufnehmen können, sollten wir die Speisen gut kauen. Die Tomate mit dem Carotinoid *Lycopin* und die Karotte mit dem *Beta-Carotin* müssen besonders gut gekaut oder in diesen Fällen erhitzt und nicht roh verzehrt werden, damit sie für unseren Körper gut verfügbar sind.

Es gibt viele starke Argumente für den regelmäßigen Genuss von Rohkost. Vorrangig sollten jedoch die Bekömmlichkeit und die Passung sein, die je nach genetischer Ausstattung, Konstitution und Lebenssituation individuell unterschiedlich sein können. Hierzu später mehr. Ein Vorteil der Rohkost sind neben den darin enthaltenen hitzeempfindlichen sekundären Pflanzenstoffen und Vitaminen auch die *Nahrungsenzyme*. Wenn wir Gemüse, Salate, Wildkräuter und Obst nicht über 42 Grad erhitzen oder roh essen, bleiben diese wertvollen Enzyme erhalten und können die körpereigenen Enzyme unterstützen. Wie bereits

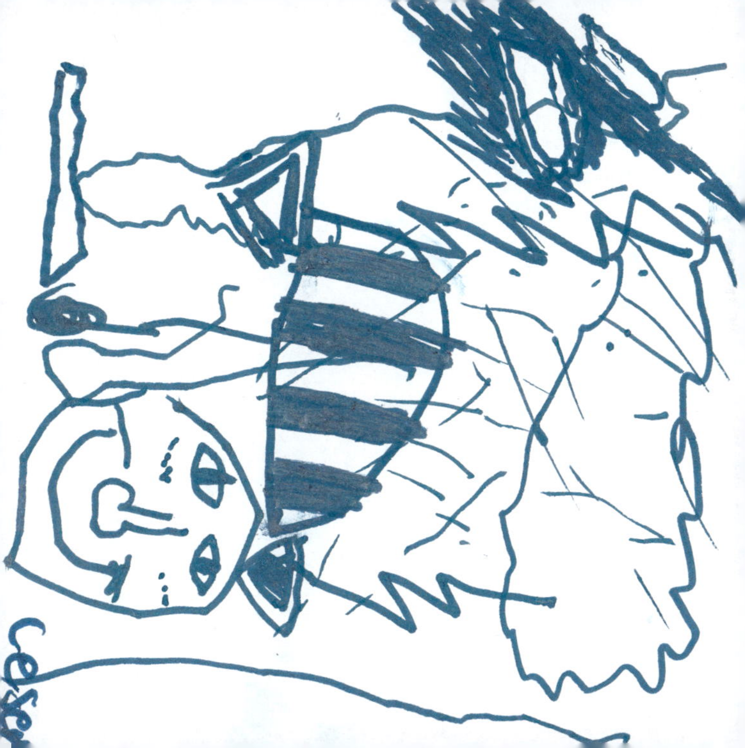

erwähnt, haben *Enzyme* in unserem Körper wichtige Funktionen. Es sind Biokatalysatoren, die an allen chemischen Reaktionen beteiligt sind. Die Verdauungsenzyme im Mund, im Magen, und im Dünndarm spalten die Nahrung in kleinere Einheiten. Stoffwechselenzyme werden in den Zellen gebildet und halten die Funktion der Organe aufrecht. Sie steuern den Auf- und Abbau von Stoffen. Weiterhin sind sie an der Entsorgung der Abfallstoffe, an der *Entgiftung* und an den Prozessen der Regeneration und Heilung beteiligt. Enzyme unterstützen auch maßgeblich das Immunsystem. Wenn wir enzymreiche Lebensmittel zu uns nehmen, sollten wir beachten, dass wir sie nicht gleichzeitig mit Eiweiß, also zum Beispiel mit Käse oder Joghurt, verzehren. Eiweiße erhöhen die Menge am eiweißspaltenden Enzym Pepsin im Magen. Je mehr Pepsin im Magen vorliegt, desto mehr Nahrungsenzyme werden gespalten und sind dann nicht mehr verfügbar. Enzyme brauchen für ihre optimale Funktion auch einen regelrechten Säure-Basen-Haushalt. Der Körper ist dementsprechend bestrebt, die Säuren und Basen jederzeit in einem bestimmten Verhältnis zueinander zu halten.

Ein ausgeglichener *Säure-Basen-Haushalt* ist für den optimalen Ablauf aller Stoffwechselvorgänge wichtig. Im Körper entstehen bei den verschiedenen Prozessen permanent Säuren und Basen. Gut für den Körper ist es, wenn genug Basen zur Verfügung stehen, um alle anfallenden Säuren zu neutralisieren. Befindet sich der Körper insgesamt im schwach basischen Bereich, ist dies eine sehr gute Voraussetzung, dass der Mensch auf allen Ebenen fit und stark ist. Betrachtet man den pH-Wert der Menschen in den Industrienationen, zeigt sich allerdings meist ein *Säureüberschuss*. Bei *übermäßigem Stress* beispielsweise atmen wir unbewusst zu flach und zu schnell und das Säure-Basen-Gleichgewicht verschiebt sich in Richtung ‚sauer'. Eine unmittelbar zu Verfügung stehende Möglichkeit, dies auszugleichen, besteht in der *bewussten Tiefenatmung*, wodurch vermehrt Säure abgeatmet wird (⇨Atmung).

Gemessen wird die Stärke der Säuren und Basen durch den *pH-Wert.* Dieser zeigt an, wie hoch die Konzentration an Wasserstoff-

Teilchen in einer Flüssigkeit ist. Ein pH-Wert 1 zeigt die höchste Konzentration an Säuren an, ein pH-Wert von 14 die höchste Konzentration an Basen und ein Wert von 7 ist neutral. Im Blut liegt der pH-Wert optimal zwischen 7,35 und 7,45 und damit im schwach basischen Bereich. Im Zwischenzellbereich und in den Zellen liegt er je nach Körperregion bei 7,0 bis 7,4. Nur wenige Bereiche des Körpers weisen einen sauren pH-Wert vor, so der Magen, die Vagina und die Haut – dies zum Schutz vor Keimen und im Magen auch zum Verdauen der Eiweiße.

Ein großer Einflussfaktor auf den Säure-Basen-Haushalt ist auch die Ernährung. Bei den Nahrungsmitteln kann man zwischen Säure- und Basenbildnern unterscheiden. *Säurebildend* wirken vor allem proteinreiche Mahlzeiten mit Fleisch, Wurst, Fisch, Käse und Eiern, außerdem Reis, Nüsse und Produkte aus Getreide. Auch Süßwaren, Süßgetränke, Kaffee und Alkohol können im Übermaß säurebildend wirken. *Basenbildend* wirken Gemüse, Obst, Blattsalate, Kräuter und Mineralwasser mit einem hohen Anteil an Mineralien und Bicarbonat. Bei der Auswahl der Speisen sollten wir mindestens die doppelte Menge an basenreichem Gemüse oder Blattsalaten auf dem Teller haben im Verhältnis zu Fleischwaren oder Fisch.

Eine gesunde Balance können wir erreichen, wenn wir auf Folgendes achten:

- Eine ausgewogene Ernährung mit ausreichend Obst, Gemüse und Salaten.
- Eine mäßige Zufuhr von tierischem Eiweiß, Getreideprodukten, Süßwaren und gesüßten sowie alkoholischen Getränken.
- Mahlzeiten in aller Ruhe.
- Direkt vor dem Essen auf das Trinken verzichten.
- Im Laufe des Tages eine ausreichende Zufuhr von Wasser (⇨Wasser).
- Die Kost mit basischen, pflanzlichen Säften ergänzen.
- Verzicht auf das Rauchen.

- Die Säureabgabe über die Atmung und die Haut anregen mit bewusster Atmung, regelmäßiger Bewegung, Schwitzen, Bädern in freien Gewässern oder Heilquellen und basischen Bädern.
- Ausgleichende *Basenpräparate* auf Bicarbonat-Basis bei Bedarf ergänzen.
- Vermeidung von belastendem Dauerstress.
- Kultivieren von Entspannungsphasen und freudvollen Aktivitäten.

Bedeutsam sind auch die verdauungsgerechte Auswahl und Kombination der Speisen. Was ist damit gemeint? Die *Verweilzeit der verschiedenen Speisen* bei leerem Magen variiert beträchtlich. Obst verlässt den Magen am schnellsten und ist bereits je nach Sorte nach 20 bis 40 Minuten im Dünndarm. Grüner Salat braucht eine gute halbe Stunde und gedünstetes Gemüse etwa 45 Minuten. Stärkehaltige Gemüse wie Kartoffeln und Erbsen verweilen etwa eine Stunde, wohingegen Hülsenfrüchte etwa 90 Minuten brauchen. Hühnchen bleibt zwei Stunden, Rindfleisch drei bis vier Stunden, der Sonntags-Schweinebraten oder die Weihnachtsgans verbringen gar sechs bis sieben Stunden im Magen. Essen wir nun ein Schnitzel mit Pommes als erstes, danach den Beilagensalat und als Dessert die rote Grütze mit einer Variation von Beeren, so bleibt alles zusammen viele Stunden im Magen. Das *Obst* und der Salat fangen an zu gären, es entstehen Gase und Säuren und es kommt zu Verdauungsstörungen. Durch das Gären des Obstes bilden sich giftige *Fuselöle* und Inole, die das Gehirn und das Bindegewebe belasten. Es sollte aus diesem Grund auf nüchternem Magen gegessen werden und nicht als Dessert. Auch der Salat verdaut sich besser vor der Hauptmahlzeit.

Direkt nach dem Essen ist es für eine gute Verdauung durchaus ratsam, dem Motto ‚nach dem Essen sollst du ruhen oder tausend Schritte tun' zu folgen. Zwischen den einzelnen Mahlzeiten braucht es ausreichend Zeit, dass der Verdauungstrakt sich reinigen und regenerieren kann. Empfohlen wird eine *Nahrungskarenz* von mindestens vier Stunden. Vorteilhaft wirkt sich möglicherweise auch das *‚intermittierende Fasten'* aus, bei dem im Laufe eines Tages innerhalb acht bis 10 Stunden gegessen wird und 14 bis 16 Stunden gefastet wird. Auch die Darmmikrobiota profitiert von Ruhezeiten zwischen den Mahlzeiten und einer bewussten Ernährung. In ihrer Aktivität passt sie sich dem Rhythmus ihres Wirts an (⇨Darm). In den Phasen zwischen den Mahlzeiten werden bestimmte Hormone und auch die Gene aktiviert und die Leistungsfähigkeit erhöht sich. Bei der zeitlichen Aufteilung der Mahlzeiten gilt es zu beachten, dass am späten Abend unsere Verdauung auf Sparflamme ist. Eine abendliche Gemüsesuppe oder gedünstetes Gemüse sind dann vorteilhaft und entlasten den Verdauungstrakt, sorgen damit für einen ruhigen und regenerierenden Schlaf (⇨Ruhe und Regeneration).

Am Anfang des Kapitels hatte ich bereits den griechischen Arzt *Hippokrates* erwähnt. Er teilte die Menschen entsprechend ihrem Temperament und gemäß den vier Elementen Luft, Feuer, Wasser und Erde in unterschiedliche Typen ein. Je nach vorherrschendem Temperament wurde das eine oder andere Nahrungsmittel als ausgleichendes Element und zur Stärkung der Lebenskraft empfohlen. Dies findet sich noch heute in der griechisch-arabischen *Unani-Medizin* wieder. Auch die *Ayurvedische Ernährungslehre* unterscheidet je nach Konstitution drei verschiedene, sogenannte *‚Doshas'*. Es sind dies Vata, Pitta und Kapha. Mit einer *typgerechten Ernährung* wird das schwache Element unterstützt und eine Balance herbeigeführt. Darüber hinaus beschreibt der Ayurveda drei verschiedene *Ernährungsarten* und ihre Auswirkungen auf den menschlichen *Charakter*. Die sattvische Kost soll für geistige Klarheit und die Öffnung des Bewusstseins sorgen. Sie beinhaltet Dinkel, Reis, Gerste, Milch, Butter, Ghee, Rohrzucker, Honig, Gemüse, Salate, Wildkräuter, Nüsse und Obst und wird roh oder schonend gegart gegessen. Die radschasische Kost soll ehrgeizig, zielgerichtet und egoistisch machen. Es ist die Kost der ‚Macher'. Sie wird gegrillt, gebraten, gekocht und eher scharf gewürzt und beinhaltet Getreide, Gemüse, Pflanzenöl, Saures und Salziges. Stimulanzien wie Kaffee, Nikotin und Alkohol werden häufig konsumiert. Bei der tamasischen Ernährung dagegen werden industrielle Fertignahrung und tierische Produkte bevorzugt. Gerne wird auch zu Knabbersachen gegriffen. Dies soll gemäß der ayurvedischen Lehre

Pessimismus, Ignoranz, Gier, Geiz, Minderwertigkeitskomplexe und Faulheit fördern.

Soweit zu den beobachteten charakterlichen Auswirkungen bestimmter Ernährungsweisen. Die aktuelle Wissenschaft der *‚Nutrigenomik'* fußt dagegen auf der Analyse der *Gene*. Je nach Genom werden personalisierte Empfehlungen zur passenden Ernährung gegeben. Einen ebenfalls auf das Individuum ausgelegten Weg geht der bereits erwähnte Ernährungsexperte *Thomas Frankenbach* mit der *Somatischen Intelligenz*, abgekürzt *SI*. Wir alle haben die Fähigkeit, die Signale des Körpers zu erkennen und zu spüren, was eine gut verträgliche und im jeweiligen Moment passende Kost für uns ist. Wichtige Unterstützung erfahren wir dabei durch unser Riechorgan sowie durch die Geschmacksnerven im Mundraum und auf der Zunge. Mit Hilfe des Geruchs und des Geschmacks sowie anhand der *Bekömmlichkeit* erhalten wir Informationen bezüglich dessen, was wir zu uns nehmen und was wir besser nicht hinunterschlucken sollten, was gerade passend ist und was nicht.

Die somatische Intelligenz ist ein Schutzmechanismus, der uns natürlicherweise gegeben ist. Mögliche Körpersignale sind Lust oder Abneigung, Wohlgefühl oder Unwohlsein, Völlegefühl, Sodbrennen, Blähungen, Bauchschmerzen, Verstopfung oder Durchfall, überschießende Talgproduktion und Akne. Die *Wahrnehmung* der Signale des Körpers kann allerdings beeinträchtigt sein, so durch Prägungen, Glaubenssätze, soziale Vorgaben und Gewohnheiten, aber auch durch die bereits erwähnten Zusatzstoffe in industriellen Nahrungsmitteln. Starken Einfluss auf unsere Wahrnehmungsfähigkeit nimmt auch die Dichte der Alltagsreize und die tagesfüllende Beschäftigung mit Maschinen und Computern, seien sie groß oder handlich klein und smart. Mit sinkender Wahrnehmungsfähigkeit steigt automatisch das Risiko für eine *Fehlernährung*, was so manches Problem nach sich zieht.

Thomas Frankenbach verfügt wie viele andere Ernährungsexperten über ein hohes Maß an Wissen. Darüber hinaus hält er es aufgrund seiner praktischen Erfahrungen in der *Ernährungsberatung* für entscheidend wichtig, nicht allein Wissen zu vermitteln, sondern die Person in ihrer Einzigartigkeit zu erkennen und wertzuschätzen und ihre gegenwärtige Lebenssituation mit einzubeziehen. In den Beratungssitzungen stärkt er über entsprechende Übungen die Selbst-Wahrnehmung und das Selbst-Bewusstsein seiner Klienten und Patienten. Dies verhilft ihnen zu Selbst-Sicherheit und fördert das eigenverantwortliche Handeln.

Durch die Entwicklung der somatischen Intelligenz können wir wahrnehmen, ob die gesunden Vollkornprodukte für uns auch wirklich bekömmlich sind und ob wir den Apfel gut vertragen oder zu den Menschen gehören, denen genetisch bedingt die fruchteigenen Wachse der Apfelschale schaden. Und wir müssen auch nicht blind gerade angesagten Trends folgen und täglich frischgepressten Stangenselleriesaft trinken, sondern können erkennen, ob er uns wirklich guttut. Wir können spüren, was in unserem Körper abläuft, wenn wir etwas Unpassendes oder vom Guten zu viel gegessen haben. Statt einer pauschalen Kopf-Einteilung in ‚gesund' und ‚ungesund', in ‚gut' und ‚schlecht', lernen wir wahrzunehmen, was eine Speise mit uns macht und können entsprechend reagieren.

Unterstützen könnte uns bei der Wahrnehmung das zu früheren Zeiten übliche Tischgebet. Es lud ein zur Besinnung, um sich in Ruhe und mit Dankbarkeit auf die Mahlzeit einzustellen. Ob mit oder ohne *Gebet*, wir können innehalten und dem, was wir in uns aufnehmen möchten, unsere ungeteilte Aufmerksamkeit schenken – dies ist auf jeden Fall vorteilhaft für unsere Verdauung und das Wohlbefinden. Wie bei jeder Umstellung braucht es auch bei der Entwicklung der somatischen Intelligenz zu Beginn ein gewisses Maß an Beharrlichkeit und Geduld. Der Erfolg wird sich nach und nach einstellen, und das nicht nur beim Thema Ernährung. Indem wir unsere ganz eigenen Vorlieben und Abneigungen wahrnehmen und berücksichtigen, stärken wir unser inneres Selbst auch in allen anderen Lebensbereichen.

Wie halten Sie es mit der Zubereitung und dem Genuss von Speisen? Tafeln Sie gerne ausgelassen in großer Runde? Kochen Sie selbst mit großer Freude und verfeinern Ihre Speisen mit Kräutern und Gewürzen? Ich mag das sehr und dennoch gelingt es mir im Alltag nicht so häufig. Da kommt es dann durchaus auch einmal vor, dass ich ‚fünf gerade sein lasse‘ und mit meinem Jüngsten bei Pizza und einem guten Film auf dem Sofa sitze. Denke ich an eine genussvolle Mahlzeit in großer Runde, blitzt da ein köstliches Mahl auf, das ich vor Jahren vor den Toren Roms genießen durfte. Damals hatte ich zusammen mit einer befreundeten Kollegin an einem Histologiekurs teilgenommen und ein italienischer Kollege lud uns am letzten Tag zu sich nach Hause ein. Bei köstlichen mediterranen Speisen saßen wir über Stunden mit der Familie an der langen Tafel – eine herrlich lebendige und genussreiche Atmosphäre! Seit meinem Praxisumzug Anfang 2019 in das Stadtzentrum wird meine Vorliebe für frisch zubereitete Pasta nun an dem einen oder anderen Tag direkt vor der Tür erfüllt. Jeden Morgen bereitet Rosa frischen Nudelteig zu, wobei man ihr durch die großen Scheiben des kleinen Restaurants zuschauen kann. Am späten Vormittag beginnend kocht sie dann direkt vor den Augen ihrer Gäste mit großer Freude und viel Liebe eine kleine Auswahl äußerst schmackhafter Gerichte. Dann begegnet die Pasta der Süße des Hokkaidokürbisses und der Schärfe der Chilischote. Was soll ich sagen – meine somatische Intelligenz frohlockt.

Mit diesen Bildern möchte ich das Kapitel Ernährung zu einem Ende kommen lassen. Die Art und Weise wie wir uns ernähren wirkt sich auf viele Aspekte des Lebens aus. Das, was wir zu uns nehmen, beeinflusst unsere Gesundheit, die Vitalität und unser Wohlbefinden. Ich möchte Sie animieren, Ihre ganz eigene Form der Ernährung, Ihre Esskultur wahrzunehmen und gegebenenfalls auch an der einen oder anderen Stelle zu ändern. Regelmäßig besucht mich ein älterer Herr in meiner Praxis, adrett gekleidet mit einer bunten Fliege. Ich frage ihn dann unter anderem, ob sich etwas geändert hat in seinem Leben. Irgendwann schaute er mich mit leuchtenden Augen an, um zu verkünden, dass er seine Ernährung umgestellt habe und nun auf mehr Frischkost achte. Und das mit 88 Jahren – es ist nie zu spät!

Vielleicht schließen Sie nun für einen kleinen Moment die Augen. Erinnern Sie sich an die Lieblingsspeise Ihrer Kindheit? Was war es, wie hat es gerochen und wie geschmeckt? Wie wäre es, wenn Sie dies am Wochenende zubereiten und gemeinsam mit Ihren Liebsten mit allen Sinnen genießen? An einem liebevoll gedeckten Tisch sitzen, eine Kerze anzünden, die Aromen riechen, die Speise langsam auf der Zunge zergehen lassen und ausgiebig schmecken. Genuss pur!

Zum guten Schluss folgen noch ein paar persönliche Favoriten – etwas Einfaches, etwas Nahrhaftes, etwas Vielseitiges und etwas Überraschendes.

Das Einfache:

Nahezu täglich vor dem Mittagessen gibt es bei uns Obst und Rohkost. Sind wir unterwegs, bereite ich das am Morgen vor zum Mitnehmen. Seit meiner Kindheit liebe ich Äpfel und Beeren in allen Farben. Heute weiß man, dass Beeren zu den gesündesten Obstsorten gehören.

Das Nahrhafte:

Regelmäßig ergänze ich den Speiseplan durch Nüsse und Mandeln. Wegen der Schimmelanfälligkeit und aus ökologischen Gründen bevorzuge ich europäische Sorten gegenüber denen aus tropischen Feuchtgebieten. *Walnüsse* weiche ich aufgrund des Lektingehalts über Nacht ein, trockne sie gut und genieße sie direkt am nächsten Tag.

Das Vielseitige und ein Lieblingsrezept meiner Tochter:

Eine leckere pflanzliche Eiweißquelle, die zu vielen Mahlzeiten passt, ist *Humus*. Hierfür werden 100 Gramm Kichererbsen über Nacht eingeweicht, dann eine Stunde gekocht oder 25 Minuten im Schnellkochtopf gegart. Danach werden ein bis zwei Esslöffel Tahini, der Saft von einer Zitrone, Salz, Pfeffer, gehackte Petersilie und etwas Kurkuma zugefügt. Alles zusammen wird mit einem Stabmixer fein püriert. Diese Grundmischung können Sie mit einer gekochten Knolle Rote Bete oder gekochtem Kürbis anreichern.

Das Überraschende:

Bei *Grünkohl* rümpfen manche die Nase, obwohl er jede Menge Vitamine und Mineralien enthält. Grünkohl-Chips könnten allerdings Ihr Lieblings-Snack werden! Am Einfachsten ist es, die Blätter am Abend in kleine Stücke zu schneiden, sie mit Olivenöl, das mit etwas Salz, Pfeffer und Chili gewürzt wurde, zu bestreichen und sie dann im Ofen bei 40 Grad über acht Stunden trocknen zu lassen.

➔ **Das Wichtigste in Kürze:**

Vermeiden Sie

- Industriell verarbeitete Produkte
- Zuckerhaltige Waren
- Schnellbackwaren
- Fleisch und Milchprodukte aus Massentierhaltung
- Mahlzeiten aus der Mikrowelle
- Unreif geerntete Früchte
- Das, was für Sie unpassend und nicht bekömmlich ist
- Übergewicht

Bevorzugen Sie

- Gemüse, Salate und Kräuter
- Reif geerntete Früchte in bunter Vielfalt
- Ökologisch angebaute Waren
- Regionale Produkte
- Traditionelles Sauerteigbrot
- Gekeimte oder fermentierte Lebensmittel
- Wasser statt gesüßter Getränke

Achten Sie auf

- Ruhe, Entspannung und Genuss (⇨Ruhe und Regeneration)
- Die Bekömmlichkeit dessen, was Sie zu sich nehmen
- Doppelt so viel basische wie säurebildende Nahrungsmittel
- Die Reihenfolge Ihrer Speisen
- Essenspausen zwischen den Mahlzeiten
- Ein leicht verdauliches Abendessen
- Ausreichend Omega-3-Fettsäuren
- Abwechslung
- Regelmäßige Bewegung (⇨Bewegung)

Literatur und Quellen zum Weiterlesen:

Michael Teut: Vitamine, Mineralstoffe, Spurenelemente, Antioxidantien, hg. von der Karl und Veronica-Carstens-Stiftung (1999);

Peter Schleicher, Eckart Witzigmann: Alchemie der Küche. Vom Geheimnis großer Kochkunst und der Heilwirkung feiner Speisen (2001);

Manfred Hoffmann, Günther Wolf, Bernhard Staller: Lebensmittelqualität und Gesundheit. Bio-Testmethoden und Produkte auf dem Prüfstand (2007);

Jonathan Safran: Eating Animals (2010);

David Servan-Schreiber: Das Antikrebs Buch. Was uns schützt: Vorbeugen und nachsorgen mit natürlichen Mitteln (2010);

Rosa Wolff: Arm aber Bio! Das Kochbuch. Feine Öko-Küche für wenig Geld (2010);

T. Colin Campbell, Thomas M. Campbell: China Study. Die wissenschaftliche Begründung für eine vegane Ernährungsweise-Bio (2011);

Thomas Frankenbach: Somatische Intelligenz. Hören, was der Körper braucht (2014);
ders.: Schlank sein. Idealgewicht durch Somatische Intelligenz (2015);

A.W. Dänzer: Die unsichtbare Kraft in Lebensmitteln. Bio und Nichtbio im Vergleich (2014);

Christine Volm: wild & roh: Die besten Smoothies mit Wildkräutern (2015);

Wolf-Dieter Storl: Der Selbst-Versorger: Mein Gartenjahr (2016);

Rainer Schmidt, Susanne Schnitzer: Allergie und Mikrobiota. Systemisches Krankheitsverständnis – Mikrobiologische Therapie (2017);

David Nelles, Christian Serrer: Kleine Gase – große Wirkung, der Klimawandel (2018);

Bas Kast: Der Ernährungskompass. Das Fazit aller wissenschaftlichen Studien zum Thema Ernährung (2018);

Joachim Mutter: Grün essen! Die Gesundheitsrevolution auf Ihrem Teller (2018);

Rosalee de la Forêt: Die Alchemie der Kräuter und Gewürze. Entfache die Heilkraft einfacher Zutaten (2018);

Jörg Rinne: Gesund mit Rote Bete. Prävention und Therapie bei Krebs und anderen chronischen Krankheiten (2018);

Petra Bracht: Intervallfasten. Für ein langes Leben – schlank und gesund (2018);

Joseph Poore: Reducing food's environmental impacts through producers and consumers, in: Science 360 (2018).

Weblinks:

Zentrum der Gesundheit: Verursacht Milch tatsächlich Krankheiten? www.zentrum-der-gesundheit.de (Version vom 10.09.2019);

Zentrum der Gesundheit: Die Mikrowellenherde, Gefahren und Auswirkungen. www.zentrum-der-gesundheit.de (Version vom 10.02.2019);

uxa-app.com: Ein virtueller, nicht kommerzieller Marktplatz, für übrig gebliebene Lebensmittel;

toogoodtogo.de: Preisgünstige Angebote übrig gebliebener Speisen von Restaurants und Shops.

Filme:

Chocolat, Regie: Lasse Hallström (2000);

Super Size Me, Regie Morgan Spurlock (2004);

We Feed the World, Regie Erwin Wagenhofer (2005/06);

Big Sugar, Die große Zuckerlüge (2016).

F

FAMILIE UND FREUNDE – die Kraft der unsichtbaren Bande

Haben unsere *sozialen Beziehungen* eine Bedeutung für die inneren Heilkräfte und unser Wohlbefinden? Das ist ganz gewiss so. Der Mensch ist ein soziales Wesen. Sein Bedürfnis nach einer Verbindung mit anderen Menschen, nach Nähe, Geborgenheit und Berührung ist in ihm tief verankert. Vom ersten Moment an möchten wir umarmt, gesehen, gehört und geliebt werden. Das Leben in einer *Gemeinschaft* gewährt uns Geborgenheit, Schutz und Sicherheit. Es ist ein sozialer Raum für Wachstum und Entwicklung. Der Zusammenhalt und das daraus wachsende Vertrauen in Andere stärkt den Einzelnen.

Der Psychologe *Martin Grunwald* leitet das Haptiklabor der Universität Leipzig. Er betont, dass bereits die Berührungen im Mutterleib und auch nach der Geburt für die Entwicklung des Kindes essenziell sind. Wenn *Kinder* Nähe-Entzug erleben, wirkt sich das nachhaltig schädlich auf die körperliche und seelische Entwicklung aus. *Berührungen* helfen bei der Orientierung im Raum und lassen uns fühlen, dass wir existieren. Wohlmeinende Berührungen beruhigen und entspannen, stabilisieren Herzschlag, Blutdruck und Atmung. Sie heben die Stimmung, mindern Aggressivität und erhöhen die Gedächtnisleistung. Sie stärken die Abwehrkräfte und wirken entzündungshemmend. All das wurde in den letzten Jahren intensiv erforscht. In den 1990er Jahren war dies wissenschaftlich noch nicht erkannt.

So ging die österreichische Kinderärztin *Marina Marcovich* Anfang der 1990er Jahre einen mutigen Weg. Entgegen der zu dieser Zeit etablierten ‚Maschinenmedizin' und ‚Minimal-Touch-Methode' zur Behandlung Frühgeborener bevorzugte sie menschliche Zuwendung und den direkten Körperkontakt mit den Kleinen. Anstatt die *Frühchen* möglichst steril in Brutkästen zu überwachen und zu behandeln und bei einem Körpergewicht unter 1500 Gramm routinemäßig zu intubieren und zu beatmen, wurden sie auf ihren Stationen von Eltern und Pflegepersonal möglichst viel gehalten, umarmt, liebevoll angesprochen und umsorgt. Maschinell beatmet wurde nur, wenn es unvermeidbar war. Lange Jahre wurde ihre Methode von Kollegen, die das etablierte Verfahren für das Richtige hielten, bekämpft. Heutzutage ist die Methode Marcovich anerkannt und weit verbreitet. Sie hat dazu geführt, dass die frühe Eltern-Kind-Bindung auch im Rahmen der erforderlichen Intensivpflege gestärkt wird und die Sterblichkeitsrate der Frühchen gesunken ist. Trotz des schwierigen Starts kann sich so die psychische Gesundheit, die emotionale Offenheit und die soziale Kompetenz gut entwickeln.

Auch in späteren Jahren brauchen wir menschliche Zuwendung und Berührungen. Die Begründerin der Familientherapie *Virginia Satir* konnte aufgrund ihrer Arbeit eine Aussage zum erforderlichen Maß an *Umarmungen* treffen. Demnach brauchen wir täglich vier Umarmungen zum Überleben, acht um uns gut zu fühlen und zwölf Umarmungen zum persönlichen Wachstum. Vertrauensvolle familiäre und freundschaftliche Beziehungen, in denen solche Berührungen möglich sind, lassen uns also wachsen und gedeihen. Bis ins hohe Alter sind *Körperkontakt* und *Sexualität* ein wichtiges und kraftvolles Element unserer Lebensenergie. In meiner nächsten Umgebung kann ich das immer wieder beobachten. Ein Witwer, der regelrecht aufblüht, als er sich noch einmal verliebt und eine lebendige Partnerschaft eingeht. Eine alleinstehende Frau, die sich eines Tages entschließt, in eine Lebensgemeinschaft einzuziehen, dort in liebevollen Kontakt mit Jung und Alt kommt und so wieder Freude am Leben gewinnt.

Anhand der neurophysiologischen und biochemischen Vorgänge, die durch *Berührungen* ablaufen, ist klar erkennbar, dass zwischen der Haut und dem Nerven- und Immunsystem ein direkter anatomischer Kontakt besteht. Affen zeigen uns das mit ihrer sozialen Fellpflege. Sie schaffen und erhalten dadurch ihre Beziehungen. Das langsame und leichte Streicheln behaarter Areale stimuliert bestimmte Rezeptoren, wodurch im Gehirn *Endorphine* freigesetzt werden. Diese Botenstoffe lösen Glücksgefühle aus, die das Wohlbefinden und die Verbindung stärken. Und das ist bei den Menschen wie bei den Affen. Der intensive Hautkontakt zwischen Mutter und Kind ist für beide ausgesprochen wohltuend und versetzt die Mutter durch die Wirkung der Endorphine außerdem in die Lage, den Alltag mit erstaunlich wenig Schlaf zu meistern. ‚Berührungen auf Rezept' zur Stimmungsaufhellung – das empfiehlt der Pharmakologe und Toxikologe Bruno Müller-Oerlinghausen. Bis solche professionellen, einstündigen *Massagen* der Haut von weisen Menschen in unserem Gesundheitssystem etabliert sind, wird es wohl noch eine Weile dauern. Unabhängig davon könnten Sie natürlich ab jetzt dazu übergehen, den Hautkontakt mit Ihren Liebsten zu intensivieren und Ihre eigene Haut am Morgen mit einer Trockenbürstenmassage verwöhnen und vitalisieren.

Im Juli 2018 erschien ein Artikel im ‚Perspective Daily', dem ersten konstruktiven, lösungsorientierten und werbefreien Online-Magazin Deutschlands. Die Neurowissenschaftlerin und Journalistin Maren Urner zählte in ihrem Beitrag vier Wege auf, die den Belohnungsmechanismus im Gehirn aktivieren und uns ein Wohlgefühl bereiten. Neben Bewegung und Sport waren dies Geben und Helfen, *Lachen* und Humor sowie *Sex* und Berührung. Diese Punkte lassen sich natürlich wunderbar miteinander kombinieren, was sich sicher zusätzlich positiv auf unsere Lebensenergie auswirkt.

Oxytocin, das *Kuschelhormon*, ist einer der Botenstoffe, die bei Berührungen ausgeschüttet werden. Damit dies geschieht, sollte eine *Umarmung* mindestens 20 Sekunden andauern – dies zeigten Untersuchungen des Teams der US-amerikanischen Wissenschaftlerin Kathleen C. Light der University of North Carolina. Oxytocin macht uns empathisch, erhöht das Vertrauen in andere Menschen, stärkt das soziale Miteinander und die Paarbindung. Besonders viele Oxytocin-Rezeptoren finden sich um den Mund herum – kein Wunder also, dass wir uns beim *Küssen* so wohlfühlen. Ein emotional distanziertes ‚Bussi-Bussi' reicht dafür allerdings nicht. Beim Küssen riechen wir auch intensiv die Duftstoffe der Auserwählten, denn besonders viele *Pheromone* werden an der Lippenspalte unterhalb der Nase gebildet. Das Schmusen dient damit dem natürlichen Austausch von Informationen. Und das sagt weit mehr aus, als mobil gesendete ‚short-messages'.

Dopamin ist ein weiterer Wohlfühlstoff, der bei Körperkontakt ansteigt. Er wird außerdem freigesetzt, wenn wir mit unseren Freunden angenehme Stunden verbringen. Durch intensivere Berührungen wie Massagen wird sogar die Ausschüttung des Stresshormons *Cortisol* reduziert und cannabis-ähnliche Substanzen freigesetzt, die entspannend und schmerzlindernd wirken. Dies konnte das Touch Research Institute in Miami, Florida, belegen. Machen wir uns bewusst: Indem wir uns wohlwollend berühren und umarmen, lösen wir vielfältige Effekte aus, die unser Wohlbefinden und die inneren Heilkräfte stärken, sowohl bei uns selbst, als auch bei anderen.

Durch die Verbreitung der Smartphones zeigt sich in der Realität oft ein Bild, das vermutlich mit einer geringen Oxytocin- und Dopamin-Ausschüttung einhergeht. Die *digitalen Medien* sind wahre Gesprächs- und Berührungsräuber. Bereits Kleinkinder bekommen das *Handy* mit Spielen oder Comic-Filmen in die Hand gedrückt, um sie zu beschäftigen. Menschen sitzen beisammen, schauen sich aber selten an, sondern meistens nach unten auf ihr smartes Gerät. Und das gilt auch für die Begegnungen unter Freunden oder von Eltern mit ihren Kindern. Kommuniziert wird immer häufiger nicht über die Sprache, sondern über Kurznachrichten. Darunter leiden besonders unter den Jüngeren die sozialen Kompetenzen wie Kommunikations- und Konfliktfähigkeit. Nicht wenige halten vor allem mit ihrem Handy Händchen und streicheln den Touchscreen und nicht die Haut der Liebsten. Materiell gut ausgestattet entwickelt sich so zunehmend eine emotionale und soziale Not.

Noch dazu kommt, dass viele Menschen allein leben. Die Hälfte aller Ehen in Deutschland wird innerhalb von sieben Jahren geschieden. Im Jahr 2017 lebte in 41 Prozent der deutschen Haushalte nur eine einzige Person, in Großstädten geht diese Zahl noch weiter hoch. Aber auch Menschen, die mit einem Partner leben, können unter Umarmungsmangel leiden. Der bereits erwähnte Martin Grunwald hat bei seinen Untersuchungen festgestellt, dass wir uns heutzutage in unserem Kulturkreis in einer gestandenen Beziehung gerade einmal fünf Minuten am Tag Zeit für Berührungen nehmen. Unser Lebensstil ist mehr auf Produktion, Konsum und Wachstum ausgelegt, als auf das Lieben und das Sein. Machen wir uns bewusst: Siri und Alexa mögen noch so angenehme Stimmen haben, liebevolle Zuwendung, Hautkontakt und Mitgefühl können sie uns nicht geben. Also: Halten Sie lieber die warmen Hände Ihrer Liebsten und weniger das kühle Handy.

Bei der Partnerwahl gibt es noch einen interessanten Aspekt, den ich im Buch des Lebensmittelchemikers *Udo Pollmer* ‚Liebe geht durch die Nase' entdeckt habe. Die Schöpfung hat es so eingerichtet, dass wir *den* Menschen besonders attraktiv finden, dessen körpereigene Duftstoffe möglichst anders riechen als die unseren. Dieser von uns abweichende Geruch verspricht ein Genmaterial, das dem unseren sehr unähnlich ist, was für die genetische Ausstattung der Nachkommen optimal ist. Ist Frau dann schwanger, ist sie also nicht mehr auf Partnersuche, ändern sich ihre Geruchsvorlieben und sie findet nun plötzlich Männer attraktiv, die ähnlich riechen wie sie selbst. Wichtig zu wissen ist, dass diese veränderte Geruchsvorliebe auch während der Einnahme der Pille vorherrscht, da diese hormonell eine Schwangerschaft imitiert. Dies würde dafür sprechen, dass Frau den ‚Mann fürs Leben' besser nicht unter der Einnahme der Pille wählt. Nach Absetzen der Pille könnte sie möglicherweise sonst wahrnehmen, dass der Geruch des Partners plötzlich unattraktiv ist.

Fühlen wir uns wohl in einer Partnerschaft, pflegen wir warmherzige, offene Beziehungen und ein reiches soziales Leben, nähren wir unsere Gesundheit. Dies konnte der US-amerikanische Arzt Stewart Wolf bereits in den 1960er Jahren zeigen. Seine *‚Roseto-Studie'* stelle ich im Kapitel Glaube, Hoffnung, Liebe ausführlicher vor (⇨Glaube, Hoffnung, Liebe). Einsamkeit dagegen macht uns krank. Die Psychologin *Sonia Lippke* untersucht die Auswirkungen von *Einsamkeit* auf die Gesundheit und das Wohlbefinden wissenschaftlich. Sie hat festgestellt, dass sich dadurch das Risiko von *Bluthochdruck*, kardiovaskulären Erkrankungen, Schmerzen, Infektionskrankheiten und *Depressionen* erhöht. Einsamkeit ist somit also ein weiterer Faktor für diese in den letzten Jahrzehnten immer häufiger diagnostizierten *chronischen Erkrankungen* (⇨Chronisch krank). Statistisch gesehen stirbt ein isolierter Mensch etwa sieben Jahre früher.

Die Regierung von Großbritannien versucht der zunehmenden Vereinsamung entgegenzuwirken, indem sie seit dem Jahre 2018 eine dementsprechende Ministerin berufen hat. Praktischer geht es bei einem Trend aus den USA zu, bei dem man sich zum Kuscheln ohne intime Berührungen trifft. Oder bei den ‚free hugs', also kostenlosen Umarmungen, die in manchen Fußgängerzonen angeboten werden. Die Frau mit den meisten Umarmungen der Welt dürfte Mata Amritanandamayi sein. *Amma*, wie sie kurz genannt wird, hat ihr Leben dem Dienst am Nächsten gewidmet. In selbstloser Liebe und Mitgefühl hat sie seit ihrer Jugend bereits mehr als 30 Millionen Menschen umarmt. Daneben engagiert sie sich für Projekte wie ‚Clean up India' oder sorgt erfolgreich dafür, dass in indischen Dörfern wieder Yoga praktiziert wird.

Vom gesundheitlichen Segen enger Beziehungen und *Freundschaften* handelte auch eine Vorlesung im Rahmen einer Abendklasse der Stanford University, Kalifornien. Der Leiter der psychiatrischen Abteilung referierte über die Verbindung von Körper und Geist und speziell über den Zusammenhang von Stress und Gesundheit. Unter anderem sei das Beste, was ein Mann für seine Gesundheit tun könne, eine Frau zu heiraten. Wohingegen sei eines der besten Dinge, die eine Frau für ihre Gesundheit tun könne, die Beziehung zu ihren Freundinnen zu pflegen. Zunächst lösten diese Aussagen bei der Zuhörerschaft ein herzhaftes Lachen aus – sie waren aber durchaus ernst gemeint und wissenschaftlich belegt. Geschlechtsspezifische Unterschiede konnte auch die US-amerikanische Psychologin *Shelley Taylor* bei ihren Untersuchungen feststellen. Frauen antworteten bei Stress weniger mit dem klassischen ‚fight or flight', also Kampf oder Flucht. Vielmehr reagierten sie mit ‚tend and befriend', bemühten sich also um Kontakte und intensivierten ihre Freundschaften.

Nach diesen Ausführungen können wir erkennen, dass Freundschaften, Lebensgemeinschaften und *Nachbarschaften* ein wertvolles Gut sind, das wir pflegen sollten. Wie ist das bei Ihnen, kennen Sie Ihre Nachbarn? Viele müssen diese Frage verneinen. So mancher bedauert das, traut sich aber nicht, Kontakt aufzunehmen. Diese Erkenntnis führte zur Gründung der Online-Plattform ‚nebenan.de'. Sie führt Menschen zusammen, die nah beieinander wohnen und miteinander reden, gemeinsam ins Kino oder ins Konzert gehen und sich gegenseitig helfen wollen. Ähnliches beabsichtigt auch die Plattform, ‚*Wahlverwandschaften*.org'. Dieses Forum spricht Menschen an, die eigene Familienbande vermissen. So finden Wahl-Omas und -Enkel, Jung und Alt zueinander. Öffnen Sie sich also dem Fremden, laden Sie am Wochenende Ihre Nachbarschaft zum Kennenlernen ein – und schauen Sie, was passiert.

Zunehmender Beliebtheit bei der Partnersuche erfreuen sich Online-Portale. Diese Foren mögen für den einen oder die andere segensreich sein, sind aber keinesfalls der einzige Weg, um Kontakte zu knüpfen und zu pflegen. Im Grunde wissen wir alle, wie wir mit anderen Menschen in Verbindung kommen. Der kürzeste Weg ist ein Lächeln und ein Augen-Blick. Neulich stand ich in einer Schlange, um ein Ticket zu kaufen. Vor mir eine junge Frau, vor ihr wiederum ein sympathisch wirkender junger Mann, der sie anlächelte und etwas fragte. Sie bemerkte es gar nicht, weil sie gerade mit ihrem Handy beschäftigt war und gestresst eine SMS eintippte – und so verpasste sie diesen Moment. Verpassen Sie ihn nicht! Seien Sie aufmerksam und nehmen Sie das war, was gerade geschieht. Im Hier und Jetzt findet das Leben und die Begegnung mit anderen Menschen statt (⇨Jetzt).

Um einen Menschen nach dem ersten Kennenlernen nachhaltig als Freund zu gewinnen, braucht es gemeinsam verbrachte Zeit. Wir müssen uns also regelmäßig verabreden und diese Zeit aufbringen. Und das ist heutzutage nicht gerade einfach. Die Terminkalender sind bei den meisten gut gefüllt. Gefüllt mit was und wem? Nehmen Sie sich regelmäßig einen Moment der Ruhe und befreien Sie sich von dem, was nicht wirklich notwendig ist und Sie eher belastet. Mit was und mit wem verbringen Sie Ihre Zeit? Wie geht es Ihnen, wenn Sie mit diesem Menschen zusammen sind? Können Sie über Themen sprechen, die Ihnen am Herzen liegen und die über den Small-Talk hinausgehen? Hört er Ihnen zu? Werden Sie von ihr inspiriert und motiviert? Bringt er Sie zum Lachen? Genauso umgekehrt – für wen sind Sie eine Quelle all dessen? Und wie ist es danach? Wie fühlen Sie sich, wenn Sie wieder auseinander gegangen sind? All das gibt Ihnen Hinweise darauf, wer und was Ihnen guttut und wem Sie Ihre Zeit und Aufmerksamkeit schenken sollten.

Innerhalb der Familie helfen neben den Gesprächen und liebevollen Begegnungen gemeinsame Aktionen und *Rituale*, die den Zusammenhalt stärken. Von den Ritualen im Sport wie dem ‚Give-me-Five' oder dem ringförmigen Zusammenkommen der Mannschaft mit dem Schreien des Schlachtrufs vor Spielbeginn weiß man, dass synchrone Aktionen in besonderer Weise verbinden. Es ist also hilfreich, solche Elemente in das Familienleben einzubinden. Auch tägliche Rituale zur Essens- und Schlafenszeit, zum Geburtstag oder zu anderen Festen unterstützen die Bande. Meine Kinder freuen sich nach jeder Zeugnisvergabe auf einen Besuch in einem bestimmten syrischen Restaurant mit gemütlichen Kissen und leckeren Waffeln. Da das dritte Kind deutlich jünger als die ersten beiden ist, gehören wir mittlerweile schon fast zum Mobiliar.

Ein liebevoller Umgang, Mitgefühl und Hilfsbereitschaft sind eine Quelle für Zufriedenheit und Wohlbefinden. Forscher wie *Felix Warneken* und *Michael Tomasello* des Leipziger Max-Planck-Instituts konnten belegen, dass die Neigung zur *Hilfeleistung* uns angeboren ist. In einer Untersuchung halfen zum Beispiel fast alle 18 Monate alten Kinder einem Erwachsenen, der sich mit vollen Händen mühte, eine angelehnte Schranktür zu öffnen. Um die Tür für den Erwachsenen zu öffnen, ließen sie ihr Spielzeug links liegen. Wir müssten uns also nur unseres Ursprungs besinnen, um wieder mitfühlender und hilfsbereiter zu werden.

Eine nicht zu unterschätzende Hürde auf dem Weg zu einer Haltung, die dem *Gemeinwohl* und nicht nur dem eigenen Wohl dient, ist die *Gier*, die sich bei wohlhabenden, privilegierten Menschen einschleicht.

Der Sozialpsychologe *Paul Piff* ist dem in verschiedenen Studien nachgegangen (⇨Glaube, Hoffnung, Liebe). Der US-Anthropologe *Joseph Henrich* und sein Team untersuchten in einer großen Vergleichsstudie unter anderem, in welchem Umfeld *Großzügigkeit* und die Bereitschaft abzugeben gedeihen und nicht die Gier. Dies war vor allem in einem Umfeld gegeben, in dem man von Kindestagen an gelernt hatte, dass man aufeinander angewiesen ist und sich gegenseitig unterstützt hatte. Die meisten Menschen in unserem Kulturkreis wachsen ohne existenziellen Mangel in Kleinfamilien auf. Aber auch in unserer Wohlstandsgesellschaft gibt es nicht wenige Menschen, die hilfsbedürftig sind. Wie kann die *Solidarität* in der Gesellschaft wachsen? Es beginnt immer bei uns selbst, bei jedem Einzelnen von uns. Es beginnt damit, dass wir uns bewusst machen, dass wir keine isolierten Einzelwesen sind, sondern naturgemäß mit allem und jedem in Verbindung sind.

Auf meinen Reisen landete ich eines Tages im ‚Milas', dem ersten vegetarischen Restaurant Yogyakartas auf Java. Gleichgesinnte hatten diesen Ort im Herzen der Stadt bereits im Jahre 1997 erschaffen. Bemerkenswert ist, dass das Milas seitdem nicht nur frische regionale und ökologisch angebaute Speisen serviert, sondern auch Projekte betreut, die dem Gemeinwohl dienen und sozial benachteiligten Heranwachsenden zugutekommen. Dabei stehen das Thema Nachhaltigkeit und das Erlernen sozialer Kompetenzen im Vordergrund. Ein Strandhaus dient Straßenkindern als Zufluchtsort, an dem sie handwerkliche Fähigkeiten erlernen können. Ihre Produkte werden im Milas verkauft. In einem Garten lernen Jugendliche, die auf der Straße leben, die Prinzipien der ökologischen Landwirtschaft und vermitteln ihr Wissen wiederum anderen Straßenjugendlichen. Die Produkte des Gartens werden im Milas verwendet. Diese *Synergien* verhelfen den Projekten zum Erfolg.

Dass diese Einrichtung auf Java besteht, ist ganz im Sinne der javanischen Kultur, eine der ältesten Weisheitskulturen der Menschheit. Sie vermittelt unter anderem, dass jeder gut für sich und gleichzeitig auch gut für alle sorgen sollte. Ähnlich bringt dies *‚Ubuntu'* zum Ausdruck.

Ubuntu hat seine Wurzeln in afrikanischen Bantusprachen und bedeutet, dass das, was der Einzelne tut, auch alle anderen betrifft. Dass ein Handeln, das von Nächstenliebe, *Integration* und Gemeinsinn getragen ist, allen zugutekommt und ein friedliches Miteinander stärkt. Immer mehr Menschen ist dies auch hierzulande bewusst. Kurz vor Fertigstellung des letzten Kapitels war ich bei Freunden eingeladen. Der Gastgeber Jürgen erzählte unter anderem von dem Werdegang seiner Kinder, worauf jemand kommentierte, dass er sehr stolz auf sie sein könne. Jürgen winkte ab und meinte, dass er darauf nicht wirklich stolz sei. Stolz sei er in Momenten, in denen seine Kinder erkennen würden, wenn eine Person im Abseits steht, sei es, weil sie die Sprache nicht gut versteht, sei es, dass sie niemanden kennt – und wenn sie diese Person dann in die Gemeinschaft integrieren. Bemerkenswerte Worte.

Das innere Selbst verkümmert, wenn wir egogesteuert leben und blüht auf, wenn wir mitfühlend und wohlmeinend anderen zur Seite stehen und im Sinne des Gemeinwohls handeln. Dafür müssen wir nicht in die Ferne schweifen. Meist reicht ein Blick in die unmittelbare Umgebung. An der einen oder anderen Stelle werden neue Möglichkeiten des Miteinanders kreiert, in denen sich der Mensch als Teil eines wesentlich größeren Systems begreift. So entsteht eine Kultur, die achtsam gegenüber den Mitmenschen, der Natur und der Erde agiert und Frieden stiften möchte. Es formen sich generationsübergreifende Lebensgemeinschaften mit der Unbefangenheit, Kreativität und Dynamik der Jungen und der Erfahrung, Gelassenheit und Weisheit der Alten. Die je nach Lebensphase unterschiedlichen Bedürfnisse, Erfahrungen und Talente werden synergistisch genutzt. Dies mag für den einen oder die andere noch nach einer idealisierten Zukunftsmusik klingen – an manchen Orten ist es bereits gelebte Realität.

➔ **Das Wichtigste in Kürze:**

- Angenehme Berührungen wirken sich auf vielfältige Weise positiv auf das Gemüt und die Gesundheit aus.
- Frühgeborene und kranke Menschen jeden Alters brauchen neben der medizinischen Versorgung auch menschliche Zuwendung und Körperkontakt.
- Wir brauchen tägliche Umarmungen für unser Wohlbefinden, ganze 12 für das persönliche Wachstum.
- Die digitalen Medien sind Gesprächs- und Berührungsräuber.
- Einsamkeit führt häufig zu chronischen Erkrankungen und verkürzt die Lebenszeit, gute soziale Gemeinschaften bewirken das Gegenteil.
- Ein sinnvoller Einsatz digitaler Medien sind Online-Portale, die nachbarschaftliche und freundschaftliche Verbindungen erleichtern.
- Freundschaften brauchen gemeinsam verbrachte Zeit.
- Rituale stärken die familiären Bande.
- Indem wir gut für uns und gut für andere sorgen, blühen wir auf und stärken ein friedliches Miteinander.

Die Verbindung zu anderen Menschen, familiäre Bande, das Leben in einer Gemeinschaft, Berührungen und Umarmungen – all das belebt uns in vielerlei Hinsicht und stärkt die inneren Heilkräfte. Dies sollten wir uns bewusst machen und weniger in materielle Güter und Äußerlichkeiten investieren, sondern vielmehr in unsere Beziehungen. Gibt es einen Menschen, dem Sie lange nicht gesagt oder gezeigt haben, wie wichtig er für Sie ist? Geben Sie Ihrer Familie und Ihren Freunden immer wieder genug Zeit und Raum, um Ihre Wertschätzung auszudrücken? Gibt es jemanden, mit dem Sie gerne näher in Kontakt kommen möchten? Viele Völker wissen um den Effekt eines warmen Getränkes oder einer warmen Mahlzeit, um miteinander ‚warm' zu werden und servieren bei einem ersten Kennenlernen eine

Tasse Tee oder Kaffee. Seien Sie aufmerksam im Umgang mit den Menschen, dic Ihnen etwas bedeuten, mit denen Sie Ihr Leben teilen. Achten Sie auf die Menschen, die Ihnen begegnen, schauen Sie sie an, lächeln Sie, seien Sie hilfsbereit. Sorgen Sie gut für sich und gut für andere.

Bei diesen Worten fällt mir ein vielleicht kitschiger aber wahrer Satz aus dem Poesiealbum meiner Kindheit ein: „Denn die Freude, die wir schenken, kehrt ins eigene Herz zurück.“

Literatur und Quellen zum Weiterlesen:

Udo Pollmer et al.: Liebe geht durch die Nase. Was unser Verhalten beeinflusst und lenkt (2001);

Felix Warneken, Michael Tomasello: Altruistic Helping in Human Infants and Young Chimpanzees, in: Science 3.3.2006, Vol. 311, Issue 5765, pp 1301 bis 1303 (3.3.2006);

Natalie Henrich, Joseph Henrich: Why Humans cooperate. A cultural and evolutionary explanation (2007);

Marina Marcovich, Theresia Maria de Jong: Frühgeborene – zu klein zum Leben? Geborgenheit und Liebe von Anfang an. Die Methode Marcovich (2008);

Baumgart S., Müller-Oerlinghausen B., Schendera C.F.G: Wirksamkeit der Massagetherapie bei Depression und Angsterkrankungen sowie Depressivität und Angst als Komorbidität – Eine systematische Übersicht kontrollierter Studien. Phys Med Rehab Kuror 21 (2011);

Martin Grunwald: Homo hapticus. Warum wir ohne Tastsinn nicht leben können (2017);

Virginia Satir: Selbstwert und Kommunikation. Familientherapie für Berater und zur Selbsthilfe (2018);

Manfred Spitzer: Einsamkeit. Die unerkannte Krankheit (2018);

John Ironmonger: Der Wal und das Ende der Welt (2020).

Zum Schauen:

Claude Berri: Zusammen ist man weniger allein, nach dem Bestseller von Anna Cavalda (2008);

Hirokazu Kore-eda: Shoplifters – Familienbande (2018).

Zum Hören:

So lonely, Text: Christopher Eaton; Musik: Sting, veröffentlicht mit der Band ‚The Police' (1978);

Count on me, Text Ari Levine, Peter Hernandez, Philip Lawrence; Musik: Bruno Mars, Ari Levine, Philip Lawrence, die die Band 'The Smeezingtons' bildeten (2010).

G

GLAUBE, HOFFNUNG, LIEBE – es werde licht

Im 1. Korintherbrief des Apostel Paulus, Kapitel 13, Vers 13, sind sie vereint, diese drei Worte: ‚Nun aber bleiben Glaube, Hoffnung, Liebe, diese drei; aber die Liebe ist die größte unter ihnen.‘ Gerne wird diese biblische Textstelle aus dem ‚Hohelied der Liebe‘ des Neuen Testaments an Hochzeiten zitiert. Darüber hinaus haben Glaube, Hoffnung und Liebe auch im Alltag und auch unabhängig von Religionen eine große sinnstiftende Bedeutung für uns. In uns ist eine tiefe Sehnsucht nach Verbundenheit und Sicherheit, nach einem friedvollen Miteinander und nach Liebe. Betrachten wir das Thema im Kontext der Gesundheit und unseres Wohlbefindens, tragen ein fester Glaube, eine stete Hoffnung und ein liebevolles Miteinander maßgeblich zu einem friedvollen, vergnügten und vitalen Leben bei. Sie sind ein wichtiger Gegenpol zu Angst, Aggression, Stress, Gleichgültigkeit, Isolation, Verzweiflung und Resignation.

Im Vorfeld bat ich einige Freunde mir zu schreiben, was sie mit dem Glauben, der Hoffnung und der Liebe verbinden, welche Bedeutung diese Begriffe für sie haben. So erreichten mich wertvolle Gedankengänge und Impulse, die in meine Zeilen eingeflossen sind. Taucht man ein in die Thematik, wird offenbar, wie sehr diese ‚göttlichen Tugenden‘ miteinander verwoben sind. Kurz gesagt: Glaube und Hoffnung brauchen sich gegenseitig, und ohne Liebe ist alles nichts. Wenn ich dies im Folgenden eingehender beleuchte, werden meine Worte von dem geprägt sein, was ich persönlich glaube und hoffe und was für mich das Lieben bedeutet.

Im Allgemeinen wird mit dem Begriff *Glaube* eine nicht bewiesene Art des Wissens verbunden, etwas, das uns trägt, obwohl wir es nicht greifen können. Wenn wir betrachten, wie ein Glaube entsteht, so sind es Bezugspersonen, das soziale Umfeld, Beobachtungen und Erfahrungen, die ihn uns vermitteln.

Im medizinischen Kontext werden der Glaube und seine Wirkungen häufig im Zusammenhang mit dem sogenannten *Placeboeffekt* genannt. Dieser Effekt beruht darauf, dass wir in unserer Vorstellung an die Wirkung eines Medikaments oder einer Maßnahme glauben, und obwohl das Medikament keinen Wirkstoff enthält oder die Maßnahme nur vorgetäuscht wird, reagiert der Körper und die Wirkung tritt tatsächlich ein. Ausführlicher ist dies im Kapitel ⇨Imagination dargestellt. Im Kontext einer integralen Medizin, die nicht nur die körperliche, sondern alle Ebenen des Menschseins einbezieht, gewinnt auch die *spirituelle Ebene* an Bedeutung. Für viele Menschen ist ein religiöser Glaube ein solides Fundament, um die Herausforderungen des Lebens anzunehmen und zu überwinden, ja sogar gereift aus ihnen hervorzugehen. Der im März 2020 im Alter von 95 Jahren verstorbene Zen-Meister und Benediktinermönch *Willigis Jäger* beschreibt in seinem Buch ‚Finde deinen inneren Weg' unser Dasein so, dass wir alle in einem göttlichen Urgrund vereint sind und niemand aus diesem Urgrund herausfallen kann. Der Glaube an eine höhere, *göttliche Instanz*, die uns bedingungslos liebt, mit der wir verbunden sind und die im Leid unsere Bitte nach Hilfe und Beistand erhört, schenkt Trost, Stärke und Zuversicht.

Inwiefern ein fester Glaube sich auf unser Wohlbefinden und die Gesundheit auswirkt, wurde in den letzten Jahrzehnten vor allem in den USA untersucht. Der US-amerikanische Sozial- und Verhaltenswissenschaftler *Marino Bruce* von der Vanderbilt-University in Nashville, Tennessee, veröffentlichte beispielsweise 2017 im Wissenschaftsmagazin ‚Plos One' eine Studie, die zeigte, dass Mitglieder einer *Religionsgemeinschaft* sozial gefestigter sind als nichtgläubige Individualisten. Bruce führt aus, dass die soziale Unterstützung in der Gemeinschaft, das Mitgefühl und die Erkenntnis, Teil von etwas zu sein, das größer ist als man selbst, resistenter gegen übermäßigen *Stress* macht und das *Immunsystem* stärkt.

Dass unser Glaube und unsere Vorstellungen maßgeblichen Einfluss auf unsere Wahrnehmung und unser Leben nehmen, wurde mir erneut durch ein YouTube-Video vor Augen geführt, das während des Schreibens dieses Kapitels zu mir fand. Die Psychologin *Vera F. Birkenbihl* erklärt in diesem Video bildhaft und mit einfachen Worten, wie das menschliche Gehirn funktioniert. Sie führt aus, dass das Erkennen von etwas damit verknüpft ist, dass wir bereits eine *Vorstellung* davon haben und darauf achten. Wir brauchen ein passendes Bild im Kopf, damit wir etwas Bestimmtes wahrnehmen und nicht ausblenden. Und je nachdem, ob die Bilder und Vorstellungen auf uns positiv oder negativ wirken, gestaltet dies unsere Haltung und unsere Reaktionen.

Die US-amerikanische Wissenschaftlerin *Becca Levy* konnte dies eindrücklich zeigen. Sie analysierte einen Fragebogen, den 660 Menschen einer Kleinstadt im amerikanischen Ohio mehr als zwanzig Jahre zuvor ausgefüllt hatten. Sie hatten die Aufgabe, solche Aussagen anzukreuzen, die ihrem *Bild vom Alter* am ehesten entsprachen. Eine typische Frage lautete: „Stimmen Sie der Aussage ‚Wenn Sie älter werden, werden Sie auch weniger nützlich sein‘ zu?“ Die Analyse zeigte, dass eine negative *Selbstwahrnehmung* die Lebenszeit verkürzen und eine positive das Leben verlängern kann. Der Effekt blieb auch unter Berücksichtigung des gesundheitlichen und sozioökonomischen Status und von Faktoren wie Alter und Geschlecht bestehen. Die Menschen, die ein positives Bild vom Alter hatten, hatten im Durchschnitt mehr als sieben Jahre länger gelebt, als die nicht so optimistischen Zeitgenossen. Wie Sie vielleicht gelesen haben, erwähne ich in der Einleitung zu diesem Buch den Roman von Jonas Jonasson mit dem Titel ‚Der Hundertjährige, der aus dem Fenster stieg und verschwand‘. Es ist die Lebensgeschichte von Allan Karlsson, der an seinem 100. Geburtstag kurz entschlossen aus dem Fenster seines Zimmers im Altenheim steigt, um der großen Feier zu entkommen und stattdessen auf Reisen zu gehen. Eine positive Grundeinstellung und solch ein Bild von einem vitalen und fidelen Senior ist also ein wirksames Lebenselixier.

Seit Jahrzehnten befasst sich auch die US-amerikanische Sozialpsychologin *Ellen Langer* mit der *‚Psychologie des Möglichen'* und untersucht, welchen Einfluss unsere Gedanken, Vorstellungen, Prägungen und Glaubenssätze auf das Leben und die Befindlichkeit haben. 1979 führte sie eine Studie durch, die sie in ihrem Buch ‚Die Uhr zurückdrehen? Gesund alt werden durch die heilsame Wirkung der Aufmerksamkeit' erwähnt. 16 Männer im Alter von 70 bis 80 Jahren verbrachten eine Woche in einem ehemaligen Kloster, das ganz in dem Stil eingerichtet war, wie es zwanzig Jahre zuvor üblich war. Aus den Musikanlagen ertönten Lieder dieser Zeit, im Fernseher liefen entsprechende Schwarz-Weiß-Filme und Fotos zeigten die Herren in jüngerem Glanz. Die Hälfte der Männer bekam zusätzlich eine spezielle Anweisung, und zwar die, sich so realistisch wie möglich vorzustellen, dass sie tatsächlich zwanzig Jahre jünger seien und ihr Leben danach noch gar nicht stattgefunden habe. Die Senioren, die für gewöhnlich betreut und gepflegt wurden, mussten sich in dieser Woche selbst versorgen, kochen und den Haushalt gemeinsam ohne Hilfe von außen erledigen. Nach Ablauf der Woche wurden sie erneut untersucht und die Ergebnisse waren erstaunlich. Nicht nur, dass die Herren sich deutlich jünger fühlten, sie wurden auch von unabhängigen Personen jünger geschätzt. Zusätzlich zeigte sich bei denjenigen, die sich bewusst auch gedanklich zurückversetzt hatten, eine deutlich bessere Beweglichkeit und ein besseres Ergebnis bei den Hör-, Seh- und Intelligenztests.

Möglicherweise kennen Sie solche wundersamen Verwandlungen auch von sich. Das Verliebtsein, eine inspirierende Beziehung, eine sinnvolle Aufgabe – solche Zustände kreieren positive Bilder und nähren die Lebensenergie. In meinem nächsten Umfeld konnte ich beobachten, wie ein älterer Witwer geistig und körperlich sichtbar aufblühte, nachdem er eine aktiv am Leben teilnehmende Frau kennengelernt hatte. Übertragen wir das in den medizinischen Kontext, macht es Sinn, älteren oder kranken Menschen optimistisch zu begegnen, ihren

Fokus auf das zu lenken, was positiv und möglich ist und dies bildhaft vor Augen zu führen, anstatt sie mit einer negativen Etikette zu versehen und damit möglicherweise zu lähmen. Wo immer möglich sollten wir die einzigartige Fähigkeit der Vorstellungskraft nutzen (⇨Imagination). Ein einziges positives *Vorbild* kann das Selbstbild wirkmächtig so verändern, dass das Leben Tag für Tag heller ist.

Im Laufe meiner Ausbildungsjahre konnte ich an so mancher Stelle beobachten, dass ärztliche Haltungen und Aussagen, die den Patienten die Zuversicht nehmen und sie verzagen lassen, in der Folge die Heilkräfte eher blockierten als aktivierten. Wir Ärzte stehen da vor einem Dilemma. Es ist einerseits unsere Aufgabe, die Patienten hinreichend über ihre Erkrankung und das weitere Vorgehen aufzuklären und andererseits möchten wir ihnen natürlich nicht schaden. Indem wir allerdings etwas benennen und bewerten, schaffen wir ein Bild, eine Vorstellung davon, machen es real, geben ihm eine Bedeutung. Bevor wir Ärzte an Patienten herantreten ist es also erforderlich, dass wir uns die Auswirkungen unserer Aussagen und unseres Tuns auf ihr Befinden bewusst machen. Ich empfinde es als eine hohe Verantwortung, das Leid und die Problematik der Patienten bereits durch die Art und Weise, wie ich ihnen begegne, zu lindern und nicht zu verstärken.

Hinderlich für das Wohlbefinden ist es auch, wenn wir übermäßig in uns hineinhören und die kleinste Veränderung als krankhaft deuten oder wenn Ärzte die Situation unangemessen problematisieren. Natürlich kommt auch das Gegenteil vor: Patienten, die die Körpersignale ausblenden oder verdrängen und Ärzte, die die Situation der Patienten und ihre Problematik nicht wahrnehmen oder unangemessen behandeln. Die gesunde Balance zwischen der erforderlichen Würdigung der *Körpersignale* und dem Vertrauen in die heilsamen Prozesse ist keine leichte, aber eine bedeutsame Herausforderung. Ein nicht zu unterschätzender Einflussfaktor sind die Verflechtungen ärztlichen Handelns mit den in unserem System unausweichlichen wirtschaftlichen Interessen. Dies birgt die Gefahr, dass letztere zu stark im Mittelpunkt stehen und wahrgenommen werden und der Mensch mit all seinen Ebenen an Beachtung und Bedeutung verliert.

Ein *Gesundheitssystem*, in dem sich Ärzte weniger um bürokratische und wirtschaftliche Belange kümmern müssen, würde bessere Möglichkeiten schaffen, um chronische Erkrankungen angemessen zu behandeln. Es würde den Raum erweitern für eingehende Arzt-Patienten-Gespräche, Beratungen zu krankheitsvorbeugenden Maßnahmen sowie zur Aktivierung der inneren Heilkräfte und für Behandlungen, die sich nicht nur den Symptomen, sondern auch den Ursachen widmen. Führten diese Aspekte in den letzten Jahrzehnten ein stiefmütterliches Dasein, werden seit geraumer Zeit die Forderungen lauter, sie wieder mehr in den Mittelpunkt zu rücken. Mit der Zunahme chronischer Leiden und von Krebserkrankungen und den damit verbundenen oft unbefriedigenden Behandlungserfolgen wächst seit einigen Jahren das Interesse an der Prävention und den körpereigenen, heilsamen Prozessen. Wichtig zu wissen ist, dass es Faktoren gibt, die diese Prozesse blockieren. Belastungen durch Toxine und die elektromagnetische Strahlung (⇨Toxine und Strahlung), chronische Keimbelastungen (⇨Chronisch krank), ungesunde Glaubenssätze und psychische Belastungen (⇨Psyche) sind Beispiele hierfür. Wirkmächtig ist auch unsere bewusste oder unbewusste Vorstellung, dass uns die Krankheit oder das Leid zu etwas dient, sei es, dass wir auf diese Weise Aufmerksamkeit und Zuwendung erlangen, sei es, dass wir uns dem Arbeitsprozess entziehen wollen, oder sei es, dass wir aufgrund von Erfahrungen der Vergangenheit ein bestimmtes Muster des *‚Opfer-Daseins‘* erfüllen. Der entscheidende Schritt in Richtung Genesung ist dann die therapeutische Behandlung zur Auflösung dieser Blockaden.

Eine wichtige Rolle bei der Aktivierung der körpereigenen Heilprozesse spielt der Lichtstreif am Horizont, die *Hoffnung*. Sie nährt unseren Glauben an einen guten Ausgang des Geschehens. Sie verhindert, dass wir im Leid verharren und resignieren, dass wir uns als machtloses Opfer sehen. Kosten wir den Geschmack von Hoffnung, schwingt da allerdings eine Angst mit, die Angst, dass die Hoffnung trügt und wir enttäuscht werden könnten. Und betrachten wir die zeitliche Komponente der Hoffnung, so spielt sie in der Zukunft. Gelingt es uns, den Lichtstreif am Horizont heranzuholen, ins Hier und Jetzt, wird es unmittelbar licht in der Dunkelheit und wir gewinnen Kraft, unser Bestes zu geben und das Leid trotz aller Widrigkeiten zu überwinden. Möglicherweise schenkt uns eine Freundin, ein Lebensbegleiter oder eine Therapeutin Beistand und Hilfe und wir können die Geschehnisse in neuem Licht sehen. Vielleicht hilft uns ein Musikstück (⇨Klang) oder die Erinnerung an etwas, das uns Freude bereitet hat (⇨Imagination). Vielleicht erkennen wir auch eine Botschaft, einen Sinn in dem Leid und gehen gestärkt einen neuen Weg. Ein fester Glaube hilft an dieser Stelle und wandelt die Hoffnung in *Zuversicht*. Letztendlich ist das Überwinden von Leid und die Heilung auch Gnade, die uns gegeben wird.

Ein sehr belebender Faktor bei all dem ist eine gute Prise *Humor* und das *Lachen*. Wie sagt uns eine orientalische Weisheit so schön: „Humor ist das Salz des Lebens, und wer gut gesalzen ist, bleibt lange frisch." Die heilende Wirkung des Lachens hat auch eine Bewegung ins Leben gerufen, die unter dem Begriff *‚Clowndoktoren'* bekannt ist. Diese Bewegung wurde von *Michael Christensen,* dem Mitbegründer des New Yorker Big Apple Circus, gestartet. Er entsandte Clowndoktoren zu kranken Kindern in Kliniken. Eine der ‚Doktorinnen', *Laura Fernandez*, konnte dann 1993 die Clowndoktoren in der Kinderklinik meiner Heimatstadt Wiesbaden, damals unter der Leitung von Professor *Michael Albani,* etablieren. Von hier aus weitete sich die Bewegung schnell im ganzen Land aus, ist vielen Kindern und ihren Eltern eine wichtige Stütze in schweren Zeiten und hilft auf wunderbare Weise wo möglich dem Heilungsverlauf.

Wie man mit Kummer und Leid umgehen und sie überwinden kann, erzählen uns auch die beiden folgenden Geschichten. Die erste handelt von einer Muschel, die, wie jede Muschel, sich von Zeit zu Zeit öffnen muss, um sich zu nähren. Eines Tages drang bei dieser Gelegenheit ein Sandkorn in sie ein. Dieses Sandkorn rieb an ihren Weichteilen und so wurde sie in ihrem Inneren schmerzhaft wund. Die Muschel versuchte daraufhin, das Sandkorn loszuwerden, was ihr jedoch nicht gelang. Nun hätte sie klagend in ihrem Leid verharren können – das tat sie aber nicht. Sie umhüllte stattdessen das Sandkorn Schicht für Schicht und verwandelte es nach und nach zu einer glatten, wunderschön glänzenden Perle.

Die zweite Geschichte eines unbekannten Verfassers hörte ich im Rahmen meiner Logotherapie-Ausbildung. Sie handelt von einem Bauern, der ein altes Pferd für die Feldarbeit besaß. Eines Tages entfloh das Pferd in die Berge, und als alle Nachbarn sein Pech bedauerten, sagte der Bauer: *„Pech? Glück?* Wer weiß?“ Eine Woche später kehrte das Pferd mit einer Herde Wildpferde aus den Bergen zurück, und diesmal gratulierten die Nachbarn dem Bauern wegen seines großen Glücks. Seine Antwort hieß: „Glück? Pech? Wer weiß?“ Als der Sohn des Bauern versuchte, eines der Wildpferde zu zähmen, fiel er vom Rücken des Pferdes und brach sich ein Bein. Jeder hielt das für ein großes Pech. Nicht jedoch der Bauer, der nur sprach: „Pech? Glück? Wer weiß?“ Ein paar Wochen später marschierte die Armee ins Dorf und zog jeden tauglichen jungen Mann ein, den sie finden konnte. Als sie den Bauernsohn mit seinem gebrochenen Bein sahen, ließen sie ihn zurück. War das nun Glück? Pech? Wer weiß.

Der Bauer konnte die *Herausforderungen* des Lebens annehmen, ohne sie zu bewerten. Wenn es uns gelingt, nicht mit unserem *Schicksal* zu hadern, können wir klarer wahrnehmen, was geschieht. Und indem wir auch im Leid die positiven Aspekte im Blick behalten, überwinden wir es leichter. Gelingt es uns, die uns gebotenen Möglichkeiten und Hilfen wahrzunehmen und anzunehmen, anstatt ohnmächtig zu erstarren, werden unsere Ressourcen aktiviert und die Heilkräfte gestärkt. Mit zunehmendem Gewahrsein des Augenblicks erweitert sich die bewusste Wahrnehmung der Geschehnisse. Häufiger bemerken wir dann auch etwas, was man *Synchronizitäten* nennt. Der Begriff wurde im Jahre 1935 von dem Psychologen *Carl Gustav Jung* eingeführt. Er verstand darunter Schwellenereignisse, die sich als Übergänge zwischen Geist und Materie manifestieren. Bei der Synchronizität geht es nicht wie beim *Kausalitätsprinzip* um die Verknüpfung von Ursache und Wirkung, sondern um zwei Ereignisse, die gleichzeitig auftreten und sinnvoll miteinander verknüpft sind. Ein Beispiel wäre, dass mir eine Kollegin einer anderen Fachrichtung von einer wirkungsvollen, neuen Behandlung erzählt und kurz darauf ein Patient in der Sprechstunde sitzt, der genau von dieser Maßnahme profitieren kann und durch unser Gespräch davon erfährt.

Oft ereignen sich Synchronizitäten unmittelbar aufeinander, manchmal zeigen sie sich erst Stunden oder Tage später. An einem lauen Sommerabend nahm ich an der Wohltätigkeitsveranstaltung eines Frauen-Clubs teil und setzte mich an einen Tisch mit zwei freien Plätzen. Wenig später kamen eine Frau und ein Mann an diesen Tisch und fragten ebenfalls nach einer Sitzmöglichkeit. Wir rückten zusammen und so kam ich mit den beiden ins Gespräch. Sie leiteten das Bethanien Kinder- und Jugenddorf in Eltville nahe Wiesbaden und erzählten mir von ihren alltäglichen Herausforderungen, den finanziellen Engpässen und ihrer großen Freude, den Kindern helfen zu können. Die beiden und ihr Tun beeindruckten mich sehr und ich bat sie um ihre Visitenkarte. Am nächsten Tag saß mir in der Sprechstunde eine Kollegin gegenüber, die mich seit Jahren regelmäßig konsultierte, um ihre Haut behandeln zu lassen. Oft wechselten wir auch ein paar Worte jenseits der Haut, meistens ihre schwere Herzkrankheit betreffend. Diesmal kam es allerdings anders. Sie erzählte mir von Ihrem Verdruss, kontinuierlich an eine bestimmte Organisation zu spenden, ohne darüber informiert zu werden, wofür das Geld verwendet wurde. Sie dachte darüber nach, die Zahlungen an diese Institution einzustellen, andererseits wollte sie so gerne etwas Gutes tun. Ich erzählte ihr von meiner Begegnung am Vortag und die Geschichte des Kinder- und Jugenddorfes. Sie war ganz Ohr, ihr Gesicht hellte sich auf, und sie notierte sich die Kontaktdaten der Ansprechpartnerin. Es vergingen ein paar Wochen, bis sie erneut vor mir saß, mit leuchtenden Augen. Sie hatte Kontakt zum Bethanien-Dorf aufgenommen und alles hatte sich wunderbar gefügt. Dank ihrer finanziellen Hilfe konnten lange gewünschte Musikinstrumente angeschafft werden. Und meine Patientin hatte nun die große Freude, dass ihr Geld in ein sinnvolles Projekt floss.

Meine Patientin hatte keine eigenen Kinder, lebte allein und wusste, dass die schwere Herzkrankheit ihr nur noch wenig Lebenszeit lassen würde. Es lag ihr am Herzen und es machte sie glücklich, sich in ihren letzten Jahren dem Wohl anderer zu widmen und etwas Sinnvolles tun zu können. Ihre Herzkrankheit konnte sie damit nicht überwinden, aber ihr Wohlwollen anderen gegenüber erhellte gewiss ihre Tage. Das erwartungslose, freudige Geben entwickelt sich, wenn wir nicht nur um uns selbst kreisen, sondern auch das, was um uns herum geschieht, wahrnehmen, wenn wir die Perspektive wechseln und uns in andere Menschen einfühlen. Von Geburt an hat der Mensch ein tiefes Bedürfnis nach Beziehung und Geborgenheit. Bei Kindern wird dieses Bedürfnis in den allermeisten Fällen durch die Eltern und nahestehende Personen erfüllt. Später liegt es an uns, gute *Beziehungen* aufzubauen, *Liebe* zu geben und Liebe zu empfangen. Das sind in der Tat bedeutsame Lebensaufgaben. Wie gelingt uns das?

Eine Voraussetzung, dass wir andere lieben können, ist, dass wir uns selbst mit unseren Unzulänglichkeiten und Stärken annehmen, wertschätzen und lieben können. Und dass wir uns von den Folgen schmerzlicher Erlebnisse der Vergangenheit befreit haben, sodass sie uns nicht mehr belasten und blockieren – denn häufig haben Probleme auf der Gefühlsebene ihren Ursprung in solchen Erlebnissen. Auf diesem Weg kann eine therapeutische Unterstützung sehr hilfreich sein.

Der Arzt für Psychiatrie, Wissenschaftler und Autor *David Servan-Schreiber* beschreibt in seinem Buch ‚Die neue Medizin der Emotionen', dass der Einklang von *Denken* und *Fühlen* eine wichtige Voraussetzung für das harmonische Zusammenleben mit anderen Menschen und unsere Freude am Leben ist. Das Denken findet im Großhirn statt, dem bewussten, rationalen Gehirn, das der Außenwelt zugewandt ist. Das Fühlen wird vom sogenannten emotionalen Gehirn, dem *limbischen Gehirn* gesteuert. Es ist unbewusst, primitiver aufgebaut, schneller in seinen Reaktionen und vorwiegend auf das Überleben bedacht. Dieser Bereich des Gehirns gibt uns an, wie wir unser Leben gestalten sollten. Das kognitive Großhirn regelt, wie wir dies umsetzen können. Da das limbische Gehirn eng mit dem Körper in Kontakt ist, können emotionale Verletzungen aus der Vergangenheit und Probleme auf der Gefühlsebene therapeutisch oft besser über Verfahren gelöst werden, die die Körpersignale berücksichtigen und nicht nur versuchen, über das gesprochene Wort zu behandeln. Die so wichtige Harmonie der beiden Gehirne hat laut Servan-Schreiber ein äußeres Zeichen: Ein *Lächeln*, bei dem nicht nur die Mundwinkel nach oben gehen, sondern sich auch die Haut um die Augen kräuselt. Dies wird unbewusst durch das limbische Gehirn gesteuert.

Als ich diese Zeilen in Servan-Schreibers Buch las, musste ich an die Folgen von *Botox-Spritzen* zur *Faltenglättung* im Gesicht denken. Wird die *Mimik* durch Botox-Spritzen gelähmt, ist der Ausdruck einer Person künstlich verändert. Die Mimik und Gestik der Personen, die uns begegnen, ermöglicht es uns, ihr Befinden zu erkennen. Das, was wir an einer Person wahrnehmen, beeinflusst wiederum unsere eigene Mimik, unsere Haltung und unsere Handlungen – was wiederum in Wechselwirkung mit unserem Gegenüber geht. Welche Auswirkungen hat es, wenn die Emotionen nicht mehr mit der Mimik übereinstimmen? Eine von Herzen kommende Freude und Heiterkeit ist so kraftvoll, dass sie in der Lage ist, alles Negative zu überstrahlen und zu überwinden. Tut sie das auch noch, wenn die Mimik eingeschränkt ist? Und inwiefern irritiert es Kleinkinder, wenn ihnen eine Mutter gegenübersitzt, deren Haut um die Augen sich nicht mehr kräuselt, deren Mimik künstlich gelähmt ist? An dieser Stelle bedarf es wissenschaftlicher Untersuchungen. Als das Spritzen von Botox in die kosmetischen Behandlungsmethoden aufgenommen wurde, habe ich aus einem ‚Bauchgefühl' heraus entschieden, diese Art der Faltenspritze nicht anzubieten. Heute weiß ich, warum.

Für das Aufbauen von Beziehungen spielen auch die Sinne, unsere Gefühle und unsere Emotionen eine wichtige Rolle. Die Begriffe Emotion und Gefühl sind in der Literatur allerdings nicht einheitlich definiert. Uns angeborene, reflexhafte Reaktionen, die unmittelbar auf etwas folgen, was uns im Außen begegnet, werden als *Emotionen* bezeichnet. Wut, Angst, Ekel, Traurigkeit und Freude sind Beispiele hierfür. Diese Emotionen dienen unserem Überleben, haben ihren

Ursprung im limbischen Gehirn und sind von einer bestimmten Mimik begleitet, die von außen erkennbar ist. Folgt man den Erkenntnissen des US-amerikanischen Neurologen *Antonio Damasio*, beziehen *Gefühle* psychische Erfahrungen mit ein und gehen mit einer geistigen Verarbeitung einher. Das Gehirn verknüpft alle Situationen, die wir erleben, mit dem Gefühl, das wir dabei empfinden und speichert dies ab. Bei anderer Gelegenheit greift es dann darauf zurück. Die geistige Verarbeitung der Gefühle ermöglicht es uns, dass wir uns für das eine oder andere entscheiden können. Und es ermöglicht uns, trotz gewisser Umstände zu handeln, zuversichtlich zu sein und mitfühlend zu empfinden.

Emotionen und Gefühle können sowohl unsere Lebensenergie schwächen als auch stärken. Indem wir hochkommende Wut, Angst oder Trauer zulassen, fühlen, in Liebe annehmen und nicht verdrängen, nehmen wir ihnen ihre lähmende Kraft. Indem wir die Freude kultivieren, können wir uns beleben und bis in die Zellen hinein stärken (⇨XX und XY). Und indem wir Liebe schenken, die von Herzen kommt, frei von Erwartungen und Bedingungen, wird sich diese wohltuend entfalten.

Hemmschuhe für unsere Entwicklung zu einem beziehungsfähigen Wesen können einerseits uns nicht entsprechende *Glaubenssätze* sein, die es zu erkennen und zu entmachten gilt, und andererseits kann es ein übermäßiges Bedürfnis nach *Sicherheit* sein. Es führt dazu, dass Gewohnheiten und Zwänge unser Leben bestimmen und dass wir den Weg des geringsten Widerstands wählen, anstatt mutig, zuversichtlich und verantwortungsvoll die Freuden und die Herausforderungen des Lebens anzunehmen. Verlassen wir die *Komfortzone*, machen wir Erfahrungen, erkennen unsere Stärken und Schwächen, erkennen das, was uns am Herzen liegt, und das, was uns weniger wichtig ist, und können vermeintliche Grenzen ausweiten und überwinden. Wir kultivieren zunehmend das, was uns Freude bereitet und lösen uns von dem, was uns belastet. Wir erkennen, was wir brauchen und sorgen für uns. Wir lassen los, was uns nicht guttut, was wir nicht brauchen und was uns nicht entspricht. Wir erobern neue Welten und die

Sicht anderer Menschen, erlangen Klarheit, ein besseres Verständnis, Respekt und Mitgefühl. Wir agieren weniger egoistisch, fühlen uns als Teil eines größeren Ganzen und rücken das Gemeinwohl in unser Blickfeld. Die Zuneigung, die wir anderen Menschen schenken, bleibt keine Einbahnstraße. Können wir Liebe empfinden für andere und das, was uns umgibt, so werden auch wir gesehen, anerkannt und geliebt. Und damit wird in uns und in anderen eine starke Heilkraft aktiviert. Liebe heilt.

Dass warmherzige, offene Beziehungen und ein reiches soziales Leben gesund halten, konnte eindrücklich die sogenannte *‚Roseto-Studie‘* zeigen. Die Geschichte dieser Studie beginnt Ende der 1950er Jahre mit dem US-amerikanischen Arzt *Stewart Wolf.* Nach einem medizinischen Vortrag in Pennsylvania setzt er sich noch mit ein paar Kollegen zum Abendessen zusammen und hört dabei eine für ihn zunächst unglaubwürdig klingende Geschichte. Ein Kollege berichtet, dass in der Gegend, in der er praktiziert, speziell in dem Dorf Roseto, die Rate an *Herzerkrankungen* und auch an sonstigen Erkrankungen deutlich niedriger liegt als üblich. Wolf wird neugierig, denn zu dieser Zeit sind Herzleiden die häufigste Todesursache bei Männern unter 65 Jahren. Anfang der 1960er Jahre beginnt er dann mit seinem Team, die näheren Umstände in Roseto eingehend zu analysieren.

Was ihn erstaunt, ist, dass die Einwohner sich nicht besonders gesund ernähren, viele übergewichtig sind und nicht wenige rauchen. Eine Erklärung für ihre Gesundheit findet er erst, als er das *Sozialverhalten* betrachtet. Wolf erfährt, dass Roseto 1882 von italienischen Auswanderern gegründet wurde und noch immer, in Erinnerung an die Heimat, die heimischen Bräuche gepflegt werden. Die Einwohner helfen sich gegenseitig und der Wohlstand des Einzelnen hat eine geringe Bedeutung. Mehrere Generationen leben unter einem Dach, man spielt zusammen und feiert gemeinsam. Fast alle Einwohner engagieren sich in Vereinen und besuchen die Messe. Sie leben also bescheiden und zufrieden in großer Harmonie und dadurch bei bester Gesundheit. Wolf und sein Team verfolgen das Schicksal der Einwohner von Roseto über einen langen Zeitraum. In späteren Jahren wird der altruistische Lebensstil aufgegeben, die nachfolgenden Generationen verlieren also ihre am Gemeinwohl orientierte Haltung und mit der Zeit sind auch in dieser Gegend die in den USA üblichen Raten an Herzleiden und anderen Erkrankungen zu verzeichnen (⇨Familie und Freunde).

In den letzten Jahren lässt sich an verschiedenen Stellen erkennen, dass sich der Zeitgeist wiederum wandelt – weg vom egogesteuerten Individualismus, von Konsum- und Profitdenken, hin zu einem nachhaltigen, am *Gemeinwohl* orientierten Lebensstil, in dem Wert auf Verbundenheit und Achtsamkeit gelegt wird. Dieser Paradigmenwechsel ist auch in der Medizin erkennbar. Die Neurowissenschaftlerin und Psychologin *Tania Singer* leitet die Forschungsgruppe ‚Soziale Neurowissenschaften' in Berlin. Sie untersucht unter anderem die Effekte mentalen Trainings von Achtsamkeit, Empathie, Mitgefühl und sozialer Intelligenz auf das menschliche Verhalten und die Gesundheit. Mittels moderner Bildgebungsverfahren lässt sich nachweisen, dass das Kultivieren von *Mitgefühl* bestimmte Hirnregionen aktiviert, die mit positiven Gefühlen assoziiert werden. Handeln, das dem Wohl anderer gilt, aktiviert die Belohnungszentren im Gehirn und erzeugt Wohlgefühl. Messbar sind auch positive Wirkungen auf das Herz-Kreislauf-System und das Immunsystem. Mitgefühl und Güte tragen maßgeblich zu unserer geistigen und körperlichen Gesundheit bei und verlängern unsere Lebenszeit.

Und dies ist in positivem Sinne ansteckend. Hilfsbereites, wohlwollendes Handeln motiviert andere, selbst demgemäß aktiv zu werden. Jeder von uns kann also über eine empathische und wertschätzende Haltung zu mehr Mitgefühl und damit zu einer Kultivierung des *Altruismus* beitragen (⇨Herz). Seine Heiligkeit, der 14. *Dalai Lama,* hat hierzu sinngemäß bemerkt, dass Liebe und Mitgefühl eine universelle Religion darstellen und dass es für diese Religion keine Kirchen und keine Tempel braucht, sondern einfach ein menschliches Wesen mit einem warmen Herzen und einem Lächeln.

Prozesse, die am Gemeinwohl orientiert sind, beschreibt die sogenannte *Co-Creation.* Erstmals hörte ich diesen Begriff in einem

Interview, das der Redner, Autor und Coach *Veit Lindau* mit der Politikwissenschaftlerin und Zukunftsforscherin *Barbara Marx Hubbard* im Jahre 2017 führte. Sie erklärte in diesem Interview, dass sich die Menschen in Zukunft zunehmend als Teil eines größeren Systems begreifen würden, das sich nicht länger nur am Wettbewerb, am Wachstum und am Erfolg Einzelner orientiert, sondern die humanitären Werte, das Gemeinwohl sowie das Wohl der Erde und der Natur in den Vordergrund rückt. Es würden sich Gruppen bilden, deren Mitglieder von Herz zu Herz miteinander verbunden sind, sich annehmen und gegenseitig stärken. So würde sich ein Resonanzfeld aufbauen, dass das Bewusstsein aller Mitglieder erweitert, wodurch ein Potential geschaffen würde, das mögliche Lösungen für bisher unlösbare Probleme aufzeigt. Gemeinsam würde man bewusst, achtsam und empathisch die innere Weisheit und Kreativität des Einzelnen nutzen und *Synergien* schaffen, die dem Gemeinwohl und einer nachhaltigen, friedlichen Welt dienen. Barbara Marx Hubbard, die im Jahre 2019 im Alter von fast 90 Jahren verstarb, widmete sich viele Jahre ihres langen Lebens der Bewusstseinsentwicklung der Menschen und brachte wichtige Beiträge hierzu in die Welt.

Auf ähnlichen Spuren wandelt die Wissenschaftsjournalistin und Autorin *Lynne McTaggart*. Aufgrund wissenschaftlicher Erkenntnisse und vieler praktischer Erfahrungen regt sie zur Gründung von Gruppen empathischer Menschen an, die mit der Intention zusammenkommen, die Not anderer Menschen zu lindern und die Welt ein wenig besser zu machen. Das genaue Vorgehen und ihre Erfahrungen damit beschreibt sie in ihrem Buch *‚Die Kraft der Acht'*. Etwa acht Menschen kommen also zusammen und richten ihre Intention gemeinsam dorthin, wo es von Nöten ist. Dabei konnte beobachtet werden, dass sich das in der Folge nicht nur auf die ‚Empfänger' positiv auswirkt, sondern auch auf die ‚Sender'. Altruismus und das Leben in einer Gemeinschaft wohlwollender Menschen ist nach McTaggarts Erfahrung ein überaus starker Gesundheitsfaktor.

Dass eine Haltung der Liebe und gemeinschaftliche Entschlossenheit Großes sogar in Zeiten der politischen und gesellschaftlichen Krise verändern können, konnten Armeniens Bürger 2018 sehr eindrücklich zeigen. Der amtierende Regierungschef des Landes hatte seine Macht in Richtung Autokratie ausgeweitet und ließ sich mit Hilfe einer Verfassungsänderung von der Regierungskoalition wiederwählen. Eine große Gruppe tatkräftiger armenischer Bürger, allen voran die dreißigjährige *Maria Karpetjan* mit einem abgeschlossenen Master in Konfliktforschung, organisierten daraufhin ausnahmslos friedliche Massenproteste, Streiks und Straßenblockaden. Den Polizisten begegneten sie mit Respekt und erhobenen Händen – und mit entwaffnender Liebe. Mit dieser ‚samtenen Revolution' und im Namen der Demokratie erreichten sie, dass der amtierende Regierungschef sein Amt niederlegte und die Bürger einen neuen Präsidenten wählen konnten. Auch dies ein wichtiger Beitrag zur Gesundheit der Bevölkerung, die Frieden, Sicherheit und eine wohlwollende, fürsorgliche Regierung braucht.

Untersuchungen an Kleinkindern ergaben, dass das Gehirn von Kindheit an darauf programmiert ist, anderen fürsorglich helfen zu wollen. Eine nicht zu unterschätzende Hürde für eine Haltung, die dem Gemeinwohl und nicht nur dem eigenen Wohl dient, ist allerdings die *Gier*, die sich bei wohlhabenden, privilegierten Menschen einschleichen kann.

Der Sozialpsychologe *Paul Piff* konnte dies in beeindruckender Weise mit einem Experiment zeigen, dass er im Jahre 2013 durchführte. Er ließ 100 zufällig ausgewählte Menschen paarweise Monopoly spielen und stattete jeweils einen Spieler bei Spielbeginn mit deutlichen finanziellen Vorteilen und Privilegien aus. Im Verlauf des Spieles veränderten diese Spieler zunehmend ihr Verhalten, wurden gierig und überheblich. Piff führte weitere Studien durch. Immer wieder zeigte sich, dass die Empathie und das Mitgefühl mit zunehmendem Reichtum geringer wurden. Damit auch Wohlhabende nicht nur gut für sich, sondern auch gut für andere sorgen, braucht es also ein waches Bewusstsein und die Erkenntnis, dass nicht das Geld allein, sondern ein wohlwollendes Verhalten und das Pflegen von Beziehungen in großem Maß zu unserer Zufriedenheit, Freude und Vitalität beitragen. Die Frage ist, wie ein gieriger und maßloser Mensch zu dieser Erkenntnis gelangt. Meist ist es erst ein gravierendes Ereignis, dass ihn aus dem gewohnten Tun und Denken reißt. Gelingt es uns, bewusst zu leben, der Maßlosigkeit die *Enthaltsamkeit* entgegenzusetzen, die Überheblichkeit zu erkennen und stattdessen *Demut* und *Dankbarkeit* zu pflegen, andere Menschen nicht auszublenden, sondern achtsam wahrzunehmen und mit *Respekt* zu begegnen, wird das Leben heller.

Auf dem Weg zu einer solchen Haltung können regelmäßig durchgeführte Meditationen wie die *Metta-Meditation* eine effektive Unterstützung sein. Die Metta-Meditation dient der achtsamen Wahrnehmung der Gefühle in der Begegnung mit anderen Menschen, einer wohlwollenden Haltung gegenüber anderen und der sozialen Verbundenheit. Während ich an diesem Kapitel schrieb, nahm ich an einem Kurs der Volkshochschule zu buddhistischer Meditation teil. Genau an dem Tag, als ich mich mit der Metta-Meditation näher beschäftigte, wurden wir von unserer Kursleiterin Ulla Reiss zum ersten Mal durch diese Art der Meditation geleitet. Eine wunderbare Fügung. Zu Beginn sollten wir uns eine Begegnung in Erinnerung rufen, die das Herz sehr positiv berührt hatte und dieses Gefühl dann im Herzen bewahren. Mit dieser ‚Sonne' im Herzen sollten wir dann in der ersten Phase der Meditation eine Haltung der *liebenden Güte* einnehmen, zunächst zu uns selbst, dann zu einer wohlgesonnen Person aus dem nahen Umkreis, in der nächsten Phase gegenüber einer wenig bekannten Person des Alltagslebens und schließlich zu einer Person, mit der wir Probleme haben. In einer abschließenden Phase stellten wir uns all diese Personen zusammen in einem Kreis vor, in dem wir uns auf Augenhöhe begegneten. Es war für mich deutlich spürbar, dass das Kultivieren einer solchen Meditation und der liebenden Güte ein überaus effektiver Beitrag für ein gelingendes Beziehungsleben und zum Frieden in uns und in der Welt ist.

➔ Machen wir uns nun noch einmal einige Aspekte des Glaubens, der Hoffnung und der Liebe bewusst, die einem vitalen und vergnügten Leben dienen:

- Glaube und Zuversicht machen uns stark, um im Fluss des Lebens zu bleiben und die natürlichen Veränderungen anzunehmen.
- Wir können darauf vertrauen, dass eines der hervorragenden Merkmale der Natur die Selbsterhaltung und Selbstheilung ist.
- Wir können zuversichtlich sein, dass die inneren Heilkräfte rund um die Uhr tagein, tagaus und Jahr für Jahr ihr Bestes geben.
- Indem wir gut auf uns achten und an einer vertrauensvollen Beziehung zu unseren Therapeuten mitwirken, unterstützen wir beide, sowohl den ‚inneren' als auch den ‚äußeren' Arzt.
- Gesunde Selbstliebe lässt uns die Signale des Körpers angemessen wahrnehmen.
- Die Wertschätzung der eigenen Persönlichkeit verhilft uns zu einem positiven Selbstbild.
- Sie trägt zur Balance zwischen der entspannten Annahme der je eigenen Schwächen und einer gesunden Selbstentwicklung bei.
- Mit wohlmeinenden, lebensfreundlichen Entscheidungen und Taten für uns und für andere erhöhen wir unsere Vitalität.
- Ein positives Bild vom Alter, ein positives Vorbild, lässt uns vitaler und länger leben.
- Zuversichtliche Hoffnung hilft uns, dass wir uns im Leid öffnen und um Hilfe bitten, die Hilfsangebote beachten und annehmen.
- Indem wir die Aufmerksamkeit auf Schönes, Gutes und Freudvolles lenken, die großen und kleinen Wunder und das Zauberhafte im Alltäglichen entdecken und wertschätzen, erhellen wir unsere Tage.
- Indem wir uns auf das Wesentliche ausrichten, hüten wir unsere Kraft.
- Glaube, Hoffnung und Liebe verhelfen uns zu Freude, Hingabe, Humor, Kreativität, Dankbarkeit, Demut und Mitgefühl.

- Ein harmonisches Leben in einer Gemeinschaft und eine Haltung, die am Gemeinwohl orientiert ist, hält uns gesund.
- Liebe, Mitgefühl, Güte und Freude haben heilende Kräfte.
- Metta-Meditationen unterstützen effektiv den Weg zu liebender Güte, guten Beziehungen und einem friedvollen Miteinander.

Mit einem Glauben, der trägt, mit einer Hoffnung, die die Qualität der steten Zuversicht hat und mit einer Liebe, die wohlwollend sowohl mir als auch anderen gilt, wird es licht in mir und in der Welt.

➔ Ein paar praktische Anwendungen:

- Legen Sie sich einen Schreibblock oder ein kleines Büchlein bereit und notieren Sie am Abend das, was Ihnen an diesem Tag Freudvolles, Gutes, Schönes, Berührendes begegnet ist. Vergegenwärtigen Sie sich noch einmal das Gefühl, das Sie währenddessen hatten und begleiten Sie dies mit einem innerlichen ‚Danke'.

- Fragen Sie einen lieben Menschen, ob er bereit ist, sich Ihnen gegenüber zu setzen, damit Sie sich gegenseitig in die Augen schauen können. Ihr Abstand sollte etwa zwei bis drei Handlängen betragen. Möglicherweise ist dieser Mensch auch Sie selbst, dem Sie sich in einem Spiegel begegnen. Vielleicht gelingt es Ihnen, dies in einer Haltung der Achtsamkeit und Dankbarkeit und ohne spezielle Erwartungen zu tun. Eine Vorbereitung hierfür können die Bücher von Bernd Kolb, ‚Atman' und ‚Brahman' sein, die Fotografien enthalten, die ebenfalls zum ‚in die Augen schauen' einladen.

- Schließen Sie Ihre Augen. Nehmen Sie einen langen, tiefen Atemzug. Beim Ausatmen durch den Mund formulieren Sie: „Ich lasse los, was nicht zu mir gehört" und stellen sich vor, wie alles Negative und Fremde Sie verlässt. Atmen Sie nun durch die Nase ein und formulieren Sie innerlich den Satz: „Ich nehme Liebe in alle Zellen meines Körpers auf" und stellen sich vor, wie helles, warmes Licht in sie hineinströmt. Wiederholen Sie dies noch zwei Mal.

- Möchten Sie mit einer kleinen Geste zum *Frieden* beitragen? Sie können sich einer weltweiten Bewegung anschließen und das Trinken von Wasser mit den folgenden Worten begleiten: „Die Welt ist in Frieden und ich bin es auch."

Literatur und Quellen zum Weiterlesen:

James Redfield, Carol Adrienne: Die Erkenntnisse von Celestine. Das Handbuch zur Arbeit mit den ‚Neuen Erkenntnissen' (2000);

Clarke Stout et al.: Unusually Low Incidence of Death from Myocardial Infarction. Study of an Italian American Community in Pennsylvania, in: JAMA 188 9 (1964);

B. Egolf et al.: The Roseto Effect. A 50-Year Comparison of Mortality Rates, in: American Journal of Public Health 82 (1992);

Udo Pollmer et al.: Liebe geht durch die Nase. Was unser Verhalten beeinflusst und lenkt (2001);

Becca R. Levy et al.: Longevity Increased by Positive Self-Perception of Aging, in: Journal of Personality and Social Psychology, Vol.83, No.2 (2002);

Antonio R. Damasio: Descartes' Irrtum. Fühlen, Denken und das menschliche Gehirn (2004);

David Servan-Schreiber: Die Neue Medizin der Emotionen (2006);

Bede Griffiths, Roland R. Ropers: Eine Welt, eine Menschheit, eine Religion (2007);

William P. Young: Die Hütte – Ein Wochenende mit Gott (2009); verfilmt unter der Regie von Stuart Hazeldine (dt.2017);

Ellen Langer: Die Uhr zurückdrehen? Gesund alt werden durch die heilsame Wirkung der Aufmerksamkeit (2011);

Willigis Jäger: Finde deinen inneren Weg (2011);

Paul K. Piff et al.: Higher social class predicts increased unethical behavior, in: Proceedings of the National Academy of Sciences, 109 (2012);

Marion Küstenmacher, Tilmann Haberer, Werner Tiki Küstenmacher: Gott 9.0. Wohin unsere Gesellschaft spirituell wachsen wird (2013);

Bernd Kolb: Atman. Seele (2015);
ders.: Brahman – Wer und was sind wir? (2017);

Lissa Rankin: Warum Gedanken oft stärker sind als Medizin. Wissenschaftliche Beweise für die Selbstheilungskraft (2017);

Russell Kolts & Thubten Chodron: Die Weisheit eines offenen Herzens (2016);

Tosha Silver: Unverschämt optimistisch. Warum wir grenzenlos vertrauen dürfen (2016);

James R. Doty: Der Neurochirurg, der sein Herz vergessen hatte (2017);

Marino A. Bruce et al.: Church attendance, allostatic load and mortality in middle aged adults, in: Plos One, May 16 (2017);

Jonas Jonasson: Der Hundertjährige, der aus dem Fenster stieg und verschwand (2017);

Viktor E. Frankl: Trotzdem Ja zum Leben sagen. Ein Psychologe erlebt das Konzentrationslager (2018);

Dawson Church: Geist über Materie. Die erstaunliche Wissenschaft, wie das Gehirn die materielle Realität erschafft (2018);

Lynne McTaggart: Die Kraft der Acht (2018);

Matthieu Ricard, Tania Singer, Kate Karius: Die Macht der Fürsorge. Für eine gemeinsame Zukunft, Wissenschaft und Buddhismus im Dialog mit dem Dalai Lama (2019);

Carolyn P. Anderson, Katharina Roske: Das Co-Creation Handbuch 2.0. Ein praktischer Leitfaden zur Entdeckung deines Lebensplans und für gelingende Beziehungen in einer neuen Welt (2019).

Zum Schauen:

Dancing Beethoven, Regie Arantxa Aguirre (2017);

Prince Ea: What is Love? YouTube-Video (2014).

Zum Hören:

All you need is Love, Popsong der 'Beatles' (John Lennon, Paul McCartney, Ringo Starr, George Harrison), Autor: John Lennon (1967);

Amazing Grace, Text John Newton (1725-1807), Melodie erstmals 1831, gesungen von Andrea Bocelli (2001);

Over the Rainbow, Text E.Y. Harburg, Melodie Harold Arlen (1939), Version von Israel 'IZ' Kamakawiwo'ole (1990).

H

HERZ – von großen Gefühlen und kleinen Prinzen

Vor ein paar Jahren schenkte mir eine liebe Freundin das Buch ‚Der Neurochirurg, der sein Herz vergessen hatte' von *James R. Doty*. Es erzählt die wahre Geschichte eines Arztes, der auf wundersame Weise erfährt, welch ein wertvoller Kompass sein Herz ist und dass es ihn in die richtige Richtung führt. Diese Geschichte war ein wichtiger Impuls, mich in diesem Kapitel dem Herz zu widmen. Das, was Sie lesen werden, wird wenig mit dem zu tun haben, was ich im Medizinstudium über das Herz gelernt habe: Das Herz als Muskel, der ohne Unterlass das Blut durch den Körper pumpt und unser Leben erhält. Im Normalfall 60 bis 70 Mal pro Minute und 100.000 Mal pro Tag. Ein Leben lang. Nein, diese so lebenswichtige und bemerkenswerte Eigenschaft des Herzens und seine Funktion im Einzelnen kommen hier nur wenig zur Sprache. Und es wird auch nur hier und da um Erkrankungen des Herzens im medizinischen Sinne gehen, auch wenn Herz-Kreislauferkrankungen seit langem zu den häufigsten Todesursachen zählen (⇨Chronisch krank).

Es soll vielmehr um das gehen, was neueste Forschungen gezeigt haben und was der deutsche Lyriker *Novalis* Ende des 18. Jahrhunderts bereits so treffend in einem Satz zum Ausdruck gebracht hat: „Das Herz ist der Schlüssel der Welt und des Lebens." Es wird also vor allem um das Herz als Ort der Weisheit und der Empfindung gehen.

Im Allgemeinen wissen wir sehr gut, dass das Herz weit mehr als eine Pumpe ist. Wir verbinden damit *Gefühle*, Güte und *Liebe* und in so mancher Redewendung bringen wir das zum Ausdruck. Wir fühlen am Herzen, wenn wir Angst haben. Das Herz schmerzt, weil wir Liebeskummer haben. Wir spüren im Herzen Freude und Glücksgefühle, die für unser körperliches und geistiges Wohlbefinden sorgen. Das Herz ermöglicht es uns, jenseits des rationalen Verstandes zu erkennen und zu verstehen. In den großen Weisheitslehren wird das Herz seit Jahrtausenden als Sitz der *Seele* und als Verbindung zu den unbewussten, geistigen Ebenen des Seins gesehen.

Seit einigen Jahrzehnten haben sich Forscher auf den Weg gemacht, dies auch wissenschaftlich zu belegen. Sie zeigen, wie und auf welch unterschiedlichen Wegen das Herz und das Hirn miteinander kommunizieren. Da ist die Kommunikation über das *autonome Nervensystem*, also über sympathische und parasympathische Nervenfasern. Die sympathischen Fasern fungieren quasi als das Gaspedal, die parasympathischen als die Bremse. Da ist weiterhin die Kommunikation über Botenstoffe, also über Hormone und Neurotransmitter. Das Herz selbst schüttet nach Bedarf Adrenalin, Noradrenalin und Oxytocin aus. Die Ausschüttung von *Oxytocin* führt dazu, dass wir *Mitgefühl* und Liebe empfinden können (⇨Familie und Freunde, ⇨Ruhe und Regeneration).

In den letzten Jahrzehnten wurde von wissenschaftlicher Seite entdeckt, dass das Herz außerdem über ein weiteres eigenständiges, vom autonomen Nervensystem und dem Gehirn unabhängig agierendes Netzwerk verfügt. Dieses *neuronale Netzwerk* mit etwa 40.000 Nervenzellen nimmt selbst Dinge wahr und reagiert darauf. Und neuerdings wird ein Feld erforscht, das von der konventionellen Medizin wenig beachtet, aber sehr gut messbar ist. Das *elektromagnetische Feld*. Es umgibt das Herz, überträgt Informationen und kann noch in mehreren Metern Entfernung vom Körper nachgewiesen werden. Forscher des kalifornischen *Institute of HeartMath* konnten feststellen, dass positive *Gefühle* und *Emotionen* wie Liebe und Freude ein harmonisches und gleichmäßiges Feld erzeugen, wohingegen negative Emotionen wie Wut und Angst ein gestörtes Muster zeigen.

Viel beachtet wurden die Forschungen zu den regen Wechselwirkungen zwischen dem neuronalen Netzwerk des Herzens und des Gehirns. Das Herz beeinflusst mit seiner Intelligenz das emotionale

Gehirn, auch *limbisches Gehirn* genannt. Die Beziehung der beiden ist ein Schlüssel zur *emotionalen Intelligenz*, womit die Fähigkeit gemeint ist, eigene und fremde Gefühle wahrzunehmen, zu verstehen und zu beeinflussen. Der Begriff wurde von dem US-amerikanischen Wissenschaftsjournalisten *Daniel Goleman* populär gemacht. Der klassische ‚IQ' wurde durch den ‚EQ', also der ‚Emotional Intelligence', erweitert. Menschlichkeit, Mitgefühl, Höflichkeit und Kommunikationsfähigkeit wirken demnach stärker auf den persönlichen und beruflichen Erfolg ein, als der IQ allein. Herzensbildung eben.

Das emotionale Gehirn ist unbewusst und relativ primitiv aufgebaut. Es reagiert schnell, ist vorwiegend auf das Überleben bedacht und steht im engen Kontakt zum Körper. Dies im Gegensatz zum kognitiven Neocortex des Gehirns, der bewusst, rational und der Außenwelt zugewandt ist. Wenn Herz, Verstand und Gefühle zusammenarbeiten, steigert sich unsere Fähigkeit zur Selbstregulation und die Vitalität. Wir sind im Zustand der *Kohärenz*.

Dies hat unmittelbare Auswirkungen auf unser Wohlbefinden:

- Wir atmen ruhiger.
- Der Blutdruck sinkt.
- Wir sind entspannt.
- Wir sind wach.
- Wir sind weniger gestresst.
- Wir sind emotional stabiler.
- Wir leiden weniger an Ängsten und Depressionen.
- Wir erleben mehr Flow-Zustände, fühlen uns eins mit dem, was wir tun.
- Die Immunabwehr ist aktiver.
- Wir sind weniger anfällig für Krankheiten.
- Wir verbrauchen weniger Energie.
- Wir altern langsamer.

Im Kapitel ⇨Stress finden Sie eine ausführliche Beschreibung des *autonomen Nervensystems*, dieser wichtigen Schaltzentrale des Körpers. Am Herzen können wir ablesen, ob die Steuerung des aktivierenden *Sympathikus* und des bremsenden *Parasympathikus* in der Balance ist. Bei einem Menschen mit einer intakten Regulation verändert sich die *Herzschlagrate* permanent mit jedem Ein- und Ausatmen. Beim Einatmen schlägt das Herz etwas schneller, beim Ausatmen etwas langsamer. Diese Anpassung nennt man *Herzratenvariabilität*, abgekürzt *HRV*. Erfahrene Therapeuten der Chinesischen Medizin können bei der eingehenden Pulsdiagnostik mit ihren Fingern die Herzratenvariabilität erfühlen. In der medizinischen Ausbildung der westlichen Welt lernen wir diese Methode nicht und bedürfen der elektronischen Technik.

In den letzten Jahren hat sich eine Methode etabliert, mit der man die Herzratenvariabilität verhältnismäßig einfach messen und Einschränkungen veranschaulichen kann. Zunächst erfolgt mit Hilfe eines mit Elektroden versehenen Brustgurts die Messung des *Stressindexes* und der Pulswelle des Herzens unter Ruhebedingungen. Das Ergebnis wird graphisch dargestellt. Zeigt sich eine eingeschränkte Funktion des Parasympathikus, erfolgt eine zweite Messung, während der der Patient nach Vorgabe tief ein- und ausatmet. Kann der Parasympathikus auch mit dieser Atemtechnik nicht stimuliert werden, bleibt die HRV eingeschränkt, wird in einem Gespräch die Lebenssituation des Patienten geklärt. Eine eingeschränkte HRV weist auf *Dauerstress* hin. Eine anhaltende Fehlfunktion des Parasympathikus führt zu eingeschränkten Regenerations- und Heilungsprozessen. Unsere Vitalität leidet, Ängste und depressive Stimmungen können auftreten. Ein differenziertes Bild zeigt eine 24-Stunden-Messung. Während der Messung schreibt der Patient auf, welche Tätigkeiten er wann ausführt. So lässt sich unter anderem feststellen, ob der Körper im Schlaf ausreichend zur Ruhe kommt und der Sympathikus auf kleiner Flamme brennt.

Wenn in Stressphasen eine *bewusste Tiefenatmung* ausgeführt wird, kann die HRV unmittelbar gesteigert werden. Atem- und Herzfrequenz werden synchronisiert, der Parasympathikus aktiviert und trainiert und der Sympathikus dadurch gebremst. Sehr effektiv ist diesbezüglich die *‚Ujjayi-Atmung'*, auch ‚Meeresrauschen-Atmung' genannt, eine spezielle Technik der Atemschule des Yoga (⇨Yoga). Empfinden wir Freude, Liebe und Mitgefühl sorgen wir ebenfalls für einen Anstieg der HRV, wohingegen Unsicherheit, Wut, Frustration und Stress zu einer Abnahme führen. Der Chronobiologe und Autor mehrerer Bücher *Maximilian Moser* konnte mit wissenschaftlichen Studien belegen, dass auch durch das Singen spezieller Mantren (⇨Klang) die HRV positiv beeinflusst werden kann.

Nach diesen Zeilen über das Zusammenspiel von Herz und Hirn möchte ich Ihnen im Folgenden die Geschichte eines kranken Herzens erzählen. Diese Geschichte hörte ich im März 2016 auf dem Weg in die Berge von Soria. Ich hatte ein Höhlenhaus auf Gran Canaria gemietet, das man nur mit einem Geländewagen erreichen konnte. So traf ich den Vermieter, nennen wir ihn Peter, in einem Ort an der Südküste der Insel, in Arguineguín. Unser Treffpunkt war ein Supermarkt, in dem ich vorab die Nahrungsmittel für meine zwei Tage in der Abgeschiedenheit gekauft hatte. Von dort fuhren wir mit unseren Autos einige Kilometer Richtung Norden zu einem Parkplatz. Mit leichtem Gepäck stieg ich dann in seinen Jeep um. Nun ging es steil und kurvenreich eine Holperpiste bergauf, spektakuläre Ausblicke inbegriffen. Durch unsere E-Mails vor der Reise wusste Peter, dass ich Ärztin bin – und so erzählte er mir während der Fahrt die Geschichte seines Herzens:

Sie beginnt, als Peter Ende zwanzig ist. Er erleidet einen Herzinfarkt und wird notfallmäßig in eine Klinik eingeliefert. An den verengten Stellen seiner *Herzkranzgefäße* bekommt er *Stents* gelegt, Implantate, die die Gefäße offenhalten, damit das Blut wieder fließen kann. Von nun an muss er viele Herz-Medikamente nehmen. Dennoch kommt es in den folgenden Jahren immer wieder zu massiven Schmerzen in der Brust und zu mehreren Herzinfarkten. Peter ist inzwischen Familienvater und beschließt gemeinsam mit seiner Ehefrau, das Leben grundlegend zu ändern. Sie verkaufen ihr Hab und Gut und reisen auf einem

Segelboot ans andere Ende der Welt. Seine Herzprobleme werden nur wenig besser. Nach ein paar Jahren verkaufen sie das Segelboot wieder und siedeln sich in Schweden an – in der Hoffnung, dass das Leben dort eine Wende bringen wird. Dennoch kommt es immer wieder zu koronaren Ereignissen in Form von angstschürenden Brustschmerzen und lebensbedrohlichen Herzinfarkten. Insgesamt werden Peter im Laufe der Jahre neun Stents eingesetzt. Peter sucht weiter nach den Ursachen seiner Herzprobleme und nach Möglichkeiten der Heilung. Er fragt seine behandelnden Ärzte, liest viel und probiert einiges aus. All das ändert nichts. Seine Frau bekommt ein weiteres Kind und er kommt auf die Idee zu recherchieren, inwiefern Muttermilch einen positiven Effekt für ihn haben könnte. Bei seiner Recherche trifft er auf Studien, die das *Milcheiweiß* der Kuhmilch als Auslöser von Krankheiten bei Menschen sehen. Das ist neu für ihn. Er beschließt, diesem Hinweis zu folgen.

Von nun an verzichtet er auf sämtliche Milchprodukte und versorgt sich mit pflanzlichen Eiweißquellen. Und plötzlich stellt sich eine Veränderung ein: Innerhalb weniger Wochen geht es ihm deutlich besser. Nach und nach kann er seine Herzmedikamente absetzen, seine Brustschmerzattacken und Herzinfarkte gehören nun der Vergangenheit an. Ab und zu nimmt er ein altbewährtes Mittel, Strophanthin, ein – sonst nichts. Es beginnt ein neues Leben für ihn – frei von Angst und Schmerzen und mit großer Freude.

In ihrem Buch *‚China Study'* führen *T. Colin Campbell* und *Thomas M. Campbell* wissenschaftliche Studien mit ähnlichen Fällen auf. Sie berichten unter anderem von den Erfolgen des US-amerikanischen Mediziners *Caldwell B. Esselstyn jr.* bei der Behandlung der *koronaren Herzkrankheit.* Esselstyn begann seine Studien im Jahre 1985 mit 18 schwer herzkranken Patienten. In den acht Jahren vor Beginn der Studie hatten diese Patienten insgesamt 49 koronare Ereignisse erlitten. In den 11 Jahren nach Beginn der Studie trat bei allen, die sich an Esselstyns *Ernährungsvorgaben* gehalten hatten, kein einziges koronares Ereignis auf. Die Teilnehmer der Studie wurden von Esselstyn kontinuierlich betreut und mieden Öle, Fleisch, Geflügel, Fisch und Milchprodukte.

Campbell berichtet auch von einem US-amerikanischen Mediziner, *Dean Ornish.* Ornish führte die Lifestyle-Herzstudie und über viele Jahre das Multicenter Lifestyle Demonstration Project durch, bei denen er schwer herzkranke Patienten ebenfalls allein mittels Änderung ihres Lebensstils behandelte. Die Patienten hielten eine fettarme, pflanzliche Kost ein. Sie praktizierten außerdem Yoga und Meditation (⇨Yoga). Sie bewegten sich körperlich mindestens drei Stunden in der Woche, was das Risiko für Herzkrankheiten signifikant senkt (⇨Bewegung und Haltung). Außerdem pflegten sie ihre *sozialen Beziehungen* und trafen sich zweimal pro Woche für jeweils vier Stunden zur gegenseitigen Unterstützung. Ornish erzielte mit diesen Maßnahmen bemerkenswerte Ergebnisse, besonders im Vergleich zu den eher mageren Erfolgen der etablierten und kostenintensiven Behandlungen mittels der zu dieser Zeit üblichen Angioplastie oder Bypassoperation.

Colin Campbell resümiert in seinem Buch, dass durch die ‚China Study' und zahlreiche weitere von ihm aufgeführte Studien klar belegt ist, dass eine *Ernährung*, die aus vollwertigen pflanzlichen Nahrungsmitteln besteht und tierische Eiweiße meidet, Herzkrankheiten und viele weitere Krankheiten verhindern und lindern könnte und zahlreichen Menschen das Leben retten würde (⇨Ernährung). Dies würde ebenfalls bedeuten, dass weitaus weniger Medikamente verordnet und eingenommen werden müssten. Ende der 1970er Jahre wurden zum Beispiel *Statine* als *Cholesterinsenker* entdeckt und werden seitdem bei erhöhten Cholesterinwerten, zur Vorbeugung eines *Herzinfarktes*, nach einem Herzinfarkt und bei *Diabetes mellitus* eingesetzt. Weltweit nehmen mehr als 200 Millionen Menschen Statine ein. Von Seiten der Pharmakonzerne werden dadurch pro Jahr Umsätze in Höhe von etwa 25 Milliarden Dollar erwirtschaftet. Wenn die Ernährung aus pflanzlichen Nahrungsmitteln bestünde, würden, abgesehen von diesen wirtschaftlichen Belangen, die *unerwünschten Wirkungen* und Wechselwirkungen der Herzmedikamente wegfallen. Im Falle der Statine sind das unter anderem Muskelbeschwerden, eine Erniedrigung des *Coenzym Q10* und eine Erhöhung der Leber- und Zuckerwerte.

Seit dem Erscheinen der *,China Study'* gibt es auch kritische Kommentare. Wichtig zu wissen ist in diesem Zusammenhang, dass die ‚China Study' an Tausenden von Menschen über viele Jahre unter strengen wissenschaftlichen Kriterien durchgeführt wurde und von staatlichen Gremien kontrolliert und überprüft wurde. Rückblickend auf meine Ausbildung und die Schulzeit meiner drei Kinder wünsche ich mir, dass das Thema Ernährung einen deutlich breiteren Raum in der Schulbildung unserer Kinder, in der Information der Verbraucher und nicht zuletzt in der Ausbildung der Ärzte und Heilpraktiker sowie in der Behandlung von Patienten bekommt.

Kommen wir zurück zum Anfang, zu James R. Doty und seinem Buch ‚Der Neurochirurg, der sein Herz vergessen hatte'. Doty erzählt davon, dass die harmonische Verbindung von Herz und Hirn zum Wohle aller eine außergewöhnliche Magie hervorbringt, die uns fröhlicher und gesünder macht. Anhand seiner eigenen Lebensgeschichte veranschaulicht er uns seinen Weg zu einem mitfühlenden Arzt, der seinen Patienten und Mitmenschen und nicht zuletzt sich selbst auf Augenhöhe mit Demut, Güte und Liebe begegnet. Wenn wir kreativ und mutig echtes Mitgefühl kultivieren und dies zu unserer täglichen Aufgabe machen, wird unsere Welt und die vieler anderer Menschen zunehmend heller werden.

Das Herz ist weit mehr als nur eine Pumpe. Es ist ein sensibles und intelligentes Organ, das Organ der Emotionen, der Intuition, der Weisheit und der Liebe. Es hat eine ausgesprochen komplexe Bedeutung für uns. Mit einer ausgewogenen und gesunden Lebensweise im Allgemeinen und mit einer in den Stressphasen bewusst eingesetzten Atmung im Speziellen sorgen wir für eine harmonische Verbindung zwischen Herz und Hirn. Auf diesem Wege unterstützen wir die inneren Heilkräfte, gewinnen an Energie und Lebensfreude und stärken unsere Verbindung zu allem was ist.

➔ **Das Wichtigste in Kürze:**

- Das Herz ist ein Ort der Empfindung und der Weisheit.
- Das Herz schüttet unter anderem den Botenstoff Oxytocin aus, der uns Mitgefühl und Liebe empfinden lässt.
- Das Herz verfügt über ein eigenständiges neuronales Netzwerk.
- Das elektromagnetische Feld des Herzens steht in Wechselwirkung mit der Umgebung und reagiert beispielsweise auf Gefühle.
- Emotionale Intelligenz beruht auf der Verbindung zwischen Herz und Hirn.
- Der Zustand der Kohärenz hat vielfältige positive Auswirkungen auf unser Befinden.
- Dauerstress führt zu einer eingeschränkten HRV und macht uns krank.
- Mit einer bewussten Tiefenatmung und mit positiven Gefühlen kann die HRV und unser Befinden unmittelbar gesteigert werden.
- Mit unserer Ernährung nehmen wir Einfluss auf das Herz-Kreislauf-System.
- Meditative Techniken, ein ausreichendes Maß an Bewegung und gute soziale Beziehungen senken das Risiko für Herzerkrankungen.

➔ Ein paar Zuwendungen für Ihr Herz:

- Setzen Sie sich einen Moment an einen schönen Ort mit einem Schreibblock und einem Stift. Schreiben Sie auf, was ihr Herz erfreut. Überlegen Sie nicht lange. Was hat Ihnen in den letzten Monaten oder Jahren ein *Lächeln* ins Gesicht gezaubert? Schreiben Sie eine Liste mit den ‚top ten' und hängen Sie diese an die Kühlschranktür. Versuchen Sie jede Woche mindestens einen Punkt dieser Liste in Ihren Tagesablauf einzufügen.

- Befassen Sie sich ein wenig mit der verborgenen Kraft, die in Ihren Fingern steckt, dem *Jin Shin Jyutsu.* Umfassen Sie den kleinen Finger locker mit der anderen Hand. Das verbindet Sie mit Ihrem Herz und schenkt Ihnen Entspannung, Freude und ein Lächeln. Näheres können Sie im Buch von Waltraud Riegger-Krause ‚Jin Shin Jyutsu' nachlesen.

- Wenn Sie die harmonische Verbindung zwischen Herz und Hirn stärken möchten, können Sie dies über sogenannte ‚Herz-Kohärenz-Übungen' mit Hilfe des Atems. Solche Übungen finden Sie im Buch von David Servan-Schreiber ‚Die neue Medizin der Emotionen' oder auf der Webseite des HeartMath-Instituts.

Ich schließe in Gedenken an den kleinen Prinzen aus dem Buch ‚Der kleine Prinz' von Antoine de Saint-Exupéry. Durch den Fuchs hatte er gelernt, dass man sich nicht allein an Äußerlichkeiten orientieren sollte – denn es braucht das Herz, um wirklich gut zu sehen.

Literatur und Quellen zum Weiterlesen:

Novalis, Fragmente. Erste, vollständig geordnete Ausgabe hg. von Ernst Kamnitzer (1929);

Antoine de Saint-Exupéry: Der kleine Prinz (frz. 1943; erstmals dt. 1950);

Daniel Goleman: EQ, Emotionale Intelligenz (1997);

David Servan-Schreiber: Die Neue Medizin der Emotionen. Stress, Angst, Depression: Gesund werden ohne Medikamente (2006)

Waltraud Riegger-Krause: Jin Shin Jyutsu. Die Kunst der Selbstheilung durch Auflegen der Hände (2012);

Jan-Philipp Sendker: Das Herzenhören (2012);

Drunvalo Melchizedek: Aus dem Herzen leben (2014);

James R. Doty: Der Neurochirurg, der sein Herz vergessen hatte (2017);

Maximilian Moser: Vom richtigen Umgang mit der Zeit: Die heilende Kraft der Chronobiologie (2017);

T. Colin Campbell, Thomas M. Campbell: China Study. Pflanzenbasierte Ernährung und ihre wissenschaftliche Begründung (2017);

Russell Kolts, Thubten Chodron: Die Weisheit eines offenen Herzens (2018);

Doc Childre, Howard Martin: Die HerzIntelligenz-Methode: Grundlagen, Anwendungen, Perspektiven (2000);

Studien unter Beteiligung des HeartMath-Instituts auf der Website www.heartmathdeutschland.de.

IMAGINATION – ich seh‘ etwas, was du nicht siehst …

Kennen Sie dieses Spiel von Ihren Kindern oder aus Ihrer eigenen Kindheit? Auf langen Autofahrten haben wir uns gegenseitig diese Frage gestellt, um die Langeweile zu vertreiben. Die Augen öffnen für das, was um uns herum ist. Von der Masse der Sinnesreize nehmen wir bewusst selektiv nur einen Bruchteil wahr, nämlich das, worauf wir uns konzentrieren. Je nachdem wer wir sind, welche Erfahrungen wir gemacht haben und was wir erwarten, sehen wir. Vieles blenden wir dabei aus. Und das, was wir sehen, bewerten und verarbeiten wir individuell unterschiedlich. Denken Sie an das halbvolle und das halbleere Glas. Mit einer positiven *Lebenseinstellung* nehmen wir die Welt anders wahr, als im gestressten, frustrierten oder ängstlichen Zustand. Für ein gelingendes Leben ist es hilfreich, das unabänderliche Auf und Ab durch eine helle Brille zu betrachten.

So, wie wir im Außen Bilder wahrnehmen, haben wir auch die Fähigkeit, *innere Bilder* in Form von Gegenständen, Personen oder Situationen zu visualisieren. Spitzensportler machen sich das zunutze, indem sie den optimalen Ablauf ihrer Bewegung im Vorfeld immer wieder visualisieren. Im Zustand der vollkommenen Entspannung ist es möglich, auf eine noch tiefere Ebene zu gelangen und unbewusste innere Bilder wahrzunehmen. Auf dieser tieferen Ebene können die inneren Heilkräfte aktiviert werden. In diesem Kapitel werden Sie erfahren, welche Bedeutung innere Bilder in der Heilkunde seit jeher haben, wie sie in der Medizin und Psychotherapie eingesetzt werden und wie Sie selbst die Kraft der inneren Bilder nutzen können.

Das Wort Imagination wird als die Fähigkeit bezeichnet, sich Bilder im Geiste zu entwickeln und wird synonym zum Begriff *‚Einbildungskraft‘* gebraucht. In vielen alten Heilkulturen wurde die Kraft der inneren Bilder seit jeher angewendet. *Schamanen* zum Beispiel setzen sie bei ihren Heilritualen seit etwa 30.000 Jahren ein. Während der sogenannten *‚schamanischen Reise‘* geleiten sie mit Hilfe monotoner Trommelrhythmen hinaus aus der alltäglichen Wirklichkeit und hinein in eine imaginäre Welt, in eine Trance. In diesem veränderten Bewusstseinszustand zeigen sich dem Schamanen die Ursachen der Erkrankungen in Bildern. Mit der Unterstützung der in der *Trance* angerufenen geistigen Helfer werden dann die Leiden der Klienten gelöst. Am Ende dieser Reise wird ein Bild der neuen, gesunden Lebenskraft entwickelt.

Auch in der *Chinesischen Medizin* ist die Imagination seit Jahrhunderten in die Heilkunst integriert. Die Tradition des *Qigong* pflegt die Gesundheit, indem sie die Lebensenergie Qi durch Atem- und Bewegungsübungen, Meditationen und Imaginationen zum Fließen bringt. Eine Übungsreihe aus meditativen Bewegungen harmonisiert den Körper, die Atmung und den Geist. Während der Übungen werden bestimmte Naturbilder imaginiert. Beim ‚Kranich-Qigong‘ zum Beispiel sorgt der Übende mit dem Unterkörper für einen festen Stand, indem er sich zur Erde hin verwurzelt, wohingegen die Bewegungen des Oberkörpers und der Arme der Vorstellung des fliegenden Kranichs folgen und so die *Lebensenergie* zum Fließen bringen (⇨Qi und Energie).

Paracelsus, der schweizerische Arzt, Philosoph und Mystiker, lehrte Anfang des 16. Jahrhunderts, dass der Mensch über eine sichtbare und unsichtbare ‚Werkstatt‘ verfüge, um zu heilen. Die sichtbare Werkstatt sei der Körper, die unsichtbare die Imagination. Letztere diene der Seele als Sonne. Paracelsus erhob die Imagination als Mittler zwischen Denken und Sein und sah in ihr ein wichtiges Element im Heilungsprozess.

In der Psychotherapie galten innere Bilder zu Zeiten Sigmund Freuds als Zeichen der Unreife. Der Schweizer Psychiater *Carl Gustav Jung* führte die Imagination ungeachtet dessen Anfang des 20. Jahrhunderts in seine Behandlungen ein. Die von seinen Patienten bewusst erlebten Bilder waren für Carl Gustav Jung Mittler zwischen dem Bewussten und dem Unbewussten. Er nutzte die Bilder, um die im Unbewussten liegenden, unverarbeiteten Konflikte und Verletzungen der Vergangenheit zu behandeln. Heutzutage ist die Kraft der inneren Bilder in vielen Psychotherapiemethoden integriert.

Im Rahmen meiner medizinischen Ausbildung erfuhr ich von den therapeutischen und gestalterischen Möglichkeiten der Imagination wenig. Nach meinem Studium las ich begeistert die Bücher des Neurologen und Psychiaters *Viktor Frankl*. Parallel zu meiner Facharztausbildung zur Hautärztin absolvierte ich die Ausbildung in der von ihm entwickelten Logotherapie und Existenzanalyse, auch sinnzentrierte Psychotherapie genannt. Frankl führt in seinen Schriften aus, dass es die geistige Dimension ist, die uns letztlich zum Menschen macht – unabhängig von Körper und Seele. Mit der Imagination besitzen wir laut Frankl die Fähigkeit, über das Denken hinaus den Raum des tiefsten Selbst zu erreichen. Diesen Raum des geistig Unbewussten sah er als einen Ort des Urvertrauens, der Intuition, der Spiritualität, der Freiheit, der Liebe und der Selbstheilungskräfte, als einen Ort, an dem die kreative Heilung der ungelösten Konflikte und Probleme des Menschen geschehen kann. So lernte ich die Arbeit mit inneren Bildern kennen.

Anfang der 1990er Jahre fand das Buch ‚Wieder gesund werden' des US-Amerikaners *O. Carl Simonton* zu mir. Es handelt von der heilenden Kraft innerer Bilder bei Krebs. Fasziniert las ich die Berichte über schwer krebskranke Menschen mit schlechter Prognose, die durch die Methode von Simonton ihre Selbstheilungskräfte aktivieren konnten und gesundeten. Simonton war Radiologe, Strahlentherapeut und ein Pionier der Psycho-Onkologie. Mehr als 30 Jahre lang begleitete er die Behandlung von Krebspatienten. Im Zustand der vollkommenen Entspannung imaginierten seine Patienten mehrmals täglich, dass die Chemo- oder Strahlentherapie, sofern eine durchgeführt wurde, stark und mächtig ist. Den Krebs dagegen stellten sie sich als schwach und untergeordnet vor. Sie entwickelten Bilder von einem angriffslustigen und kampffreudigen Heer körpereigener Abwehrzellen, das die Krebszellen überwältigt und zerstört. Abschließend folgten Bilder des von Krebs befreiten, gesunden Gewebes. Inspiriert wurde Simonton unter anderem durch die in den 1960er Jahren entwickelte Silva-Mind-Methode des US-amerikanischen Parapsychologen *José Silva*. Hierzu später mehr.

Die Imagination ermöglicht es den Patienten, ihre passive Opferrolle zu verlassen und selbstaktiv an der Gesundung mitzuwirken. Sie fühlen sich weniger ausgeliefert und abhängig von den konventionellen Therapien, was sich wiederum positiv auf das psychische Befinden auswirkt. Bei der therapeutischen Arbeit lässt sich zwischen der Imagination des Weges und der Imagination des Ziels unterscheiden. Bei ersterer dient der momentane, kranke Zustand des Gewebes als Ausgangpunkt und wird mit heilsamen Bildern moduliert. Bei der Imagination des Ziels dagegen stellt man sich das Gewebe unmittelbar als mit Heilenergie genährt oder gesund vor. Die beiden Methoden lassen sich gut miteinander kombinieren.

Der US-amerikanische Arzt *Andrew Weil* führt in seinem 1997 veröffentlichten Buch ‚Heilung aus eigener Kraft' aus, dass das *geistige Auge* einer der wichtigsten Kanäle für die Kommunikation zwischen Körper und Geist ist. Die Sehrinde im hinteren Teil des Kopfes verarbeitet die Informationen, die über die Augen eintreffen. In dem Moment, in dem wir uns nach innen wenden und nicht mehr mit den Augen die Außenwelt anschauen, ist die Sehrinde in der Lage, Geist und Seele über das autonome Nervensystem miteinander zu verbinden. Auf diesem Wege soll sie auch *Spontanheilungen* auslösen können. Andrew Weil empfiehlt, während des Tages regelmäßig nach innen zu schauen und daran zu arbeiten, dass die inneren Bilder nach und nach schärfer, farblich leuchtender und exakter im Detail werden. Beim Visualisieren, Speichern und Abrufen von inneren Bildern spielen *Gefühle* eine Schlüsselrolle. Sind innere Bilder mit starken Gefühlen gekoppelt, sind sie besonders wirkungsvoll. Mit Fragen wie „Was fasziniert Sie? Welche Bilder lösen bei Ihnen starke Gefühle aus?“ erfährt der Therapeut, welche Vorstellungen für den Patienten gefühlsmäßig so intensiv sind, dass sie die Funktionen des Körpers beeinflussen können.

Der Wissenschaftler und Arzt *David Servan-Schreiber* beschreibt in seinem Buch ‚Die neue Medizin der Emotionen‘, wie herzkranke Patienten mit Hilfe emotional positiv besetzter, innerer Bilder ihr Herz in den heilenden Zustand der *Kohärenz* bringen können (⇨Herz). Der Herzpatient versetzt sich zunächst mit bewussten, tiefen Atemzügen in die Entspannung, sodann fokussiert er seine Herzgegend und atmet quasi durch das Herz. Im dritten Schritt konzentriert er sich auf das Empfinden von Wärme und Ausdehnung in seiner Brust, öffnet sich für ein Gefühl der *Dankbarkeit* und lässt auch dieses Gefühl sich ausbreiten. Innere Bilder von erlebten freudvollen Momenten unterstützen diesen Prozess. Nach und nach spürt der Patient ein inneres Lächeln und erreicht den Zustand der Kohärenz.

Angeregt durch Frankl, Simonton und Weil vermittle ich meinen Patienten bei der einen oder anderen Erkrankung, wie sie mit der Kraft der inneren Bilder den Heilungsverlauf selbstwirksam unterstützen können. Bei der Behandlung von *Warzen* zum Beispiel wecke ich zunächst das Bewusstsein dafür, dass jeder Mensch über starke innere Heilkräfte verfügt, die angesprochen werden können. Die Patienten erhalten sodann die Aufgabe, sich im entspannten Zustand, am besten vor dem Einschlafen und nach dem Aufwachen, innerlich den Warzen zuzuwenden und sie mit geschlossenen Augen zu sehen. Auf ihre ganz individuelle Art gehen sie dann mit den Warzen in Interaktion. Kinder zücken bei dieser Gelegenheit gerne ein imaginäres Schwert oder einen Zauberstab. Danach stellen sie sich vor, wie ihre starken Abwehrzellen die Warzen umzingeln und vernichten, bis die Haut wieder vollkommen heil ist. Unterstützt wird dies durch wöchentliche Besuche in der Praxis, bei denen die Warzen mit einem ‚Zauberwasser‘, bestehend aus flüssigem Stickstoff, vereist werden. Vielen meiner kleinen und großen Patienten hilft das.

Die suggestive Warzenbehandlung hat eine lange Tradition. Im frühen Mittelalter wendete man mit allerlei Bohei spezielle Rituale der Volksmedizin an, um Warzen zum Verschwinden zu bringen. Die Patienten bekamen zum Beispiel die Anweisung, eine Schnecke bei Vollmond um Mitternacht über die Warzen kriechen zu lassen oder zur gleichen Gelegenheit eine frisch angeschnittene Zwiebel über die lästigen Schmarotzer zu streichen und die Zwiebel danach zu vergraben. Solche Rituale werden bis heute angewendet. Immer wieder mal höre ich von Patienten, dass nach jahrelangen erfolglosen Therapien mit pharmazeutischen Warzenmitteln, Laserbehandlungen oder Operationen die Warzen ‚besprochen' wurden und dann innerhalb weniger Wochen abheilten.

Der Schweizer Arzt *Bruno Bloch,* auch als ‚Warzendoktor von Zürich' bekannt, wendete in den 1920er Jahren eine ganz spezielle Art der *Suggestion* an. Er behandelte seine Patienten erfolgreich mit einem Therapiegerät mit elektrischem Strom, wobei die Stromzufuhr nur simuliert wurde. Analog dazu initiierte der Hautarzt und Leiter der Klinik für Psychosomatik und Psychotherapie am Universitätsklinikum Giessen, *Uwe Gieler*, eine Studie, bei der die Warzen von Kindern mit einer simulierten Röntgenbestrahlung behandelt wurden. Bei 90% der Kinder kam es zu einer Abheilung. Heutzutage hat Gieler den aufwändigen Apparat durch eine laut gesprochene Formel und das Auftragen von sechsprozentiger Kochsalzlösung ersetzt. Den Erfolg der suggestiven Behandlung erklärt er damit, dass bestimmte Gehirnareale aktiviert und daraufhin Botenstoffe ausgeschüttet werden, die das *Immunsystem* stimulieren.

Zunehmend beschäftigt sich die Hirnforschung mit solchen Themen. Speziell die *Psychoneuroimmunologie* erforscht das Zusammenspiel von Botenstoffen, Nervensystem und Immunsystem. Sie bestätigt die jahrtausendealte Weisheit, dass Körper und Seele eine Einheit sind und dass innere Bilder positive Auswirkungen auf die körperlichen Systeme haben können. Aus der Hirnforschung wissen wir heute, dass das Gehirn nicht zwischen der Wahrnehmung realer oder lediglich vorgestellter Handlungen unterscheidet. In beiden Fällen sind die gleichen Hirnareale aktiv. Sich etwas vorzustellen kann also die gleiche Kraft und Wirkung haben, wie die reale Tat!

Im medizinischen Alltag werden Behandlungen mit der Kraft der Vorstellung eher belächelt als bewusst eingesetzt. Allenfalls bedient man sich des sogenannten *Placeboeffekts*. Ich erinnere mich, dass während meiner Zeit in verschiedenen Kliniken immer mal wieder wirkstofffreie Tabletten anstelle von Schmerztabletten an Patienten gegeben wurden, wenn sie allzu oft danach fragten. Einer der wenigen wissenschaftlichen Forscher über die Wirkung von Placebos ist der Psychologe *Paul Enck,* Forschungsleiter am Universitätsklinikum Tübingen. Er erklärt den Placeboeffekt damit, dass es im Gehirn Schnittstellen gibt, an denen Wahrnehmungen, Gedanken und Vorstellungen in biochemische Prozesse umgewandelt werden. Diese biochemischen Prozesse führen zu körperlichen Effekten, so, als ob tatsächlich eine Behandlung stattgefunden hat.

Lassen Sie uns an dieser Stelle rekapitulieren:

- Die Imagination, ihre gestalterische und therapeutische Kraft, sind seit Tausenden von Jahren bekannt.
- Die moderne Hirnforschung hat die Wirksamkeit der Einbildungskraft und der inneren Bilder nachgewiesen.
- Die westliche Medizin nutzt diese Möglichkeit der therapeutischen Intervention nur marginal.

Wie schade! Es gäbe so viele Anwendungsmöglichkeiten. Ich denke da an ergänzende, unterstützende Therapiemaßnahmen bei der Behandlung von Krebspatienten, Schmerzpatienten und überhaupt chronisch kranken Patienten. Ich denke an die Behandlung von Herzpatienten, wie Servan-Schreiber sie beschrieben hat. Und ich denke an die Menschen im Dauerstress mit all den Folgen. Die Imagination öffnet uns das Fenster zu innerer Weisheit, die wir mit dem Verstand nicht erreichen können. Sie zeigt uns den Weg der Heilung.

Der Parapsychologe *José Silva* veröffentlichte in den 1960er Jahren ein spezielles Lernprogramm, mit dem man innerhalb 20 Tagen lernen kann, sich sehr schnell in einen tieferen Bewusstseinszustand zu versetzen, der es ermöglicht, die inneren Heilkräfte zu aktivieren. Die hierfür erforderlichen Gehirnfrequenzen liegen nach Angaben von Silva bei 7 bis 13 Hertz, dem sogenannten *Alpha-Zustand.* Silva hatte sich intensiv mit den verschiedenen Gehirnfrequenzen und ihren Eigenschaften beschäftigt. Neben der Aktivierung der inneren Heilkräfte macht der Alpha-Zustand es außerdem möglich, eine relativ große Menge an Informationen aufzunehmen und zu speichern. Silva half mit seiner Methode vielen Schülern, den Lernstoff der Schule zu bewältigen.

Mit dem Thema *Bildung* beschäftigt sich auch der britische Autor Ken Robinson im Film ‚Alphabet. Angst oder Liebe'. Er stellt die *Kreativität* und die Imagination als außergewöhnliche Fähigkeiten der Menschen heraus und betont, dass sie die ungewöhnlichste Vielfalt hervorgebracht haben. Sie seien die Essenz unserer Kultur. Gleichzeitig warnt er, dass wir die Fähigkeit der Imagination und der Kreativität heutzutage systematisch in den derzeit etablierten Bildungssystemen zerstören. Angesichts der Bedeutung der Imagination für die kreative Bewältigung von Problemen einerseits und für die Aktivierung der inneren Heilkräfte andererseits sind fantasiefördernde Schulen wünschenswert. Schulen, in denen nicht nur erlerntes Wissen und der Wettbewerb im Mittelpunkt stehen, sondern den kreativen, künstlerischen, spirituellen und spielerischen Aspekten des Lebens Raum gegeben wird.

Werfen wir zum Schluss noch einen Blick auf eine Studie, die Anfang 2000 veröffentlicht wurde. Die US-amerikanische Psychologin *Becca Levy* von der Yale Universität hatte über einige Jahre die Einstellung von Senioren gegenüber ihrem Alter und die Auswirkungen auf ihre Lebenserwartung untersucht. Die Studie zeigte ein überraschend deutliches und motivierendes Ergebnis. Senioren mit positiven inneren Bildern vom eigenen Altern lebten mehr als sieben Jahre länger als die Pessimisten unter ihnen – und dies unabhängig von ihrem Wohlstand, ihren sozialen Kontakten und ihrem Gesundheitszustand. Und der Neurobiologe *Gerald Hüther* verkündet die frohe Botschaft, dass gemäß der Hirnforschung der Mensch zeitlebens in der Lage ist, neue Nutzungsmuster im Gehirn anzulegen, neue innere Bilder aufzunehmen und die alten zu verändern. Lassen Sie also Ihrer Fantasie und Ihrer Kreativität freien Lauf und malen Sie sich mit allen Sinnen aus, wie Sie bis ins hohe Alter vergnügt und vital allerhand inspirierende und berührende Momente erleben, die Ihnen ein Lächeln ins Gesicht zaubern.

➔ **Das Wichtigste in Kürze:**

- Mit einer positiven Lebenseinstellung nehmen wir die Welt positiver wahr.
- Schamanen setzen innere Bilder seit etwa 30.000 Jahren zu Heilzwecken ein.
- In der chinesischen Medizin ist die Imagination seit etwa 2000 Jahren in die Heilkunst integriert.
- In der etablierten westlichen Medizin wird die Kraft der inneren Bilder nur wenig genutzt.
- Gut bekannt ist hierzulande der Placeboeffekt, bei dem allein die Vorstellung von etwas biochemische Prozesse bewirkt und den erwarteten Effekt auslöst.
- Die Imagination öffnet uns die Tür zu innerer Weisheit, die wir mit dem Verstand nicht erreichen können.
- Sie ermöglicht den Patienten, ihre Opferrolle zu verlassen und selbstaktiv an der Gesundung mitzuwirken.
- Sind innere Bilder mit starken Gefühlen verbunden, sind sie besonders wirksam.
- Senioren mit positiven inneren Bildern vom eigenen Altern leben mehr als sieben Jahre länger als Pessimisten.

→ Ein paar praktische Anwendungen:

- Setzen Sie sich an einen ruhigen Ort und schauen Sie sich um. Suchen Sie sich einen Gegenstand aus, der Ihnen gefällt und den Sie nun ganz genau betrachten. Versuchen Sie, so viele Details, so viele Qualitäten wie möglich wahrzunehmen. Nach einer Weile schließen Sie die Augen und nehmen ein paar tiefe Atemzüge. Stellen Sie sich das, was Sie gerade betrachtet haben, vor Ihrem inneren Auge vor. Die Farbe, die Form, die Struktur, vielleicht auch den Geruch und den Klang. Wenn Sie das Sehen innerer Bilder regelmäßig üben, wird es Ihnen nach und nach immer besser gelingen. So wie Gegenstände können Sie auch schöne Landschaften oder freudvolle Momente visualisieren.

- Schließen Sie Ihre Augen. Atmen Sie ein paar Mal tief ein und langsam aus. Spüren Sie, wie Ihr Körper sich mit jedem Atemzug mehr und mehr entspannt. Vergegenwärtigen Sie sich einen Moment aus Ihrem Leben, in dem Sie sich überaus wohl und geliebt gefühlt haben. Nehmen Sie dieses Gefühl in Ihr Herz, spüren Sie, wie es Sie erfüllt. Weiten Sie nun dieses Gefühl aus, über Ihr Herz hinaus, über Ihren Körper hinaus, über Ihren Raum, Ihr Gebäude, Ihren Ort, Ihr Land, immer weiter und weiter. Umhüllen Sie die ganze Erde mit dieser Liebe. Nach einer Weile spüren Sie, wie diese Liebe, die Sie ausgesendet haben, nach und nach zu Ihnen zurückkommt. Zu Ihrem Land, Ihrem Ort, Ihrem Gebäude, Ihrem Raum. Zurück in Ihr Herz, dass nun vollkommen mit Liebe und Freude erfüllt ist.

- Legen Sie sich ein kleines Notizbüchlein ans Bett und notieren Sie allabendlich drei positive Ereignisse des Tages. Spüren Sie noch einmal hinein in das Gefühl, das Sie währenddessen hatten.

Literatur und Quellen zum Weiterlesen:

José Silva: Der Heiler in dir. Techniken und Übungen, sich selbst und andere zu heilen (1990):
ders.: Der Silva-Mind Schlüssel zum inneren Helfer (2017);

O. Carl Simonton, Stephanie Matthews Simonton, James Creighton: Wieder gesund werden. Eine Anleitung zur Aktivierung der Selbstheilungskräfte für Krebspatienten und ihre Angehörigen (2001);

Osho: Kreativität (2004);

Mirsakarim Norbekov: Eselsweisheit, Der Schlüssel zum Durchblick (2006);

David Servan-Schreiber: Die Neue Medizin der Emotionen. Stress, Angst, Depression: Gesund werden ohne Medikamente (2006);

Ellen Langer: Die Uhr zurückdrehen? Gesund alt werden durch die heilsame Wirkung der Aufmerksamkeit (2011).

Ein Film zum Schauen:

Alphabet. Angst oder Liebe. Ein Film von Erwin Wagenhofer (2014).

Ein Lied zum Hören:

John Lennon: Imagine (1971).

J

JETZT – die Poesie des Augenblicks

„Unsere Verabredung mit dem Leben findet im gegenwärtigen *Augenblick* statt. Und der Treffpunkt ist genau da, wo wir uns gerade befinden."

Diese Worte des *Siddharta Gautama Buddha* stimmen uns ein auf das Jetzt und auf die Aufmerksamkeit und *Achtsamkeit* für den Moment. Seit einigen Jahren ist dies auch in der westlichen Welt ein vielbesprochenes Thema, dabei keine Modeerscheinung, sondern eine für unser Wohlergehen sehr wertvolle Lebenseinstellung.

Schauen wir aus dem Jetzt zurück in die Vergangenheit, begegnen uns auch in Europa und der westlichen Hemisphäre wichtige Dichter und Denker, die sich hierzu geäußert haben. So schrieb der russische Schriftsteller *Leo Tolstoi* im 19. Jahrhundert: „Denke immer daran, dass es nur eine wichtige Zeit gibt: Heute. Hier. Jetzt." Und im ‚Faust' (Erster Teil, Vers 1699-1702) von *Johann Wolfgang von Goethe* heißt es: „Werd' ich zum Augenblicke sagen: Verweile doch! Du bist so schön! Dann magst du mich in Fesseln schlagen, dann will ich gern zugrunde gehn!" Erinnern Sie sich an einen magischen Augenblick, als sich alles stimmig angefühlt hat und ihr Herz voller Freude war? Die Weisen lehren uns, dass wir diese zauberhaften Momente nicht festhalten sollen. Anhaftung erzeugt Leid. Buddha sieht man demgemäß häufig in der Mitte einer Lotosblüte sitzen. Der Lotus ist frei von jedweder Anhaftung.

Auch im ganz alltäglichen Leben möchte der Augenblick beachtet werden. Der Autor *Eckhart Tolle* hat das ‚Jetzt' zum Titel seines

Bestsellers gemacht und es so bei Millionen Lesern in den Vordergrund gerückt. Er vermittelt, dass wir uns nicht mit Erlebtem aus der Vergangenheit belasten oder über mögliche Zukunftsszenarien sorgen sollen. Vielmehr sollen wir unseren Fokus auf das lenken, was gerade ist, es wahrnehmen und zulassen, ohne eine Wertung oder Widerstände entgegensetzen. So gewinne das Leben an Leichtigkeit, Tiefe und Frieden.

Für den Molekularbiologen *Jon Kabat-Zinn* wurde die Achtsamkeit und das *Meditieren* in den 1970er Jahren so bedeutsam, dass er sie in den Mittelpunkt seiner Arbeit stellte. Er löste die Meditation aus der religiösen Spiritualität heraus und entwickelte ein sehr erfolgreiches achtwöchiges Programm zur *Stressreduktion*, die ‚Mindfullness-Based Stress Reduction', abgekürzt *MBSR* (⇨Stress). Durch seine Seminare und Veröffentlichungen verhalfen er und seine Schüler weltweit Millionen Menschen zu mehr Lebensqualität und Gesundheit. Vor ein paar Jahren las ich ein Interview mit Kabat-Zinn in der Zeitschrift ‚happinez', indem er darauf eingeht, dass wir in jedem Augenblick in einer intensiven Beziehung zur Welt stehen. Die Meditation verhilft uns dazu, in das Jetzt hinein zu entspannen, den Moment wahrzunehmen wie er ist, ohne ihn zu bewerten. Achtsamkeit und Meditation bringen Ruhe in den hektischen Alltag und sind die Kunst, bewusst zu leben. Sie nähren die Liebesbeziehung mit dem Leben und der Schönheit des Seins.

Im Jahre 2010 erschien die erste wissenschaftliche Studie, die zeigen konnte, dass die *Achtsamkeits-Meditation*, das achtsame und bewusste Entspannen in das Jetzt hinein, sich positiv auf die Fähigkeit zur Aufmerksamkeit und Stressbewältigung auswirkt und zu sichtbaren Veränderungen der grauen Substanz des Cortex, also der Hirnrinde führt. Mit einem bildgebenden Verfahren, der Magnetresonanztomographie, abgekürzt MRT, konnten die Wissenschaftler bereits nach 25 Stunden mentalem Training in Form des Meditierens eine Zunahme nachweisen. Das ist bemerkenswert, denn die graue Substanz des Gehirns besteht aus Nervenzellen und Gliazellen und ist zuständig für die Wahrnehmungsprozesse, die motorischen Leistungen und die

Intelligenz. In diesem Kontext spricht man von der *Plastizität*, also der Verformbarkeit des Gehirns. Zunehmendes Alter und Dauerstress führen zu einem Abbau der grauen Substanz. Achtsamkeitstraining und regelmäßiges Meditieren dagegen haben unabhängig vom Ausgangszustand bis ins hohe Alter nachweisbare positive Effekte.

Die wissenschaftliche Erforschung der Achtsamkeits-Meditation wurde seit den 1980er Jahren durch das amerikanische *‚Mind and Life Institute'* mit Sitz in Charlottesville, Virginia, vorangetrieben. Dieses Institut ist eine nicht-profitorientierte Organisation, die ausgehend von einer Reihe interkultureller Dialoge zwischen Vertretern religiöser Tradition, Seiner Heiligkeit, dem 14. *Dalai Lama* und zahlreichen Wissenschaftlern wie Jon Kabat-Zinn und *Daniel Goleman* (⇨Herz), entstand. Seit Jahren finden regelmäßig internationale Kongresse statt, an denen Wissenschaftler ihr Wissen und ihre Erfahrungen mit der Achtsamkeits-Meditation austauschen und nachfolgend öffentlich machen.

Der deutsche Psychologe *Ulrich Ott* ist ebenfalls wissenschaftlich auf diesem Gebiet tätig. Er leitet die Arbeitsgruppe ‚Veränderte Bewusstseinszustände und Meditationsforschung' an der Universität Giessen. Seit den 1980er Jahren praktiziert Ott *Yoga*, ist ausgebildeter Yogalehrer und meditiert regelmäßig. In seinen Büchern veranschaulicht er einerseits die Hintergründe und die Praxis des Yoga, der Meditation und der Atmung, andererseits stellt er den aktuellen neurowissenschaftlichen Stand der Forschung dar. Sein Weg, das Meditieren wissenschaftlich zu erforschen, war zumindest in den ersten Jahren, als diese Praktiken an den Universitäten noch in die esoterische Ecke eingeordnet wurden, ein mutiger. Heutzutage ist Ott ein gefragter Experte auf diesem Gebiet. Durch ihn und viele andere Neurowissenschaftler weltweit wird Yoga und das Meditieren auch von wissenschaftsorientierten Menschen als gesundheitsfördernd geschätzt.

Zusammengefasst kommt es durch das Achtsamkeitstraining und regelmäßiges Meditieren zu folgenden heilsamen Effekten:

- Das *autonome Nervensystem* entspannt.
- Die Aufmerksamkeit wird trainiert.
- Emotionen werden reguliert und wir sind ausgeglichener.
- Schmerzen und Ängste werden reduziert.
- *Depressionen* werden positiv beeinflusst.
- Der Entzug von Süchten wird unterstützt.
- *Mitgefühl* und liebevolle Güte werden kultiviert.

Die Achtsamkeit nach innen durch das Meditieren erfährt ihre Ergänzung in einer Achtsamkeit nach außen. Die Art und Weise, wie ich der Welt im jeweiligen Moment entgegentrete und antworte, meine Gestik und Mimik, meine Art und Weise zu sprechen, der Inhalt meiner Worte, meine Ausstrahlung, all das hat Auswirkungen auf die Welt um mich herum und auf die Menschen, die mir begegnen. Indem wir präsent sind, unser Umfeld wahrnehmen und das Herz öffnen, können wir berührt werden und wohltuendes Mitgefühl für andere Menschen und überhaupt Lebewesen empfinden und schenken.

Aufmerksamkeit, *Empathie* und wohltuendes Mitgefühl sind auch wichtige Voraussetzungen für ein gutes *Arzt-Patienten-Gespräch.* Im Jahre 2018 hörte ich auf dem *Kongress für Integrative Medizin* auf der Insel Kos diesbezüglich einen bemerkenswerten Vortrag des Mediziners, Philosophen und Professors für Medizinethik *Giovanni Maio.* Er betonte, dass das Arzt-Patienten-Gespräch der Kern der ärztlichen Zuwendung ist. Der Patient stiftet die Situation durch seine Ängste und Nöte und ruft damit den Arzt auf. Wenn ich mich als Ärztin darauf einlasse, absichtslos zuhöre und spreche, hinhöre und mich einfühle, entsteht eine Verbindung und eine *Resonanz* zwischen mir und den Patienten. Die eigentliche Leistung der Medizin ist, laut Maio, nicht das Handeln und Machen, sondern das Antworten. Hierfür braucht es eine echte Beziehung zwischen Arzt und Patient. Im Mittelpunkt des ärztlichen Daseins steht das Aushalten, das Entlasten, das Trösten und das Ermutigen. Ein gutes Gespräch, so formuliert es Maio, hat einen festlichen Charakter.

Eine Arzt-Patienten-Begegnung, in der das Gespräch Raum und Bedeutung hat, ist heilsam und ohne Frage wünschenswert für den Patienten, genauso wie für den Therapeuten – wenn da nicht das herrschende Diktat der *Ökonomie* wäre und das wirtschaftliche Handeln auch in der Medizin im Mittelpunkt stehen würde. Technik und Pharmakologie haben einen hohen Stellenwert, das Arzt-Patienten-Gespräch dagegen ist abgewertet und wird in den ärztlichen Abrechnungssystemen nur gering honoriert. Demzufolge dauert ein solches Gespräch in Deutschland im Schnitt sieben Minuten. Ein ‚festliches Gespräch' führen, sich den Patienten zuwenden, sie von Kopf bis Fuß und auf allen Ebenen untersuchen, gemeinsam mit ihnen den jeweiligen Lebensstil und die Lebenssituation betrachten und kreative Lösungen finden – das ist heutzutage kaum vereinbar mit der Aufgabe, eine Praxis wirtschaftlich erfolgreich zu führen. Auch in den Krankenhäusern kommen die Zuwendung und die achtsame Begegnung mit den Patienten aufgrund ökonomischer Vorgaben oft zu kurz. Es bedarf einer Aufwertung des Gesprächs und der Achtsamkeit – so wie in Großbritannien jüngst geschehen. Das britische Parlament hat ein Papier verabschiedet, worin mehr Mittel und Programme für Achtsamkeit verlangt werden, in der Bildung, im Strafrecht, in der Technologie-Entwicklung und eben auch im *Gesundheitswesen.*

In meinem Alltag als Ärztin begleitet mich die Achtsamkeit und Aufmerksamkeit Tag für Tag. Ich bin achtsam mit mir selbst – für mich und meine Liebsten und auch in Hinblick darauf, meinen Patienten vital und aufmerksam begegnen zu können. Ich bin achtsam und aufmerksam mit meinen Patienten, um ihr Anliegen und ihre Nöte erfassen und helfen zu können. Indem ich als Ärztin im ‚Hier und Jetzt' bin und mich offenherzig auf meine Patienten einlasse, kann ich über den Verstand hinaus ‚herzintelligent' und intuitiv, also ‚aus dem Bauch heraus' agieren. Meine ungeteilte Aufmerksamkeit nährt eine heilsame Interaktion zwischen mir und meinen Patienten. Indem ich ihnen auf Augenhöhe offen und zuversichtlich begegne, kann ich mich mit ihnen auf einer tieferen Ebene über den Verstand hinaus verbinden. Ein solches Arbeiten berührt das *Unbewusste* und öffnet den Raum für die inneren Heilkräfte. Gemeinsam mit den Patienten kann ich so Zusammenhänge erkennen und kreative Lösungen finden, die nicht bewusst und offensichtlich sind. Mein Wissen, mein Verstand und meine Erfahrung sind ein wichtiges Gerüst. Das, was in der Begegnung mit meinen Patienten entsteht, diese feine Interaktion, sind Zweige, die das Gerüst umranken und Blüten hervorbringen.

Ein solches intuitives und vom Herzen geführtes Vorgehen mag in unserer vom Verstand geprägten medizinischen Welt ungewöhnlich sein, vielleicht sogar inkompetent klingen. Hören wir dazu die Worte von *Albert Einstein*: „Alles, was zählt, ist die *Intuition*. Der intuitive Geist ist ein Geschenk, der rationale Geist ein treuer Diener. Wir haben eine Gesellschaft, die den Diener ehrt und das Geschenk vergessen hat."

Der Verstand ist ohne Frage wichtig in der Medizin, genauso wie in anderen Bereichen. Die Intuition ermöglicht uns darüber hinaus kreative Lösungen, ohne den Verstand zu missachten. Intuition greift auf *‚inneres Wissen'* zu und selektiert aus der Fülle das heraus, was in einer bestimmten Situation, in einem bestimmten Moment wichtig und richtig ist.

Innehalten für einen Moment, das offenbart uns auch unsere Freiheit in der *Entscheidung*. In jedem Moment haben wir die Möglichkeit, auf die eine oder andere Weise zu reagieren.

Der Neurologe und Psychiater *Viktor Frankl,* Begründer der *Logotherapie und Existenzanalyse* und Überlebender des Holocaust, hat hierzu wichtige Sätze geprägt: „Zwischen Reiz und Reaktion liegt ein Raum. In diesem Raum liegt unsere Macht zur Wahl unserer Reaktion. In unserer Reaktion liegen unsere Entwicklung und unsere Freiheit."

Was bedeutet das? Es bedeutet, dass unser Lebensglück vor allem von unserer inneren Einstellung zu der jeweiligen Situation abhängig ist und weniger von den äußeren Umständen. Es bedeutet, dass wir uns in diesem Raum entscheiden und damit Einfluss nehmen können auf unser Leben, auf den Verlauf, die Freude, das Wohlergehen und auf unseren inneren Frieden.

Halten wir einen Moment inne in diesem Text, um uns etwas bewusst zu machen: Das Jetzt und die Gegenwart haben eine zentrale Bedeutung in unserem Leben. Damit wir uns nicht sorgenvoll in der Zukunft verlieren oder in vergangenem Leid verharren, ist die Aufmerksamkeit für den jeweiligen Moment, das achtsame Wahrnehmen dessen, was gerade ist, ein wichtiger Begleiter.

Dieses ‚Gegenwärtig sein' fällt uns allerdings in der Dichte des Alltags nicht immer leicht. Dies veranschaulicht ein Experiment, dass die ‚Washington Post', die größte Tageszeitung in Washington, D.C., am 12. Januar 2007 durchführte. Unter dem Titel ‚Pearls Before Breakfast' ließ sie den mit einer Baseballkappe getarnten, weltberühmten US-amerikanischen Violinisten Joshua Bell mit seiner Stradivari über mehr als 40 Minuten klassische Musik in einer U-Bahnstation spielen. Von den mehr als 1000 Menschen, die an dem vermeintlichen Straßenmusikanten vorübergingen, hielten noch nicht einmal 10 Menschen an, um zuzuhören. Allzu zielstrebig hasteten die meisten an ihm vorbei, die Ohren auf Durchzug, die Gedanken ganz woanders. Ähnliches konnte ich in der Vorweihnachtszeit in meiner Heimatstadt beobachten. An einem Kreuzungspunkt der Fußgängerzone hatten sich vier Cellisten der Gruppe ‚Cellostrada' niedergelassen und spielten in hervorragender Qualität und voller Hingabe. So manche blieben stehen und lauschten der Musik, viele liefen vorbei, nahmen die berührenden Klänge, diese ‚Perlen', gar nicht wahr.

Im Hier und Jetzt zu leben heißt allerdings nicht, Vergangenheit und Zukunft vollkommen auszublenden. Zu unseren wertvollen menschlichen Fähigkeiten gehört es, dass wir die *Vergangenheit* reflektieren und in die *Zukunft* denken können. In schwierigen Momenten, denen wir ausgeliefert sind, ohne unmittelbar etwas ändern zu können, kann das Besinnen auf etwas Schönes in der Zukunft oder Erinnerungen an schöne Momente der Vergangenheit durchaus ein Trost und Segen sein. Frankl sprach oft von den ‚vollen Scheunen der Vergangenheit'. Das, was wir in unserem Leben bisher erfahren haben, hat auch insofern eine Bedeutung, dass es uns geprägt und zu dem gemacht hat, was wir im gegenwärtigen Augenblick sind. Insofern ist die Vergangenheit zu schätzen und zu würdigen. Und unsere Gedanken an die Zukunft sind wertvoll, wenn sie uns zu einem wohlwollenden, nachhaltigen, naturerhaltenden Handeln im Hier und Jetzt bewegen.

Die alltäglichen Herausforderungen, das natürliche Auf und Ab des Lebens, sie können uns immer wieder aus der Balance bringen. Eine gute Bühne, um Gelassenheit zu üben, ist für mich der Straßenverkehr. Da in meiner Ursprungsfamilie das ‚männliche Prinzip' eine große Bedeutung hatte, fuhr ich von Anfang an recht zügig, ganz nach dem Vorbild des Vaters und des älteren Bruders. Dieses Muster ist ziemlich tief in mir verankert und Sie können sich vorstellen, was passiert, wenn vor mir ein ‚Schleicher' fährt. Neben diesen kleinen Herausforderungen des Lebens gibt es natürlich von Zeit zu Zeit auch die großen, die, die möglicherweise Schmerzen bereiten. Achtsamkeitslehrer raten, auch solche Momente bewusst wahrzunehmen, den Kloß im Hals, die Enge in der Brust, die innere Leere, das Gefühl der Wut, Angst, Scham oder Trauer nicht durch den Konsum von Essen, Alkohol, digitalen Medien, übermäßiger Arbeit oder exzessivem Sport zu verdrängen. *Emotionen* können uns einen Hinweis auf *unerlöste Konflikte* der Vergangenheit geben. Mit professioneller Begleitung können wir uns solche Konflikte bewusst machen, alte *Glaubenssätze* hinterfragen und auflösen, traumatische Erfahrungen loslassen, unsere Schwächen und Defizite annehmen und heil werden, um befreit das eigene, innerste Wesen zu leben (⇨Psyche, ⇨Vergebung).

Die US-amerikanische Lehrerin und Bestsellerautorin Byron Kathleen Mitchell, genannt *Byron Katie,* entwickelte Ende der 1980er Jahre nach einer überwundenen Krise mit schweren psychischen Problemen die Methode *‚The Work'*. In ihrer Krise hatte Byron Katie erfahren, dass vor allem ihre Überzeugungen darüber bestimmten, ob sie litt oder nicht. In ihren Büchern und auf ihren Vortrags- und Seminarreisen lehrt sie nun vier einfache Fragen, die den Wahrheitsgehalt der Gedanken überprüfen. Indem wir die Gedanken hinterfragen und der Wirklichkeit so begegnen, wie sie ist, können wir uns von Leid befreien und Freiheit und Freude erfahren. Das, was uns Tag für Tag begegnet, nehmen wir individuell unterschiedlich wahr. Die Sinne erfassen die Realität subjektiv und selektiv und das Wahrgenommene wird dann von jedem von uns durchaus unterschiedlich interpretiert. Der Geist ist geprägt von Vorannahmen, Wünschen und Gefühlen. Er hat großen Einfluss auf unsere *Wahrnehmung* und auf unsere *Bewertungen*. So erklären sich die individuell durchaus unterschiedlichen Überzeugungen dessen, was war und dessen, was ist. Denken Sie nur an die Phase der Verliebtheit. Im Gefühlstaumel nehmen wir besonders das wahr, was wir gerne sehen möchten, anderes blenden wir vollkommen aus. Im Hinblick auf unsere Arterhaltung ist dies ein durchaus sinnvoller Vorgang.

In einem besonderen Wahrnehmungszustand befinden wir uns auch, wenn wir im *‚Flow'* sind, also ‚im Fluss des Lebens'. Geprägt hat diesen Begriff der ungarisch-amerikanische Psychologe *Mihály Csíkszentmihályi*. In diesem Zustand gehen wir einer Tätigkeit selbst- und weltvergessen nach. Wir sind voller Energie, fokussiert und erfüllt von dem, was wir tun. Die Dinge erledigen sich mühelos, fast wie von selbst. Kennen Sie solche Momente? Oft sind sie gekrönt von außergewöhnlichen Ergebnissen und Erfolgen, Freude und einem Glücksgefühl. Flowerfahrungen erleben wir, wenn wir in unserer Mitte sind, wenn das, was wir tun, zu uns passt, uns mit Freude erfüllt, wir es selbstbewusst, gelassen und mit Leichtigkeit tun.

Diese *Leichtigkeit* verlieren wir, wenn das *Ego* in den Vordergrund rückt, unser Wille sich durchsetzen will. Wir streben ein Ziel in der Zukunft an, wir setzen uns unter Druck, dies zu erreichen, wir machen uns Sorgen um zukünftige Dinge und verpassen dabei das Glück im gegenwärtigen Moment. So leben wir gegen den natürlichen Fluss der Dinge und das, was wir tun, ist anstrengend und erschöpfend. Indem wir im Hier und Jetzt präsent sind, dem Leben vertrauen, uns auch auf etwas noch Ungewisses einlassen und uns der Welt öffnen, laden wir Tag für Tag die Leichtigkeit in unser Leben ein. Wie sagte eine meiner über 90-jährigen Patientinnen, deren geliebter Ehemann verstorben war nach einer Phase der Trauer so treffend: „Es ist, wie es ist und es kommt, wie es kommt. Ich mach' das Beste daraus!" Die *Akzeptanz* der Dinge, wie sie sind, als Ausdruck gelebter Weisheit.

Angesichts der täglichen Flut schlechter Nachrichten bedarf es mitunter einer *Medienkarenz*, um guten Mutes im Hier und Jetzt zu sein. Alarmierende Begebenheiten nehmen unsere Aufmerksamkeit deutlich leichter gefangen, als angenehme, freudvolle Nachrichten. Das liegt daran, dass es für unsere Vorfahren in der Steinzeit überlebenswichtig war, Gefahren und Risiken direkt zu erkennen, um schnell reagieren zu können. Unsere *Wahrnehmung* wird davon auch heute noch beeinflusst, obwohl wir nicht sofort wegrennen müssen. Die gute Nachricht ist: Wir können diese Fokussierung auf das Alarmierende ändern, und zwar mit Hilfe der sogenannten *Neuroplastizität*. Von der Plastizität des Gehirns war bereits die Rede. Indem wir uns achtsam positive Nachrichten und Erfahrungen bewusst machen und indem wir solche positiven *Denkmuster* häufig wiederholen, können wir das Gehirn formen. Die guten Erfahrungen dienen als fruchtbarer Nährboden für weitere gute Erfahrungen. Was die Plastizität des Gehirns beeinträchtigt sind stundenlange TV-Berieselungen. Wenn Sie die Dauerbeschallung reduzieren und sich auf positive Meldungen oder Aktionen ausrichten, sorgen Sie für Ihr Wohlbefinden. Kultivieren Sie Kunst, Musik und Poesie und erfreuen Sie damit Ihre Seele.

Ein weit verbreitetes Phänomen, das unsere Aufmerksamkeit immer wieder gefangen nimmt, ist der nicht enden wollende *Gedankenstrom*. Lassen Sie ihn nicht zügellos laufen, sondern lenken Sie ihn auf das, was Sie gerade tun. Wenn Ihnen das nicht gelingt, lenken Sie Ihre Aufmerksamkeit auf den Atem und beobachten Sie ihn. Dann atmen Sie einige Minuten ganz bewusst tief ein – und langsam wieder aus (⇨Atmung, ⇨Ruhe und Regeneration).

Gegenwärtig sein im Alltag, um das Leben in seiner ganzen Fülle zu leben – das ist für Anhänger des *Zen* selbstverständlich. Unter anderem durch das Buch ‚Zen in der Kunst des Bogenschießens‘ von Eugen Herrigel fand diese Lehre auch hierzulande Verbreitung. Um die Anhaftungen an das ‚Ego‘, die egogesteuerten Gedanken und Bewertungen zu meistern, konzentrieren sich die Anhänger des Zen mit allen Sinnen gegenwärtig auf das, was sie gerade tun. Daneben pflegen sie absichtslos regelmäßige Sitz- und Gehmeditationen.

Auch ein Zeitgenosse von Goethe, der deutsche Lyriker Novalis, eigentlich Georg Philipp Friedrich Leopold Freiherr von Hardenberg, betonte in seinen Schriften die Bedeutung der Gegenwärtigkeit: „Auf alles, was der Mensch vornimmt, muss er seine ungeteilte Aufmerksamkeit oder sein Ich richten." Versuchen Sie es: Seien Sie ganz bei dem, was gerade ist. Wenn Sie essen, essen Sie – mit allen Sinnen und mit Ihren Gedanken. Wenn Sie duschen, duschen Sie. Spüren Sie den Wasserstrahl, fühlen Sie, wie das Wasser an Ihrer Haut herabläuft, genießen Sie die Wärme, beobachten Sie die Wassertropfen, die an der Duschwand herablaufen, streichen Sie ganz bewusst mit Ihren Händen über die Haut und spüren Sie die äußere Hülle.

Erfreulicherweise ist Achtsamkeit mittlerweile auch ein Thema in den *Schulen*. In England und Nordirland ist es sogar als Pflichtfach eingeführt worden. Mehr als 2000 ausgebildete Achtsamkeitstrainer unterrichten dort an hunderten Schulen. Damit wurde auf die zunehmende Zahl psychisch auffälliger Kinder und Jugendlicher und die hohe Rate an Verordnungen von *Antidepressiva* und *Psychopharmaka* reagiert. Auch in Deutschland gibt es erste Aktivitäten an den Schulen. Im Rahmen eines Forschungsprojektes werden zum Beispiel in Nordrhein-Westfalen Achtsamkeitsübungen in den Unterricht integriert. Betreut wird das Projekt von dem Internisten *Gustav Dobos*, Direktor der Klinik für Naturheilkunde und Integrative Medizin der Kliniken Essen-Mitte. Dobos betont, dass Kindern heute weniger Wissen, sondern viel mehr menschliche Fähigkeiten wie Empathie und Kreativität über solche Unterrichtsstunden vermittelt werden sollten.

Und jetzt – sind wir am Ende des Kapitels angekommen.

➔ **Das Wichtigste in Kürze:**

- Die schönen, freudvollen und genauso die schmerzvollen Augenblicke des Lebens wollen ohne Anhaftung wahrgenommen werden.
- Mit Achtsamkeit sorgen wir für Entspannung, Gelassenheit und Frieden.
- Durch Achtsamkeit gewinnen wir geistige Präsenz und Flexibilität.
- Wir erhalten eine größere Freiheit für alternative Sicht- und Reaktionsweisen.
- Achtsamkeits-Meditationen machen uns stressresistent, hellen unsere Stimmung auf und erhöhen die Fähigkeit zum Mitgefühl.
- Achtsamkeitstraining und regelmäßiges Meditieren verlangsamen die Hirnalterung und haben bis ins hohe Alter nachweisbare positive Effekte auf Merkfähigkeit, Intelligenz und motorische Leistungen.
- Sind wir im ‚Flow', ganz in unserer Mitte, gelingen uns die Dinge oft zauberhaft leicht.
- Ein Arzt-Patienten-Gespräch, das aufmerksam und achtsam geführt wird, hat eine hohe Bedeutung für den Heilungsprozess.
- Achtsames Innehalten bringt ein Leben lang Weisheit, Wohlbefinden, Freude und Mitgefühl zu uns und in die Welt.

➔ Ein paar praktische Anregungen:

- Das nächste Mal, wenn sie einem Menschen gegenübersitzen, achten Sie ganz besonders auf die äußere Erscheinung, die Farben, den Klang der Stimme, den Geruch und wie all das auf Sie wirkt.

- Gut riechende Aromen wecken Ihre Sinne. Kaufen Sie sich zum Beispiel eine Vanilleschote. Damit machen Sie es sich gemütlich – und dann riechen, fühlen und schmecken Sie. Vanille assoziieren viele von uns unbewusst mit Muttermilch und der Geborgenheit der Kindheit. Der Geruchssinn hat die besondere Eigenschaft, dass er direkt mit dem limbischen System des Gehirns verbunden ist und nicht rational gefiltert wird. Düfte erzeugen in uns Gefühle und so können wir uns an sie wesentlich besser erinnern, als an jeden anderen Sinnesreiz. In meiner Kindheit gab es ein Lieblingsgericht, dessen Geruch mir beim Erinnern sofort präsent ist: Hefeklöße mit Weinschaumcreme. Mmmmh, ein Genuss!

- Kunst und Genuss bringen uns ins Jetzt und nähren die Seele, sei es, dass wir sie selbst kreieren, sei es, dass sie durch andere in unser Leben kommen. Gehen Sie ins Theater, in Konzerte oder in Kunstausstellungen. Machen Sie Musik, singen Sie, arbeiten Sie handwerklich oder nehmen Sie sich Zeit zum Kochen und Genießen.

- Vergegenwärtigen Sie sich Ihre alltäglichen Abläufe und Ihre Gewohnheiten. Und nun ändern Sie diese ganz bewusst. Wählen Sie eine andere Reihenfolge, einen anderen Weg, bauen Sie Schleifen oder Abkürzungen ein, machen Sie etwas mit links statt mit rechts, gehen Sie eine Strecke rückwärts statt vorwärts. Tun Sie etwas, was Sie noch nie zuvor getan haben, egal in welchem Alter – raus aus der Gewohnheit und rein ins ‚Abenteuer'. Denken Sie an den Hundertjährigen, der aus dem Fenster stieg und verschwand (⇨Warum dieses Buch?). Das erhöht ihre Aufmerksamkeit, erleichtert den Perspektivenwechsel und bewahrt Ihre Beweglichkeit auf allen Ebenen.

- Sie kennen den Notruf SOS?
  Wandeln Sie ihn ab in SAS: Stopp – Atmen – Smile.
  Innehalten, tief atmen und lächeln.

- Schaffen Sie sich regelmäßige Zeitfenster, in denen Sie meditieren oder einfach für eine Weile nichts tun – auch wenn es nur zehn Minuten sind.

Schließen möchte ich mit poetischen Zeilen zum Augenblick, geschrieben in einer schlaflosen Nacht:

Du,
Augen-
blick,
eile nicht in die Zukunft fort,
verweile nicht am vergangenen Ort.
Ich will dich sehen und hören,
riechen und schmecken
und
berühren,
bis der Moment zur Ewigkeit wird.

Literatur und Quellen zum Weiterlesen:

Novalis: Die Lehrlinge zu Sais, 1798-1799 verfasst und 1802 posthum herausgegeben von Friedrich Schlegel und Ludwig Tieck;

Byron Katie mit Stephen Mitchell: Lieben was ist. Wie vier Fragen ihr Leben verändern können (2002);

Eckhart Tolle: Jetzt! Die Kraft der Gegenwart (2010);

Rick Hanson und Richard Mendius: Das Gehirn eines Buddha. Die angewandte Neurowissenschaft von Glück, Liebe und Weisheit (2010);

Eugen Herrigel: Zen in der Kunst des Bogenschießens (2010);

Matthieu Ricard: Meditation (2011);

Britta Hölzel et al.: How does mindfulness meditation work? Proposing mechanisms of acting from a conceptual and neural perspective, in: Perspectives on Psychological Science, 6 (6), 537-559 (2011);

Jon Kabat-Zinn: Achtsamkeit für Anfänger (2013);
ders.: Gesund durch Meditation. Das große Buch der Selbstheilung mit MBSR (2019);

Ulrich Ott: Meditation für Skeptiker. Ein Neurowissenschaftler erklärt den Weg zum Selbst (2015);

Britta Hölzel, Christine Brähler: Achtsamkeit mitten im Leben (2015);

Gabrielle Bernstein: Du bist dein Guru. 108 Hilfen für ein wunderbares Leben (2016);

Zur weltweiten Analyse zur Gesprächszeit der Ärzte pro Patient: G. Irving et al.: International variations in primary care physician consultation time: A systemic review of 67 countries, in: BMJ open (2017);

Viktor E. Frankl: Trotzdem Ja zum Leben sagen. Ein Psychologe erlebt das Konzentrationslager (2018);

Robert Müller-Grünow, Olaf Köhne: Die geheime Macht der Düfte (2018).

Zwei Filme zum Schauen:

e-motion, Horizonworld (2015);

Anja Krug-Metzinger: Das stille Leuchten. Die Wiedereroberung der Gegenwart (2018).

K

KLANG – die Melodie des Lebens

In diesem Kapitel möchte ich Ihnen von der faszinierenden Welt der Klänge erzählen. Und ich möchte Ihre Aufmerksamkeit auf das lenken, was uns der Klänge beraubt und nicht zu unserem Besten ist. Denn wir brauchen das Hören von Klängen für unsere Entwicklung, für unser Wohlbefinden und zur Unterstützung der Selbstheilungskräfte. Doch im Gegensatz dazu dominiert in unserer technisierten Welt zunehmend das Sehen unsere Wahrnehmung. Wir benutzen den Sehsinn deutlich mehr als alle anderen Sinne. Immer häufiger und länger schauen Menschen auf ihre Smartphones, Tablets und andere Bildschirme. Das hat Folgen: Sehen macht bequem. Und nicht nur das. Wenn wir dem Sehen so viel mehr Bedeutung geben, als dem Hören, verarmt das Gehirn.

Wussten Sie, dass es das Hören ist, das das Gehirn aktiviert? Das Gehirn empfängt 90 Prozent seiner elektrischen Energie über das Hörorgan. Sämtliche anderen Sinne, also das Sehen, Riechen, Schmecken und Tasten, tragen nur zu 10 Prozent dazu bei. Wo wenig gehört wird, ist also auch wenig Energie im Gehirn. Auch was die Funktionalität anbelangt ist das Hören gegenüber dem Sehen deutlich im Vorteil. Wir hören sieben Mal schneller, als wir sehen. Und die Wahrnehmung über die Augen ist zudem deutlich täuschungsanfälliger als das Hören. Die dichteste Konzentration von Nervenendigungen befindet sich im Ohr. Die Ohren gehören außerdem zu den ältesten Organen überhaupt. Die Gehörzellen des Innenohres sind die ersten spezialisierten Zellen der Evolution. An blinden Menschen können wir es erkennen: Das Hören richtet uns auf. Es ist das Hören, was uns mit der Welt verbindet.

Bemerkenswert ist, was die Evolution uns lehrt: Eine Spezies, die einen wichtigen Sinn lange Zeit vernachlässigt, ist vom Aussterben bedroht. All das können wir auf den Audio-CDs ‚Die Welt ist Klang', ‚Vom Hören der Welt' und ‚Muscheln in meinem Ohr' des deutschen Musikjournalisten und Musikproduzenten *Joachim-Ernst Berendt* hören. Zu Beginn des Schreibens dieses Buches bekam ich Berendts CDs von Louis Klein geschenkt, einem Freund, der meine anfänglichen Texte fachlich begleitete und mir wichtige Impulse gab. Die faszinierende Welt der Klänge erweiterte sich so für mich. Nachdem ich den Worten von Berendt und den Klängen der dreizehn CDs gelauscht hatte, war mir bewusst, dass der Welt des Hörens unbedingt ein Platz in diesem Buch gehört. Und dass die Welt der Klänge und der Frequenzen bedeutsam für unser Wohlbefinden und die Gesundheit ist. Wie heißt es in Indien? Nada Brahma, alles ist Klang.

Vergegenwärtigen wir uns zunächst, was in die Ohren dringt: Geräusche, Lärm, Krach, Musik, Melodien, Klänge. Töne unterschiedlicher Frequenzen und unterschiedlicher Lautstärken und dazwischen auch einmal nichts. Unter bestimmten Bedingungen kann Hörschall schädlich für die Ohren und unsere Hörfähigkeit sein. Immerhin sind 25 Prozent der jungen Erwachsenen aufgrund ihrer Musikhörgewohnheiten irreversibel hörgeschädigt. Für die Schädigung des Ohres ist besonders die Intensität des Schalls entscheidend. Je stärker der Schallpegel ist, desto kürzer ist die Einwirkzeit, die zu einem *Hörschaden* führt.

Lautstärken werden in Dezibel, abgekürzt dB, angegeben. 0 dB markiert die Hörschwelle. Eine normale Unterhaltung liegt bei 50 dB, ein erhöhtes Risiko für *Herz-Kreislauf-Erkrankungen* besteht bereits ab 65 dB, wenn diese Lautstärke längere Zeit einwirkt. In Krankenzimmern werden durch die Beatmungsmaschinen und die Geräte zur Überwachung der Herzfunktionen bis zu 95 dB erreicht – für die Genesung sicher nicht förderlich. Viele gerade junge Menschen hören ihre Musik gerne über Kopfhörer. Der hierbei gemessene Pegel beträgt häufig 100 dB. Die für diesen Wert zulässige Schallbelastung liegt bei maximal 90 Minuten pro Woche, das sind etwa 13 Minuten pro Tag. Mehr könnte bleibende Hörschäden zur Folge haben. Der *Schallpegel* in Diskotheken liegt im Allgemeinen noch höher, bei 110 dB. Das ist kurz vor der Schmerzgrenze mit 120 dB. Ab hier können selbst kurz einwirkende Geräusche einen irreversiblen schweren Schaden anrichten. Angesichts dieser Werte erscheint der *Lärmschutz* nicht nur am Arbeitsplatz ein für unsere Gesundheit sehr bedeutendes Thema. Sind wir in unserem Alltag lauten Geräuschen ausgesetzt, denen wir nicht ausweichen können, empfiehlt es sich, die Ohren zu schützen, zum Beispiel durch einen speziellen Kopfhörer. Hierüber ist auch eine Untermalung mit angenehmen Klängen aus der Natur möglich.

Was bedeutet Klang? Von Klang spricht man, wenn mehrere Töne zusammenklingen. Meist verbindet man damit eine Musik, deren Töne sich harmonisch zueinander verhalten. Zum Klang gehört aber auch die Pause, die Phase zwischen den Tönen. Im Zen-Buddhismus wird dieser Phase große Bedeutung geschenkt. Demgegenüber richten die Menschen der westlichen Welt ihre Aufmerksamkeit eher auf die Töne.

Klänge und Musik wirken auf den ganzen Körper: Auf die verschiedenen Bereiche im Gehirn wie das Kleinhirn, das die Körperbewegungen und das Gleichgewicht kontrolliert, das Großhirn, das für die höheren Funktionen des Bewusstseins zuständig ist, und das limbische Hirn, das unsere Emotionen verarbeitet. Klänge können unsere Seele nähren. Und möglicherweise wirken sie sich auch auf die Bakterien, Viren und Pilze aus, die wir beherbergen. Bereits in den 1990er Jahren konnten Mikrobiologen beobachten, dass zwischen *Mikroben* eine Kommunikation über Biolumineszenz und Vibration, also Klang, stattfindet. Ein ökologischer Winzer in Südtirol hat dies aufgegriffen und erforscht derzeit, inwiefern Klänge die indigene Hefe und damit den Gärprozess des Weines beeinflussen.

Klänge wirken sich auch auf die Rhythmen des Körpers, wie zum Beispiel auf den Pulsschlag, aus. Das Tempo der Grundschläge beispielsweise bestimmt, ob eine anregende oder eine beruhigende und entspannende Wirkung folgt, der *Puls* und der *Blutdruck* steigen oder sinken. Normale Körperfunktionen laufen bei einem Puls von 72 Herzschlägen pro Minute ab. Hört man eine Musik mit einem Tempo von mehr als 72 Schlägen pro Minute, also beats per minute, abgekürzt bpm, wirkt sie anregend. Ein Tempo unter 72 bpm wirkt beruhigend.

Zur größten Entspannung kommt es bei 60 bpm. Man vermutet, dass dies damit zu tun hat, dass die ursprüngliche Herzfrequenz des Menschen vor dem Zivilisationsstress bei 60 Schlägen pro Minute lag. In schamanischen Heilritualen werden die Trommeln unter anderem mit einem monotonen Puls von 60 Schlägen pro Minute geschlagen. So wie das Tempo der Musik entspannend oder anregend wirken kann, hat auch die *Tonhöhe*, gemessen in Hertz, unterschiedliche Auswirkungen. Sehr entspannend wirkt zum Beispiel die Morgenandacht der Männer, das Rasieren mit einem elektrischen Rasierer. In deutschen Kraftwerken rotiert der Strom mit 50 Umdrehungen pro Sekunde und erzeugt dieses angenehm klingende Netzbrummen.

Alles was die Ohren aufnehmen, beeinflusst unsere Stimmung, die *Atmung*, den Hormonhaushalt, den Stoffwechsel. Je nachdem, welche Geräusche uns erreichen, hat dies stimmungsmindernde, krankmachende oder wohltuende und heilende Effekte. Wenn wir im Einklang sind mit jemandem oder etwas, schwingen wir auf derselben Wellenlänge oder harmonisch zueinander.

Klassische Musik hat einen hohen Harmoniegehalt. Bei Mozart- und Bachklängen zum Beispiel werden heilende Effekte beobachtet. Auch um die Konzentration und die Intelligenz zu steigern, die soziale Kompetenz zu fördern oder die Entwicklung zu früh geborener Kinder zu stimulieren, wird Musik wie die von *Johann Sebastian Bach* und *Wolfgang Amadeus Mozart* eingesetzt. Bach und Mozart haben zahlreiche Stücke komponiert, die in besonderer Intensität die Herzen und Seelen berühren. Die Musik des spannungsgeladenen Death Metal dagegen macht uns eher aggressiv oder depressiv.

Einen Beitrag zum Verständnis der Auswirkungen von Musik hat auch der Japaner *Masaru Emoto* geleistet. Er beschallte *Wasser* mit unterschiedlichen Worten oder Musik, gefror das Wasser zu Wasserkristallen und fotografierte diese dann. Es zeigte sich, dass liebevolle

Worte und eine harmonische Musik wunderschöne Kristalle formten, wohingegen aggressive Musik und Worte des Hasses eine zerstörte Struktur und eine amorphe Masse hervorbrachten. Dies ist auch deswegen bedenkenswert, weil wir zu 70 bis 80 Prozent aus Wasser bestehen (⇨Wasser). Vielleicht sollten wir dem Wassergetränk ein ‚Danke' oder eine kleine Melodie schenken, bevor wir es trinken? Vieles spricht dafür. Natürlich haben Geräusche und Klänge auch Einfluss auf die Entwicklung von Tieren und Pflanzen. So manche Pflanze gedeiht in einer Umgebung mit angenehmen Tönen deutlich besser. In einem Experiment spielte man einer Pflanze wunderbare Sitarmusik des berühmten indischen Musikers Ravi Shankar vor. Mit der Zeit wuchs die Pflanze immer mehr in Richtung der Musikquelle und soll sie letztendlich hingebungsvoll umarmt haben.

Klänge sind überall, in uns und um uns herum. Je nach Frequenz können die uns umgebenden Klänge die eine oder andere Reaktion in uns auslösen. Die Erde pulsiert mit 7,83 Hertz, also nahezu acht Mal in der Sekunde. Diese Frequenz wird *Schumannresonanz* genannt und wurde 1952 von dem Physiker Winfried Otto Schumann entdeckt. Sie entspricht den Alphawellen des menschlichen Gehirns. Je nach geistigem Zustand, je nach Wachheitsgrad kommt es zu unterschiedlichen elektrischen Spannungen im Gehirn, die mittels eines Elektronenzephalogramms, kurz EEG, an der Oberfläche des Kopfes gemessen werden können. *Alphawellen* sind im Bereich 8 bis 13 Hertz und treten in gelöster, entspannter Grundhaltung auf. Sie sind das Tor zur Meditation. *Betawellen* reichen von 14 bis 30 Hertz und herrschen im normalen Wachzustand vor. *Gammawellen* liegen noch darüber, sie werden mit Spitzenleistungen und transzendenten Erfahrungen in Verbindung gebracht. Unterhalb der Alphawellen gibt es noch die *Thetawellen* mit 3,5 bis 7 Hertz, die charakteristisch für den Traumschlaf sind, und die *Deltawellen* mit 0,1 bis 3,5 Hertz, Frequenzen des Tiefschlafs und des Komas.

Je nachdem, welche Frequenzen auf uns einwirken, können sie heilsame Effekte haben. Das erkannte schon der chinesische Philosoph Konfuzius 500 Jahre vor unserer Zeitrechnung. Gleiches bemerkte der griechische Philosoph Plato, der etwa 100 Jahre später lebte. Ein Meister der Frequenzen war *Pythagoras*, der vielen von uns noch aus der Mathematik geläufig ist. Für ihn war der *Kosmos* nach harmonikalen Gesetzmäßigkeiten aufgebaut und er wusste um die Wirkungen von Klängen.

Heutzutage kann man nachweisen, dass beispielsweise eine Frequenz von 369 Hertz zu innerer Harmonie führt, dass bei einer Frequenz von 528 Hertz die Reparaturprozesse der *DNS*, der Trägerin der Erbinformation, unterstützt werden und dass *639 Hertz* allgemein heilende Effekte hat. Eine besondere Frequenz mit einer bewusstseinserweiternden Wirkung liegt bei *432 Hertz.* Musik von Verdi, Songs von Whitney Houston, Enya, Adele und John Lennon, auch das Sonar der *Delphine* lassen diese Frequenz erklingen. Einige Musiker plädieren dafür, die Musikinstrumente generell auf diese 432 Hertz als Kammerton A stimmen zu lassen, obwohl die Normfrequenz im frühen 20. Jahrhundert auf 440 Hertz festgelegt wurde.

Der Dirigent *Ivan Yanakiev* gründete 2013 ein Streichorchester, das 432 Chamber Orchestra, weil er sich in diese Frequenz quasi verliebt hatte. Er hatte ein Cellostück auf 432 Hertz gehört und es erschien ihm, als ob pures Licht und pure Liebe durch den Raum schwingen würden. Tatsächlich kann man messen, dass 432 Hertz die beiden Hirnhälften synchronisiert und uns harmonisiert.

Dies machte sich auch der Physiker und Psychologe *Günter Haffelder* zunutze. Bis zu seinem Tod 2018 leitete er das ‚Institut für Kommunikation und Gehirnforschung' in Stuttgart. Er erfasste die endogenen Rhythmen des Gehirns mit einem erweiterten EEG-spektralanalytischen Messverfahren und komponierte auf dieser Grundlage eine individuelle, neuroaktive CD, die lern- und therapieunterstützend wirkt. Die Klänge, die auf einer solchen CD zu hören sind, sind Mozartstücke in 432 Hertz im Wechsel mit *Walgesängen* der gleichen Frequenz. Sie helfen dabei, funktionelle Einschränkungen des Gehirns, wie Konzentrations- und Gedächtnisstörungen, zu überwinden, Sprachen leichter zu lernen und nach Schädel-Hirn-Traumata schneller zu genesen. Für die praktische Anwendung werden die Kompositionen auf kleine, tragbare Abspielgeräte kopiert. Auch manche Sportler nutzen die Klänge, um ihre Leistung zu verbessern. Die Fußballmannschaft des RB Leipzig beispielsweise machte 2016/2017 in der Bundesliga Furore, unterstützt von dieser Technik. Die Spieler hörten die für sie individuell komponierten Klänge während des Trainings.

Spannend sind auch die sogenannten *Solfeggio-Frequenzen.* Seit der Antike wurden sie von Mönchen für spirituelle, bewusstseinserweiternde und heilende Zwecke verwendet. In den *gregorianischen Chorälen* wurden diese Frequenzen zum Klangerlebnis. Lange Jahre hatte die katholische Kirche diese Klänge verboten. In der Mitte der 70er Jahre des letzten Jahrhunderts wurden sie wiederentdeckt. So soll die Frequenz von 396 Hertz mit der Befreiung von Schuld und Angst einhergehen, 417 Hertz den menschlichen Körper in Resonanz mit dem Universum bringen und bei Veränderungen helfen, 639 Hertz eine harmonische Beziehung zu unseren Mitmenschen fördern und 852 Hertz uns zurück zur spirituellen Ordnung bringen.

In meiner ärztlichen Ausbildung hörte ich nie etwas von heilenden Klängen und Frequenzen. Immerhin wird Musik heutzutage in manchen Einrichtungen als Therapie begleitendes Mittel bei *Ängsten* und *Depressionen*, zur *Stressreduktion*, bei Konzentrationsstörungen, neurologischen Erkrankungen, Verzögerungen der Entwicklung, zur Schmerzlinderung und bei Komapatienten eingesetzt. Die Berliner Charité geht noch einen Schritt weiter, um ihren Patienten eine genesungsfreudige Klangatmosphäre zu ermöglichen. Auf der Intensivstation gibt es zwei Versuchszimmer, in denen die Beatmungs- und Überwachungsmaschinen mit ihren störenden lauten Geräuschen hinter Wände verbannt wurden. Ob in den Zimmern auch heilende gregorianische Choräle oder Mozartmusik mit 432 Hertz erklingen?

Über die persönlichen Aspekte hinaus hat Musik eine kulturelle Bedeutung. Der Mensch ist von Natur aus ein Kulturwesen – und es gibt keine *Kultur* ohne Musik. Musik nährt, wie alle schönen Künste, die Seele. Der Philosoph *Arthur Schopenhauer* sagte Anfang des 19. Jahrhunderts, dass keine Kunst so unmittelbar, so tief auf den Menschen wirkt, wie die Musik, eben weil nichts uns das wahre Wesen der Welt so tief und unmittelbar erkennen lässt. Durch Singen, Tanzen und instrumentales Musizieren bleibt die Kultur in Bewegung. Im Gefängnis von Cebu auf den Philippinen trägt Musik und Tanz seit einigen Jahren sogar dazu bei, die inhaftierten Schwerverbrecher zu resozialisieren. Der Leiter des Gefängnisses, *Byron Garcia,* engagierte eine Tanzlehrerin, die den Männern Tanzschritte nach der Musik von Michael Jackson vermittelt – was die Atmosphäre im Gefängnis spürbar verändert hat.

Musik hat auch immer wieder zum *Frieden* unter den Menschen und Völkern beigetragen. Der israelische Pilot und Friedensaktivist *Abie Nathan* gründete 1973 die Radiostation ,Voice of Peace'. Diese Station sendete 20 Jahre lang von Bord eines Schiffes Musik und Beiträge, die für den Frieden zwischen Israelis und Palästinensern warben. Der argentinisch-israelische Pianist und Dirigent *Daniel Barenboim* gründete 1999 das West-Eastern Divan Orchestra. Das Ensemble besteht aus israelischen und arabischen Musikern und sieht die Musik als Sprache des Friedens. Und im Oktober 2016 marschierten tausende Frauen, Hebräerinnen, Musliminnen und Christinnen, gemeinsam für den Frieden. Mit der israelischen Sängerin *Yael Deckelbaum* sangen sie das Lied ,Prayer of the Mothers'. Wurde dies von den Medien nahezu ignoriert, war es für die Frauen selbst ein unvergessenes und die Herzen verbindendes Erlebnis. Auch heute noch können wir uns auf YouTube jederzeit an den berührenden und hoffnungsvollen Bildern und Klängen für den Frieden erfreuen. Frieden unter den Völkern – auch dies ist ein wichtiger Beitrag für unser Wohlergehen.

Um Musik erklingen zu lassen, ist *Singen* die einfachste Art. Als Kind sang ich sehr gern, merkte aber bald, dass meine Stimme nicht besonders kräftig war. Jahre später im Medizinstudium während des HNO-Spiegel-Kurses schauten wir uns gegenseitig mit kleinen Spiegeln in den Hals, auf den Kehlkopf und die Stimmlippen. Ein Assistent leitete uns an. Als er meine Stimmlippen sah, dozierte er, dass sie nicht richtig schließen würden, ich also nicht gut singen oder lange Reden halten könne. In wahre Ehrfurcht versetzte mich dann die Tatsache, dass die Stimmlippen einer Opernsängerin sich 1397 Mal pro

Sekunde öffnen und schließen müssen, damit sie das dreigestrichene F singen kann. Es vergingen weitere Jahre und ich lernte Cathy kennen, eine Gesangslehrerin. Ich erzählte ihr von meinem Manko und dem Wunsch, dennoch singen zu können. Cathy nahm sich meiner an und eröffnete mir einen neuen Zugang zum Singen. Mit verschiedenen Körper-, Atem- und Singübungen lernte ich, meine willentliche Aktivität zurückzunehmen, das Singen vielmehr geschehen zu lassen, meine verschiedenen Resonanzräume im Körper entspannt wahrzunehmen und schwingen zu lassen.

Kindern fällt es leicht, unbekümmert und frei zu singen. Nach den Forschungen des Neurobiologen *Gerald Hüther* hat genau dieses absichtslose Singen den größten Nutzeffekt für die Entwicklung der kindlichen Gehirne. Und sollten Sie schon erwachsen sein: Die Erwachsenenhirne profitieren ebenfalls davon. Ein starkes Argument für das Singen – und nicht das einzige. Falls Sie glauben, dass Sie nicht gut genug singen können, probieren Sie es mit *Mantras*. Mantras sind einfache Klänge und um sie zu singen, muss man kein guter Sänger sein. Es sind heilsame Urklänge einer alten, spirituellen Tradition. Sie bringen uns in die innere Balance. Vor allem den Yogaschülern und Meditierenden ist das *Om* Mantra wohl bekannt. Es ist das wichtigste Mantra in der hinduistischen Tradition, die ewige, universelle Schwingung. Dieser Klang wird seit Jahrtausenden verwendet, um Körper, Geist und Seele zur Harmonie zu führen. Auch das *Amen*, das *Halleluja* und das *Hosanna* sind Mantras. Wunderschön und sehr kraftvoll ist das *Gayatri Mantra,* unvergleichlich zu hören von der New Age Sängerin *Deva Premal* und ihrem Lebenspartner Miten. Die beiden sind regelmäßig auf Konzerttour in der ganzen Welt und singen ihre Mantras gemeinschaftlich mit den Konzertbesuchern. Um die innere Harmonisierung dieser Klänge zu spüren, ist es nicht notwendig, die fremdartigen Worte zu verstehen.

Eine meditative und bewusstseinserweiternde Form des Singens ist auch das *Obertonsingen*. Es ist ebenfalls Jahrhunderte alt und Bestandteil religiöser Riten vieler Kulturen. Mit einer speziellen Technik bildet der Sänger auf der Grundlage des Grundtons Obertöne, also

Vielfache des Grundtones. Dies erreicht er mit Hilfe von Zungen-, Lippen- und Kieferbewegungen und Vibrationen seines Körpers – mit einem überwältigenden Klangeffekt.

Auch bestimmte Instrumente erzeugen Obertöne und ein Mitvibrieren des Körpers. Zu nennen sind hier *Klangliegen*, tibetische *Klangschalen* und das australische *Didgeridoo*. Manche Klangschalen schwingen entsprechend der Frequenz der körpereigenen Schwingung wohltuend bei 432 Hertz. Bei einer Klangschalenmassage werden die Schalen auf bestimmte Stellen des Körpers gestellt und sanft angeschlagen. Die summenden und schwebenden Klänge durchdringen den Körper und erzeugen feine Vibrationen. Es kann zu einer tiefen Entspannung im Alphazustand kommen. Die Einheit von Körper, Geist und Seele wird wiederhergestellt, die Selbstheilungskräfte werden aktiviert. Es gibt Klangschalen, die so groß sind, dass man sich in sie hineinstellen kann.

Besonders heilsam sollen *Kristallklangschalen* sein, die nach den sogenannten *Planetentönen* gestimmt sind. 1978 kam der Schweizer Mathematiker und Musikwissenschaftler *Hans Cousto* auf die Idee, das harmonikale Gesetz der Frequenzverdopplung beziehungsweise -halbierung auch über den Hörbereich hinaus anzuwenden. Damit konnten die Rotationen der Planeten oktavanalogen Tönen und Rhythmen zugeordnet werden. Jeder Planet hat entsprechend seiner Umlaufbahn einen individuellen Ton. Cousto transponierte diese Urtöne mittels Oktavierung und machte sie so für uns hörbar. Die Venus beispielsweise schwingt mit 221,23 Hertz. Sie symbolisiert die Weiblichkeit. Der Mars dagegen schwingt mit 144,72 Hertz und steht für die männliche Energie. Welche praktische Anwendung das haben könnte, überlasse ich Ihrer Fantasie. Manche Forscher widmen sich auch den Schwingungen der Pflanzen, leiten diese technisch ab und wandeln sie in Klänge um. Informationen zu aktuellen Forschungen über die Wirkung direkt aus der Natur abgeleiteter Rhythmen, Resonanzen und Frequenzen bietet beispielsweise das Unternehmen ‚klangwirkstoff'. Ähnlich einer homöopathischen Arznei werden *Klangwirkstoffe* auch therapeutisch eingesetzt. So wurde der Wirkstoff

THC der Hanfblüte in Klänge umgesetzt. Durch das Hören dieser Klänge sollen *Schmerzen* gelindert werden.

Gibt es Klangerlebnisse in Ihrem Leben, an die Sie sich erinnern? Ich erinnere mich an ein Konzert des Boston Symphony Orchestra während eines Aufenthaltes als Gastärztin an der Hautklinik des ‚Massachusetts General Hospital' in Boston. Ein Kollege hatte mir verraten, dass am Hintereingang des Konzerthauses günstige Last-Minute-Tickets für die Orchesterkonzerte verkauft werden. Kurze Zeit später saß ich im Konzertsaal und lauschte den überwältigenden Klängen der 9. Sinfonie von Antonin Dvorák, ‚Aus Der Neuen Welt'. Ergreifend war auch der Besuch der Arena von Verona bei Vollmond mit dem Chor der Gefangenen aus Nabucco von Guiseppe Verdi. Es ist das Lieblingschorstück meiner Mutter und wir fünf Kinder hatten es ihr zu ihrem 70. Geburtstag geschenkt.

Anfang 2020 hatte ich das Vergnügen, die mexikanische Dirigentin *Alondra de la Parra* zu erleben, wie sie mit ihrer hingebungsvollen und leidenschaftlichen Art das Orchester dirigiert und eine magische Atmosphäre in den Konzertsaal zaubert. Vermutlich fällt auch Ihnen das eine oder andere Musikerlebnis ein. Öffnen Sie ihre Ohren für die Klänge der Welt. Lassen Sie sich von ihnen berühren und bewegen. Klänge haben so vielfältige Wirkungen. Oft sind sie heilsam für Körper, Geist und Seele und damit eine wundervolle Quelle für unser Wohlergehen.

Wir sind am Ende dieses Kapitels angekommen. Ein Kapitel, das Ihnen vermitteln möchte, wie wichtig das Hören von Klängen für das Wohlbefinden ist. Seit Jahrhunderten sind die Wirkungen heilsamer Frequenzen und Klänge bekannt und warten darauf, noch viel umfangreicher in der Medizin gelehrt und eingesetzt zu werden. Das Hören der CDs von Joachim-Ernst Berendt und die Beschäftigung mit dem Thema Klang haben mich sehr inspiriert. Klänge sind eine wunderbare Möglichkeit, die natürlichen Heilkräfte zu unterstützen.

➔ **Das Wichtigste in Kürze:**

- Das Hören aktiviert das Gehirn mehr als alle anderen Sinne.
- Das Hörorgan sollten wir vor zu starken Schallpegeln schützen.
- Klänge wirken auf die Körperrhythmen, so auf den Herzschlag und die Atmung.
- Laute Geräusche erhöhen das Risiko für Herz-Kreislauf-Erkrankungen.
- Musik mit einem Tempo von 60 Schlägen pro Minute wirkt sehr entspannend.
- Mozart, J.S. Bach und andere Komponisten haben Stücke komponiert, die uns auf verschiedenen Ebenen positiv stimulieren.
- Klänge wirken sich auf die Struktur von Wasser aus.
- Mittels eines EEG lassen sich je nach geistigem Zustand Schwankungen der elektrischen Spannungen innerhalb des Gehirns messen. Äußere Reize verändern diese Spannungen.
- Klänge können heilsam für Körper, Geist und Seele wirken.

➔ Und wenn Sie sich intensiver den Klängen hingeben möchten:

- Machen Sie einen Spaziergang in die Natur und lehnen Sie sich für eine Weile an einen Baum oder setzen Sie sich auf eine Bank. Schließen Sie die Augen. Was nehmen Sie wahr? Vogelstimmen, das Rauschen des Windes, das Plätschern eines Baches, den Flügelschlag eines Schmetterlings?

- In einem Ihrer nächsten Gespräche versuchen Sie einmal besonders achtsam zu sein. Welchen Klang hat die Stimme Ihres Gegenübers, wie ist die Betonung und der Rhythmus? Und welche Emotion schwingt zu Ihnen hinüber? Achten Sie auch auf die Pausen. Was verändert sich zwischen Ihnen und der anderen Person, wenn Sie so achtsam zuhören und sprechen?

- Suchen Sie sich im Radio einen Sender mit Musik, die Sie zum Singen oder Tanzen animiert – und dann los. Denken Sie nicht lange nach, singen und tanzen Sie einfach. Niemand schaut zu – oder alle machen mit.

Literatur und Quellen zum Weiterlesen:

Audio-CDs von Joachim-Ernst Berendt: Die Welt ist Klang, Vom Hören der Welt, Muscheln in meinem Ohr. Auditorium Netzwerk (2007);

Vinod Verma: AUM. Die unendliche Energie. Techniken für Stabilität, Kraft, Stressmanagement und Heilung (2008);

Deva Premal & Miten: Mantra. Unsere Botschaft der Liebe (2017);

Masaru Emoto: Die Botschaft des Wassers (2002);

Tschingis Aimatow: Dshamilia (2010);

Norbert Böhm: Sphärenmusik (2019).

Musikstücke zum Hören:

Wolfgang Amadeus Mozart: Andantino, KV 236 (1790);

Leonard Cohen: Hallelujah (1984), gesungen von Jeff Buckley;

Enya and Roma Ryan: May It Be, gesungen von Enya (432 Hertz) aus dem Film ‚Herr der Ringe' (Original 2001).

Filme zum Hören und Sehen:

Wie im Himmel, Kay Pollack (Regie), Schweden (2004);

Rhythm is it! Dokumentarfilm. Thomas Grube und Enrique Sánchez Lansch (Regie), Deutschland (2004);

Der Klang des Herzens, Kirsten Sheridan (Regie), USA (2007).

L

LICHT – wenn die Sonne vom Himmel lacht

Das Licht der Erde, es kommt von der Sonne. Das *Sonnenlicht* und seine Wärme gehören zu den Grundvoraussetzungen für das Leben auf diesem Planeten. Am ersten Tag der Schöpfungsgeschichte geht die Sonne auf, ihr Licht erhellt die Finsternis der Nacht. Mit ihrer geballten Energie leuchtet sie seit etwa fünf Milliarden Jahren Tag für Tag und Jahr für Jahr. Die Erde mit all ihren Lebewesen und Pflanzen umkreist die Sonne auf einer elliptischen Bahn in einem Abstand von etwa 150 Millionen Kilometern. Weit genug entfernt, dass wir nicht verbrennen. Nah genug, dass wir in vielen Regionen nicht erfrieren. Das Licht der Sonne wird von den Pflanzen, Tieren und Menschen aufgenommen. Bei den Pflanzen fängt das Chlorophyll der Blätter das Licht ein und setzt es in Lebensprozesse um. Mittels der *Photosynthese* wird die physikalische Lichtenergie in chemische Energie umgewandelt. Energie, die allen lebenden Organismen zur Verfügung steht. Wir Menschen nehmen das Licht über die Augen, die Haut und über die Nahrung auf. Was dann durch dieses Licht in uns passiert, davon werden Sie in diesem Kapitel lesen.

Je nach Sonnenstand und je nach Bewölkung des Himmels erreichen die Sonnenstrahlen unseren Planeten mit unterschiedlicher Intensität und unterschiedlicher Qualität. Am Tag haben wir bei bedecktem Himmel auf der Erde eine Beleuchtungsstärke von etwa 8000 Lux, bei freiem Himmel von 300.000 Lux. Ein Teil des Lichts der Sonnenstrahlen ist für uns sichtbar. Treffen Regentropfen und Sonnenstrahlen aufeinander, wird das Licht in seine unterschiedlichen Wellenlängen aufgeteilt und es entsteht ein Regenbogen. So können wir alle Farben und damit alle Wellenlängen des sichtbaren Lichts wahrnehmen.

Licht hat einen starken Einfluss auf die *Chronobiologie*, also auf die ‚innere Uhr', die tageszeitlich und jahreszeitlich unterschiedlichen biologischen Abläufe in lebenden Organismen. Die Intensität und die Qualität des Lichts bestimmen Wachstum und Ruhephasen der Pflanzen. Auch die Tiere und der Mensch sind in dieses solare Wechselspiel eingebunden. Licht hat großen Einfluss auf die Ordnung im Zellsystem aller Lebewesen. Das natürliche Licht synchronisiert die physiologischen und emotionalen Zentren des menschlichen Körpers mit der Natur. Die Erfindung der künstlichen Beleuchtung hat uns Menschen viele Vorteile beschert. Diese Vorteile haben uns vergessen lassen, wie wichtig natürliches Licht für uns ist. Unsere Gesundheit und unser Wohlbefinden werden maßgeblich davon beeinflusst.

Während ich diese Zeilen schreibe, befinde ich mich zeitlich gesehen gerade jenseits der Wintersonnenwende. Die Sonne scheint wenige Stunden, dafür leuchten um mich herum viele Kerzen. Bis zum 6. Januar herrschen die sogenannten *Raunächte*. Sie laden zur Besinnlichkeit ein und sollen magische Kräfte haben. Ich spüre, dass sich das Rad etwas langsamer dreht und sich mehr Raum für das Schreiben öffnet. Das Licht der Erde. Für alle Kulturen war die Beziehung zwischen Sonne und Erde eines der bedeutendsten Phänomene. Naturvölker und Hochkulturen übten spezielle Sonnenkulte aus. Die heilende Kraft der Sonne wurde bereits im frühen Altertum erkannt. Assyrer und Ägypter legten ihre Kranken unter freiem Himmel in den warmen Sand. Im antiken Griechenland wurde das Sonnenbad den olympischen Kämpfern sogar zur Leistungssteigerung empfohlen. Hippokrates, der etwa 460 bis 370 vor unserer Zeitrechnung lebte, beschreibt die *Heliotherapie*, also die therapeutische Anwendung des Sonnenlichts, in seinen Schriften.

Die moderne *Lichttherapie* begann um 1900, als entdeckt wurde, dass man die damals weit verbreitete und oft tödliche *Tuberkulose* mit Sonnenstrahlen heilen konnte. Es wurden Lichtbäder in der Sonne verordnet und künstliche Lichtquellen entwickelt, um unabhängig von den Sonnenstrahlen zu sein. Bis Mitte des 20. Jahrhunderts wurde die Lichttherapie als eine sehr wirksame Behandlung für viele

Krankheiten eingesetzt. Einen großen Beitrag hierfür hatte der Arzt *Niels Ryberg Finsen* geleistet, wofür ihm 1903 der Nobelpreis für Medizin verliehen wurde. Darüber hinaus wurde ultraviolettes Licht in Krankenhäusern und besonders in Operationssälen zur Abtötung von Keimen verwendet. Gegen Ende der dreißiger Jahre des letzten Jahrhunderts ereignete sich dann etwas, was die Behandlung mit Licht in den Hintergrund drängte: Das erste Antibiotikum wurde entdeckt. In den folgenden Jahren begann der rasante Aufstieg der Pharmaindustrie. Sie galt nun als fortschrittlich. Nur zur Behandlung bestimmter Erkrankungen der Haut blieb die Lichttherapie etabliert. In den ersten Monaten als Ärztin arbeitete ich an einer privaten Hautklinik, die ihre Patienten erfolgreich mit ultraviolettem Licht, abgekürzt UV-Licht, und magnesiumchloridhaltigem Salzwasser behandelte. Dabei wurden die für Hauterkrankungen heilsamen Bedingungen, wie sie am Toten Meer herrschen, imitiert.

In den letzten Jahren hat die Lichttherapie jedoch auch in anderen Bereichen als der Dermatologie wieder an Bedeutung gewonnen. Das Jahr 2015 wurde von der UNESCO zum Internationalen Jahr des Lichts und der lichtbasierten Technologien ausgerufen. Licht wurde wieder als elementare Voraussetzung für das Leben von Menschen, Tieren und Pflanzen gewürdigt. Moderne Lichttherapiegeräte wurden entwickelt und werden erfolgreich eingesetzt. Manche Wissenschaftler sehen mittlerweile die Lichttherapie als eine sanfte und wirkungsvolle Medizin der Zukunft.

Licht – was ist das genau? Seit dem 17. Jahrhundert wurden verschiedene Theorien zur Physik des Lichts entwickelt. Revolutionär war die Hypothese, die die Physiker *Albert Einstein* und *Max Planck* aufstellten. Licht wurde von ihnen als ein *Quantenobjekt* gesehen, das sowohl die Eigenschaften einer elektromagnetischen Welle als auch die Eigenschaften eines Teilchens in sich vereint. Heute weiß man, dass das Licht je nach Versuchsaufbau mal als Welle und mal als Teilchen beobachten werden kann. Darüber hinaus erkennen Physiker wie *Markolf Niemz* die spirituelle Dimension des Lichts. Aufmerksam wurde ich auf diesen Forscher durch einen Satz, den er über die

Liebe formuliert hatte und den ein Kollege am Ende seines Vortrages an die Leinwand projizierte (⇨Glaube, Hoffnung, Liebe).

Ein Physiker, der sich über die Liebe äußert, das machte mich neugierig. Und so erfuhr ich, dass Niemz seit vielen Jahren das Licht erforscht. Niemz forscht in der Lasermedizin und entwickelt elektronische Überwachungsgeräte für Patienten auf Intensivstationen, einem Ort, an dem Menschen dem Tod nah sind. Das gab ihm die Gelegenheit, mit vielen *Nahtoderfahrenen* zu sprechen und er erfuhr, dass am Ende des Lebens das ‚innere Licht' aus dem Körper austritt und weiter als Seele existiert. Als Physiker kam er aufgrund dieser Berichte und eigenen Erfahrungen zu der Überzeugung, dass Licht ein unermesslicher *Informationsspeicher* ist, in dem Werte wie Erkenntnis und Liebe gespeichert sind. Mit Erkenntnis meint er die Summe all dessen, was wir in unserem Leben gelernt haben. Mit Liebe meint er die bedingungslose, gefühlte Liebe. Für Niemz existiert im Licht die Ewigkeit.

Auch der Biophysiker *Fritz-Albert Popp* erforschte das Licht. In den 1970er Jahren wiesen er und seine Mitarbeiter nach, dass jede organische Zelle ein kaum messbares Licht ausstrahlt. Er ging davon aus, dass dieses Licht die Kommunikation in den Zellen und zwischen den Zellen steuert. Popp argumentierte, dass allein Lichtquanten die nötige Schnelligkeit besitzen, um die Zahl der vielfältigen Reaktionen auf zellulärer Ebene zu regulieren. Popp gab den *Lichtquanten*, die aus den lebenden Zellen entspringen, den Namen *Biophotonen.* Die etablierte Vorstellung der Steuerung des Zellstoffwechsels allein über biochemische Wege war für ihn nicht schlüssig. Seine Forschungen und Veröffentlichungen gegen den ‚Mainstream' führten allerdings dazu, dass seine Karriere als anerkannter Wissenschaftler einer Universität beendet war. Ihm erging es an dieser Stelle wie vielen anderen querdenkenden Wissenschaftlern, die nicht der etablierten Lehrmeinung folgten. Weltweit fanden zahlreiche weitere Forschungen zu diesem Thema statt, die die Forschungsergebnisse von Fritz-Albert Popp bestätigen konnten. Heutzutage findet sich im Lehrbuch ‚Chemie für Mediziner', aus dem meine Tochter lernt, der Hinweis, dass mit speziellen Instrumenten eine ultraschwache Lichtemission gemessen werden kann, dass nachgewiesen werden konnte, dass Lebewesen und Lebensmittel eine direkte Eigenstrahlung in Form von Biophotonen aussenden und dass angenommen wird, dass diese Strahlung der Kommunikation zwischen den Zellen dient. Popp, der 2018 verstorben ist, hätte dieser Eintrag wahrscheinlich sehr gefreut.

Um seine Vorstellungen nachvollziehen zu können, möchte ich Sie auf die Ebene der Zellen mitnehmen. Stellen wir uns einen 70 Kilogramm schweren und 1,70 Meter großen Erwachsenen vor. Nach den Berechnungen von Ron Milo und Ron Sender vom Weizmann-Institut im israelischen Rehovot besteht dieser Mensch aus etwa 30 Billionen einzelner Zellen. In jedem Körper befinden sich außerdem etwa 39 Billionen *Bakterien*. Würde man allein die Zellen eines einzigen Menschen aneinanderlegen, würde diese Kette auf Höhe des Äquators 18 Mal um den Erdglobus reichen. Bei meinen Versuchen, mir das vorzustellen, bin ich kläglich gescheitert. Wir überlegen weiter: Pro Sekunde sterben bei einem Erwachsenen zwischen 10 und 50 Millionen Körperzellen. Gleichzeitig werden neue Zellen gebildet, um die alten zu ersetzen. Und nun stellen wir uns noch vor, dass in jeder einzelnen lebenden Zelle pro Sekunde unglaubliche 30.000 bis 100.000 *biochemische Reaktionen* ablaufen. Genau das passiert bei jedem von uns Sekunde für Sekunde. An dieser Stelle meldet mein Verstand, dass selbst der Versuch, sich das vorzustellen, zwecklos ist. Trotzdem weiter. Nun multiplizieren wir diese gemittelt 60.000 Reaktionen einer jeden Zelle mit den etwa 30 Billionen Zellen, aus denen der Körper besteht. Die 39 Billionen Bakterien lassen wir an dieser Stelle mal außer Acht. Das ergibt die Anzahl der Reaktionen, die im menschlichen Körper pro Sekunde ablaufen. Wir müssen diese Zahl nicht errechnen. Wir erkennen auch so, dass es eine unvorstellbar große Anzahl ist. Diese Anzahl von Reaktionen allein auf biochemischem Weg zu koordinieren, ist nicht zu bewältigen. Demgegenüber steht das Licht als Informationsträger. Ein *Photon* kann eine unvorstellbar große Menge an Informationen speichern. Und nichts ist so schnell wie Licht. So war es für Popp plausibel, dass all diese Zellreaktionen neben den biochemischen Abläufen auch durch jene Lichtquanten koordiniert und gesteuert werden, deren Signale er gemessen hatte.

Popps Forschungsergebnisse brachten neues Licht in viele Bereiche. Er konnte zeigen, dass Biophotonen die innere Ordnung der Zelle aufbauen und so für einen gesunden *Zellstoffwechsel* sorgen. Und er konnte nachweisen, dass diese innere Ordnung durch eine Überlastung des Organismus wiederum beeinträchtigt wird. Mit modernen Untersuchungsmethoden kann man heute nachweisen, dass bei friedvollen, harmonischen Gefühlslagen die Ordnung, die Kohärenz der Biophotonen zunimmt. Bei negativen Emotionen nimmt sie ab. In der Folge bilden sich den Körper belastende Substanzen. In der Muskulatur und in den *Faszien* können *emotionale Erinnerungen* für viele Jahre gespeichert sein. Körperliche Behandlungen wie eine Physiotherapie, körperliche Aktivitäten oder psychotherapeutische Behandlungen können diese gespeicherten Erinnerungen wieder hervorbringen. In einem geeigneten therapeutischen Kontext kann dies eine sehr heilsame Erfahrung sein.

Wir haben die Möglichkeit, die Verteilung der Biophotonen im Körper zu unterstützen, indem wir auf unsere *Körperhaltung* achten, uns bewegen, lachen und singen. Der Arzt Dietrich Klinghardt lehrt, dass die Faszien, das Binde- und Stützgewebe des Körpers, als *Lichtleiter* dienen. Innerhalb der Zellen ziehen feine, fadenartige Strukturen, das sogenannte Zytoskelett. Forschungen haben ergeben, dass die Biophotonen über dieses Zytoskelett transportiert werden. Durch Bewegungen oder *Vibrationen* des Körpers können wir die Mikrobewegungen des Zytoskeletts aktivieren und den Vorgang des *Biophotonentransports* unterstützen. Die *DNS*, unsere im Zellkern befindliche Erbsubstanz, speichert die Biophotonen. Durch rhythmische Bewegungen werden sie von ihr abgegeben und auch wieder aufgenommen. Bewegung und Körperhaltung sind für den Lichtstoffwechsel in uns eine wichtige Voraussetzung (⇨Bewegung und Haltung).

Durch Popps Forschungen bekam auch die *Ökologische Landwirtschaft* wichtige Impulse. Anhand der von ihm entwickelten Messverfahren kann man heute zum Beispiel nachweisen, ob ein Ei von einem

Huhn einer Legebatterie oder aus Freilandhaltung stammt. Das Ei aus Freilandhaltung zeigt eine deutlich höhere Biophotonenstrahlung. Genauso lässt sich messen, dass Gemüse und Obst, das im Freien auf gutem Boden und ökologisch angebaut wurden, über signifikant höhere Werte an Biophotonen verfügen und höhere Konzentrationen an *Vitalstoffen* enthalten. Frisches Obst, Gemüse, Salate und Wildkräuter sind durch das Wachsen unter freiem Himmel unter natürlichen Bedingungen reich an Lebensenergie. Je weniger die Pflanzen hochgezüchtet oder mit chemischen Mitteln behandelt wurden, je mehr natürliches Licht sie erreicht hat, je reiner das zum Wachstum notwendige Wasser war, desto vitalstoffreicher ist die Pflanze. Industrielle Verarbeitung, lange Transportwege und lange Lagerungszeiten reduzieren den Gehalt an Vitalstoffen enorm. Nach der Ernte können Sauerstoff und Licht allerdings zum Abbau von Vitaminen führen.

Und am Ende spielt auch die Zubereitung der Lebensmittel eine große Rolle. Ein regionales, frisches Bioprodukt kann uns seine volle Lebenskraft nur schenken, wenn wir es in der Küche schonend entsprechend seiner Art behandeln und zubereiten.

Die meisten Vitalstoffe finden sich im *Blattgrün* der Pflanzen in den obersten Schichten, also dort, wo das *Chlorophyll* der Blätter das Licht einfängt. Soweit möglich und schmackhaft ist es deswegen empfehlenswert, die äußerste Schicht, die Schale mitzuessen. Eine Gemüsebürste zum Säubern von Obst, Karotten und ähnlichem Gemüse liegt bei mir griffbereit am Spülbecken. Allerdings sind nicht für jeden Menschen Schalen verträglich. Apfelschalen zum Beispiel können je nach genetischer Ausstattung Probleme machen – hier ist auf die individuell unterschiedliche Bekömmlichkeit zu achten. Auch bei der Kartoffelschale ist Vorsicht geboten. Sie enthält hitzebeständige Glykoalkaloide, auch *Solanine* genannt. Das sind *Bitterstoffe*, die die Pflanze als *Fraßschutz* produziert und die je nach Körpergewicht, verspeister Menge und genetischer Veranlagung Vergiftungserscheinungen auslösen können. Junge Kartoffeln enthalten vergleichsweise wenig Solanin, länger gelagerte entsprechend mehr. Licht und Sauerstoff aktivieren die Solaninbildung, deswegen werden Kartoffeln am besten kurz, kühl und im Dunkeln gelagert. Frühkartoffeln kann man unbedenklich mit Schale essen, alle anderen besser mit Schale kochen und ohne Schale genießen (⇨Ernährung, ⇨Toxine und Strahlung).

So wie die Pflanzen am besten unter natürlichen Bedingungen gedeihen, ist auch für uns Menschen die Natur und natürliches Licht belebend. Noch vor 150 Jahren arbeiteten die Menschen überwiegend im Freien. Sie hatten viel Kontakt zur Erde, atmeten frische Luft und bewegten sich unter freiem Himmel. Heutzutage halten wir uns tagsüber überwiegend in geschlossenen Räumen mit *künstlicher Beleuchtung* auf. Welche Konsequenzen hat das? Es macht einen großen Unterschied, ob wir uns unter natürlichem Licht oder unter künstlichem Licht aufhalten. Das Farbspektrum des künstlichen Lichts, besonders der Quecksilber-Energiesparlampen, Leuchtstoffröhren und LEDs, unterscheidet sich deutlich von dem der Sonne. Halogenlampen und die früheren Glühlampen kommen in ihrer Farbverteilung noch recht nah an das Spektrum der Sonne heran und sind frei von giftigem Quecksilber. Wenn wir viele Stunden des Tages in geschlossenen Räumen verbringen müssen, können spezielle Lampen, sogenannte *Vollspektrumlampen*, einem Lichtmangel entgegenwirken. Diese Lampen senden das komplette Spektrum des natürlichen sichtbaren Lichts plus den Nah-Infrarotbereich aus.

Die Auswirkungen der künstlichen Farbspektren sind vielfältig. So kann unsere Stimmung gedämpft sein, weil weniger des Botenstoffes *Serotonin* ausgeschüttet wird. Die *Stresshormone* ACTH und Cortisol dagegen werden vermehrt ausgeschüttet, was zu erhöhten Blutzuckerwerten, Muskel- und Knochenabbau sowie zu bauchbetontem *Übergewicht* führen kann (⇨Stress). Zunehmende Beachtung findet auch der hohe Blauanteil in weißen LEDs, Energiesparlampen und Leuchtstoffröhren. Computerbildschirme, Handys und Fernseher strahlen ebenfalls einen erhöhten Blauanteil aus. Dies ist vor allem abends problematisch, denn *blaues Licht* hemmt die *Zirbeldrüse*, die für die Bildung des Schlafhormons Melatonin zuständig ist. *Melatonin* brauchen wir für einen erholsamen *Schlaf*, die nächtliche Reparatur der Zellen und die *Entgiftung* des Körpers, speziell des Gehirns.

Auch die Zellen der Netzhaut, besonders die am sogenannten gelben Fleck, der Stelle des schärfsten Sehens, leiden unter dem blauen Licht. In der Folge kann dies zum Zelluntergang und letztendlich zur sogenannten *Makuladegeneration* führen, einer Erkankung der Netzhaut des Auges, die von starker Fehlsichtigkeit begleitet ist. Für unser Wohlbefinden und unsere Gesundheit ist es also empfehlenswert, das Blaulicht am Abend auf ein Minimum zu reduzieren. Lassen sich abendliche *Bildschirmarbeiten* nicht vermeiden, können spezielle Blaulichtschutzbrillen getragen werden. Mittlerweile werden von Seiten der Hersteller Geräte mit einem reduzierten Blauanteil angeboten, andere bieten die Möglichkeit, den Blauanteil je nach Tageszeit im Gerät zu variieren. Hier wird es in Zukunft sicher weitere Entwicklungen geben (⇨Ruhe und Regeneration).

Aber vielleicht gelingt es Ihnen auch, an dem einen oder anderen Abend der Technik den Rücken zu kehren. Wie wäre es, wenn Sie sich in netter Runde bei Kerzenlicht die Ereignisse des Tages erzählen oder den Tag mit einem Abendspaziergang im Freien abschließen? Während des Schreibens an diesem Kapitel hörte ich auf Empfehlung meines Sohnes einen Vortrag der US-amerikanischen Astronomin *Kelsey Johnson* über die zunehmende Lichtverschmutzung durch die künstliche Beleuchtung in den Städten. Sie beeinträchtigt die Melatoninproduktion, zerstört Ökosysteme und führt außerdem dazu, dass immer weniger Menschen den *Sternenhimmel* sehen und dadurch die Verbindung zum Kosmos spüren können. Kelsey Johnson plädiert dafür, künstliches Licht wo immer möglich zu reduzieren, den Lichtstrahl zur Erde und nicht in den Himmel zu richten und vor allem blaues Licht zu vermeiden. Und sie empfiehlt, die Augen wo immer möglich zu den Sternen zu richten. Sternenfans können fernab vom städtischen *Lichtsmog* im Biosphärenreservat Rhön an Nachtführungen teilnehmen.

Wenn wir am Ende der Nacht wieder die Lider öffnen, werden jede Sekunde unzählige Botschaften über die Augen an das Gehirn übermittelt. Das Licht brauchen wir dabei nicht nur für den Sehvorgang, es hat weitere wichtige Aufgaben. Der Augenarzt *Fritz Hollwich* fand bereits Mitte des 20. Jahrhunderts heraus, dass etwa 30 Prozent der Sehfasern nicht zur Sehrinde ziehen und dem Sehen dienen, sondern direkt mit wichtigen Steuerzentren des Gehirns verbunden sind. Große Teile des Lichts gelangen also direkt über die Augen ins Gehirn und aktivieren diese Zentren. Das oberste Steuerzentrum ist der *Hypothalamus*. Mit seinen gerade mal 15 Gramm ist er der Chef im Ring. Er steuert das *autonome Nervensystem,* also unsere Atmung, die Verdauung und generell den Stoffwechsel. Der Hypothalamus ist auch unsere Schnittstelle zwischen Geist und Körper. An seiner Basis nach vorne liegt die Sehnervenkreuzung und nach unten befindet sich die Hypophyse, ein weiteres Steuerzentrum. Die *Hypophyse* empfängt die Informationen des Hypothalamus und reguliert das *Hormonsystem* des Körpers. Ein drittes Steuerzentrum, die Epiphyse oder *Zirbeldrüse*, die im Zentrum des Gehirns liegt, hatte ich bereits bei den Auswirkungen des Blaulichts erwähnt. Sie ist unser eigentliches Lichtmessinstrument und steuert über die Bildung von Melatonin den *Wach-Schlaf-Rhythmus*.

Schauen wir uns diese Lichtmesszentrale im Gehirn etwas näher an. Sie sorgt dafür, dass der Körper im Einklang mit der Natur ist. Sie koordiniert die Körperfunktionen miteinander und synchronisiert sie mit der äußeren Welt. Die Zirbeldrüse wird auch als das *,dritte Auge'* bezeichnet und soll uns mit dem Universum verbinden. In lichtvollen Bewusstseinszuständen setzt sie eine opiatähnliche Substanz frei, die als Amrita oder Wasser des Lebens bezeichnet wird. Die Zirbeldrüse braucht das Sonnenlicht des Tages, sonst verkümmert sie. Von ursprünglich einmal etwa drei Zentimetern soll sie beim Menschen mittlerweile auf wenige Millimeter geschrumpft sein. Eine permanent getragene *Sonnenbrille* und der ständige Aufenthalt in Räumen sind ihr verständlicherweise nicht dienlich. Bei übermäßiger Sonneneinstrahlung macht ein UV-Schutz der Augen durch eine Sonnenbrille Sinn, als bloßes Modeaccessoire weniger. Schenken Sie der Zirbeldrüse täglich wenigstens fünfzehn Minuten natürliches Licht.

Die Zirbeldrüse leidet allerdings nicht nur unter Lichtmangel und Kunstlicht. Auch *Fluoride, Quecksilber* und *elektromagnetische*

Strahlung machen ihr das Leben schwer (⇨Toxine und Strahlung). Anregen können wir die Funktion der Zirbeldrüse über regelmäßiges *Singen* und das *Meditieren*. Auch das Einatmen von Neroliöl, einem ätherischen Öl, soll ihre Funktion anregen. Braucht die Zirbeldrüse am Tag das natürliche Licht, so sind ihre nächtlichen Aufgaben davon abhängig, dass *Dunkelheit* herrscht, denn nur so kann sie das Schlafhormon Melatonin bilden. Wie schon erwähnt hindern künstliche Beleuchtung und vor allem Blaulicht sie daran. Kann der *Schlafraum* nicht abgedunkelt werden oder sitzt der blinkende Rauchmelder in Sichtweite, empfiehlt sich eine Augenmaske. Manche Yogalehrer empfehlen, dass man des Nachts ein Tuch über Augen und Stirn legen soll.

Licht beeinflusst also die Körperfunktionen, so die Aktivität der Enzyme und Botenstoffe, unsere Stimmungen, unser Verhalten, die Merk- und *Lernfähigkeit*. Kinder, die sich nach der Schule überwiegend drinnen und nicht im Freien aufhalten, haben möglicherweise Schwierigkeiten, dem Unterricht zu folgen. In der Grundschule meiner Kinder gab es das grüne Klassenzimmer, ein Bereich, in dem der Unterricht draußen stattfinden konnte. Für die Kinder ein großer Gewinn. In jedem Fall sollte in den Zimmern auf eine gute Beleuchtung mit einem dem Sonnenlicht ähnlichen Farbspektrum geachtet werden. Ein Mangel an Tageslicht, künstliches Licht und stundenlanges Fokussieren von Bildschirmen und Smartphones wirken sich auch auf die Sehfähigkeit aus. Weltweit hat deswegen die *Kurzsichtigkeit* stark zugenommen (⇨Chronisch krank).

Der US-amerikanische Augenarzt *Harry Riley Spitler* entwickelte ab den 1920er Jahren *Farblicht*-Geräte zur Behandlung von Augenleiden und anderen Erkrankungen. Er filterte bestimmte Frequenzen des sichtbaren Lichts heraus und ließ diese dann über die Augen einwirken. Heutzutage werden ganz ähnliche Geräte eingesetzt. Die Farben gelangen über die Augen direkt in die übergeordneten Kontrollzentren des Gehirns. Auf diese Weise können Defizite der Seh- und Lernfähigkeit verbessert und Körperfunktionen reguliert werden. Spitler gab dieser Behandlungsmethode den Namen ‚*Syntonic*', weil sie ein Gleichgewicht im Stoffwechsel und im autonomen Nervensystem schafft. Ist das autonome Nervensystem nicht in der Balance, können sich sowohl körperliche als auch psychische Probleme entwickeln. Andere Augenspezialisten wie *Jacob Liberman* und John Searfoss entwickelten die Methode weiter. In seinem Buch ‚Die heilende Kraft des Lichts' beschreibt Liberman zahlreiche Krankheitsverläufe von Patienten, die er erfolgreich in seiner Praxis in Florida behandeln konnte. So kam es unter anderem zu einer Verbesserung der Sehfähigkeit, der Erweiterung des Sehfeldes, der Steigerung der visuellen Aufmerksamkeit und des Erinnerungsvermögens. Auch der Arzt *Dietrich Klinghardt* und viele seiner Schüler behandeln mit Farblicht mit einem speziellen Gerät, das er und die Niederländerin *Leona Vermeire* weiterentwickelt haben. Bei diesem Gerät mit dem Namen *‚PhotonWave'* können je nach Krankheitsbild 99 verschiedene Programme ausgewählt und therapeutisch eingesetzt werden.

Ein Mangel an natürlichem Licht durch zu häufiges Stubenhocken, ein Alltag ohne Tageslicht haben auch zur Folge, dass unsere äußere Hülle, die Haut, immer weniger Licht sieht. UV-Strahlen regen die Oberhautzellen an, einen Wohlfühlstoff mit Namen *Beta-Endorphin* zu bilden. Kommt wenig Sonne an die Haut, wird wenig Beta-Endorphin gebildet und unsere Stimmung ist gedämpft. Wenig Sonne auf der Haut führt auch dazu, dass wenig Melanin gebildet wird und die Haut hell bleibt. Im Urlaub und in der Freizeit kommt es dann mitunter abrupt zu einer zu starken UV-Bestrahlung der nicht angepassten Haut und zu einem *Sonnenbrand.* Sonnenbrände zeigen eine starke Zellschädigung an. Viele Studien der letzten Jahrzehnte haben gezeigt, dass Sonnenbrände, also die übermäßige Exposition gegenüber UV-Licht, ein wichtiger Faktor bei der Entstehung von *Hautkrebs* ist. Dies gilt besonders für das Kindesalter. Von offizieller Seite werden Sonnenstrahlen, speziell die UV-Strahlen, heute aufgrund der Gefahr von Hautkrebs als gefährlich eingestuft. Dabei geriet in den Hintergrund, dass wir das Licht der Sonne in der richtigen Dosis brauchen, es uns wohltut und Freude bereitet.

Was genau ist dieses als gefährlich eingestufte UV-Licht?

Kommen wir noch einmal zurück zur Physik des Lichts. Sonnenstrahlen bestehen aus dem sichtbaren Licht sowie aus den für uns unsichtbaren Strahlen. Auf ihrem Weg zur Erdoberfläche wird ein Teil der Sonnenstrahlen von der Ozonschicht der Erdatmosphäre gefiltert. So werden 100 Prozent der UV-C- und 90 Prozent der UV-B-Strahlen reflektiert und gelangen nicht zur Erde. Die Strahlen der Sonne, die auf der Erde ankommen, bestehen vor allem aus dem sichtbaren Licht, den UV-A Strahlen, den nicht gefilterten UV-B-Strahlen sowie den wärmenden Infrarotstrahlen. Das für uns sichtbare Licht ist nur ein sehr kleiner Teil der gesamten elektromagnetischen Strahlung. Wir können Licht mit Wellenlängen von etwa 380 bis 780 Nanometer, abgekürzt nm, wahrnehmen. Jeder Wellenlängenbereich repräsentiert eine bestimmte Farbe. Aufgeteilt in die Spektralfarben können wir die Wellenlänge 380 nm als Blauviolett wahrnehmen und 780 nm als Rot. Dazwischen liegen die Farben des Regenbogens. Angrenzend an das Blauviolett liegt mit einer kürzeren Wellenlänge die für uns unsichtbare *Ultraviolettstrahlung*, abgekürzt UV-Strahlung. Im richtigen Maß brauchen wir diese, im Übermaß führt sie zu Schäden der DNS, der Erbsubstanz. Um diese Schäden zu reparieren verfügt der Körper zwar über Reparaturmechanismen, ein zu viel ist allerdings zu viel. Bestimmte Stoffe und Arzneimittel erhöhen die Gefahr von Sonnenbrand und Zellschäden, weil sie die *Lichtempfindlichkeit* der Haut erhöhen. Hierzu gehören die Süßstoffe Saccharin und Cyclamat, manche Antibiotika, manche Schmerzmittel und Johanniskraut. Bei Einnahme dieser Stoffe ist also erhöhte Vorsicht geboten.

Je nach Wellenlänge dringen die Strahlen unterschiedlich tief in die Haut ein. *UV-B* tritt bis in die oberen Hautschichten ein. Dort wird es durch Eiweiße, die DNS und andere Substanzen absorbiert, also aufgenommen. UV-B regt die Vitamin D-Bildung und eine verzögerte Pigmentierung der Haut an. Eine zu lange Exposition erzeugt Sonnenbrand und Zellschädigungen. *UV-A* gelangt tiefer und erreicht die Lederhaut, wo sie die Pigmentzellen der Haut anregen und uns bräunen. Bei übermäßiger Einwirkung führen UV-A-Strahlen ebenfalls zu einer Schädigung der Zellen und zur Hautalterung. Die chronische

Schädigung der Haut kann man oberflächlich anhand sogenannter aktinischer Keratosen sehen. Diese sind Vorstufen des hellen Hautkrebses. Bei wiederholter übermäßiger Sonneneinstrahlung kann sich ein heller Hautkrebs entwickeln.

Jenseits des Rots liegt die *Infrarotstrahlung*, auch Wärmestrahlung genannt. In der richtigen Dosierung schenkt sie uns Wohlbehagen und Gemütlichkeit. Ohne sie würden wir erfrieren. Zu viel treibt uns den Schweiß aus den Poren. Infrarotstrahlung hat darüber hinaus weitere wichtige Funktionen. Zum einen unterstützt sie direkt in der Haut die Reparatur der Zellschäden, die durch die UV-Strahlung ausgelöst werden können. Zum anderen verbessert sie die Blutzirkulation, unterstützt die Kollagenbildung, aktiviert die Entgiftung und hilft bei der Krebsabwehr. Einen noch wenig bekannten Effekt beschreibt der US-amerikanische Wasserforscher *Gerald H. Pollack* in seinem Buch ‚Wasser, viel mehr als H2O'. Seine Forschungen zeigen, dass Infrarot das Wasser an den Grenzschichten der Zellen des Körpers in einen energiereichen, strukturierten Zustand wandelt (⇨Wasser).

Lassen Sie uns nun einen kleinen Ausflug ins All unternehmen, um zu erkennen, mit welch unterschiedlicher Intensität die Sonnenstrahlen die Erde erreichen und wovon das unter anderem abhängt. Stellen wir uns nun vor, dass wir aus dem All auf die Sonne und die Erde schauen. Bei mir hat es erst durch diesen Perspektivenwechsel so richtig ‚Klick' gemacht. Also: Für einen Umlauf um die Sonne braucht die Erde auf ihrer elliptischen Bahn etwas mehr als 365 Tage. So definiert sich für uns ein Jahr. Alle nahezu 24 Stunden dreht sich die Erde außerdem auf dieser Bahn einmal um sich selbst, so entstehen Tag und Nacht. Die Erdachse steht dabei nicht genau senkrecht zur Bahnebene, sondern um 23,27 Grad geneigt. Das hat zur Folge, dass über die erste Hälfte des zwölfmonatigen Umlaufs mehr die Nordhalbkugel zur Sonne geneigt ist und auf den nördlichen Breitengraden eher sommerliche Temperaturen herrschen. Über die zweite Hälfte des Umlaufs zeigt mehr die Südhalbkugel zur Sonne, auf der Nordhalbkugel herrschen dann die kälteren Monate. So entstehen im Laufe eines Jahres in äquatorfernen Erdteilen die unterschiedlichen

Temperaturen, die sich in den Jahreszeiten zeigen, und die im Jahreslauf unterschiedlich langen Tage und Nächte.

Einen wichtigen Einfluss hat auch die Bewölkung des Himmels. Diese kann natürlich bedingt sein, wird aber in vielen Ländern auch künstlich über das sogenannte *Geoengineering* hervorgerufen (⇨Toxine und Strahlung). In südlichen Ländern, die näher am Äquator liegen, scheint die Sonne mitunter unbarmherzig über Wochen und Monate, ohne dass ein Wölkchen am Himmel Gnade walten lässt. Das spiegeln auch die romanischen Sprachen wider. Dort ist die Sonne mit dem männlichen Artikel versehen und der Mond trägt den weiblichen. Die ursprünglich am Äquator lebende Bevölkerung hat sich genetisch angepasst und zeigt eine deutlich stärkere Pigmentierung der Haut als die Menschen der äquatorfernen Länder.

Von Seiten der Hautärzte und der dermatologischen Gesellschaften in Deutschland wird zum Schutz vor Hautkrebs und Hautalterung seit vielen Jahren empfohlen, die Haut mit *UV-Schutzcremes* und UV-Schutzkleidung vor Sonnenstrahlen zu schützen und die Mittagssonne zwischen 11 und 15 Uhr grundsätzlich zu meiden. Bei diesen wohlgemeinten Empfehlungen sollten wir allerdings die folgenden Aspekte nicht unberücksichtigt lassen: Die Bildung des Vitamin D in der Haut wird durch UV-Strahlung, besonders durch UV-B ausgelöst. Eine hierfür ausreichende Menge an UV-B scheint jenseits des 40. Breitengrades, also nördlich von Rom, von März bis Oktober nur mittags zwischen 11 und 15 Uhr. Wenn wir die Mittagssonne generell meiden und häufig eine UV-Schutzcreme auftragen, hat das in unseren Breiten zwangsläufig einen *Vitamin D-Mangel* zur Folge.

Die Mehrzahl der Menschen in Mitteleuropa bildet heutzutage auch in den Sommermonaten keine ausreichende Menge an *Vitamin D*, um im Fettgewebe ein Depot für die Wintermonate anzulegen. Was bedeutet das und wozu dient das Vitamin D? Zu diesem Thema gab es in den letzten Jahren zahlreiche Veröffentlichungen. Allem voran reguliert Vitamin D den Calcium- und Phosphatstoffwechsel und hält den Knochenstoffwechsel aufrecht. Für uns fühlbar ist ein Mangel an Vitamin D durch eine gedämpfte Stimmung, ein verstärktes Stressgefühl und eine erniedrigte geistige Leistungsfähigkeit, da Vitamin D eine wichtige Rolle für die Übermittlung von Nervenimpulsen spielt. Auch eine verminderte Muskelkraft kann die Folge eines Mangels sein. Daneben sind zahlreiche weitere Stoffwechselreaktionen beschrieben. In vielen Geweben des menschlichen Körpers gibt es Andockstellen für das Vitamin D. Diese *Vitamin D-Rezeptoren* erfüllen auch eine wichtige Aufgabe bei der körpereigenen *Krebsabwehr*.

Ein ausreichend hoher Vitamin D-Spiegel ist also wichtig für unsere Vitalität und die Krebsabwehr. Mit diesen Erkenntnissen möchte ich den etablierten Empfehlungen der dermatologischen Gesellschaften nicht folgen. Um einerseits einen Vitamin D-Mangel zu verhindern und andererseits ein erhöhtes Hautkrebsrisiko zu vermeiden, halte ich folgenden Umgang mit der Sonne für sinnvoll:

- Bestimmen Sie Ihren Hauttyp und ihre Eigenschutzzeit, also die Zeit, die Sie sich in der Mittagssonne ohne nachfolgende Rötung aufhalten könnten:
  - o Hauttyp I, blasse, rothaarige Menschen: 5-10 Minuten.
  - o Hauttyp II, blonde Menschen mit blauen oder grünen Augen: 10-15 Minuten.
  - o Hauttyp III, Mischtypen: 15-20 Minuten.
  - o Hauttyp IV, bräunliche Haut, braune Augen: 30-50 Minuten.
  - o Hauttyp V und VI, dunkle und schwarze Hauttypen: 60-90 Minuten.
- Je nachdem, wie sonnengebräunt die Haut ist, verlängert sich die Eigenschutzzeit.
- Wenn Sie es im Alltag einrichten können, halten Sie sich von März bis Oktober zwischen 11 und 15 Uhr in der Sonne entsprechend Ihrer Eigenschutzzeit auf, also ohne eine Rötung der Haut zu riskieren.
- Nach und nach können sie je nach Bräunungsgrad diese Zeit steigern.
- Tragen Sie während Ihres Sonnenbades möglichst wenig an Kleidung, bedecken Sie allerdings Kopf und Dekolleté.

- Benutzen Sie für dieses kurze Sonnenbad keinen UV-Schutz.
- Verzichten Sie nach dem Sonnenbad für vier bis sechs Stunden auf das Abduschen mit Seife, da dies die Vitamin D-Ausbeute erniedrigt.
- Bei längeren Aufenthalten in der Sonne benutzen Sie eine geeignete Kopfbedeckung, UV-Schutzcremes und UV-undurchlässige Kleidung.
- Meiden Sie, wie bereits erwähnt, die Süßstoffe Saccharin und Cyclamat, da sie die Lichtempfindlichkeit der Haut erhöhen. Während der Einnahme von manchen Antibiotika sowie Schmerzmitteln und Johanniskraut sollten Sie sich nicht in der Sonne aufhalten.

In Fachkreisen wird auch von der *minimalen Erythemdosis*, abgekürzt *MED*, gesprochen. Dieser Wert wird mit einer sogenannten ‚Lichttreppe' bestimmt. Dabei werden Testfelder stufenweise mit immer höheren UV-Dosen bestrahlt und 24 Stunden später die Rötung der Felder abgelesen. Alltagsgerechter ist es, wenn Sie Ihren Hauttyp und Ihre Eigenschutzzeit kennen. Während eines Sonnenbades innerhalb der Eigenschutzzeit produziert die Haut genauso viel Vitamin D wie es der Einnahme einer Vitamin D-Kapsel mit 15 bis 20.000 Einheiten entspricht, also enorm viel. Mit freien Armen und Beinen ohne Sonnenschutzmittel unter Berücksichtigung von Hauttyp und Bräunungsgrad sorgt die Haut von März bis Oktober also für eine ordentliche Menge an Vitamin D. Eine Überdosierung durch eine Überproduktion von Vitamin D ist nicht möglich, da der Körper über einen Schutzmechanismus verfügt, der einer zu hohen Vitamin D-Produktion der Haut entgegenwirkt. Besondere Vorsicht ist im Frühjahr geboten, wenn die Haut noch blass ist und über einen geringen Eigenschutz verfügt. Sonnenbrand gilt es auf jeden Fall zu vermeiden, das gilt ganz besonders für das Kindes- und Jugendalter.

Mit zunehmendem Alter lässt die Vitamin D-Produktion deutlich nach. Mit 70 Jahren ist sie bereits um 75% reduziert. Ältere Menschen sollten demnach verstärkt auf ihre täglichen Sonnenstunden achten. Es ist sinnvoll, den Vitamin D-Spiegel im Blut mindestens einmal pro Jahr zu bestimmen. Je nachdem, wie der Wert ausfällt und je nachdem, wieviel Sonne die Haut erreicht, kann es erforderlich sein, ganzjährig Vitamin D einzunehmen. Die Dosierung richtet sich nach dem Ausgangswert. Besonders gefährdet für einen Mangel sind Menschen, die sich permanent verhüllen oder stark schminken, dunkelhäutige Menschen, die nicht in Äquatornähe leben und Übergewichtige. Letztere, da ihr übermäßig vorhandenes Fettgewebe große Mengen des neugebildeten Vitamin D direkt speichert, wodurch es nicht unmittelbar zur Verfügung steht. Bestimmte Krankheiten wie zum Beispiel der Morbus Crohn, eine entzündliche Darmerkrankung, gehen mit einer Vitamin D-Aufnahmestörung einher. In diesen Fällen kann es sinnvoll sein, einmal pro Woche die Lichtquellen eines Solariums mit UV-B-Anteil zu nutzen. Möglich sind auch *Vitamin D-Rezeptor-Blockaden*, also Blockaden der Andockstellen im Körper, durch zum Beispiel Toxine oder Keime wie den Borrelien. In diesem Fall kann das Vitamin D nicht seine Funktion ausüben. Eine genaue Analyse, eine Entgiftung und die Behandlung der Keime sind dann erforderlich.

Im Urlaub und generell bei längeren Aufenthalten in der Sonne ist das Tragen von UV-Schutzkleidung und die Anwendung von UV-Schutzcreme sinnvoll, um einen Sonnenbrand zu vermeiden.

Die Auswirkungen der chemischen Inhaltsstoffe der besagten Cremes werden allerdings seit einigen Jahren kontrovers diskutiert. Möchte man die chemischen Produkte auf der Haut vermeiden, kann man auf physikalische Filter ausweichen, sehr achtsam mit der Sonneneinwirkung umgehen und natürliche Lichtschutzmittel in Form von *Carotinoiden* konsumieren. Bei mehrmonatiger Einnahme führen sie zu einer Pigmentierung der Haut, was die Eigenschutzzeit der Haut verdoppelt. Außerdem wirken Carotinoide antioxidativ und wirken so UV-bedingten Zellschäden entgegen. Beta-Carotin, Lutein, Zeaxanthin und Lycopin sind für uns wichtige Carotinoide. Sie kommen als sekundäre Pflanzenstoffe zum Beispiel in Grünkohl, Spinat, Brokkoli, Tomaten, Karotten, Kürbis, Rote Beete, Paprika und im Mais vor. Auch Eigelb enthält relevante Mengen.

Um die hitzeempfindlichen Vitamine zu erhalten, ist es bei vielen Gemüsesorten empfehlenswert, sie wenn möglich roh oder gedämpft zu genießen. Für die Verfügbarkeit des Lycopins ist es bei der Karotte und bei der Tomate allerdings erforderlich, diese zu erhitzen. Reich an *Lycopin* ist Tomatenmark. Generell ist auf die individuelle Bekömmlichkeit der verschiedenen Sorten zu achten (⇨Ernährung).

Mittlerweile ist es Ende Februar. Die Schneeglöckchen trotzen der Kälte und recken ihre Hälse und Blüten gen Himmel. Wie schaffen sie das? Mit welcher Kraft bahnt sich diese zarte Pflanze den Weg durch die festen, eisigen Schichten? Es ist ihr inneres Licht und ihre Wärme – damit schmilzt sie den kalten Boden und den Schnee und wächst nach oben, dem äußeren Licht entgegen. Die Pflanze braucht dieses äußere Licht zum Gedeihen genau wie wir. Wenn die Tage länger und heller werden, haben wir mehr Gelegenheit im Freien zu sein. Natürliches Licht am Tag und wenig Kunstlicht am Abend sorgen für das Wohlbefinden. In direktem Hautkontakt mit der Sonne ist die Dosis entscheidend. Je heller die Haut ist und je näher wir dem Äquator kommen, desto achtsamer sollten wir sein.

Schaut man ein Kinderbild mit einer Sonne an, zeigt sich meist ein lachender Mund mitten im Gelb. Oft formulieren wir das auch so, zumindest in den Regionen, in denen häufiger Wolken den Himmel bedecken. Die Sonne lacht vom Himmel. Und wir lachen mit ihr, freuen uns über das Licht, über sonnenverwöhnte Lebensmittel und sonnige Menschen. Jeder von uns kann sein eigenes, inneres Licht leuchten lassen, seinem Gegenüber warm und wohltuend mit offenem Herzen begegnen. Auch wenn der Himmel wolkenverhangen ist – mit dem inneren Licht bringen wir Helligkeit und Lebendigkeit in die Welt. Und wer weiß, was das macht. Eins ist gewiss – nichts verbreitet sich so schnell und so gut wie Licht.

➔ **Das Wichtigste in Kürze:**

- Licht ist eine elementare Voraussetzung für das Leben von Menschen, Tieren und Pflanzen.
- Das natürliche Licht synchronisiert die physiologischen und emotionalen Zentren des menschlichen Körpers mit der Natur.
- Licht hat einen starken Einfluss auf die Chronobiologie des Körpers.
- Licht beeinflusst die Stoffwechselprozesse des Körpers, unsere Stimmung, unser Verhalten und die *Merkfähigkeit.*
- Bereits im frühen Altertum wurde die sogenannte Heliotherapie, die heilende Kraft der Sonne, angewendet.
- In den letzten Jahren hat die Lichttherapie durch neue Konzepte wieder an Bedeutung gewonnen.
- Licht ist ein unermesslicher Informationsspeicher.
- Lebewesen und Lebensmittel senden Biophotonen aus, die der Kommunikation zwischen den Zellen dienen.
- Biophotonen bauen die innere Ordnung der Zelle auf und sorgen so für einen gesunden Zellstoffwechsel.
- Blaues Licht am Abend stört die Produktion von Melatonin und damit unseren Schlaf, die Regeneration des Körpers und die Entgiftung.
- Die zunehmende Lichtverschmutzung zerstört Ökosysteme und verhindert die Sicht auf den nächtlichen Sternenhimmel.
- Spezielle Farblichtgeräte können therapeutisch zum Beispiel bei Augenleiden, bei den Auswirkungen von Stress und zur Entgiftung eingesetzt werden.
- Mit wohldosierten Sonnenbädern in der Mittagszeit der helleren Jahreshälfte lässt sich ein Mangel an Vitamin D vermeiden.

Ein paar praktische Anwendungen – darauf möchte ich an dieser Stelle gerne verzichten. An verschiedenen Textstellen habe ich sie bereits erwähnt. Die Devise ist einfach – weg vom Bildschirm und von künstlichem Licht, raus aus der Bude ins Freie. Natürliches Licht ist Ihre tägliche Energiequelle.

Literatur und Quellen zum Weiterlesen:

Fritz-Albert Popp: Biologie des Lichts. Grundlagen der ultraschwachen Zellstrahlung (1984);
ders.: Die Botschaft der Nahrung. Unsere Lebensmittel in neuer Sicht (1993);

Jacob Liberman: Die heilende Kraft des Lichts. Grundlagen der ultraschwachen Zellstrahlung (1993);

Markolf H. Niemz: Lucy mit c, Books-on-Demand (2005);
ders.: Lucy im Licht (2007);
ders.: Bin ich, wenn ich nicht mehr bin? (2011);

Mirsakarim Norbekov: Eselsweisheit. Der Schlüssel zum Durchblick oder wie Sie Ihre Brille loswerden (2006);

Manfred Spitzer: Digitale Demenz. Wie wir uns und unsere Kinder um den Verstand bringen (2012);

Joachim Mutter: Lass dich nicht vergiften (2012);

Brian A. Holden, Timothy R. Fricke et al.: Global Prevalence of Myopia and High Myopia and Temporal Trends from 2000 through 2015, in: Ophthalmology 5 (2016);

Romy Conzade et al.: Prevalence and Predictors of Subclinical Micronutrient Deficiency in German Older Adults. Results from the Population-Based KORA-Age-Study, in: Nutrients, DOI: 10.3390nu9121276 (2017);

Axel Zeeck, Stephanie Grond, Sabine C. Zeeck: Chemie für Mediziner (2017);

Alexander Wunsch et al.: Lichttherapie. Die Medizin der Zukunft (2017).

Ein Lied:

Gregor Meyle: Du bist das Licht (2012).

M

MYSTIK – wenn Wundervolles wirkt

Die eine oder der andere wird sich vielleicht fragen, warum ich der Mystik ein Kapitel dieses Buches widme. Die Antwort ist einfach: Sie hat für mich von Kindheit an und so auch als Ärztin eine bedeutende Rolle gespielt. Im Laufe der Jahre traf ich immer wieder Menschen, die ähnlich empfanden wie ich, die die Welt über das Materielle hinaus betrachteten und keinen Widerspruch darin sahen, naturwissenschaftlich und rational zu denken und gleichzeitig der Mystik und Spiritualität Raum zu geben. Statistische Erhebungen belegen, dass Mystik, *Spiritualität* und der Glaube an Wunder weit verbreitet sind. Nach einer Allensbach-Umfrage aus dem Jahr 2017 glauben beispielsweise mehr als die Hälfte der Deutschen an Wunder. Schauen wir in den Norden, sind Naturwesen wie Elfe und Trolle ‚Tagesgeschäft'. In Island gelten große Steine und Felsen als Behausungen der Naturwesen und Straßen werden mitunter um solche Siedlungen herumgebaut, um die Wesen nicht zu stören und dadurch einen für möglich gehaltenen Fluch zu vermeiden. Naturwesen und Schutzgeister werden auch in anderen Kulturen beachtet.

Vor ein paar Jahren reiste ich mit einer Gruppe durch Myanmar und auf den Wanderungen hörten wir von unserem einheimischen Reiseführer diesbezüglich so manche Geschichte. Unter anderem erzählte er uns, dass man *Bäume* nicht einfach fällt. Man bringt den in ihnen lebenden Schutzgeistern Opfergaben, wartet zwei bis drei Tage und entscheidet dann entsprechend den Träumen. Archaischer Humbug? Die wissenschaftlichen Forschungen der letzten Jahre zeigen, dass Bäume über erstaunliche Kräfte verfügen, belegen ihre komplexen Interaktionen, Synergien und heilenden Gaben (⇨Natur). Auch rational denkende Menschen dürften mit diesen Erkenntnissen zögern, wenn sie den nächsten Baum fällen wollen, weil er im Weg ist.

Auf meine persönlichen Pfade und Erfahrungen mit der Mystik und der Spiritualität werde ich im Laufe des Kapitels noch weiter eingehen. Schauen wir uns zunächst die Bedeutung der Worte und auch des in diesem Zusammenhang verwendeten Wortes Magie an. Das Wort Mystik kommt aus dem Griechischen und meint etwas Geheimnisvolles. Es beschreibt die innere Einkehr, um sich mit der geistigen Welt und dem göttlichen Sein zu verbinden. Wird der Begriff Spiritualität verwendet, kommt er dem der Mystik sehr nahe. Als spirituelle Menschen leben wir in einer Haltung, die nicht auf das Ego und den Verstand allein ausgerichtet ist, sondern darüber hinaus auf das Geistige und das göttliche Sein. Indem wir uns jenseits der materiellen Welt, dem äußeren Getöse, nach innen wenden und in die *Stille* gehen, können wir das wahre Selbst erkennen. Den Weg zu diesem Erleben kann man durch Meditation, Gebete, Hingabe, Enthaltsamkeit, Yoga, sportliche Betätigungen, Trance, Ekstase und spezielle Riten bereiten.

Der Begriff *Magie* leitet sich vom altiranischen ‚Mager' ab. Etwas oder jemand wird durch Magie beeinflusst, um die Realität zu ändern. Ist Magie im Spiel, wirken zauberhafte Kräfte. Dies kann zum Wohle aller geschehen, kann aber auch einzig dem Vorteil des magisch Agierenden dienen. Dass magische Rituale wirken, wird auf psychologische Effekte, selbsterfüllende Prophezeiungen, helfende Geistwesen und quantenphysikalische Energieströme zurückgeführt.

Mystik ist ein schwer fassbares Phänomen, das in unterschiedlicher kultureller Ausprägung allen Religionen gemeinsam ist.

Im christlichen Kulturkreis ist Mystik schon im Alten Testament belegt. Durch die Jahrtausende haben sich verschiedenste Ausformungen entwickelt. Wie christlich geprägte mystische und spirituelle Grundhaltungen für unser Wohlbefinden bedeutsam sein können, stelle ich im Kapitel ⇨Glaube, Hoffnung, Liebe dar. Obwohl Mystik und Spiritualität Grundbedürfnisse jedes Menschen sind, wurde uns in der westlichen Welt seit der Epoche der Aufklärung beigebracht, uns von diesen Themen abzuwenden und ganz den Erkenntnissen der Naturwissenschaften zu vertrauen. Schaut man allerdings auf die Geschichte naturwissenschaftlicher Entdeckungen, so ist ersichtlich, dass manche Wissenschaftler, angetrieben durch den Forschergeist, sehr wohl die Sicherheit des Bekannten und Etablierten verließen und sich aus einer Ahnung heraus dem Unbekannten und Mystischen zuwendeten. Sie wechselten die Perspektive und öffneten sich über den Verstand hinaus für das noch nicht Erklärbare, auch wenn ihr Umfeld darauf mit Ablehnung reagierte. Für *Albert Einstein* war die Erfahrung des Mystischen das schönste und tiefste Gefühl, das wir erfahren können. Er sah es als die Quelle aller wahren Wissenschaft an.

In der ärztlichen Ausbildung der westlichen Welt lernen wir, vor allem rational zu denken. Der Körper wird betrachtet, ohne den Geist zu beachten und eine Krankheit wird als eine Funktionsstörung des Körpers gesehen, die es zu reparieren gilt. Mystisches und Spirituelles wird häufig abgewertet.

Seit Beginn des 21. Jahrhunderts ändert sich dies an der einen oder anderen Stelle. War es zunächst die Psyche, die in die moderne Medizin integriert wurde, wird nun auch der Mystik und Spiritualität zunehmend Aufmerksamkeit geschenkt. Ärzte betrachten den Menschen als komplexes Wesen, in dem Körper und Geist vereint sind und ergänzen ihr solides universitäres Wissen mit spiritueller Weisheit. An der Ludwig-Maximilians-Universität in München wurde sogar ein Lehrstuhl für *‚Spiritual Care‘* eingerichtet, an dem die spirituelle Begleitung schwerstkranker Menschen gelehrt wird. So können Ärzte die Bedeutung des Daseins, der Zuwendung, des Zuhörens und des Mitgefühls sowie den Umgang mit dem Thema ‚Tod‘ erfahren und verlieren mögliche Unsicherheiten und Ängste damit. Noch ist dieser Lehrstuhl ein Einzelfall, noch ist die Situation in den meisten Kliniken weit entfernt von einer Atmosphäre, die dem Gespräch, der Zuwendung und dem Spirituellen den entsprechenden Raum öffnet. Der Mangel daran ist allerdings vielen bewusst.

Schaue ich auf meinen eigenen Weg, so spürte ich lange bevor ich Ärztin wurde die Verbindung zu einer Welt jenseits des Verstands, meine spirituellen Anteile jenseits des Körperlichen und Materiellen. Für mich war und ist es keine Frage, dass es göttliche Kräfte gibt, die ich ansprechen und um Hilfe bitten kann. Und auch wenn das merkwürdig anmuten mag, können sogar Dinge für mich so etwas wie eine ‚Seele' haben. Von klein auf fühle ich mich verbunden mit der Natur und Teil eines großen Ganzen. Ich bewundere die Details einer Blüte oder das Muster eines Schmetterlings, bin fasziniert von der Vielfalt, Komplexität und Schönheit der Natur und empfinde Ehrfurcht angesichts ihrer zerstörerischen Kraft. Die Entstehung eines Menschen aus der Verschmelzung einer Eizelle und einer Samenzelle lässt mich immer wieder staunen. Wie ist es möglich, dass aus diesen beiden Zellen ein solch komplexes Wesen entsteht? Welchen Einfluss haben wenig beachtete Kräfte wie die Liebe, das Licht, die elektrischen Ladungen und der Kosmos? Wenn ich den Sternenhimmel auf mich wirken lasse und mir bewusst mache, welch winziger Punkt die Erde in dieser endlosen Weite ist, entfaltet sich in mir ein Gefühl der Demut. Was für ein Geschenk, dass diese Erde und mit ihr die Natur existiert und wir in diesem Moment auf ihr leben.

All das wurde mir nicht vorgelebt. Im Umfeld meiner Kindheit und Jugend gab es wenig Resonanz für derlei Empfindungen. Dort ging es vielmehr um gute Noten in der Schule und sportliche Erfolge in der Freizeit. Im Biologieunterricht der Oberstufe wurde dann mein Interesse für die Medizin geweckt, als die Nervenphysiologie des Menschen Thema war. Ich war fasziniert von den komplexen Vorgängen im menschlichen Körper. In den Jahren an der Universität und während meiner mehrjährigen Ausbildung zur Fachärztin lernte ich die anatomischen, physiologischen und biochemischen Zusammenhänge sowie die möglichen krankhaften Veränderungen. Und ich lernte, mit welchen Medikamenten und Methoden die Krankheitszustände behandelt werden. Bei der Behandlung chronisch kranker und bei der Begleitung sterbender Menschen empfand ich die etablierte, symptomorientierte Medizin allerdings als unzureichend. So wuchs mein Interesse an ursachenorientierten Methoden, bei denen nicht nur der Körper, sondern alle Ebenen menschlichen Seins betrachtet werden. Ich interessierte mich für die psychischen Vorgänge, die Wirkung der inneren Heilkräfte und die Naturheilmedizin und eben auch für energetische Kräfte und spirituelle Erkenntnisse jenseits der materiellen Welt. Seit vielen Jahren verbringe ich so manches Wochenende auf entsprechenden Seminaren, höre Vorträge und lese Bücher. Bei den Seitensprüngen in die verschiedenen Welten war es mir wichtig, immer wieder festen Boden unter den Füßen zu spüren, eine Balance zwischen der geistigen und der materiellen Welt herzustellen. Meine Basis war und ist meine ärztliche Tätigkeit und der Mensch in seiner Ganzheit.

Nach der ärztlichen naturheilmedizinischen und homöopathischen Weiterbildung und der psychotherapeutischen Ausbildung in der Logotherapie und Existenzanalyse nach Viktor Frankl folgten Kurse mit unterschiedlichen Schwerpunkten. So bei dem Naturheilarzt *Natale Ferronato,* der unter anderem die erstaunliche Fähigkeit besitzt, im Gesicht zu lesen, inwiefern ein Organ in seiner Funktion gestört ist. Oder bei dem Arzt *Dietrich Klinghardt*, der über den kinesiologischen Muskeltest bei der Betrachtung und Behandlung seiner Patienten alle Ebenen des Seins integriert. Ich lernte, dass wir alles, was wir je erfahren haben, mit uns tragen und dass geschulte Therapeuten mit entsprechenden Methoden Blockaden der inneren Heilkräfte erkennen und lösen können. Ich lernte, dass unsere Erfahrungen ein energetisches Feld erschaffen, das erschlossen werden kann. Ich beschäftigte mich auch mit schamanischen Riten und russischen Heilweisen, nahm an systemischen Aufstellungen, homöopathischen Verreibungen und Seminaren zum holotropen Atmen nach *Stanislav Grof,* einer bewusstseinserweiternden Atemtechnik, teil. Über die genannten Lehrer und ihre Methoden erfahren Sie mehr an anderen Stellen des Buches.

Ich praktizierte Yoga, Meditationen und Trancetanz und lernte eine alte, vedische Feuerzeremonie, die reinigende und heilsame Kräfte freisetzt, das *Agnihotra*. Die nach der Zeremonie verbleibende Asche wird in der Landwirtschaft eingesetzt und dient in manchen Ländern medizinischen Behandlungen. Mit Hilfe bestimmter Atemtechniken,

Handhaltungen und mentaler Übungen lernte ich die Energie zu steigern und die Wahrnehmungsfähigkeit zu erhöhen. Ich begegnete Heilern, die durch das Auflegen ihrer Hände behandelten, was den Stresslevel reduziert und über die Innenseite der Hand *Biophotonen* überträgt (⇨Licht), womit Selbstheilungsprozesse angeregt werden können. Und wie so viele Menschen vor mir folgte ich der jahrtausendealten spirituellen Tradition des Pilgerns und wanderte auf dem Jakobsweg.

Die Frage, die mich im Grunde bewegte, war, wer und was wir über den Körper hinaus sind und wie wir die inneren Heilkräfte unterstützen können.

Vielen Ärzten ist bewusst, dass der Blick auf den Körper allein nicht genügt und dass der Dialog zwischen der Schulmedizin und den komplementären Verfahren wichtig ist, um vor allem chronisch kranken Patienten auf allen Ebenen helfen zu können. *Hartmut Schröder,* der Professor für Sprachgebrauch und Therapeutische Kommunikation ist, machte mich mit der *Kulturheilkunde* vertraut, die genau diesen Dialog intensivieren und im heutigen Heilwesen wieder das Bewusstsein für die Verbindung von Natur und Kultur schaffen möchte. Sie steht für den Pluralismus in der Medizin, einen respektvollen Diskurs, eine achtsame Kommunikation zwischen Arzt und Patient sowie eine Offenheit auch für spirituelle Fragen. Darüber hinaus propagiert sie, dass die ärztliche Tätigkeit mit einer guten Selbstfürsorge einhergeht. Allzu häufig geben wir im ärztlichen Alltag dem eigenen Wohl zu wenig Raum und Zeit. Einmal jährlich veranstaltet die *IGNK*, die *Internationale Gesellschaft für Natur- und Kulturheilkunde,* einen Kongress auf der Insel Kos in Griechenland, an der Wirkstätte des Hippokrates. Ärzte verschiedener Fachrichtungen, Apotheker und Therapeuten kommen zusammen und tauschen sich aus. Ein Kongress auf wissenschaftlich hohem Niveau mit einer inspirierenden Atmosphäre, in der auch der Mystik und Spiritualität Raum gegeben wird.

Immer wieder gibt es Menschen, die etwas ganz Außergewöhnliches und Wundervolles erschaffen haben, sei es in der Welt der Musik, der Poesie, der Naturwissenschaften oder der Technik.

Über die große Mystikerin und Heilkundige des Mittelalters *Hildegard von Bingen* steht geschrieben, dass sie von Kindheit an Visionen hatte und göttliche Nachrichten erhielt. Sie schrieb diese Nachrichten auf und legte mit ihren Schriften den Grundstein für eine neue Volksmedizin, die noch heute angewendet wird. Außergewöhnliche Spuren hat auch der Inder *Srinavasa Ramanujan* hinterlassen. Vor einigen Jahren sah ich den Film ‚Die Poesie des Unendlichen', in dem seine bewegende und mysteriöse Geschichte erzählt wird. Ohne eine fundierte Ausbildung schrieb Ramanujan in seinem kurzen Leben eine große Zahl bedeutender mathematischer Formeln auf, von denen manche erst in jüngster Zeit verstanden und bewiesen werden konnten. Im Jahre 1920, bereits auf dem Sterbebett liegend, schrieb er Funktionen auf, mit deren Hilfe mehr als 90 Jahre später der US-amerikanische Mathematiker *Ken Ono* und sein Team die Verteilung schwarzer Löcher beschreiben konnten. Wurde Ramanujan gefragt, wie er zu seinen Formeln gekommen war, gab er an, dass sie ihm durch Eingebungen der Göttin Namagiri übermittelt wurden. Hatten Hildegard von Bingen, Ramanujan und andere große Geister Zugang zu einem *intelligenten Feld*? Und ist es auch ‚Normalsterblichen' möglich, sich mit diesem Feld zu verbinden?

Wahrscheinlich haben Sie selbst bereits erfahren, dass der Verstand allein nicht reicht, alle Ebenen des Menschseins zu begreifen. Zu den Befürwortern einer Symbiose von Wissenschaft und Spiritualität gehört der englische Biologe und Autor *Rupert Sheldrake*. Auch er plädiert für ein ganzheitliches Weltbild, das materialistische und spirituelle Betrachtungen verbindet. Das Universum sieht er als ein Feld, in dem alles miteinander vernetzt und verbunden ist und aufeinander reagiert. Er bezeichnet dies als das *‚morphogenetische Feld'*. Andere Wissenschaftler sprechen von einem bewussten und intelligenten Feld, das mit Elementarteilchen angefüllt ist, die sich bewegen und ein Plenum an Energie erzeugen. In diesem Zusammenhang wird auch der Begriff *‚Nullpunktsenergie'* verwendet. Indische Mystiker beschreiben ein Feld mit einem allumfassenden Weltgedächtnis und nennen es *‚Akasha'*, was ‚Äther' bedeutet. Sie beschreiben, dass es in bestimmten Bewusstseinszuständen möglich ist, sich mit diesem Feld zu verbinden und Eingebungen zu erhalten, die man nicht mit dem Verstand erfasst hat, nicht gelesen oder gelernt hat. Im Laufe der Jahre habe ich einige Menschen erlebt, die sich mit der geistigen Welt und einem *Informationsfeld* verbinden und hilfreiche Botschaften übermitteln konnten. Die Zirbeldrüse, ein kleines Organ in der Mitte des Gehirns, gilt als Portal für das Akasha-Feld, auch ‚Licht-Äther' genannt. Wie in allen Bereichen, so ist auch hier Achtsamkeit, ein gutes Bauchgefühl und ein gesunder Menschenverstand hilfreich um die ‚Spreu' vom ‚Weizen' zu trennen, denn nicht alle medialen Sitzungen oder sogenannten ‚Akasha-Readings', die angeboten werden, halten das, was sie versprechen.

Die Erfahrung höherer Bewusstseinszustände und die Entfaltung unserer spirituellen Entwicklung kann durch einen Stoff unterstützt werden, den der menschliche Körper in bestimmten Momenten produziert. Dieser Stoff heißt *Dimethyltryptamin*, abgekürzt *DMT*. DMT findet sich vor allem in den Lungen, den Nebennieren und der Schilddrüse. Geraten wir in einen lebensbedrohlichen Zustand, werden große Mengen davon ausgeschüttet und gelangen über die Blutgefäße ins Gehirn. DMT wird aber nicht nur in solchen Momenten, sondern auch während mystisch-ritueller Handlungen, bei der Geburt, durch eine *Hyperventilation*, wie sie beim holotropen Atmen nach Stanislav Grof praktiziert wird (⇨Atmung), und während bestimmter Meditationstechniken freigesetzt. Im Gehirn selbst kann DMT durch die *Zirbeldrüse* gebildet werden. Hierfür braucht es ausreichende Mengen an *Melatonin* und *Serotonin*, die Vorläufer von DMT, und eine uneingeschränkte Funktion der Zirbeldrüse. Hierzu im nächsten Abschnitt Näheres. Davon abgesehen kann DMT auch von außen als Droge zugeführt werden. Dies wird von indigenen Völkern in Südamerika seit Jahrtausenden praktiziert, indem sie in speziellen Zeremonien die pflanzliche Droge *Ayahuasca* konsumieren, um außersinnliche Erfahrungen zu ermöglichen.

Die Wirkungen von DMT reichen von einem veränderten visuellen Erleben, über außersinnliche Wahrnehmungen, mystischen und luziden Traumerfahrungen bis hin zu intensiven, psychedelischen Erlebnissen und nahtodähnlichen Zuständen. Die vorübergehende Auflösung des ‚Ich' kann helfen, Transformationen und spirituelle Entwicklungen auszulösen und zur Überwindung traumatischer Erlebnisse der Vergangenheit beitragen. Werden die tiefgreifenden Konfrontationen mit dem Unbewussten gut integriert, erweitern sich die psychospirituellen Erkenntnisse in positiver Weise. Andernfalls können langanhaltende, unangenehme psychische Effekte wie zum Beispiel *Panikattacken* auftreten. Der Konsum DMT-haltiger Drogen kann auch von starken körperlichen Nebenwirkungen begleitet sein.

Kommen wir nun noch einmal auf die *Zirbeldrüse* zurück. Obwohl sie gerade einmal erbsengroß ist, erfüllt sie bedeutende Funktionen. Mit ihren Botenstoffen reguliert sie unsere biologische innere Uhr und den *Wach-Schlaf-Rhythmus*. Sie taktet die enzymatischen Prozesse des Körpers und ist beteiligt an der Regulation des Stoffwechsels, der Körperkern-Temperatur, des Blutdrucks und der Fortpflanzung. Am Tag unter der Einwirkung des Lichts bildet sie den Botenstoff Serotonin, der auch als Glückshormon bezeichnet wird (⇨Stress). Hierfür braucht es die Mikronährstoffe Vitamin B3, B6, Magnesium und Zink. Bei Dunkelheit wird das Serotonin in *Melatonin* umgewandelt. Dieser Botenstoff ist unser Entspannungs- und Schlafhormon und hat außerdem ein starkes antioxidatives Potential, wirkt also zellreparierend und den Alterungsprozessen entgegen (⇨Ruhe und Regeneration). Aus Melatonin kann dann in den bereits genannten Situationen DMT gebildet werden. Eine intakte Zirbeldrüse und ausreichende Mengen an den genannten Botenstoffen erhöhen unsere Verbundenheit und unser *Mitgefühl* für die Wesen, die uns umgeben, stärken unsere spirituelle Entfaltung und unterstützen eine Haltung, in der wir das Leben so annehmen können, wie es ist.

Die Zirbeldrüse ist von einem Netzwerk kleinster arterieller Gefäße durchsetzt. Mit ansteigendem Lebensalter verkalken diese Gefäße zunehmend und es wird deutlich weniger Serotonin und ihre Folgeprodukte Melatonin und DMT gebildet. Mit 40 Jahren liegen die Serotoninwerte nur noch bei 60 Prozent der Werte von Jugendlichen

(⇨Licht). Interessant sind diesbezüglich auch die Forschungen des Wissenschaftlers *Joseph L. Kirschnik* vom California Institute of Technology in Pasadena, USA. Er fand heraus, dass das menschliche Gehirn mit winzigen *magnetischen Kristallen* ausgestattet ist. Auch bei Vögeln finden sich solche Kristalle. Sie helfen Zugvögeln, sich entlang des Erdmagnetfeldes zu orientieren. Diese Kristalle können durch elektromagnetische Strahlung wie den *Mobilfunk* gereizt werden, was unter anderem die Funktion der Zirbeldrüse beeinträchtigt.

Weitere Faktoren, die die *Zirbeldrüse* beeinträchtigen können:

- Mangelndes Sonnenlicht
- Künstliches Licht nach Sonnenuntergang
- Zunehmende Belastung durch Toxine
- Nahrungsmittelzusatzstoffe
- Industriell verarbeitete Nahrungsmittel
- *Fluoride* in Zahnpasten, Speisesalz, Mineralwässern
- Elektromagnetische Strahlung, Mobilfunk
- Stimulantien wie Nikotin, Alkohol und Kaffee
- Raffinierter Zucker
- *Vitamin D-Mangel*
- *Übersäuerung* des Körpers

Im Umkehrschluss unterstützen wir die Zirbeldrüse, wenn wir täglich ins Freie gehen, künstliches Licht soweit möglich reduzieren, nachts für Dunkelheit sorgen, die Aufnahme von Toxinen verhindern, gespeicherte Toxine gegebenenfalls ausleiten lassen sowie die Belastung mit elektromagnetischer Strahlung wann immer möglich und vor allem abends und nachts vermeiden (⇨Toxine und Strahlung). *Singen* und Summen wirken positiv, denn sie erzeugen Schwingungen, die die Zirbeldrüse aktivieren.

Wenn ich in diesem Kapitel über Mystisches und nicht mit dem Verstand Greifbares schreibe, möchte ich auch auf die *Homöopathie* eingehen. So Manches, was in der Medizin Tag für Tag erfolgreich praktiziert wird, beruht nicht auf wissenschaftlichen, unabhängigen Studien, sondern nur auf Erfahrungen. Die Homöopathie steht deswegen immer wieder in der Kritik und wird nicht selten als ‚Quacksalberei' abgetan. Die derzeitigen Abwertungen stützen sich meist auf eine Metaanalyse, also eine Auswertung bereits bestehender Studien, die im August 2005 in der Fachzeitschrift ‚The Lancet' veröffentlicht wurde. Sie kam zu dem Ergebnis, dass es sich bei der Wirkung der Homöopathie lediglich um *Placeboeffekte* handeln könne. Obwohl die Methoden der Auswertung wissenschaftlich nicht korrekt waren, wurde schlussfolgernd das Ende der Homöopathie ausgerufen und werden Homöopathen seitdem an mancher Stelle unguter Weise als Verbrecher und Scharlatane tituliert. Dem möchte ich einen Satz von *Shirley MacLaine* aus ihrem Buch ‚Der Jakobsweg' entgegensetzen: „Das Fehlen von Beweisen bedeutet nicht den Beweis des Fehlens."

In der Praxis funktioniert die homöopathische Therapie gut und viele Patienten fragen diese Form der Behandlung an. Im Rahmen meiner ärztlichen homöopathischen Ausbildung haben mich immer wieder die Fallbeispiele der erfahrenen Kollegen beeindruckt. Unvergessen sind mir die Schilderungen des Arztes *Willibald Gawlik,* einer meiner homöopathischen Lehrer. Er selbst hatte aufgrund seines eigenen Schicksals zur Homöopathie gefunden. 1947 war er in russischer Kriegsgefangenschaft wie viele seiner Kameraden an *Fleckfieber* erkrankt. Von bald 1000 Erkrankten seines Lagers überlebten nur zehn. Diese zehn litten an einer retrograden Amnesie aufgrund einer Entzündung des Gehirns, das heißt sie erkannten niemanden mehr, konnten weder lesen noch schreiben und vegetierten dahin. Zu ihrem Glück fand ein Arzt, *Hartmut Oehmisch,* in ihr Lager und behandelte sie mit einer homöopathischen Arznei, Tinktura opii. Am nächsten Tag war die Amnesie verschwunden und die Kranken gerettet. 1950 kehrte Gawlik abgemagert zurück nach Hause, geplagt von einer schweren *Angstneurose.* Er traf Oehmisch erneut, der ihn auch von diesem Leiden mittels Homöopathie kurierte. Aufgrund dieser Erfahrungen widmete sich Gawlik selbst mit ‚Leib und Seele' der Homöopathie und eröffnete bald eine Arztpraxis, in der er seine Patienten über Jahrzehnte erfolgreich behandelte, immer auch im Blick, ob eine schulmedizinische Diagnostik oder Therapie erforderlich ist.

Als homöopathischer Lehrer erzählte uns Gawlik unter anderem von einem Zugunglück im Bahnhof von Bad Tölz mit vielen Verletzten und auch Toten. Einige Zeit später erblühten am Ort des Unglücks weite Flächen mit der Pflanze Hypericum. Diese Pflanze verkörpert nach der homöopathischen Lehre das Merkmal ‚will absolute Ruhe'. So hatte die Natur auf ihre Weise mit mystischen Kräften auf ein Unglück reagiert. Gawlik verfügte über ein großes Wissen und erspürte den Zusammenhang der Naturwissenschaften mit der Mystik, der Mythologie, der Theologie und der Philosophie als Teilaspekte eines großen Ganzen. Die homöopathischen Arzneimittel existierten für ihn eingebunden in die Biologie und Botanik, genauso wie in die Mythologie und Mystik.

Mit homöopathischen Mitteln arbeitet auch der Orthopäde und Sportmediziner *Hans-Wilhelm Müller-Wohlfahrt.* Sehr erfolgreich behandelt er seit Jahrzehnten zahlreiche Spitzensportler mit unkonventionellen Mitteln und oft werden ihm magische Kräfte nachgesagt. Bekannt ist er als langjähriger Mannschaftsarzt des FC Bayern München und der deutschen Fußballnationalmannschaft. Daneben betreute er auch andere Spitzensportler wie Boris Becker und den Leichtathleten Usain Bolt. Getreu dem hippokratischen Eid möchte Müller-Wohlfahrt helfen, ohne zu schaden. Er bevorzugt aus diesem Grund naturheilkundliche Wirkstoffe und homöopathische Mittel.

In den letzten Jahren wurden Forschungsergebnisse veröffentlicht, die möglicherweise wissenschaftlich erklären können, auf welche Weise die verdünnten und potenzierten homöopathischen Mittel wirken. *Shashadhar Samal* und *Kurt E. Geckeler* entdeckten, dass Fullerene, also eine Modifikation des Kohlenstoffs, sobald sie in Wasser gelöst wurden, sich nicht verteilten, sondern Aggregate bildeten. Ihre vermeintliche Verdünnung hatte also zu ihrer Verdichtung geführt. Gleiches konnte auch bei Zuckermolekülen und Salzen beobachtet werden. Sie veröffentlichten dies 2001 in der Zeitschrift ‚Chemical

Communications'. Ein interessantes Phänomen ist auch das der *Verschränkung*. Vereinfacht ausgedrückt beschreibt sie, dass Atome, Ionen und Photonen miteinander gekoppelt werden können, und zwar unabhängig davon, wie weit sie voneinander entfernt sind. Der Zustandswechsel des einen Teilchens löst automatisch auch den des verschränkten Partnerteilchens aus. Konnte die Verschränkung zunächst nur im Mikrokosmos der Quantenphysik nachgewiesen werden, wurden im Jahre 2018 im Wissenschaftsmagazin ‚Nature' zwei Studien veröffentlicht, die unabhängig voneinander zeigen konnten, dass die Übertragung von Schwingungen und das Erzeugen von Resonanzen auch außerhalb der Quantenwelt im Makrokosmos möglich und messbar sind. Auch dies ist ein mögliches Erklärungsmodell für die Wirksamkeit homöopathischer Mittel.

Unabhängig von wissenschaftlichen Erklärungsmodellen wurde mir in den letzten Jahren zunehmend bewusst, dass mein Wissen allein nicht genügt in der Begegnung mit meinen Patienten, besonders den chronisch Kranken. Gewiss ist das Gelernte eine unabdingbare Basis ärztlichen Tuns. Und es gibt Fälle, da zählen vor allem Fakten. Oft genug ist es darüber hinaus hilfreich, dass ich eins bin mit meinem inneren Selbst, hilfreich, wie ich kommuniziere, wie ich meine Gestik und Mimik einsetze, dass ich mitfühlend bin, mein Herz öffne und eine Atmosphäre schaffe, die mein Gegenüber einlädt, sich ebenfalls vertrauensvoll zu öffnen. So können wir gemeinsam die möglichen Ursachen der Beschwerden erkunden, den Glauben an die inneren Heilkräfte nähren und die Genesung initiieren. Eine solche Atmosphäre könnte man durchaus als mystisch bezeichnen. Wichtige Impulse kamen diesbezüglich von *Bernd Kolb*. Nach einer sehr erfolgreichen Zeit in der Wirtschaft erkannte Kolb, dass die Ökologie unter der Ökonomie zunehmend leidet. Mit dieser Erkenntnis reiste er mehrere Jahre zu den ältesten Weisheitskulturen der Menschheit, um zu erfahren, wer und was der Mensch ist und wer und was er selbst ist. Nachfolgend hat er mit seinen Ausstellungen, Bildbänden und Retreats Erfahrungsräume geschaffen, in denen man über den Verstand hinaus das innere Selbst und die Verbundenheit mit allem spüren kann.

Auch auf europäischem Boden werden Weisheitslehren kultiviert. Während des Schreibens der letzten Kapitel des Buches traf ich im Rahmen eines Kongresses auf den griechischen Chemieingenieur *Leonidas Flevarakis* und hörte erstmals von dem ‚*Griechischen Baum des Lebens*'. Die Philosophen des antiken Griechenlands sind gut bekannt. Weniger bekannt ist, dass auch hier eine tief fundierte spirituelle Tradition gepflegt wurde. Sie wurde immer nur mündlich in geschlossenen Kreisen übermittelt und nicht schriftlich verfasst. Die Weisheitslehre besteht aus spirituellen Techniken mit dem Schwerpunkt der Selbsterkenntnis und der Selbstentwicklung. Die tiefgreifenden Übungen und Meditationsformen harmonisieren die Persönlichkeit und werden individuell und systemisch heilsam eingesetzt.

Mystische und spirituelle Wurzeln und Knospen sind Teil unseres Menschseins, jeder von uns hat sie. Egal in welcher Branche wir tätig sind, sollten wir sie wertschätzen, auch und gerade in der Medizin. Wir alle können zu einer Atmosphäre beitragen, dass sie wachsen und gedeihen können, bei uns und bei anderen. Indem wir auch im Alltag regelmäßig innehalten und erwartungslos mit allen Sinnen im Hier und Jetzt sind, erfüllen wir unser Leben mit Zuversicht, Freude, Zufriedenheit und Dankbarkeit. Wie immer braucht es auch bei der Mystik und Spiritualität eine gute Balance der Kräfte. Hilfreich ist da die Natur. Wenn wir uns regelmäßig in die Natur begeben, im Wald und an bewegten Gewässern aufhalten, wandern oder barfuß gehen und ‚Wurzeln schlagen', reinigen und stärken wir uns nachhaltig. Die *Erdung* sorgt für innere Stabilität und Robustheit und unterstützt eine wohltuende spirituelle und mystische Entwicklung (⇨Natur).

→ **Das Wichtigste in Kürze:**

- Mystik ist die innere Einkehr, um sich mit der geistigen Welt und dem göttlichen Sein zu verbinden.
- Immer mehr Wissenschaftler und Ärzte betrachten den Menschen als komplexes Wesen, in dem Körper und Geist vereint sind und geben auch der Spiritualität Raum.
- Die Kulturheilkunde steht für den Pluralismus in der Medizin.
- Manche Wissenschaftler beschreiben das Universum als ein intelligentes Informationsfeld, in dem alles gespeichert und miteinander vernetzt ist.
- Indische Mystiker beschreiben das Akasha-Feld als ein allumfassendes Weltgedächtnis.
- Dimethyltryptamin, kurz DMT, ermöglicht höhere Bewusstseinserfahrungen, kann aber auch unangenehme körperliche und psychische Reaktionen hervorrufen.
- Die Zirbeldrüse reguliert die innere biologische Uhr, so den Wach-Schlaf-Rhythmus, und gilt als Portal für das Akasha-Feld. Mit zunehmendem Lebensalter und durch viele andere Faktoren kommt es zum Funktionsverlust.
- Natürliches Licht, Dunkelheit nach Sonnenuntergang, Singen und Summen unterstützen die Funktion der Zirbeldrüse.
- Die Homöopathie ist eine wirksame, nicht materielle Form der Behandlung. Neueste Forschungen geben Hinweise auf den Wirkmechanismus.
- Indem wir durch meditative Verfahren in die Stille gehen, spüren wir unser inneres Selbst und die mystische Verbundenheit mit allem.
- Mystische Weisheitslehren wie der ‚Griechische Baum des Lebens' harmonisieren die Persönlichkeit und werden individuell und systemisch heilsam eingesetzt.

➔ Ein paar praktische Anregungen:

- Suchen Sie sich bei passender Gelegenheit einen angenehmen Platz mit direktem Kontakt zur Erde oder zu Gras. Ist es draußen zu kalt, können Sie dies natürlich auch drinnen praktizieren. Ziehen Sie ihre Schuhe und Strümpfe aus, stellen Sie die Füße hüftbreit auseinander, lassen Sie dabei die Knie leicht gebeugt. Bewegen Sie Ihre Füße ein wenig hin und her, damit sie gut ‚eingerastet' sind. Schließen Sie nun für einen Moment Ihre Augen. Spüren Sie die Erde unter Ihren Füßen – ist sie warm oder kühl, grob oder fein strukturiert? Nun stellen Sie sich vor, dass Sie einen Baum verkörpern und dass aus Ihren Fußsohlen kräftige, tiefe und weitverzweigte Wurzeln wachsen. Spüren Sie die Stabilität und die Kraft, die diese Wurzeln Ihnen verleihen? Dieses Gefühl können Sie noch intensivieren, indem Sie mit Ihrer Aufmerksamkeit in die Gegend Ihres Herzens gehen und sich vorstellen, wie Ihr Herz und die Erde eine Verbindung eingehen. Summen Sie dabei einen tiefen Ton und leiten Sie ihn nach unten in Richtung Erde.

- Anschließend oder auch bei anderer Gelegenheit suchen Sie sich einen Platz, an dem Sie für mindestens 15 Minuten ruhig, bequem und in aufrechter Haltung sitzen und innehalten können. Die aufrechte Haltung des Körpers führt dazu, dass die Energie frei fließen kann. Anfangs werden vielleicht Gedanken auftauchen, die die meditative Stille beeinträchtigen. Hilfreich ist es dann, Ihre Aufmerksamkeit auf die Atmung zu lenken. Beobachten Sie, wie der Atem fließt und sich der Körper nach und nach entspannt. So gelangen Sie ins Hier und Jetzt, kommen in Verbindung mit dem inneren Selbst und mit allem, was ist.

Literatur und Quellen zum Weiterlesen:

Shashadhar Samal, Kurt E. Geckeler: Unexpected solute aggregation in water on dilution, in: Chemical Communications 21 (2001);

Lynne Mc Taggart: Das Nullpunkt-Feld: Auf der Suche nach der kosmischen Ur-Energie (2007);

Rupert Sheldrake: Das schöpferische Universum. Die Theorie des morphogenetischen Feldes (2009);
ders.: Die Wiederentdeckung der Spiritualität (2018);

Willibald Gawlik: Arzneimittelbild und Persönlichkeitsportrait. Konstitutionsmittel in der Homöopathie (2012);

Johannes Hans A. Nikel: Die Mystik der Physik. Annäherung an das ganz Andere (2013);

Pim van Lommel: Endloses Bewusstsein. Neue medizinische Fakten zur Nahtoderfahrung (2013);

Bernd Kolb: Atman: Seele (2015);
ders.: Brahman. Wer und was sind wir (2017);

Clemens G. Arvay: Der Heilungscode der Natur. Die verborgenen Kräfte von Pflanzen und Tieren entdecken (2016);

Anthony Peake: Tore zum kosmischen Bewusstsein (2017);

Yuval Noah Harari: Homo Deus: Eine Geschichte von Morgen (2018);

Lukas Johannes Rumpl: Effekte des endogenen Dimethyltryptamins (DMT) auf biopsychologische Parameter und therapeutische Implikationen. Diplomarbeit zur Erlangung des akademischen Grades Doktor der gesamten Heilkunde, Medizinische Universität Graz (2018);

Ralf Riedinger et al.: Remote quantum entanglement between two micromechanical oscillators, in: Nature 556 (4.2018);

Caspar F. Ockeloen-Korppi et al.: Stabilized entanglement of massive mechanical oscillators, In: Nature 556 (2018);

Horst und Birgitt Heigl: Agnihotra: Ursprung, Praxis und Anwendung (2019);

David R. Hawkins: Erleuchtung ist möglich. Wie man die Ebenen des Bewusstseins durchschreitet (2008);

Marlen und Hartmut Schröder: Kulturheilkunde. Natürlich und kulturvoll leben (2019).

Filme:

William Arntz, Betsy Chasse, Mark Vicente: What the Bleep do we (k)now!? Ich weiß, dass ich nichts weiß (2004);

James Cameron (Regie): Avatar, Aufbruch nach Pandora (2009);

Terrence Malick (Regie): The Tree of Life (2011);

Matthew Brown (Regie): Die Poesie des Unendlichen (2015).

N

NATUR – ab in den Wald!

Natur – das ist die faszinierende Schöpfung, die vor uns da war und die unabhängig von uns existiert. Die Natur schenkt uns Leben. Und auf der anderen Seite, wenn ihre Gewalten uns treffen, kann sie auch das Leben nehmen und großes Leid zufügen. In überwiegendem Maße ist sie aber eine Schenkende. Sie schenkt uns den für uns lebensnotwendigen Sauerstoff und gibt uns Nahrung. Darüber hinaus erfreut sie die Sinne und hält eine große Anzahl Heilmittel für uns bereit, über die wir längst nicht alles wissen. Die Natur ist ein Tempel der Gesundheit. Sie gibt uns Energie, sorgt für Entspannung und Erholung, spendet uns Trost und wertvolle Inspiration. Sie ist ein unermesslicher Schatz, den es zu achten und zu bewahren gilt. Und wir sind ein Teil von ihr, was wir an vielen Stellen vergessen haben. In diesem Kapitel möchte ich auf das Heilsame in der Natur eingehen, das uns unmittelbar umgibt und das wir dennoch oft übersehen und nicht wertschätzen.

Meine früheste Erinnerung an die Natur ist unser Garten in einem Dorf im Taunus. Der Boden des großen Grundstückes war steinig und um ihn für die Anpflanzung vorzubereiten, mussten wir Kinder, zum Glück waren wir fünf an der Zahl, gemeinsam mit unserer Mutter und einem Nachbarn in endlos erscheinenden Aktionen die Steine in kleinen Eimern sammeln und forttragen. Nach ein paar Jahren wurde unsere Arbeit reichlich belohnt, denn es wuchs so ziemlich alles, was es an heimischem Obst und Gemüse gibt. So konnten wir an vielen Tagen im Jahr die heute für eine gesunde Ernährung wiederentdeckte ‚lebendige', frisch geerntete Nahrung genießen. Und ich erinnere mich an die sonntäglichen Spaziergänge zum Pilze sammeln mit meinem Vater. Jedes Kind bekam ein kleines Küchenmesser und einen Korb und dann ging es los, ab in den *Wald*. So hatte ich von klein auf ein enges Verhältnis zur Natur. Mein Lieblingsort der Kindheit war ein Platz auf einer Anhöhe des Dorfes mit alten Eichen. Die Anziehungskraft alter Bäume begleitet mich bis heute und nicht wenige habe ich umarmt. Als Erwachsene bemerkte ich dann immer wieder, wie viel erholter ich nach Urlaubstagen im Grünen war und wie wenig nach Städtereisen.

Die Natur verfügt über mannigfaltige Kräfte, die uns bei der Erhaltung oder Wiederherstellung unserer Gesundheit helfen können. Wir sind Naturwesen und werden von der Natur genährt. Unser Menschsein ist existentiell mit der Natur verbunden. So mancher Forscher hat sich mit den Kräften der Natur befasst. Vielen bekannt ist der Schweizer Arzt, Philosoph, Alchemist und Naturforscher Theophrastus Bombastus von Hohenheim, genannt *Paracelsus*. Er lehrte unter anderem, dass äußere Eigenschaften von Pflanzen wie Form und Farbe anzeigen, bei welchen Leiden sie eingesetzt werden können. Er forschte auch an der alchemistischen Entwicklung von heilenden Lebenselixieren und dokumentierte die Heilkraft des Thermalwassers eines Bades bei Bad Ragaz. Mit den Eigenschaften von *Wasser* beschäftigte sich auch der österreichische Förster und Naturforscher *Viktor Schauberger*. Er erkannte die Bedeutung der natürlich wirbelnden Fließbewegungen des Wassers und belebte mit seinen Methoden unter anderem umgekippte Gewässer. Heutzutage werden in so manchen Haushalten Wasserverwirbler nach Schauberger zur Wasseraufbereitung benutzt.

In den letzten Jahrzehnten wurden die Heilkräfte der Natur besonders intensiv in Japan erforscht. Dort ist die *‚Waldmedizin'* seit 1982 von der Regierung offiziell anerkannt und wird erfolgreich therapeutisch eingesetzt. Der österreichische Biologe *Clemens G. Arvay* hat die Heilkräfte des Waldes in seinen lesenswerten Büchern ‚Der Biophilia Effekt' und ‚Der Heilungs-Code der Natur' beschrieben: Im Wald findet eine intensive Kommunikation unter den Pflanzen statt.

Und ohne dass es uns bewusst wird, kommunizieren sie auch mit uns Waldbesuchern und unterstützen das *Immunsystem*. In der Waldluft befinden sich bioaktive Substanzen, zum Beispiel die *Terpene*, die von den Blättern und Nadeln, von den Pilzen und Moosen, vom Waldboden und besonders intensiv von der Rinde der Bäume abgegeben werden.

Was passiert im Wald?

Was bewirken diese bioaktiven Substanzen?

- Sie hellen unsere Stimmung auf.
- Sie führen zu einer Ausschüttung entspannender Botenstoffe.
- Der Blutdruck sinkt und ein erhöhter Puls verlangsamt sich.
- Wir schlafen tiefer nach einem Waldbesuch.
- Die bioaktiven Stoffe aktivieren Anti-Krebs-Proteine.
- Sowohl die Anzahl als auch die Aktivität der natürlichen Killerzellen des Abwehrsystems im Körper wird erhöht.
- Bei einem ausgedehnten Waldspaziergang erhöht sich die Aktivität der Krebsabwehrzellen um bis zu 50 Prozent.

Es ist also sehr empfehlenswert und gesundheitsfördernd, Ausflüge in den Wald zu unternehmen – nicht zuletzt, um tief durchzuatmen und eine hohe Konzentration an *Sauerstoff* aufzunehmen, den die Bäume und Pflanzen am Boden bei Tageslicht freisetzen (⇨Atmung). Vielleicht erinnern Sie sich an den Biologieunterricht Ihrer Schulzeit, als die *Photosynthese* erklärt wurde. Vereinfacht kann man sagen, dass Pflanzen mit Hilfe der Lichtenergie der Sonne Kohlenstoffdioxid und Wasser in den für uns lebensnotwendigen Sauerstoff und Glukose umwandeln.

Die besondere Kraft der Natur und der Wälder und ihre Bedeutung für unser Leben ist allerdings offensichtlich noch nicht jedem bewusst, denn Tag für Tag schaden wir der Natur und dem Wald. Wir verschmutzen die Luft und das Wasser, wir stellen einen Mobilfunkmast nach dem anderen auf, um auch im letzten Winkel Empfang zu haben und wir holzen jeden Tag unfassbar große Waldflächen ab, um damit Profit zu machen. Die überaus wertvollen *Regenwälder* werden dem Erdboden gleich gemacht, um Flächen für beispielsweise Palmölplantagen zu gewinnen. Jedes zweite Supermarktprodukt enthält mittlerweile *Palmöl*, ein Großteil geht auch in die Energieproduktion – mehr als fragwürdige Prozesse.

Erfreulicherweise wachen immer mehr Menschen auf und gehen einen anderen Weg, setzen sich für den Erhalt der Natur und der Wälder ein und begrünen die Städte. Das geht von Aktionen einzelner Menschen bis hin zu großen, überregionalen Initiativen. Besonders beeindruckend ist die Initiative *‚Plant for the Planet'*, die der Schüler *Felix Finkbeiner* 2007 ins Leben rief. Damals war Felix gerade neun Jahre alt. Mit 13 Jahren hielt er eine viel beachtete Rede vor der UN und forderte ‚stop talking, start planting!' Bis heute wurden durch seine Initiative über 15 Milliarden Bäume gepflanzt. Kinder und Jugendliche aus mehr als 90 Ländern haben sich daran beteiligt. Auch die kenianische Friedensnobelpreisträgerin *Wangari Maathai* rief dazu auf, Bäume zu pflanzen. 1977 startete das Projekt *‚The Green Belt Movement'*, mit dem in Afrika bis heute 45 Millionen Bäume gepflanzt wurden. Auch der Ingenieur *Madjid Abdellaziz* und sein Team pflanzen Bäume. Er leitet das Projekt *‚Desert Greening'*, durch das nordafrikanische Wüstengebiete begrünt werden. Seit 2005 wurden mehr als 40.000 Bäume gepflanzt und fruchtbare Oasen geschaffen. Auf der Grundlage von Erkenntnissen des Arztes und Forschers *Wilhelm Reich* verwendet Abdellaziz einen sogenannten ‚Cloudbuster' und löst damit Regenfälle aus. Ergänzend verwendet er unter anderem das vedische Agnihotra (⇨Mystik).

Dass das Leben in der Stadt durch das Anpflanzen von Bäumen deutlich verlängert werden kann, belegten die US-Amerikaner Omid Kardan und Marc G. Berman von der University of Chicago. Ihre 2015 veröffentlichte Studie konnte zeigen, dass die Stadtbäume zu einem signifikanten Rückgang *chronischer Krankheiten* führt und der Einsatz von Medikamenten sich deutlich reduziert. In einem Interview der Zeitschrift ‚Maas', Ausgabe 10/2018, führt der bereits erwähnte

Clemens Arvay aus, dass in Europa achtmal so viele Kinder an *Asthma* leiden, wenn sie in Städten leben. Andere chronische Krankheiten wie Herz-Kreislauf-Erkrankungen, Depressionen und auch Krebs treten in Großstädten ebenfalls deutlich häufiger auf (⇨Chronisch krank). Nicht unerwähnt bleiben sollen die gesundheitlichen Belastungen der Landbevölkerung durch Gifte. Die Toxine gelangen vor allem durch die intensive Landwirtschaft in die Umwelt und damit in den menschlichen Körper (⇨Unkraut).

Beim Bearbeiten von Erde, dessen Ökosystem intakt ist, atmen wir dagegen bestimmte *Mikroben* ein, die das *Immunsystem* trainieren. Die nordirische Krebsspezialistin Mary O-Brian entdeckte bei ihren Forschungen, dass das in der Erde vorkommende Mycobayterium vaccae auch die Stimmung aufhellt. Der norwegische Geologe und Geophysiker *Trond Helge Torsvik* untersuchte *Walderde* per DNS-Sequenz-Analyse und fand damit heraus, dass in einem Gramm Erde mehrere Millionen Bakterien, Viren, Algen, Pilze und Einzeller leben, ganze 4600 verschiedene Arten. Darunter Mycobacterium vaccae. In meiner Kindheit habe ich mich häufig im Garten, auf dem Feld bei den Bauern oder im Wald aufgehalten, hatte viel Kontakt mit der Erde. Fiel etwas auf den Boden, kommentierte mein Vater das mit dem Spruch ‚Dreck reinigt den Magen'. Auch wenn dieser Spruch ein Mythos ist, so gingen wir doch entspannt mit dem Bodenkontakt um. Heutzutage sind Kinder und Jugendliche deutlich seltener draußen und drinnen ist alles schön sauber durch den Einsatz chemischer Mittel. Wie wäre es, wenn in Städten grundsätzlich das ‚Urban Gardening', also das Anbauen von Obst und Gemüse auf öffentlichen Flächen, unterstützt würde? Und wenn das Gärtnern ein Schulfach an allen Schulen würde?

Neben den Pflanzen und Mikroben der Erde unterstützen auch *Tiere* unsere inneren Heilkräfte. Ein *Hund* zum Beispiel bewegt uns täglich an der frischen Luft und schenkt uns eine tiefgehende emotionale Bindung. Darüber hinaus beeinflusst er die Bakterienvielfalt im Haushalt, was positive Auswirkungen auf unser *Immunsystem* hat. Streicheln Sie einen Hund, werden an Ihrer Schleimhaut vermehrt bestimmte

Eiweiße, sogenannte Immunglobuline vom IgA-Typ, gebildet. Diese Eiweiße wehren Bakterien und Viren an der Schleimhaut ab, wodurch Erkältungskrankheiten seltener auftreten.

Ein weiteres spannendes und noch wenig beachtetes Phänomen in der Natur hat mit *Ionen*, also elektrisch geladenen Teilchen in der Luft und in der Erde zu tun. Eher zufällig bekam ich am Rande eines Kongresses Informationen zu positiven Effekten auf das Befinden und gesundheitsfördernden Wirkungen von negativ geladenen Ionen, die man *Anionen* nennt. Bei meiner Recherche stieß ich auf das Buch des US-amerikanischen Pharmazeuten *Earl Mindell:* ‚Der Happiness Effekt – Die positive Wirkung negativer Ionen auf unsere Gesundheit'. In seinem Buch beschreibt Mindell, dass *Nikola Tesla*, ein brillanter Forscher und Erfinder, bereits im Jahre 1900 eine Apparatur entwickelte, die *Negativionen* produzieren konnte. Tesla selbst nutzte die durch seine Apparatur freigesetzten negativen Ionen regelmäßig zur Steigerung seiner Lebenskraft.

Auch ohne eine solche Anlage können wir unsere Batterien leicht aufladen. Die gesamte *Erdoberfläche* ist negativ geladen, während die Atmosphäre positiv geladen ist. Wenn Sie am Strand barfuß laufen, atmen Sie Anionen ein und nehmen Sie außerdem über die Haut der Füße auf. Zudem werden die Reflexzonen an den Fußsohlen massiert. Auch beim Sandburgenbauen und beim Wühlen in der Gartenerde werden wir mit Anionen über die Haut versorgt. Anionen finden sich aber nicht nur an der Erdoberfläche, sondern entstehen permanent in der Natur. Bewegtes Wasser und Pflanzen produzieren in hohem Maß negative Ionen und sorgen damit für unser Wohlbefinden. An Fließgewässern und Wasserfällen entstehen sie durch die Reibung des Wassers am Untergrund oder während eines Regens in der Umgebung von Bäumen durch Reibung des Wassers an den Blättern, Nadeln und Ästen. Gehen wir im Wald oder an fließenden Gewässern spazieren, nehmen wir die Anionen über die Atemluft auf.

Der bereits erwähnte Clemens Arvay führt aus, dass die Anionen ihre elektrisch negative Ladung an den Flimmerhärchen auf der Schleimhaut der *Atemwege* abgeben, wodurch deren Bewegung beschleunigt wird. So können Feinstaub und Krankheitserreger besser aus dem Körper entfernt werden.

Müde machende, positive Ionen dagegen entstehen vermehrt bei *Fönwetterlagen* oder während anderer warmer Winde. Außerdem sorgen technische Geräte wie Mobilfunktelefone, Mobilfunkmasten, Überlandleitungen, Autoabgase und Staub für eine Erhöhung positiver Ionen (⇨Toxine und Strahlung). Hohe Konzentrationen finden sich demgemäß in den Städten und in abgeschlossenen Räumen. Auch durch synthetische Bausubstanzen, Textilien und Kleidung aus *Kunstfasern* steigt die Zahl der positiven Ionen an.

Was bewirken nun die wohltuenden Negativionen im menschlichen Körper? Studien haben gezeigt, dass sie uns allgemein wacher, konzentrierter und leistungsfähiger machen. Die Wirkungen sind individuell unterschiedlich. Beschrieben sind zum Beispiel Veränderungen des Serotoninstoffwechsels. *Serotonin* ist ein wichtiger Botenstoff im menschlichen Körper mit vielfältigen Aufgaben (⇨Stress).

Schauen wir uns einmal an, welche Erkenntnisse vorliegen:

- Der *Stresslevel* sinkt.
- Angstzustände werden reduziert.
- Hyperaktive Kinder werden ruhiger.
- Der nächtliche Schlaf wird tiefer und damit erholsamer (⇨Ruhe und Regeneration).
- Das Blut wird basischer (⇨Ernährung).
- Der *Cholesterinspiegel* sinkt.
- Der *Blutdruck* sinkt.
- Schmerzen werden reduziert.
- Migräneanfälle sind seltener und weniger stark.
- Die Zellfunktionen werden unterstützt.
- Die Ausscheidung von Toxinen wird erhöht (⇨Toxine und Strahlung).
- Allergieauslösende Stoffe in der Luft werden reduziert.

- Viren und Bakterien in der Luft werden reduziert.
- Das Immunsystem wird unterstützt.
- Der IgA-Spiegel, ein Eiweiß an unserer Schleimhaut, steigt, dadurch steigt die Abwehrfähigkeit gegen Keime.

Der 1989 verstorbene US-amerikanische Wissenschaftler der Elektrostatik *A.D. Moore* von der University of Michigan postulierte, dass die Weltgesundheit deutlich steigen würde, wenn wir uns vermehrt negativen Ionen aussetzten. Optimal für unsere Gesundheit gelten Werte von 1000 negativen Ionen pro Kubikzentimeter.

Wie können wir eine wohltuende Konzentration dieser guten Ionen in unserem Alltag erreichen?

Es ist sinnvoll, die Natur in unsere Lebensbereiche zu integrieren: Parks, Grünanlagen, Wasserläufe, Räumlichkeiten mit Pflanzen, biologische Bausubstanzen und Textilien – hier sind auch unsere Städtebauer und Architekten gefragt. In den Räumen sollten wir technische Geräte so sparsam wie möglich verwenden. *Klimaanlagen* reduzieren die wohltuenden Ionen in besonderem Maße, ihr Einsatz sollte sorgsam bedacht werden. Eine längere Autofahrt bei laufender Klimaanlage sorgt für eine rasche Ermüdung. Wohnen wir in einer naturarmen Umgebung, empfiehlt es sich, die Urlaube in der Natur zu verbringen. Strände, Wasserläufe und Wälder sind ideal zum Auftanken. Verbringt man viele Stunden täglich in Innenräumen ohne die Möglichkeit, ins Grüne zu gehen, gibt es auch die Möglichkeit, künstliche *Ionisatoren* aufzustellen. Sie setzen negative Ionen frei und steigern so die Konzentrationsfähigkeit und das Wohlbefinden. Ein Aufenthalt in der Natur ist dem aber in jedem Fall vorzuziehen.

Zur Veranschaulichung ein paar Werte der Konzentration an Anionen in der Luft:

- Büroräume: 50-100 pro Kubikzentimeter
- *Auto*, geschlossene Fenster: 15 pro Kubikzentimeter

- Auto mit laufender Klimaanlage: bis 0 pro Kubikzentimeter
- Luft im Freien in der Stadt: 100-300 pro Kubikzentimeter
- Auf dem Land: 1000 pro Kubikzentimeter
- Im Nadelwald: 3000, besonders hoch in Pinienwäldern
- Am *Meeresstrand:* 4000 pro Kubikzentimeter
- An einem *Wasserfall:* je nach Größe 5000 bis 50.000
- An den Niagarafällen: 100.000 pro Kubikzentimeter

Und wenn Sie gerade nicht an den Niagarafällen stehen können – auch fallendes Wasser in Form einer *Dusche* erfrischt uns. Je feinperliger das Wasser ist, desto mehr Anionen werden frei.

➔ **Das Wichtigste in Kürze:**

- Waldspaziergänge aktivieren das Abwehrsystem und entspannen uns.
- Heilende bioaktive Substanzen werden vor allem von der Rinde der Bäume freigesetzt. Im Waldesinneren finden sich dementsprechend hohe Konzentrationen.
- Bestimmte Mikroben der Erde unterstützen ebenfalls das Immunsystem und wirken stimmungsaufhellend.
- Das Stadtleben in seiner heutigen Form beeinträchtigt unsere Gesundheit.
- Technische Geräte und synthetische Textilien sollten wir auf das notwenige Maß reduzieren.
- Kleidung aus natürlichen Stoffen ist zu bevorzugen.
- Die Stadtarchitektur sollte zum Wohle der Bevölkerung verstärkt daran orientiert sein, Grünanlagen, Brunnen und Wasserspiele zu integrieren und Fassaden als Grünflächen zu nutzen.

- ‚Urban Gardening‘ (⇨Unkraut) sollte gefördert werden.
- Hautkontakt mit der Erde, bewegtes Wasser und Pflanzen erhöhen die Anzahl an wohltuenden Anionen.
- Die höchsten Werte finden sich an Stränden, in Pinienwäldern und an Wasserfällen.

Ein Schlussgedanke:

In der Natur finden sich mannigfaltige, komplexe Ökosysteme. Wir Menschen greifen in diese Ökosysteme ein, verändern und zerstören sie, obwohl wir ein Teil der Natur sind und sie für unser Überleben brauchen. Wir sollten mit der Erde, dem Wasser, der Luft und den Lebewesen Kontakt aufnehmen, sie mit den Sinnen und dem Herzen erspüren und das Mögliche dazu beitragen, die Ökosysteme, die Pflanzen- und die Tierwelt zu schützen. Eine Kultur, die mit der Natur in Einklang lebt, fördert die Gesundheit auf allen Ebenen.

➔ Ein paar praktische Anwendungen:

- Lassen Sie täglich so viel Natur in Ihr Leben, wie möglich. Machen Sie Ihre Fitnessübungen im Freien, suchen Sie die Gesellschaft von Bäumen, spazieren Sie entlang von Gewässern und nehmen Sie die Natur mit allen Sinnen auf.
- Haben Sie einen Garten oder einen Balkon? Nehmen Sie Kontakt auf zur Erde, spüren Sie sie mit Ihren Händen, pflanzen sie etwas, was Ihnen Freude bereitet.
- Erkundigen Sie sich nach einem *Barfußpfad* in Ihrer Nähe und gönnen Sie den Füßen Erde satt.
- Lassen Sie sich beim nächsten *Strandurlaub* einmal im Sand einbuddeln.
- Planen Sie auf Ihrer nächsten Urlaubsreise den Besuch eines Wasserfalles ein – so nah ran wie möglich und genießen.

Quellen und Literatur zum Weiterlesen:

Clemens G. Arvay: Der Biophilia-Effekt, Heilung aus dem Wald (2015);
ders.: Der Heilungscode der Natur. Die verborgenen Kräfte von Pflanzen und Tieren entdecken (2018);
ders.: Biophilia in der Stadt (2018);

O. Kardan et al.: Neighbourhood greenspace and health in a large urban center, in: Scientific Reports 5 (2015);

Earl Mindell: Der Happiness-Effekt – Die positive Wirkung negativer Ionen auf unsere Gesundheit (2016);

Amelie Breitenhuber: Wie viel Dreck ist gesund? In: Zeit Wissen Magazin (1.2017).

Ein Film zum Schauen:

Cyril Dion, Melanie Laurent (Regie): Tomorrow – Die Welt ist voller Lösungen (2016). Originaltitel: Demain (2015).

O

OSTEOPATHIE – die Kunst des Fühlens

Meine erste Begegnung mit der Osteopathie kam völlig unerwartet. Mein ältestes Kind war gerade im Kindergartenalter, als ich es zu einem Besuch bei einer ganzheitlich behandelnden Zahnärztin mitnahm. Beschwerden an den Zähnen hatte mein Sohn nicht, ich konnte lediglich von nächtlichem *Zähneknirschen* berichten. Die Zahnärztin stellte mir daraufhin ein paar Fragen zur Geburt meines Sohnes und empfahl mir dann, eine Osteopathin aufzusuchen, um ihn dort untersuchen und behandeln zu lassen. Bis zu diesem Zeitpunkt hatte ich eine nur vage Vorstellung, was bei einer osteopathischen Behandlung gemacht wird und was sie bewirkt. Entsprechend überrascht war ich über den Vorschlag der Zahnärztin. Was die Umstände der *Geburt* mit dem Zähneknirschen zu tun hatten – das leuchtete mir zunächst nicht wirklich ein. Dennoch vereinbarte ich Termine in einer der damals noch raren osteopathischen Praxen und nach wenigen Sitzungen gehörte das Zähneknirschen meines Sohnes der Vergangenheit an.

Um das nachvollziehen zu können, ist die Betrachtung der näheren Umstände der Geburt hilfreich. Mein Sohn hatte in den letzten Wochen vor der Geburt eine Steißlage eingenommen, sodass sich nicht der Kopf, sondern das Gesäß unten befand. Unsere Hebamme versuchte mittels Moxa-Therapie ihn zur Drehung zu bewegen. Sie erwärmte mit einer Art Zigarre aus Beifußkraut einen Energiepunkt an der Außenseite meiner kleinen Zehe. Dies sollte dazu führen, dass die Muskulatur der Gebärmutter angeregt wird. Zusätzlich lockten wir ihn mit dem Licht einer Taschenlampe in die richtige Position. Ich spürte, wie er sich bewegte, sein Kopf blieb dennoch oben. Der entbindende Gynäkologe der Geburtsklinik riet mir aufgrund der Steißlage zum *Kaiserschnitt* – und so kam mein erstes Kind auf diese Weise zur Welt.

Viel später lernte ich, dass der natürliche Weg durch den Geburtskanal den Kindern wichtige Impulse gibt (⇨XX und XY).

So prägt zum Beispiel der Druckimpuls auf die kindlichen Schädelknochen die *Tiefensensibilität.* Diese brauchen wir, damit wir uns koordiniert bewegen können. Der fehlende Druckimpuls kann auch zu Verspannungen im Kopf- und Halsbereich führen, was wiederum, wie bei meinem Sohn, Zähneknirschen auslösen kann. Osteopathen erkennen und behandeln solche Funktionsstörungen des Körpers und lösen Blockaden, so auch Verspannungen im Kopf- und Halsbereich. Die natürlichen Bewegungsmuster werden reaktiviert und nachfolgend können die Selbstheilungsprozesse des Körpers wieder ungehindert ablaufen. In manchen Ländern, zum Beispiel in Frankreich, gehört es zum normalen Ablauf, dass Osteopathen bei der Untersuchung des Neugeborenen zugegen sind und sanft richten, wenn die Kinder unter erschwerten Bedingungen oder per Kaiserschnitt zur Welt gekommen sind. Aus heutiger Sicht hätte ich das meinem Sohn und auch uns Eltern sehr gewünscht.

Seit dieser ersten Begegnung mit der Osteopathie lasse ich meine Kinder und mich bei Bedarf osteopathisch behandeln, vor allem nach Verletzungen und Operationen. Und immer wieder bin ich erstaunt, wie schnell und effektiv die Maßnahmen wirken. Mein Jüngster lag aufgrund seiner Haltungsprobleme bereits als Säugling auf der Liege einer Osteopathin. Seine Behandlung war allerdings eine Herausforderung für alle. Er mochte die therapeutischen Sitzungen nicht besonders und äußerte dies auch lautstark. So zweifelte ich hin und wieder, ob wir das Richtige taten. Im Anschluss an die Sitzungen war er jedoch jedes Mal entspannt und der Erfolg der Behandlung ließ nicht lange warten.

Ein paar Jahre nach meinem ersten Kontakt mit der Osteopathie las ich das derzeit nur im Antiquariat erhältliche Buch des US-amerikanischen Arztes *Andrew Weil:* ‚Heilung aus eigener Kraft'. Andrew Weil beschreibt in diesem Buch seinen Weg vom Harvard Studium zum wissenschaftlich forschenden Arzt. An dieser Stelle spürte er, dass ihm das erlernte Wissen zur Behandlung der Patienten nicht genügte. Er wollte herausfinden, was den Menschen wirklich heilt. So reiste er durch die ganze Welt und befragte Heiler und Schamanen zu ihren Methoden. Letztendlich fand er die ihn zufriedenstellende Antwort ganz in der Nähe seines Ausgangsortes – bei einem Arzt, der osteopathisch behandelte. Dieser Arzt, *Robert C. Fulford,* war bekannt für seine therapeutischen Erfolge. Vielen Menschen half er mit seinen Methoden, auch wenn vorausgegangene Behandlungen bei anderen Therapeuten nicht gewirkt hatten. Fulford erklärte seinem Kollegen Weil, dass die Heilung von innen geschehe, dass jeder Mensch natürliche Heilkräfte in seinem Körper habe. Diese Heilkräfte könnten durch *Traumata* beeinträchtigt werden. Gleich zu Beginn des Lebens könne dies ein *Geburtstrauma* sein, es könne aber auch eine *Verletzung* oder ein Schlag in späteren Jahren dazu führen. Und *psychische Traumata* würden ebenfalls eine große Rolle spielen. Diese Verletzungen würden im Körper in den Geweben gespeichert werden. Sie könnten zu Verspannungen sowie zu Beeinträchtigungen der Blutzirkulation und des Nervensystems führen. Osteopathen können diese Veränderungen der Gewebe und die nachfolgenden Funktionsstörungen des Körpers erspüren und dem Körper einen Impuls geben, damit er wieder in seine Balance komme. Hilfreich sei dabei das zusätzliche *Imaginieren* des Heilvorganges durch den Patienten (⇨Imagination).

Wenn wir zu den Ursprüngen der Osteopathie gehen, erfahren wir, dass der amerikanische Landarzt *Andrew Taylor Still* Ende des 19. Jahrhunderts diese Therapierichtung begründete. Still hatte mit den toxischen Medikamenten, die seine Kollegen verabreichten, nichts im Sinn. Er sah eine untrennbare Verbindung zwischen der Struktur und der Funktion des Körpers. Er erforschte die Natur des menschlichen Körpers und sein Heilungspotential. Dass der Körper sich selbst regulieren kann, war für ihn eine Grundwahrheit. Als wichtigste Voraussetzung für die Selbstregulation sah er ein intaktes Gefäß- und Nervensystem.

Ein Schüler von Still, *William Sutherland,* entwickelte später die sogenannte *Craniosakrale Therapie.* Sutherland ging davon aus, dass es eine konstante rhythmische Bewegung zwischen dem Zentralnervensystem und den damit verbundenen Strukturen gibt. Geschulte Therapeuten können diese feinen Bewegungen und Störungen derselben erfühlen. Die Existenz dieser rhythmischen Bewegungen ist bis heute in der etablierten Medizin umstritten. Die Osteopathie selbst hat in den letzten Jahrzehnten viele Anhänger auch unter Ärzten gefunden. Es gibt zahlreiche Veröffentlichungen namhafter Osteopathen zu erfolgreich behandelten Patienten. Die mehrjährige Ausbildung zum Osteopathen erfolgt in speziellen Schulen, in denen alle drei Teilbereiche der Osteopathie, die Osteopathie des Bewegungsapparates, die Osteopathie der Organe und die Craniosakrale Osteopathie, gelehrt werden. Praktisch tätige Osteopathen bieten unterschiedliche Behandlungsansätze an, individuell abgestimmt auf den jeweiligen Patienten und seine Beschwerden.

Besonderes Augenmerk wird auf die Umstände während der Schwangerschaft, der Geburt und der Kleinkindzeit gelegt. Traumata in dieser Zeit können nachhaltige Auswirkungen bis in das Erwachsenenleben hinein haben. Empfehlenswert ist der Besuch eines Osteopathen auch vor einer Schwangerschaft, also mit einem bestehenden *Kinderwunsch.* Hier ist das Ziel des Therapeuten, den Organismus der Eltern bestmöglich auf die Befruchtung und die Einnistung des Kindes vorzubereiten. Probleme rund um dieses wichtige Thema können so möglicherweise verhindert werden.

So mancher Patient hat mir im Laufe der Jahre von der erstaunlichen Linderung und Heilung seiner Beschwerden nach einer Behandlung durch einen Osteopathen berichtet, oft bereits nach ein oder zwei Sitzungen. Sind konventionelle ärztliche Behandlungen erforderlich, können osteopathische Maßnahmen begleitend oder im Anschluss daran sinnvoll sein und die Genesung unterstützen. Am Beginn einer Behandlung fühlen sich Osteopathen in den Patienten und seine Problematik ein. Meine Osteopathin beschreibt das so: „Ohne eine spezielle Erwartung nehme ich über meine Hände Kontakt auf und spüre die

Gewebestrukturen. Ich fühle die unterschiedlichen Schichten, erspüre mögliche Verspannungen oder Verklebungen und verbinde mich damit. Es beginnt ein Dialog zwischen meinen Händen und dem Gewebe, in dessen Verlauf sich die Verspannungen und Verklebungen lösen. Das Gewebe findet nachfolgend zurück zu seiner Eigenbewegung und die Selbstheilungskräfte werden wieder freigesetzt."

Die wohltuende Wirkung dieser Hände bekam ich eindrucksvoll im Herbst 2015 zu spüren. Ich kam von einer Indienreise zurück und erlitt wenige Tage danach äußerst starke Schmerzen im unteren Rücken. Viele Komponenten hatten dazu geführt. Einen großen Beitrag hatte das viele Sitzen in Flugzeugen, in Taxen und in Rikschas auf holprigen Straßen geleistet. Beziehungsstress kam noch hinzu. Den Weg zu meiner Osteopathin bewältigte ich nur mit einem starken Schmerzmittel und großer Achtsamkeit, da die kleinste Bewegung nahezu unerträgliche Schmerzen verursachte. Auf der Liege angekommen, behandelte mich die Osteopathin eine Stunde lang. Dabei legte sie ihre Hände auf verschiedene Punkte meines Körpers. Bereits nach der ersten Sitzung ging es mir deutlich besser. Es folgten zwei weitere Behandlungen, begleitet von häuslichen Dehnungsübungen meinerseits – und der Spuk war vorbei.

Neben dem unteren Rückenbereich ist auch die *Halswirbelsäule* ein Bereich, dem erhöhte Achtsamkeit geschenkt werden sollte.

Während meiner Kurse bei dem Schweizer Naturheilarzt Natale Ferronato erfuhr ich erstmals von der Arbeit des Arztes *Bodo Kuklinski.* Er sieht den Halsbereich mit all seinen Strukturen als ein empfindliches Nadelöhr zwischen Kopf und Körper. Auch Kuklinski hat die Erfahrung gemacht, dass Verletzungen und Fehlhaltungen, die auf den Nacken, angrenzende Strukturen oder das Steißbein einwirken, einen nachhaltigen Schaden anrichten können.

Der *Nacken* besteht aus sieben Halswirbelkörpern, zwischen denen jeweils eine Bandscheibe liegt – mit Ausnahme des ersten und zweiten Wirbelkörpers. Diese beiden liegen in der Form eines Scharniergelenkes direkt aufeinander. Die komplex aufgebaute Muskulatur des Nackens hält die Wirbelkörper und ermöglicht die Bewegung des

Kopfes. Werden die Strukturen des Nackens oder dort verlaufende Nervenstränge verletzt, kommt es zu kompensierenden Prozessen des Körpers. Mögliche Folge sind Entzündungen und Einengungen von Gefäßen. Symptome wie *Kopfschmerzen* und *Schwindel* oder *Stresssymptome* können auftreten. Kuklinski hat diese mannigfaltigen Folgen über Jahre untersucht. Er behandelt seine Patienten mit manuellen Verfahren. Nicht selten besteht auch ein Mangel an *Mikronährstoffen*, der ausgeglichen wird. Damit folgt er nicht der gängigen medizinischen Auffassung.

Der Halsbereich ist ohne Frage ein sehr fragiles System. Es ist sicher empfehlenswert, nach Stürzen, Unfällen und Schleudertraumen einen kompetenten Arzt aufzusuchen. Liegen nach ärztlicher Abklärung keine akut behandlungsbedürftigen Verletzungen vor, kann es sehr hilfreich sein, zusätzlich einen Osteopathen aufzusuchen. Folgeschäden durch zunächst unbedeutend erscheinende Beeinträchtigungen lassen sich so verhindern. Nach Operationen in *Vollnarkose* oder nach Phasen künstlicher *Beatmung* ist ebenfalls eine Kontrolle sinnvoll, da der Kopf bei der Einführung des Beatmungsschlauches nach hinten überstreckt wird, wodurch das Genick beeinträchtigt werden kann oder vorbestehende Schäden verstärkt werden können.

Auch langandauernde Belastungen und Fehlhaltungen ohne eine akute Verletzung können Schädigungen an der Halswirbelsäule verursachen (⇨Bewegung und Haltung). Der Kopf wiegt in aufrechter Haltung vier bis sechs Kilogramm. Je weiter wir den Kopf nach vorne neigen, desto höher ist die Zugkraft auf die obere Wirbelsäule. Schauen wir auf unser Mobilfunktelefon hinunter, ist der Kopf meist in einem Winkel von 60 Grad geneigt. Dies entspricht einer enormen Belastung von 27 Kilogramm. Mittlerweile hat sich schon der Begriff des *Handy-Nackens* etabliert. Verspannungen, Kopf- und Nackenschmerzen, eine Abnutzung der Wirbelsäule und ihrer Bandscheiben sind die Folge. Also Kopf hoch! Das erfreut Ihre Halswirbelsäule – und die Welt um Sie herum noch dazu.

Wir sind am Ende dieses Kapitels angekommen. Auch wenn die Wirkung der Osteopathie nicht allgemein anerkannt ist, kann es sehr sinnvoll sein, ihre Dienste in Anspruch zu nehmen. Während der Behandlung kann es so aussehen, als ob nichts passiert, außer dass die Hände des Therapeuten auf dem Körper liegen. Die ablaufenden Prozesse lassen sich nicht ohne Weiteres nachvollziehen – und doch kommt es erfahrungsgemäß durch die sanften Berührungen zu heilsamen Veränderungen.

Achten Sie nach Verletzungen und Stößen auf Ihr Befinden und lassen Sie sich gegebenenfalls in einer osteopathischen Praxis behandeln. Auch begleitend oder im Anschluss an eine akutmedizinische Behandlung und nach Operationen kann eine osteopathische Behandlung sehr hilfreich sein. So unterstützen Sie die Selbstheilungskräfte Ihres Körpers und verhindern möglicherweise belastende Folgeerscheinungen.

➔ **Das Wichtigste in Kürze:**

- Körperliche und seelische Verletzungen hinterlassen Spuren im Gewebe, die Osteopathen erfühlen und behandeln können.
- Osteopathische Behandlungen lösen mögliche Blockaden der Selbstheilungskräfte.
- Eine wichtige Voraussetzung für die Selbstheilungskräfte ist ein intaktes Gefäß- und Nervensystem.
- Die Geburt über den natürlichen Geburtskanal gibt dem Kind wichtige Impulse für seine weitere Entwicklung.
- Fehlen diese Impulse oder erfolgte die Geburt unter erschwerten Bedingungen, können Osteopathen die möglicherweise gestörten Strukturen richten und so nachfolgende Einschränkungen verhindern.
- Der Nacken mit der Halswirbelsäule ist ein fragiler Bereich – Verletzungen und Fehlhaltungen können nachhaltige Störungen nach sich ziehen.

- Das wiederholte Herabschauen zum Mobilfunktelefon kann zu schmerzhaften Veränderungen und zum sogenannten ‚Handy-Nacken' führen.

➔ Vielleicht mögen Sie den im Alltag oft stark belasteten Nacken mit ein paar Übungen unterstützen. Regelmäßig ausgeführt stärken Sie die Nackenmuskulatur und erhöhen die Beweglichkeit des Halses.

In der Ausgangsposition für jede Übung sitzen Sie aufrecht und bequem auf einem Stuhl und atmen fließend.

Übung 1:

- Drehen sie den Kopf nach rechts, so weit wie möglich. Nicken Sie ein paar Mal.
- Drehen Sie den Kopf nach links, nicken Sie dort.
- Aus der Ausgangsposition senken Sie den Kopf langsam auf das Brustbein. Nun drehen Sie den Kopf ein paar Mal langsam zur einen und dann zur anderen Seite.

Übung 2:

- Aus der Ausgangsposition neigen Sie den Kopf langsam zur rechten Schulter. Greifen Sie mit der rechten Hand über den Kopf zum linken Ohr und dehnen Sie sanft für 10 Sekunden. Neigen Sie aus dieser Stellung heraus das Kinn leicht nach rechts unten, verweilen Sie auch hier 10 Sekunden. Kehren Sie zurück zur Ausgangsstellung und tun Sie das Gleiche zur linken Seite.

Übung 3:

- Aus der Ausgangsposition legen Sie eine Hand an die Stirn. Drücken Sie für 10 Sekunden den Kopf gegen die Hand, dann wieder lockerlassen.
- Legen Sie die rechte Hand seitlich an die rechte Schläfe, drücken Sie den Kopf gegen die Hand, 10 Sekunden halten, dann wieder lockerlassen.
- Das Gleiche auf der linken Seite.

Literatur und Quellen zum Weiterlesen:

Michael Kern: Wisdom in the body; The craniosacral approach to essential health (2005);

Bodo Kuklinski, Anja Schemionek: Schwachstelle Genick; Ursache, Auswirkungen und erfolgreiche Therapie (2010);

Edward Muntinga: Die Sprache der Vergangenheit (2016);

Stefan Rieth: Kinder-Blüte. Wie Kinder mit Osteopathie zu dem erblühen, was sie sein können (2020).

P

PSYCHE – das Ping und Pong von Körper und Seele

Der Mensch in seiner Ganzheit – darunter verstehen wir Körper, Geist und Seele. Was genau diese Begriffe bedeuten, dazu gibt es durchaus unterschiedliche Vorstellungen. Im Kontext dieses Kapitels sehe ich die *Seele* als Bindeglied zwischen Körper und Geist. Dass der Körper und die Seele miteinander verbunden sind und sich wechselseitig beeinflussen, ist eine jahrtausendealte Weisheit, die in den letzten Jahren auch in der mechanistisch geprägten medizinischen Welt wieder zunehmend beachtet wird. Gleichbedeutend für den Begriff ‚Seele' stand im antiken Griechenland der Begriff der *‚Psyche'*. Dieser wurde dann im 20. Jahrhundert von der Wissenschaftsdisziplin der Psychologie übernommen. *Psychotherapeuten* betrachten noch heute in erster Linie die emotionale Verfassung eines Menschen und behandeln Leidenszustände und psychische Verhaltensstörungen.

Möglicherweise haben Sie in ihrem Leben bereits einmal erfahren, dass sich Körper, Geist und Seele wechselseitig beeinflussen. Moderne Forschungsrichtungen wie die *Psychoneuroimmunologie*, die das Zusammenspiel von Nerven-, Hormon- und Immunsystem untersuchen, sind in der Lage, dies auch wissenschaftlich zu belegen. Die Untersuchungen der letzten Jahrzehnte haben gezeigt, was genau dabei im Körper abläuft und wie wir heilsam auf diese Vorgänge Einfluss nehmen können. Um es vorweg zu nehmen: Es ist wissenschaftlich belegt, dass psychische Ausgeglichenheit und ein gesunder Geist starke biologische Effekte haben und die inneren Heilkräfte des Körpers anregen.

Meine ersten Erfahrungen mit psychotherapeutischen Interventionen machte ich direkt nach Abschluss des Studiums. Mit dem Wunsch Hautärztin zu werden, arbeitete ich zunächst als Ärztin im Praktikum an einer privaten Hautklinik. Diese Klinik behandelte vor allem Patienten mit *Psoriasis*, also *Schuppenflechte*, hin und wieder auch solche mit Neurodermitis. In Gesprächen mit der Psychotherapeutin der Klinik erfuhr ich, wie sie mit den Patienten arbeitet und wie positiv sich ihr Tun auf den Heilungsverlauf der Hauterkrankung auswirkt. Sie erzählte mir von ihrer Ausbildung in der Psychotherapie nach *Viktor Frankl,* der *Logotherapie und Existenzanalyse.* So kam es, dass ich Frankls Buch ‚Trotzdem ja zum Leben sagen' las. Dieses schmale Buch, das 1946 erstmals veröffentlicht worden war, wurde allein in den USA mehr als 9 Millionen Mal verkauft! Ich erinnere mich noch genau, was es beim Lesen in mir auslöste – eine Offenbarung.

Inspiriert durch Frankls Zeilen absolvierte ich dann parallel zu meiner Facharztausbildung die Ausbildung am Süddeutschen Institut für Logotherapie und Existenzanalyse unter *Elisabeth Lukas*, Autorin vieler erhellender Bücher, und am Institut für Logotherapie und Existenzanalyse Tübingen und Wien unter *Wolfram Kurz,* studierter Theologe mit einem begnadeten Verstand, und *Boglarka Hadinger,* einer Psychotherapeutin, bei der einem das Herz aufgeht. Diese Ausbildung hat meine persönliche Entwicklung und meine Arbeit als Hautärztin sehr geprägt. In diesen Jahren hatte ich zu meiner großen Freude auch die Möglichkeit, Viktor Frankl persönlich erleben und sprechen zu können. Zu ihm und seiner Heilkunde später mehr.

In meiner dermatologischen Praxis erlebe ich es immer wieder, dass *Hautkrankheiten* psychosomatisch bedingt sind, dass die Haut der Spiegel der Seele ist und wie eng sie mit der Identität und dem Selbstbewusstsein verknüpft ist. Bei Patienten mit *Neurodermitis*, Ekzemen, Psoriasis, *Haarausfall*, Juckreiz und anderem ergeben sich im Gespräch immer wieder Hinweise auf korrelierende psychische Beeinträchtigungen. Die Haut entwickelt sich in der Embryonalzeit zusammen mit dem Nervensystem und den Sinnesorganen aus demselben Keimblatt, dem sogenannten Ektoderm. Durch diese gemeinsame

Entwicklung besteht von Anfang an eine direkte und enge Verbindung. Experten wie der Psychiater *Georg Juckel* von der Ruhr-Universität Bochum gehen sogar davon aus, dass hinter mehr als 75 Prozent aller chronischen Hauterkrankungen psychische Probleme stecken. Gespräche, die ich mit meinen Patienten zu den jeweiligen Lebensumständen führe und gegebenenfalls eine psychotherapeutische Begleitung wirken sich ausgesprochen positiv aus.

Auch der Arzt und Psychotherapeut *Christian Schubert,* Leiter des Labors für Psychoneuroimmunologie an der Medizinischen Universität Innsbruck, betont, dass dauerhafte *Konflikte* und anhaltender *Stress* seelische und körperliche Auswirkungen haben und Krankheiten im Allgemeinen begünstigen können. Die Laboranalysen zeigen erhöhte Werte der Stresshormone und der Entzündungsparameter. Klinisch zeigen sich zum Beispiel ein geschwächtes *Immunsystem*, eine Infektanfälligkeit und eine verzögerte *Wundheilung*, außerdem ein häufigeres Auftreten allergischer Reaktionen. Bei Menschen im *Prüfungsstress* kann man eine um 40 Prozent langsamere Wundheilung nachweisen. Bei Angehörigen, die *Demenzkranke* pflegen und dadurch überfordert werden, zeigt sich statistisch eine geringere Lebenserwartung. Umgekehrt zeigen beispielsweise Entspannungsverfahren, Achtsamkeit, Chorsingen und energetisches Heilen positive Effekte und senken die Entzündungswerte. Religiöse Aktivitäten, die mit dem Schutz und der Stärke der *Gemeinschaft* und einer nachhaltigen Orientierung im Leben einhergehen, führen zu einer um 27 Prozent höheren Lebenserwartung. Schubert forderte im Rahmen des Kongresses für Integrative Medizin der Internationalen Gesellschaft für Natur- und *Kulturheilkunde* 2018 einen Wandel der Ausbildung angehender Ärzte. Seiner Ansicht nach sollten die Kultur- und auch die Gesellschafts- und Beziehungsmedizin einen Hauptteil des Medizinstudiums ausmachen.

Zahlreiche weitere Wissenschaftler und Therapeuten weisen auf den großen Einfluss der Psyche auf das Erkrankungsrisiko und den Verlauf der Heilung vieler Krankheiten hin. Chronische *Schmerzen, Reizdarm, Asthma,* Bluthochdruck, Herzerkrankungen und Essstörungen sind einige der Erkrankungen, die in diesem Kontext genannt werden. Umgekehrt können entgleiste biochemische Vorgänge im Körper Menschen emotional so aus dem Gleichgewicht bringen, dass sie psychisch krank werden. Eine positiv gestimmte Psyche wiederum wirkt sich heilsam auf körperliche Leiden aus. Geht es dem Körper gut, sind wir meist auch gut gestimmt. Ein reges Wechselspiel der verschiedenen Ebenen.

Wie eng Psyche und Körper miteinander verwoben sind, zeigt uns auch die Wirkung von *Placebos* und *Scheinbehandlungen*. Die Erwartung, dass zum Beispiel eine Spritze schmerzstillend wirkt, setzt Botenstoffe frei und aktiviert das *Endorphinsystem*. So werden die Schmerzen gelindert – auch wenn die Spritze gar keinen ‚echten' Wirkstoff enthält. Ein operativer Eingriff, der nur simuliert wird, kann dennoch den vorhergesagten Effekt zeigen und nachhaltig heilsam wirken. Allein die Vorstellung setzt entsprechende Heilkräfte in Gang. Da versetzen der feste Glaube und die *Imagination* die sprichwörtlichen Berge (⇨Imagination).

In den letzten Jahren hat sich ein weiteres Forschungsgebiet entwickelt, das der *Neurogastroenterologie*. Sie untersucht die spannenden Zusammenhänge zwischen Darm, Nervensystem und der Psyche. Der österreichische Biologe *Peter Holzer,* ehemals Leiter der experimentellen Neurogastroenterologie an der Medizinischen Universität Graz, ist einer der Pioniere auf diesem Gebiet. Seit Jahrzehnten beschäftigt er sich mit der *Darm-Hirn-Achse*. Er konnte mit seinem Team belegen, dass der Darm mit seinen millionenfachen Nervenzellen und seiner Darmflora das Gehirn und die Emotionen beeinflusst. Eine wichtige Rolle spielen hierbei der *Vagusnerv* des *autonomen Nervensystems* und Botenstoffe. Holzer und auch andere Forscher fanden einen Zusammenhang zwischen *Angstzuständen* und *Depressionen* zu Veränderungen der *Darmflora* und dem Reizdarm (⇨Darm). Man kann sich das so vorstellen: Faktoren wie andauernder Stress, eine ungesunde, ballaststoffarme Ernährung, bestimmte Medikamente oder Umweltfaktoren verändern die *Mikrobiota* des Darms – so der offizielle Begriff. Nach und nach schwächt das unser

Immunsystem, denn rund 80 Prozent unserer Abwehrzellen befinden sich in der Darmschleimhaut. Es kommt zu Entzündungsvorgängen und Botenstoffe werden ans Gehirn gesendet. In der Folge können psychosomatische Erkrankungen, eine depressive Stimmung und Unwohlsein auftreten.

Umgekehrt geht es auch hier. Eine gesunde Ernährung und Lebensweise unterstützt eine gesunde Darmflora, Ballaststoffe werden im Darm zu kurzkettigen Fettsäuren umgebaut, die antientzündlich wirken und auch Darmhormone wie das Dopamin freisetzen – die Stimmung hellt sich auf (⇨Darm). Und das hat nachhaltige Folgen. Seit 1976 läuft in den USA die *‚Nurses Health Study'* zum Gesundheitszustand von Krankenschwestern. *Francine Grodstein* von der Harvard Medical School leitet die Teilstudie *‚Optimismus'*. Die Auswertung der Daten zwischen 2004 und 2012 zeigte, dass optimistische Menschen sich gesundheitsbewusster verhalten und ein geringeres Risiko haben, an Herzerkrankungen, Schlaganfall, Lungenerkrankungen und Krebs zu erkranken.

Das Wechselspiel von Körper und Psyche lässt sich auch bei chronischen *Schmerzen*, insbesondere *Rückenschmerzen*, beobachten. Faktoren wie stundenlanges Sitzen, ein Mangel an Bewegung, ständiger Zeitdruck, Überforderungen und Beziehungskonflikte können zu Verspannungen der Muskulatur und irgendwann auch zu Schmerzen führen, meist sind sie im Schulter-Nackenbereich und am unteren Rücken lokalisiert. Chronische Schmerzen beeinträchtigen den Lebensalltag und vermiesen die Stimmung. Und sie führen dazu, dass man sich eher weniger bewegt und Fehlhaltungen annimmt. Eine Spirale nach unten kommt in Gang. Eingehende Arzt-Patienten-Gespräche über die Lebenssituation, eine Klärung der Beziehungen, ein Lebensstil, der typgerechte Bewegungen und Dehnungen auf allen Ebenen erlaubt und physiotherapeutische Maßnahmen können die Spirale umdrehen und die Mundwinkel nach oben bringen, was wiederum Entspannung ins Nervensystem bringt. Hierzu später mehr.

Weltweit ist seit dem Jahr 2000 eine hohe Steigerungsrate depressiv Erkrankter festzustellen. Die etablierte Behandlung von *Depressionen* erfolgt medikamentös durch Antidepressiva und mittels Psychotherapie. Die meisten Antidepressiva beeinflussen den Stoffwechsel des Botenstoffs *Serotonin*. Mit den im Folgenden aufgeführten stimmungsaufhellenden Mitteln und Maßnahmen möchte ich Sie darüber informieren, was Sie selbst tun können, um Ihre Stimmung aufzuhellen. In jedem Fall sollten Sie sich bei anhaltenden Beschwerden in ärztliche Behandlung begeben.

Bei den Formen der Depression gibt es solche, die ohne offensichtliche, belastende äußere Faktoren auftreten. Weiterhin können traumatische Erlebnisse, der Verlust eines geliebten Menschen, aber auch Entgleisungen des Stoffwechsels, eine ungesunde Ernährung und ein Mangel an bestimmten Nährstoffen auslösend wirken. Serotonin ist der wichtigste antidepressive Botenstoff und wird auch ‚Glückshormon' genannt. Es wird zu mehr als 95 Prozent im Darm aus der Aminosäure *Tryptophan* gebildet. Dieser Vorgang braucht eine gesunde Mikrobiota des Darms, zusätzlich *Magnesium* und *Vitamin B6*. *Dauerstress* führt dazu, dass nahezu das gesamte Tryptophan für die Bildung einer anderen Aminosäure mit Namen Kynurenin verbraucht wird, was zu einem Serotoninmangel führt. Serotonin hellt nicht nur die Stimmung auf, sondern reguliert auch den Blutdruck, schüttet den beruhigenden Botenstoff GABA, also Gamma-Aminobuttersäure, aus, regt den Darm an, unterstützt die Nährstoffaufnahme im Darm und fördert das Sättigungsgefühl. Bei einem Mangel kommt es infolgedessen auch zu *Heißhunger*, wir sind nervös, ängstlich, unruhig und unkonzentriert.

Serotonin können wir über die Nahrung vor allem in Form von Walnüssen zu uns nehmen, ein wenig auch über Schokolade und manche Früchte. Es gelangt allerdings nicht in das Gehirn, da es die Blut-Hirn-Schranke nicht überwinden kann. Anders seine Vorstufe Tryptophan, die mühelos die Schranke überwindet und im Gehirn zu Serotonin umgebaut werden kann.

Um den Serotoninspiegel anzuheben und die Stimmung aufzuhellen stellt die Natur ein vielfältiges Angebot an Lebensmitteln zur Verfügung:

- *Fermentierte Nahrungsmittel* wie Sauerkraut zum Aufbau einer gesunden Mikrobiota des Darms (⇨Darm)
- Tryptophanhaltige Nahrungsmittel wie Süßkartoffel, Spargel, Eier, Banane, Walnüsse, Cashewkerne und Sesamsamen (⇨Ernährung)
- *Omega-3-Fettsäure* über Fische – sofern frei von Schadstoffen – wie Lachs, Makrele, Hering, Sardinen, Forelle, alternativ Krill oder Leinsamen oder Nahrungsergänzung (⇨Ernährung)
- Eine pflanzenbasierte Ernährung, reich an Ballaststoffen, Mineralien und B-Vitaminen
- Bierhefe – sie enthält B-Vitamine
- Haselnüsse
- Sonnenblumenkerne
- Hülsenfrüchte, Erdnüsse
- Rote Beete, Fenchel, Rettich, Löwenzahn, Endivien
- Zimt, Safran, Kurkuma, Baldrianwurzel
- Tees mit Lavendel, Melisse, Rosenblüten
- Johanniskraut – hierbei ist die erhöhte Lichtempfindlichkeit zu beachten
- Getrocknete Steinpilze
- Kakaobohnen, Schokolade mit einem Kakaoanteil über 80%

Besondere Aufmerksamkeit braucht das *Vitamin B12*, das ebenfalls eine wichtige Rolle für das Nervensystem und die Psyche spielt. Vor allem bei einer vegetarischen oder veganen Ernährungsweise ist es häufig im Mangel und sollte dann ergänzend zugeführt werden.

Eine Ernährungsweise aus überwiegend industriell verarbeiteten Speisen ist arm an Vitaminen und Mineralien und kann dazu führen, dass wir die Welt durch eine ‚dunkle Brille' wahrnehmen – was auch zahlreiche Studien belegen. So konnte zum Beispiel das Team um den bereits erwähnten Wissenschaftler Peter Holzer zeigen, dass eine fettreiche Ernährung und *Junkfood* die Stoffwechselvorgänge im Gehirn beeinflussen und Depressionen begünstigen. Die australische Pharmakologin *Marie Lou Chatterton* und ihr Team konnten in ihrer 2017 veröffentlichten Studie belegen, dass umgekehrt eine *mediterrane Diät* über drei Monate eine signifikante Besserung der depressiven Symptome brachte.

Nicht nur eine vitalstoffreiche Ernährung, sondern auch einige andere Faktoren haben einen positiven Effekt auf unsere Stimmung:

- Natürliches Licht (⇨Licht)
- Ein ausreichend hoher *Vitamin D*-Spiegel (⇨Licht)
- Eine aufrechte *Haltung* (⇨Bewegung und Haltung)
- Regelmäßige *Bewegung* (⇨Bewegung und Haltung)
- Hüpfen und *Tanzen*
- Lächeln und *Lachen*
- Summen und *Singen* (⇨Klang)
- Aufenthalte im *Wald* und am Wasser (⇨Natur)
- Bewusstes und achtsames Tun (⇨Jetzt)
- Entspannungsverfahren und *Meditation* (⇨Jetzt, ⇨Yoga)
- Die Beschäftigung mit dem, was wir als schön empfinden

Darüber hinaus spielen für die Psyche unsere persönlichen Lebens- und *Beziehungssituationen* eine tragende Rolle. Beispielsweise treten auffällig häufig Depressionen bei Angestellten auf, die im Dienstleistungsbereich arbeiten, besonders bei *Pflegekräften* in Krankenhäusern und Altenheimen. Hier prallen bei vielen Menschen der Wunsch adäquat helfen und menschliche Nähe geben zu wollen mit dem Mangel an Pflegekräften, dem Mangel an Zeit, den hohen Arbeitsanforderungen und dem geringen Spielraum in den eigenen Entscheidungen aufeinander. Die Situation in den Kliniken und Pflegeeinrichtungen ruft seit Jahren nach Veränderungen und ich kann nur wünschen, dass sie auch kommen. Entsprechende Maßnahmen würden wahrscheinlich schneller in Angriff genommen, wenn sich die politischen Entscheider die Folgekosten von psychisch erkrankten Arbeitnehmern und notgedrungen wenig heilsam gepflegten Patienten bewusst machten. In die Überlegungen sollte auch eingehen, dass sich Depressionen nicht nur auf die Stimmung und die Arbeitskraft auswirken, sondern außerdem das Risiko für Folgeerkrankungen wie Diabetes und Herzleiden erhöhen.

Die Zahlen der Versicherungen der letzten Jahre zeigen deutlich, dass psychische Erkrankungen stark zugenommen haben. Laut einer Analyse der Versicherung Swiss Life aus dem Jahre 2018 sind *Burnout*, Depressionen, Angststörungen und andere psychische Störungen die häufigste Ursache für *Berufsunfähigkeit* in Deutschland. Im Jahre 2018 wurden über 170.000 stationäre Rehabilitationen wegen psychischer Krankheiten bewilligt, 40 Prozent mehr als 10 Jahre zuvor. Die WHO bezeichnet *Dauerstress* und seine Auswirkungen sogar als die größte Gesundheitsgefahr des 21. Jahrhunderts. Burnout und Depression stehen mittlerweile auf Platz 1 der chronischen Erkrankungen der Industrienationen (⇨Stress, ⇨Chronisch krank). In der Folge sind die Verordnungen von *Psychopharmaka*, insbesondere von *Antidepressiva*, in den letzten Jahren stark angestiegen. Und der Gesundheitsreport 2017 der Deutschen Angestellten Krankenkasse DAK weist darauf hin, dass seit 2010 die *Schlafstörungen* bei Berufstätigen im Alter zwischen 35 und 65 Jahren um 66 Prozent zugenommen haben. Die Folgen eines andauernden Schlafdefizits dürfte jeder von uns bereits gespürt haben. Guter Stimmung ist man da kaum, allenfalls, wenn man gerade frisch verliebt ist. Diese Fakten rufen laut und deutlich nach effektiven Maßnahmen!

Was sind die Ursachen für diese Entwicklungen? Sind die Zahlen dadurch begründet, dass sich heutzutage mehr Menschen mit psychischen Problemen ‚outen' und ihre Probleme ärztlich oder psychotherapeutisch behandeln lassen? Das ist wahrscheinlich ein Faktor, der berücksichtigt werden muss. Einfluss nehmen aber auch die hohen Anforderungen unserer komplexen Arbeitswelt. Auffällig ist andererseits, dass *Arbeitslose* am häufigsten psychisch krank sind. Gemäß Viktor Frankl spielt dabei die existentielle Frustration eine tragende Rolle. Belastend wirken sich auch die Technisierung bis in den letzten

Winkel, die zunehmende elektromagnetische Strahlung und die permanente Reizüberflutung aus – all das macht Stress. Fehlt noch ein bereits erwähnter möglicher Stressor: Unsere *Beziehungen* – zu den Partnern, Freunden, Eltern, Kindern und Arbeitskollegen. Sie können Freude bereiten, können aber auch sehr belastend sein.

Unsere Beziehungs- und Konfliktfähigkeit wird maßgeblich von den Beziehungen, die wir in der Kindheit erleben haben, von der Art und Weise der emotionalen Zuwendung der Bezugspersonen geprägt. Die möglichen problematischen Erlebnisse der Kindheit haben Sicherungs- und Bewältigungsschemata zur Folge, die während des Heranwachsens dem ‚Überleben' dienen. Werden sie ins Erwachsenenalter getragen und nicht aufgelöst, beeinflussen sie als unbewusste *Verhaltensmuster* die Interaktion mit anderen Menschen. Die Altlasten der Vergangenheit machen sich immer wieder breit und behindern die Entwicklung der Persönlichkeit zum eigentlichen Selbst. Anhaltende oder sich wiederholende Beziehungskonflikte schwächen enorm die psychische Gesundheit und die inneren Heilkräfte. Kompetente professionelle Hilfe ist da segensreich.

Und wie kann diese professionelle Hilfe aussehen? An dieser Stelle möchte ich nun noch einmal auf *Viktor Frankl* zurückkommen. Frankl war Psychiater und Neurologe und hat die Seelenheilkunde des 20. Jahrhunderts maßgeblich beeinflusst. Drei Jahre seines Lebens verbachte er in Konzentrationslagern und verlor in dieser Zeit nahezu seine gesamte Familie. Die von ihm begründete Logotherapie, also ‚sinnzentrierte Psychotherapie', wird weltweit gelehrt und erfolgreich angewendet. Frankl hatte neben der körperlichen und der psychischen Ebene besonders die geistige Dimension des Menschen im Blick. Er betonte, dass das Leben den Menschen immer wieder fragt und auffordert und der Mensch auf diese Aufforderungen reagiert. Frankl lehrte, dass jeder Mensch sich entscheiden und den Herausforderungen des Lebens verantwortungsbewusst begegnen kann. In einer Haltung des Schöpfers und nicht des *Opfers* begreift der Mensch sich als einzigartige Person, die dem Schicksal trotzt, sich mit dem Unabänderlichen versöhnt und bestmögliche Antworten auf die Spannungselemente des Lebens gibt. Nicht durch Flucht, nicht durch Aggression, sondern in einer würdigen, gütigen und reifen Haltung.

An dieser Stelle möchte ich zwei bedeutende Sätze Viktor Frankls zitieren:

„Zwischen Reiz und Reaktion liegt ein Raum. In diesem Raum liegt unsere Macht zur Wahl unserer Reaktion. In unserer Reaktion liegen unsere Entwicklung und unsere Freiheit."

„Die letzte der menschlichen Freiheiten besteht in der Wahl der Einstellung zu den Dingen."

Frankl ging von der primären *Sinnorientierung* des Menschen aus und war überzeugt, dass der Sinn jederzeit konkret und augenblickbezogen verwirklicht werden kann. Das ‚Wozu' des Lebens, also etwas, was uns wichtig ist und unserem Leben einen Sinn gibt oder jemand, der uns nah ist, der uns etwas bedeutet, für den wir da sein wollen, sah er als wichtige *Kraftquelle*. Können wir unserem Leben keinen Sinn mehr abgewinnen, geraten wir in eine existentielle Frustration und erleiden seelische Schmerzen. Diese Schmerzen können wir als Aufruf zur Veränderung, zum Finden unserer lebensthematischen Mitte, zur Überwindung unserer selbst verstehen. Gelingt uns das nicht, kommt es zu Fehlerlebensweisen, Fehlverhaltensweisen und auch zu *neurotischen Störungen.*

Auch therapeutisch geht es oft darum, den ‚Sinn des Augenblicks' im Hier und Jetzt zu entdecken und seine Realisierung zu erleichtern. Der Sinn kann dabei nicht vom Therapeuten erzeugt oder gegeben werden. Therapeuten sind für die jeweilige Person in ihrer aktuellen Situation ‚Sinnentdeckungshelfer'. Angemessene *Demut* sowohl des Patienten als auch des Therapeuten und eine gute Prise *Humor* sind dabei sehr hilfreich. In kritischen Situationen ist es eine effektive Soforthilfe, die Aufmerksamkeit auf den Atem zu richten und bewusst tief ein- und langsam wieder auszuatmen. Diese unmittelbar anwendbare Maßnahme bringt einen ins Hier und Jetzt und von der Erregung zur Ruhe (⇨Atmung). Ziel der therapeutischen Begleitung ist eine gesunde Beziehung des Patienten sowohl zu sich selbst, als auch zu anderen und darüber hinaus auch zur Natur und zur Kultur.

Ein gutes, ausführliches *therapeutisches Erstgespräch* berücksichtigt den Lebenskontext, stärkt den Patienten in seiner Autonomie und wirkt nachhaltig. Wie ich an verschiedenen Stellen erwähne, ist das *Gespräch* in den etablierten Medizinsystemen gering bewertet und honoriert. Das Vertrauen gilt den Laborwerten und wie in keinem anderen Land den technischen Hilfsmitteln wie dem Röntgen und anderen bildgebenden Verfahren. Manches kann tatsächlich nur so gesehen werden. Fokussieren sich Ärzte allerdings zu sehr darauf, werden unter Umständen Faktoren übersehen, die sich der Messbarkeit und Bildgebung entziehen. Ein Beispiel hierfür ist die *Borreliose*, die durch Zecken und Mücken übertragen wird. Diese Infektionskrankheit ist laborchemisch selbst mit modernen Verfahren nicht immer nachweisbar und kann in späteren Stadien zu neurologischen Störungen und psychischen Wesensveränderungen führen, die möglicherweise lange fehlgedeutet werden. Solche Krankheitsbilder brauchen eine intensive Beschäftigung mit der Thematik, Zeit und Zuwendung.

Wie wichtig das Gespräch ist, zeigt auch die folgende Geschichte einer Patientin: Eine Frau im mittleren Alter, Angestellte einer Krankenkasse, kommt zu mir mit dem Symptom ‚Brennen auf der Kopfhaut', dass sich phasenweise für sie als nahezu unerträglich darstellt. Sie wurde bereits von mehreren Ärzten unterschiedlicher Fachrichtungen befragt und untersucht – eine Ursache für die Beschwerden wurde nicht gefunden. Ein bildgebendes Verfahren, die MRT, zeigte einen unauffälligen Befund. Eine Rückenmarkspunktion zum Nachweis von Erregern ergab ebenfalls keinen Hinweis auf die Ursache. Es wurden psychische Faktoren vermutet. Ich schaue mir die Kopfhaut an – bis auf wenige Kratzspuren unauffällig. In unserem Gespräch ergibt sich zunächst auch keine schlüssige Erklärung. Eine weitgehend gesunde Lebensweise, gelegentliche Differenzen mit den Schwiegereltern, aufgefangen in einer guten Beziehung zu ihrem Ehemann. Irgendwann frage ich nach den Zähnen. Sie hatte vor kurzem zwei Kronen erneuert, alles sei gut verheilt. Ansonsten keinerlei Beschwerden. Die Amalgamfüllungen seien zwar alt, aber noch intakt und würden nach und nach entfernt. Kennen Sie das – wenn Sie spüren, dass Sie auf der ‚richtigen Fährte' sind? Dieses Kribbeln? Ich frage weiter und sie erzählt mir, dass sie eine Lehre als Zahnarzthelferin absolviert habe und während ihrer dreijährigen Ausbildung das quecksilberhaltige *Amalgam* mit ihren Fingern kneten musste. Sie habe insgesamt fünf Jahre in diesem Beruf gearbeitet. Bisher habe sie noch niemand danach gefragt. Aufgrund dieser Vorgeschichte vermute ich, dass es sich um eine Vergiftung mit *Quecksilber* handelt und empfehle ihr die weitere Klärung und gegebenenfalls Ausleitung des Toxins bei erfahrenen Therapeuten.

Soweit zu diesem Fall und zur Bedeutung des Arzt-Patienten-Gesprächs. In meiner Praxis lege ich Wert darauf, den Gesprächen mit meinen Patienten meine ungeteilte Aufmerksamkeit und ein offenes Herz zu schenken. Dies stärkt meine Wahrnehmung und nährt eine heilsame Interaktion zwischen uns. Indem ich ihnen auf Augenhöhe zuversichtlich begegne und intuitiv arbeite, kann ich mit ihnen möglicherweise auf einer tieferen Ebene über den Verstand hinaus in Kontakt treten. Damit öffnet sich ein Raum für die inneren Heilkräfte. Gemeinsam mit den Patienten erkenne ich so Zusammenhänge und finde kreative Lösungen, die vielleicht nicht bewusst und offensichtlich sind. Immer wieder erhalte ich auch durch meine Patienten neue Inspirationen. Ein Patient empfahl mir beispielsweise das Buch ‚Die neue Medizin der Emotionen' von *David Servan-Schreiber,* das eines meiner medizinischen Lieblingsbücher wurde. Servan-Schreiber beschreibt in diesem Buch seinen Werdegang als Arzt und als Wissenschaftler, seinen Weg zur Entdeckung wirksamer Methoden zur Behandlung psychischer Erkrankungen jenseits von Psychopharmaka und Psychoanalyse. Die von ihm vorgestellten Methoden stärken die Mechanismen der Selbstheilung, die allen lebenden Organismen zu eigen sind. Sie nutzen die natürlichen Heilkräfte des Körpers. Ihnen allen ist die Fähigkeit gemeinsam, dass sie die Aktivität des *parasympathischen Systems* anregen (⇨Ruhe und Regeneration). Servan-Schreiber betont auch die Bedeutung einer gesunden Ernährung, regelmäßiger Bewegung, von harmonischen Beziehungen zu Menschen, die uns etwas bedeuten sowie von dem Gefühl, unseren Platz und eine sinnhafte Rolle in einer größeren Gemeinschaft gefunden zu haben.

Eine der von Servan-Schreiber vorgestellten Methoden ist das von der US-amerikanischen Psychologin *Francine Shapiro* Ende der 1980er Jahre entwickelte *,Eye Movement Desensitization and Reprocessing'*, abgekürzt *EMDR*. Mit dieser Behandlungsmethode ist es möglich, dass der Patient in wenigen Sitzungen von dem Ballast der Vergangenheit befreit wird. Durch einen erfahrenen Therapeuten werden nach entsprechenden Vorgesprächen die traumatischen Erlebnisse in der geborgenen und sicheren Atmosphäre erinnert, gleichzeitig wird der Patient aufgefordert, den Fingern des Therapeuten mit den Augen zu folgen. Der Therapeut bewegt seine Hand rasch vor den Augen des Patienten hin und her, was den schnellen Augenbewegungen während des Träumens nachempfunden ist und den Weg zum Unbewussten bahnt. Bei den ablaufenden Prozessen lernt der Patient seine bedrohlichen Erinnerungen aus der Vergangenheit im Hier und Jetzt neu zu verankern und damit seine Psyche zu entlasten.

EMDR hat auch der Arzt *Dietrich Klinghardt* in die von ihm entwickelte *,Psychokinesiologie'*, abgekürzt *PK*, integriert. Auch mit Hilfe der PK werden unerlöste seelische Konflikte, die ihren Ursprung in der Vergangenheit haben, aufgelöst. Hilfreich ist dabei die Anwendung der *Mentalfeldtechniken*, kurz *MFT* – eine *Klopfmethode* zur Balance des *autonomen Nervensystems*, bei der bestimmte *Meridianpunkte* summend mit den Fingern geklopft werden. Als Selbsthilfemethode dient MFT auch bei Schmerzen und seelischen Spannungszuständen. In den Jahrzehnten seiner ärztlichen Tätigkeit hat Klinghardt die Erfahrung gemacht, dass die Ursache chronischer Erkrankungen häufig im *Familiensystem* zu finden ist. So setzt er ergänzend das *Familienstellen* nach *Bert Hellinger* ein (⇨Vergebung).

Unerlöste seelische Konflikte, seelische Wunden und Narben können sich zum Beispiel entwickeln, wenn in der Kindheit eine wichtige emotionale Bindung gestört wird oder verloren geht und niemand da ist, der bei der Bewältigung dessen helfen kann. Ist zumindest eine Person verlässlich und mitfühlend zugegen und versorgt das vernachlässigte oder traumatisierte Kind mit positiven Botschaften, ist eine gesunde Entwicklung dennoch möglich. Dies konnte auch die US-amerikanische Psychologin *Emmy Werner* in der von ihr 1971 veröffentlichten *‚Kauai-Studie'* zeigen. Gemeinsam mit ihrem Team begleitete sie über 40 Jahre knapp 700 Kinder, die 1955 auf der Hawaii-Insel Kauai geboren wurden. Knapp ein Drittel dieser Kinder wuchs unter schwierigen Bedingungen auf, begleitet von Armut, Gewalt, Vernachlässigung und Krankheiten der Eltern. Wiederum ein Drittel dieser Kinder entwickelte sich trotz der belastenden Lebensumstände psychisch ausgesprochen gesund. Diese und andere Studien formten den Begriff der *Resilienz*. Darunter versteht man die psychische Widerstandsfähigkeit und Toleranz gegenüber Störungen und Traumata. Der israelisch-amerikanische Soziologe *Aaron Antonovsky* machte ähnliche Erfahrungen bei Kranken und entwickelte das Modell der *Salutogenese*. Dieses Modell richtet seine Aufmerksamkeit nicht ausschließlich auf die Krankheit, sondern beschäftigt sich mit der Frage, was den Menschen gesund hält und wie er die ihm gebotenen Ressourcen und Möglichkeiten nutzen kann.

Neben Emmy Werner haben auch andere Forscher untersucht, inwieweit das Kranksein auch Lebensbildung ist, die Krise quasi als Chance gesehen werden kann. Auch das haben Sie womöglich schon selbst erfahren – wie sich nach dem Überwinden einer Krankheit innere Stärke und Vertrauen in die eigenen Heilkräfte aufgebaut hat. Der Schlüssel zur Bewältigung einer Krise sind letztlich unsere positiv ausgerichteten Gedanken. Voraussetzungen dafür sind unter anderem eine positive innere Einstellung, der Glaube und Wille zur Heilung, die Bereitschaft, sich mit den Dingen auseinanderzusetzen, der Mut zur Veränderung, ein Umfeld, das Heilung fördert, Durchhaltevermögen und – Zeit.

Die Entwicklung der Psyche unsere *Kinder* und *Jugendlichen* sollten wir besonderes im Blick haben. Die derzeitige Drogenbeauftragte der Bundesregierung Marlene Mortler gab in ihrem Drogen- und Suchtbericht 2018 an, dass im Jahre 2015 bei 5,8 Prozent aller 12- bis 17-Jährigen von einer *Computerspiel-* oder *Internetsucht* auszugehen war.

Zwischen 2011 und 2015 zeigte sich damit eine deutliche Steigerung. Viele Jugendliche geben in Befragungen an, von ihrem Handy abhängig zu sein. Laut der Deutschen Gesellschaft für Schlafforschung checken 45 Prozent der 11- bis 18-Jährigen ihr Smartphone auch noch im Bett, 23 Prozent mehr als zehn Mal pro Nacht. Ist das *Handy* dann einmal nicht zur Hand, kommt es zu Entzugserscheinungen.

Die Deutsche Angestellten Krankenkasse DAK veröffentlichte Anfang 2018 eine repräsentative Studie, die belegen konnte, dass Jugendliche, die von Medien abhängig sind, ein um den Faktor 4,6 Prozent höheres Risiko haben, an einer *Depression* zu erkranken. Die Universitätsklinik Zürich hat eine Statistik veröffentlicht, nach der immer häufiger Jugendliche mit *Angststörungen*, Essstörungen, Depressionen, *Selbstmordgedanken* oder vollzogenem Suizidversuch in die Notfallstation kommen. Waren es 2007 noch 46 Fälle, stieg die Zahl im Jahre 2017 auf 650 Fälle, so die Analyse der SRF Data. Den größten Anteil machten dabei suizidgefährdete Jugendliche aus. Auch die Kinder- und Jugendärzte sehen zunehmend psychische und körperliche Auswirkungen der Handy- und Internetnutzung bei Jugendlichen.

Die Experten betonen, dass damit ein erhöhtes Stressniveau, eine Einschränkung des Parasympathikus, Schlafstörungen, Ängste und Depressionen sowie Konzentrationsmangel einhergehen können.

Vielleicht haben Sie beim Lesen bemerkt, dass im Text mehrmals der Parasympathikus und das *autonome Nervensystem,* abgekürzt ANS, erwähnt werden. In den Kapiteln ⇨Stress und ⇨Ruhe und Regeneration ist die allgemein anerkannte Ansicht über die Funktion des ANS erklärt. Im Folgenden möchte ich Ihnen eine sehr interessante, erweiterte Sicht auf das ANS vorstellen, quasi als letztes ‚Ping': Die *Polyvagal-Theorie*. Hierzu eine Vorgeschichte:

Im Januar 2019 nahm ich an einem Seminar im ‚Therapeium' teil, einem Berliner Gesundheitszentrum mit Vorbildcharakter, das Schul- und Komplementärmedizin sowie das neue Konzept der Kulturheilkunde fachübergreifend miteinander verbindet. Es ging um das *Farbspiel*, ein psychologisch-tiefenpsychologisches Verfahren zur Entfaltung der Persönlichkeit, das von dem Internisten und Psychoanalytiker *Wolfgang Rapp* entwickelt wurde. Dabei werden die verdrängten Probleme aus der Vergangenheit sowie neue Lösungsmöglichkeiten quasi spielerisch mit der Hilfe bestimmter Farbstifte und Aufgabenstellungen bildhaft dargestellt und bewusst gemacht. Ein spannendes und aufschlussreiches Seminar. Spannend waren wie immer auch die Unterhaltungen in den Pausen – und so kam das Gespräch auf ein Buch von Deb Dana, ‚Die Polyvagal-Theorie in der Therapie'. Marlen und Hartmut Schröder, die Leiter des Therapeiums, legten es mir sehr ans Herz. Der Titel lockte mich zunächst nicht, aber während des Verfassens dieses Kapitels lachte mich das Buch dann doch an – in der Ahnung, dass es wichtig sein könnte. Genau so war es dann auch – die Inhalte haben mich so fasziniert, dass ich Ihnen dazu eine Zusammenfassung geben möchte:

Vom ersten Atemzug an streben wir danach, uns sicher zu fühlen – in unserem Körper, in der Umgebung, in der wir uns aufhalten und in den Beziehungen zu den Menschen, die uns begegnen. Dafür ist das autonome Nervensystem permanent im Einsatz – und zwar ohne dass es uns bewusst ist. Es reagiert unmittelbar und automatisch auf Signale aus der Umgebung und Empfindungen in unserem Körper, noch bevor wir den Verstand eingeschaltet haben. Oberstes Gebot ist *‚Sicherheit'*. Darüber hinaus haben wir als soziale Wesen das große Bedürfnis, in harmonischen *Beziehungen* zu leben. Das ANS steuert, ob und wie wir mit anderen Menschen in Kontakt gehen.

Das ANS besteht aus dem Sympathikus und dem Parasympathikus, der hauptsächlich durch den *Vagusnerv* repräsentiert wird. Die Polyvagal-Theorie ordnet dem ANS drei verschiedene Schaltkreise zu, mit denen wir im Laufe des Tages auf die Signale der Umwelt und auf unsere Empfindungen reagieren.

Diese drei Schaltkreise sind:

- der entwicklungsgeschichtlich älteste Teil – der dorsale Vagusnerv
- das Sympathische Nervensystem
- das entwicklungsgeschichtlich jüngste System – der ventrale Vagus, über den nur Säugetiere verfügen.

Fühlen wir uns sicher und wohl, ist der *ventrale Vagus* aktiv, der unsere sozialen Aktivitäten fördert und uns verbindet. Wir sind entspannt und gelassen, spüren inneren Frieden, begegnen der Welt freudvoll mit offenen Augen und Ohren, aufmerksam, konzentriert, neugierig und vertrauensvoll. Wir sind mitfühlend, mit uns und mit anderen. Wir können lieben und lachen – allein und in Gesellschaft.

Sind wir gefordert, angespannt oder im Stress, dann dominiert der *Sympathikus*. Er bringt uns in Bewegung und in Kampf- und Fluchtbereitschaft, worauf wir dann stark fokussiert sind. Wir sind weniger aufnahmefähig und vernachlässigen die sozialen Aspekte des Lebens. In diesem Zustand sind wir deutlich weniger empathisch und unsere Beziehungskompetenz leidet.

Sind wir extremer Gefahr ausgeliefert, ist der *dorsale Vagus* aktiv, während die anderen beiden Schaltkreise unterdrückt sind. Wir erstarren. In diesem Zustand werden nur überlebenswichtige Grundfunktionen des Körpers mit Energie versorgt. Wir fühlen uns allein und verloren, nehmen die Welt als einen dunklen Ort wahr. Wie gelähmt verharren wir, stellen uns quasi tot.

In einer gesunden Balance wechseln wir im Tagesverlauf zwischen den verschiedenen Zuständen hin und her. Nach Ablauf einer Stresssituation wird der ventrale Vagus aktiv und bremst den Sympathikus, wir entspannen. Durch *Dauerstress* oder traumatische Erlebnisse wird die Regulation gestört und wir verlieren die Balance. Dauerstress führt dazu, dass der Sympathikus permanent aktiviert ist, die Vagusbremse kommt nicht zum Einsatz. Wir fühlen uns oft gedrängt, überfordert, attackiert und allein gelassen. Entspannte Beziehungen sind so nicht möglich. Der Zustand kann sich in Konzentrationsstörungen, Wut und Angst bis hin zu Panikattacken zeigen. Körperlich zeigen sich unter anderem Verspannungen, *Schlafstörungen*, Bluthochdruck, Herzerkrankungen und Kopfschmerzen.

Haben wir ein schweres Trauma erlitten, das wir nicht bewältigen konnten und was uns oft unbewusst noch belastet, waren die *Beziehungen* zu den Menschen, von denen wir vor allem in der *Kindheit* abhängig waren, problematisch, dann liegen neuronale Muster vor, die uns im ‚Überlebensmodus' gefangen halten – der dorsale Vagus ist aktiv. In diesem Modus haben wir permanent das Gefühl, uns schützen zu müssen. Eine Situation, die uns verunsichert, die uns überfordert, in der wir uns gefangen oder isoliert oder nicht wertgeschätzt fühlen, Lebenssituationen, in denen wir kritisiert oder aggressiv angegangen werden, können uns dann unnötigerweise in diesen Zustand bringen. Irgendwann fühlen wir uns zutiefst erschöpft. Harmonische Beziehungen können nicht gelebt werden. In einer solchen Situation können wir uns Unterstützung holen. Mit professioneller Hilfe können beispielsweise beziehungsfeindliche Muster bewusst gemacht werden, was dazu führen kann, dass wir von den Altlasten der Vergangenheit befreit sind und entspannte und freudvolle Beziehungen leben können – mit uns und mit anderen.

Die Polyvagal-Theorie wurde von dem US-amerikanischen Professor für Psychiatrie und Biomedizintechnik *Stephen W. Porges* entwickelt. *Deb Dana* hat die Polyvagal-Theorie als Therapeutin in ihre praktische Arbeit übersetzt. In ihrem Buch gibt sie Anleitungen für die Umgestaltung fehlfunktionierender neuronaler Muster.

Diagnostisch hilfreich ist in Ergänzung des Gesprächs die HRV-Messung, also die Analyse der *Herzratenvariabilität* (⇨Herz). Therapeutisches Ziel ist es, die Ressourcen des ventralen Vagus und damit die Kompetenzen für Aufgeschlossenheit und Verbundenheit, für Veränderung und Heilung, zu stärken.

Nach der Lektüre dieses Buches und nach dem, was ich in den vergangenen Jahren gelernt und erfahren habe, ist mir noch klarer geworden, welche Verantwortung ich als Therapeutin habe. Deb Dana schreibt dazu auf Seite 57 ihres Buches, dass Therapeuten dafür verantwortlich sind, ihren eigenen autonomen Zustand so zu regulieren, dass sie einen zuverlässigen Fluss ventraler Vagusenergie in die Therapiesitzung mitbringen, um dem Patienten Signale von Sicherheit zu vermitteln und ihn in die ventral-vagale Verbundenheit einzuladen. Die ventral-vagale Verbundenheit ist der Zustand, in dem Veränderungen und Heilung möglich sind. Sie beschreibt damit etwas, was ich selbst in den Gesprächen mit meinen Patienten immer wieder spüre und im

Kapitel ⇨ Jetzt beschrieben habe. Ich schaffe die Voraussetzungen für heilende Veränderungen auf allen Ebenen nicht allein durch meinen Verstand und ein profundes Fachwissen. Wenn mir das körperliche und seelische Heil meiner Patienten am Herzen liegt, sollte ich bei mir selbst innerlich ‚aufgeräumt', die seelischen Belange geklärt und abgelöst haben. Und ich sollte eine *Behandlungsatmosphäre* schaffen, in der der ventrale Vagus sich bei mir und meinen Patienten wohl und sicher fühlt, erblühen und damit wirken kann.

Hilfreich sind hierfür:

- Ein Umfeld, in dem sich der Patient sicher und geborgen fühlt.
- Eine Sitzanordnung, bei der der Rücken gestärkt wird und bei der sowohl der Patient als auch der Therapeut die Tür im Blick haben können.
- Soweit möglich ein Ausblick ins Grüne.
- Eine Ausstattung, Beleuchtung und Dekoration, die *Wohlfühlatmosphäre* erzeugt.
- Ein Therapeut, der dem Patienten auf Augenhöhe begegnet.
- Eine Zusammenkunft, die ungestört ablaufen kann.

Der Sozial- und Sprachwissenschaftler *Hartmut Schröder* plädiert für eine kulturwissenschaftliche Neuorientierung der Gesundheitswissenschaften und der Medizin. Gemeinsam mit seiner Frau, der Ärztin *Marlen Schröder,* hat er mit dem Therapeium einen Ort geschaffen, an dem der Mensch als komplexes Wesen wahrgenommen wird, das Bewusstsein, der Geist und die Kultur und damit die inneren Heilkräfte gedeihen können. Ein Ort, der in wunderbarer Weise die Möglichkeit bietet, den ventralen Vagus zu stärken. Das lässt sich natürlich noch weiterdenken. Stellen Sie sich vor – all dies würde auch in den Krankenhäusern und Pflegeheimen berücksichtigt werden.

Welche Auswirkungen hätte das auf unsere Schulen und Ausbildungsstätten: Eine angenehme und stressfreie Atmosphäre, viel Grün rechts und links, ausreichend Raum und Zeit für Bewegung, ‚aufgeräumte', angemessen honorierte und wertgeschätzte Lehrer, Kunst und Kreativität, Musik und Tanz als willkommene Aspekte – in dem Wissen, dass all das die Konzentration und die Voraussetzungen des Lernens stärkt. Und wie wohltuend, wenn ‚aufgeräumte' Eltern ihren Kindern begegnen.

Meine Eltern hatten den 2.Weltkrieg erlebt und sind in schwierigen Verhältnissen aufgewachsen. Diese Generation hat in ihrem Leben vieles aufgeräumt, die meisten aber nicht die seelischen Belastungen. Heute ist das anders. Wir haben das Wissen und die Möglichkeiten, uns unsere Altlasten professionell unterstützt bewusst zu machen und abzulösen, um befreit leben zu können. Unabhängig davon können wir auch im Alltag einiges tun, um den Zustand der ventral-vagalen Verbundenheit zu pflegen.

Einige Beispiele:

- Die Nähe der Natur suchen, in der Natur baden (⇨Natur)
- Den Nachthimmel mit den Sternen anschauen – eine Empfehlung von Deb Dana
- Den Kontakt mit Pflanzen und Tieren halten
- Die Kultur pflegen, also die geistigen, künstlerischen und gestalterischen Aspekte des Lebens
- Musik, Gesang und Tanz in unser Leben einladen (⇨Klang)
- Entspannungsverfahren praktizieren (⇨Jetzt)
- Langsamer atmen (⇨Atmung)
- Lächeln
- Spielen
- Die Beziehung zu uns selbst und zu anderen pflegen (⇨Familie und Freunde).

Indem Sie die für Sie relevanten Aspekte erkennen, sich von alten Lasten befreien und Ihre innere Stärke entfalten, werden Sie die Herausforderungen des Lebens frohen Mutes annehmen können.

Und nun – Pong!

➔ **Das Wichtigste in Kürze:**

- Psychische Ausgeglichenheit und ein gesunder Geist regen die inneren Heilkräfte an.
- Unerlöste seelische Konflikte beeinträchtigen das Beziehungsleben.
- Dauerhafte Beziehungskonflikte und anhaltender Stress begünstigen Krankheiten im Allgemeinen.
- Zugehörigkeit zu einer Gemeinschaft, ein ‚Wozu' im Leben und Optimismus sind wichtige Kraftquellen und haben einen positiven Einfluss auf das Krankheitsgeschehen.
- Eine gestörte Mikrobiota des Darms kann über die Darm-Hirn-Achse psychische Veränderungen zur Folge haben.
- Ein gesunder Darm trägt zu einer guten Stimmung bei.
- Zahlreiche Lebensmittel, Bewegung, Lachen, Meditation und Aufenthalte im Freien gelten als Stimmungsaufheller.
- Viele Hauterkrankungen sind psychosomatisch bedingt.
- Mit der Verbreitung der neuen Medien sind bei Kindern und Jugendlichen die Erkrankungszahlen für Depressionen, Angststörungen und Essstörungen stark angestiegen.
- Immer häufiger tritt ein Suchtverhalten bei der Nutzung der neuen Medien auf.
- In einer Haltung des Schöpfers und nicht des Opfers kann ich den Herausforderungen des Lebens bestmöglich antworten.
- Therapeutische Gespräche, die in Verbundenheit und auf Augenhöhe mit den Patienten geführt werden und in einer Wohlfühlatmosphäre erfolgen, unterstützen die Heilkräfte.
- Die Polyvagal-Theorie betont die Wichtigkeit eines starken ventralen Vagus für das Wohlbefinden und die Heilungsprozesse.
- Mit Aufenthalten in der Natur, Entspannungsverfahren, achtsamer Atmung, kulturellen und besonders musischen Aktivitäten und harmonischen Beziehungen stärken wir den ventralen Vagus.

Literatur und Quellen zum Weiterlesen:

Alexa Franke, Aaron Antonovsky: Salutogenese. Zur Entmystifizierung der Gesundheit (1997);

Boglarka Hadinger: Mut zum Leben machen. Selbstwertgefühl und Persönlichkeit von Kindern und Jugendlichen stärken (2003);

Dietrich Klinghardt: Lehrbuch der Psycho-Kinesiologie (2004);

Dietrich Klinghardt und Amelie Schmeer-Maurer: Mentalfeldtechniken – ganz praktisch (2015);

David Servan-Schreiber: Die Neue Medizin der Emotionen. Stress, Angst, Depression: Gesund werden ohne Medikamente (2006);

Viktor Frankl: Ärztliche Seelsorge. Grundlagen der Logotherapie und Existenzanalyse (2007);
ders.: Wer ein Warum zu leben hat. Lebenssinn und Resilienz (2017);

Kurt Tepperwein: Krise als Chance. Wie man Krisen löst und zukünftig vermeidet (2011);

Tamara E. Lacourt et al.: Infection load as a predisposing factor for somatoform disorders, in: Psychosomatic Medicine, 75 (2013);

Christian Schubert: Was uns krank macht, was uns heilt. Aufbruch in eine neue Medizin (2016);

Tatjana Schnell: Psychologie des Lebenssinns (2016);

Felice N. Jackla, Mary Lou Chatterton et al.: A randomized trial of dietary improvement for adults with major depression (the 'SMILES' trial), in: BMC Medicine, 15:23 (2017);

Niklas Ekstedt, Henrik Ennart: Happy Food. Warum Mangold vor Depression schützt und Walnüsse schlau machen (2018);

Deb Dana: Die Polyvagal-Theorie in der Therapie. Den Rhythmus der Regulation nutzen (2018);

Marc Molendijk et al.: Diet quality and depression: Systemic review and dose-response meta-analysis of prospective studies, in: Journal of Affective Disorders, Vol. 226 (2018);

Christoph Quarch: Das große Ja. Ein philosophischer Wegweiser zum Sinn des Lebens (2019);

Nossrat Peseschkian: Klug ist jeder. Der eine vorher, der andere nachher (2019);

Jonathan und Andi Goldman: Heilsames Summen. Klangmassage für Körper und Seele (2019);

Boglarka Hadinger: Reife: Wie wir im und am Leben wachsen können (2019);

Marlen und Hartmut Schröder: Kulturheilkunde. Natürlich und kulturvoll leben (2019).

Filme zum Schauen:

Erwin Wagenhofer: alphabet – Angst oder Liebe? (2013);

Bradley Cooper, Lady Gaga: A star is born (2018).

Ein Lied:

Johnny Nash: I can see clearly now (1972).

Q

QI UND ENERGIE – die Lebenskraft in uns

In diesem Kapitel geht es um *Energie*, genauer um unsere *Lebensenergie*. Um das, was wir in jeder Sekunde lebensnotwendig brauchen. Woher diese Energie kommt, wie wir sie nähren können und was sie reduziert – das möchte ich mit Ihnen auf den folgenden Seiten betrachten. Dabei wagt dieses Kapitel einen kleinen Spagat, denn es bringt Welten zusammen, die sich zwar alle um Energie drehen, sich allerdings auf unterschiedlichen Ebenen befinden. Mal sehen, wo das hinführt.

Energie im physikalischen Sinne bedeutet die Fähigkeit, eine Arbeit zu verrichten, etwas zu bewegen. Der menschliche Körper braucht unablässig Energie für den körperlichen Grundstoffwechsel, also für Funktionen wie die Atmung, den Herzschlag und die Regelung der Temperatur. Die Energie, die wir in völliger Ruhe bei leerem Magen und angenehmer Zimmertemperatur zur Aufrechterhaltung unserer *Vitalfunktionen* verbrauchen, wird als *‚Grundumsatz'* bezeichnet. Der Grundumsatz liegt ungefähr bei 1 Kilokalorie oder 4,2 Kilojoule pro Kilogramm Körpergewicht pro Stunde und differiert je nach Geschlecht, Alter, Größe und Gewicht. Begeben wir uns aus der Ruhe in die körperliche und geistige Aktivität, verbrauchen wir mehr Energie. Man spricht dann vom *‚Leistungsumsatz'*. Dieser Umsatz ist abhängig von der Muskelaktivität, der geistigen Tätigkeit, der Umgebungstemperatur, der Verdauungstätigkeit und dem Energiebedarf für Wachstum und Regeneration. Sitzen wir den ganzen Tag im Büro, verbrauchen wir deutlich weniger als ein Landwirt, der sich von früh bis spät bewegt. Durchschnittlich verbraucht eine normalgewichtige, vierzigjährige Frau 2100 und ein gleichaltriger Mann 2300 Kilokalorien pro Tag bei leichter beruflicher Tätigkeit. Bei zusätzlichen Freizeitaktivitäten wie Gartenarbeit, Schwimmen oder Joggen verbrauchen wir mehr Energie. Tabellen zur Berechnung des persönlichen Umsatzes finden sich im Internet.

Wenn wir der Frage nachgehen, woher die Energie stammt, die wir brauchen, kommen wir zunächst zu den Nährstoffen, die wir über die Nahrung zu uns nehmen. Das sind Kohlenhydrate, Fette und Eiweiße. Diese werden im Mund und im Magen-Darm-Trakt verdaut und gelangen dann über die Blutbahnen zu den Zellen (⇨Darm). Im Studium lernen angehende Ärzte sehr genau, was mit den *Nährstoffen* im Körper geschieht und wie es dazu kommt, dass am Ende Energie zur Verfügung steht. Eine wichtige Rolle spielen hierbei die *Mitochondrien*, das sind leistungsstarke Mini-Kraftwerke, die sich in jeder Zelle mit Ausnahme der roten Blutkörperchen befinden. Je mehr Energie die Zelle braucht, desto mehr Mitochondrien hat sie, um die Nährstoffe umzuwandeln – im Schnitt sind es 1500 pro Zelle. In Nervenzellen und Muskelzellen, vor allem im Herzmuskel, sind es deutlich mehr. Die in ihnen ablaufende, überaus effektive Energiegewinnung läuft mit Hilfe des über die Atmung aufgenommenen Sauerstoffs in vielen Teilschritten ab. Je nach körperlicher und geistiger Beanspruchung des Körpers sorgen die Stresshormone dafür, dass ausreichend Sauerstoff, Glukose und Fettsäuren für die *Energiegewinnung* zur Verfügung stehen. Wichtig zu wissen ist, dass der reibungslose Ablauf der Prozesse auch davon abhängig ist, dass ausreichend *Mikronährstoffe* vorhanden sind. Dabei handelt es sich vor allem um die Vitamine der B-Reihe, außerdem Vitamin C, D3 und K2 sowie Magnesium, Kupfer, Schwefel, Selen, Zink, Eisen und Co-Enzym Q10. Fühlt man sich permanent müde, macht es also Sinn, eine Analyse dieser Mikronährstoffe im Blut zu veranlassen.

Am Ende der auch als *Atmungskette* bezeichneten Prozesse steht dem Körper *Adenosintriphosphat*, abgekürzt *ATP*, zur Verfügung. ATP ist unser *Energieträger*. Er wird permanent massenhaft hergestellt und unter Energiefreisetzung wieder gespalten. Ohne diesen

ATP-Fluss, so heißt es, können wir nur wenige Sekunden überleben. Die Menge an ATP, die täglich in einem Körper umgesetzt wird, entspricht in etwa dem Körpergewicht. Pro Sekunde und Zelle werden im Schnitt 10 Millionen ATP-Moleküle verbraucht und wieder regeneriert – eine unfassbare Leistung, die bei körperlichen Höchstleistungen noch gesteigert wird. Neben diesem *aeroben Metabolismus* unter Verwendung von Sauerstoff kann der Körper auch ohne Sauerstoff Energie gewinnen. Diese Form der Energiegewinnung setzt allerdings deutlich weniger ATP frei, ist also während Höchstleistungen und im Stress nicht zu gebrauchen. Sie findet ihre Verwendung zum Beispiel während der Zellteilung.

Schauen wir uns die *Mitochondrien* etwas genauer an. Sie vermehren sich durch Wachstum und Zweiteilung aus sich selbst. Ihre Anzahl wird dem Energiebedarf der Zelle angepasst. Wenn wir uns regelmäßig herausfordern, ist das ein gesunder Reiz. Also schnappen Sie sich Walking-Stöcke, schnüren Sie die Laufschuhe und ab in den Wald. Und wenn Sie zwischendurch mal richtig Gas geben in Form eines Intervalltrainings mit wechselweisen Phasen von intensiver Belastung und Entspannung wirken Sie dem Abbau und dem Alterungsprozess der Mitochondrien effektiv entgegen. Achten Sie dabei darauf, dass Sie den Körper zwar fordern, aber nicht überlasten – letzteres hätte gegenteilige Effekte. Möglicherweise kennen Sie das *Höhentraining* der Leistungssportler zur Steigerung der Leistungsfähigkeit. Heutzutage setzt man hierfür auch maschinell erzeugte, kontrollierte *Sauerstoffschwankungen* ein – ein starker Reiz zur Bildung neuer Mitochondrien.

Bei den Mitochondrien haben wir es mit empfindlichen Gesellen zu tun. Aufgrund ihrer Herkunft – sie stammen evolutionsbiologisch von Bakterien ab – haben sie eine eigene DNS als Trägerin der Erbsubstanz, die, anders als die DNS im Zellkern, relativ ungeschützt vorliegt. Eigene Reparatursysteme fehlen allerdings in den Mitochondrien. Eine ungesunde Lebensweise, eine andauernde *Überlastung* des Körpers, Schadfaktoren wie *Toxine* und *Antibiotika* und zunehmendes Alter führen dazu, dass freie Radikale und damit *Zellstress* entstehen (⇨Toxine und Strahlung, ⇨Stress). Die DNS der Mitochondrien wird geschädigt, unsere Energielieferanten werden krank und sterben ab. Anzeichen des Zellstresses können ein *Leistungsabfall, Müdigkeit, Haarausfall,* eine geringere Elastizität der Haut, eine geringere Muskel- und Sehkraft und eine reduzierte Nervenleistung sein.

Mit einer ausgewogenen, gesunden Lebensweise und bestimmten Mikronährstoffen, sogenannten *Radikalfängern*, können wir den Schädigungen entgegenwirken. Radikalfänger finden sich in frischem Gemüse, Keimlingen, Wildkräutern, Obst, Nüssen und Samen – am besten in Bio-Qualität (⇨Ernährung). Besonders hervorzuheben sind das *Vitamin B12* und *Curcumin*. Ein weiteres Mittel, das die Mitochondrien schützt, ihre Aktivität fördert und antientzündlich wirkt, ist das Carotinoid *Asthaxanthin*. Natürlich bedarf chronischer Zellstress nicht nur bestimmter Nahrungsmittel oder gewisser Pillen. Entscheidend ist die Änderung des Lebensstils.

Ganzheitlich orientierte Mediziner sehen die Mitochondrien aufgrund ihrer elementaren Funktion in einer Schlüsselrolle bei vielen *chronischen Krankheiten*. In einem Gespräch erkunden sie die Lebenssituation ihrer Patienten. Mithilfe von Blut- und Urinuntersuchungen analysieren sie den Zellstress, die Aktivität der Mitochondrien und den Gehalt an schützenden und regenerierenden Mikronährstoffen. Therapeutisch werden in einem ersten Schritt schädigende Faktoren eruiert und wenn möglich unterbunden.

Dies können permanente Überlastungen, eine ungesunde Lebensweise, Verletzungen der *Halswirbelsäule* mit Schädigung wichtiger Nerven, chronische Entzündungen, *Umweltgifte, Infraschall* durch *Windkraftanlagen* oder die *elektromagnetische Strahlung* sein (⇨Toxine und Strahlung). Schädigungen können auch durch Medikamente wie Antibiotika erfolgen, worauf die Mitochondrien aufgrund ihrer bakteriellen Herkunft besonders empfindlich reagieren.

Ein elementar wichtiger Mikronährstoff für die ATP-Produktion ist das *Coenzym Q10*. Vielen dürfte diese Substanz aus der Werbung für Anti-Faltencremes ein Begriff sein. Es ist nicht verkehrt, bei diesem

Stoff auch an das innere Anti-Aging zu denken. Coenzym Q10 kann der Körper zwar selbst herstellen, allerdings lässt die Produktion mit zunehmendem Lebensalter nach. Zudem wird es bei anhaltender Überlastung stärker verbraucht. Problematisch wirkt sich auch die Einnahme von Fettsenkern, den sogenannten *Statinen* aus. Sie werden zur Verhütung von Gefäßverengungen verordnet, was seit Jahren kontrovers diskutiert wird. Statine haben die unerwünschte Wirkung, dass sie das Coenzym Q10 senken. Coenzym Q10 hat demgegenüber die gute Eigenschaft, dass das Cholesterin weniger oxidiert. Das ist deswegen gut, weil *oxidiertes Cholesterin* als der Übeltäter gilt, der an den Gefäßwänden abgelagert wird und zum Verschluss der Gefäße führt. Im höheren Lebensalter und besonders unter der Medikation von Statinen empfiehlt sich also die Einnahme von Coenzym Q10. Dies kann zum Beispiel in Form von *Ubichinon* geschehen, am besten in Kombination mit Piperin, das die Bioverfügbarkeit erhöht.

Obwohl viele wissenschaftliche Untersuchungen die Schädigung der Mitochondrien durch Zellstress belegen, sind die Erkenntnisse noch nicht allgemein anerkannt. Unabhängig davon können wir die Mitochondrien durch einfache Maßnahmen unterstützen. Mit einer gesunden Lebensweise, einer ausgewogenen Balance zwischen unseren Aktivitäten und Phasen der Ruhe und Regeneration, begleitet von einer vitalstoffreichen Ernährung, schaffen wir Bedingungen, die die Zellkraftwerke vitalisieren.

Kommen wir nun zu der Frage, ob die Energiegewinnung des Menschen ausschließlich über Nahrungsmittel und ihre Kalorien stattfindet. Diese Frage wird in der etablierten westlichen Medizin eindeutig mit ‚Ja' beantwortet. In den medizinischen Traditionen des Ostens dagegen ist seit Jahrtausenden bekannt, dass der Mensch auch von *nicht-kalorischer Energie* genährt wird. Da sind wir beim anfangs erwähnten ‚Spagat'. Immerhin veröffentlichte das Wissenschaftsjournal ‚Nature' in den 1970er Jahren einen Artikel mit dem Titel ‚How much food does man require?', also ‚Wieviel Nahrung braucht der Mensch?' Die Wissenschaftler kamen zu dem Schluss, dass der kalorische Energiebedarf nicht quantifizierbar ist und je nach

Individuum differiert. Noch dazu bleiben manche Menschen mit einer Kalorienzufuhr vital und aktiv, die nach dem etablierten Wissen als ungenügend bezeichnet werden muss. Eine weitere Studie konnte zeigen, dass bis zu einem Viertel der Energie in der *Energiebilanz* eines Durchschnittsmenschen ungeklärten Ursprungs war und sich kalorisch nicht erklären ließ. Die Studie wurde 1980 im American Journal of Clinical Nutrition veröffentlicht.

Diese Studien und Geschichten über Menschen, die sich nur oder überwiegend über *feinstoffliche Energien* ernähren können, beschäftigten auch den österreichischen Regisseur *Peter-Arthur Straubinger.* Im Jahre 2010 brachte er einen Dokumentarfilm mit dem Titel ‚Am Anfang war das Licht' heraus. Dieser Film geht der Frage nach, ob und wie *‚Lichtnahrung'* möglich ist und stellt mehrere Personen vor, die angeben, sich nur von feinstofflicher Energie zu ernähren. Straubinger betonte mehrfach, dass er damit keinesfalls befürworte, dass man sich nur von Licht ernähren solle und warnte vor Selbstversuchen. Und das ist auch meine Ansicht. Der Film wurde sehr kontrovers diskutiert. Die Kritiker sahen es als erwiesen an, dass die ‚Lichtesser' unter wissenschaftlicher Beobachtung nicht ohne Nahrungszufuhr leben können. Die von der Möglichkeit einer Ernährung über Licht Überzeugten sahen dagegen die Analysen unter klinischen Bedingungen als fehlerhaft. Das ist nachvollziehbar, wenn man bedenkt, dass die feinstoffliche Energie in der Natur mit natürlichem Licht, mit Hautkontakt zur Erde, in der Nähe von Bäumen und fließenden Gewässern hoch ist und in Räumen mit künstlicher Beleuchtung, technischen Apparaten und Klimaanlagen niedrig ist. Zukünftige wissenschaftliche Untersuchungen zu diesem Thema sollten in der gewohnten, natürlichen Umgebung erfolgen und nicht über längere Zeit in verschlossenen Räumen.

So mancher Forscher hat sich bereits vor Jahrzehnten mit dem Thema Energie, freie Energie und Lebensenergie befasst. Der emeritierte Professor für Volkswirtschaftslehre und Lebensenergieforscher *Bernd Senf* vermittelt in seinem Buch ‚Die Wiederentdeckung des Lebendigen' die Forschungen von *Viktor Schauberger,* Wilhelm Reich,

Georges Lahkovsky, Roland Plocher und anderen. Forschungen, die lange Jahre wenig beachtet wurden.

Schauberger entdeckte in der Natur, dass ein Fließen und Verwirbeln allem Lebendigen und allen energetischen Lebensprinzipien zugrunde liegt. Mit seinen Erkenntnissen belebte er unter anderem umgekippte Gewässer. *Wilhelm Reich* entdeckte die *Orgonenergie* als grundlegende Energie des Kosmos. Auf der Grundlage seiner Forschungen wurden und werden unter anderem Wüstengebiete begrünt, indem Regenfälle ausgelöst werden. Der Ingenieur *Madjid Abdellaziz* hat die Erkenntnisse von Reich durch die Forschungen der Quantenphysik und effiziente Methoden wie das vedische Agnihotra ergänzt und begrünt mit seinem Projekt *‚Desert Greening'* seit 2005 nordafrikanische Wüstengebiete. Mit großem Engagement haben er und sein Team mittlerweile mehr als 40.000 Bäume gepflanzt und weite Flächen fruchtbar gemacht (⇨Mystik).

Die britische Wissenschaftsjournalistin *Lynne McTaggart* hat über Jahre Physiker, Biologen, Neurowissenschaftler und Bewusstseinsforscher interviewt – mit der Frage, ob ein den gesamten Kosmos umschließendes *feinstoffliches Feld* existiert und wie es wirkt. In ihrem Buch ‚Das *Nullpunktfeld* – auf der Suche nach der kosmischen Urenergie' hat sie die Forschungen zu dieser Frage zusammengetragen. Demnach ist dieses Feld mit einer unvorstellbaren Menge an Energie und Informationen ausgestattet. Auch der Chemiker *Klaus Volkamer* hat sich mit der feinstofflichen Energie auseinandergesetzt und die Erkenntnisse in seinem Buch ‚Die feinstoffliche Erweiterung unseres Weltbildes' und dem Film ‚Der feinstoffliche Körper und seine universelle Verschränkung' veröffentlicht.

Sehr spannend sind die Forschungen des US-amerikanischen Biotechnologen *Gerald H. Pollack* aus Seattle. Er hat eine bislang unbekannte Energiequelle biologischer Systeme entdeckt. Er konnte mit seinem Team nachweisen, dass *Wasser* an hydrophilen, heißt wasserliebenden, biologischen Grenzflächen, eine Zone mit besonders geordneten, kristallartigen Strukturen aufbaut. Diese sogenannte *Exclusion Zone, EZ*, hat spezielle Eigenschaften und wird von Pollack als 4. Phase des Wassers bezeichnet. Durch die negative Ladung der EZ und die dementsprechend positive Ladung des sie umgebenden Wassers verhält sie sich wie eine Batterie, generiert also Energie. Sie setzt Elektronen frei, was biologische Reaktionen aktiviert. *EZ-Wasser*, auch *kohärentes Wasser* genannt, findet sich an jeder Zelloberfläche und besonders viel innerhalb der Zellen. Es findet sich auch um die *Proteine* herum, sorgt für eine korrekte Faltung der Proteine und damit für ihre optimale Funktion. Je breiter die EZ ist, desto besser funktioniert der Zellstoffwechsel – das ergaben die Untersuchungen von Pollack (⇨Wasser). Aufgebaut wird die EZ durch Licht und besonders effektiv durch *Infrarotlicht*. Diese praktisch ubiquitär vorhandene *Wärmestrahlung*, die auch in einer dunklen Höhle und in den Tiefen der Meere vorhanden ist, lädt die ‚EZ-Batterie' permanent wieder auf. Eine ergiebige Quelle für EZ-Wasser ist auch pflanzliche Nahrung. Pflanzen enthalten dann besonders viel kohärentes Wasser, wenn sie biologisch angebaut wurden und frisch geerntet sind. Untersuchungen haben gezeigt, dass die Bildung von EZ weiterhin durch bestimmte Mineralien, eine Meditation oder ein Gebet gefördert werden kann. Reduziert wird die EZ zum Beispiel durch *Toxine*, Radioaktivität und *Mobilfunkstrahlung*. Mit Messmethoden wie der Kernresonanzspektroskopie kann man dies sichtbar machen.

Im Jahre 2019 habe ich Professor Pollack auf einem Kongress persönlich kennengelernt und was soll ich sagen – er hat mich sehr beeindruckt. Forschungen, die etwas Neues hervorbringen, erfahren häufig keine oder geringe Anerkennung und brauchen ein hohes Maß an innerer Kraft. Seine Forschungsergebnisse hat Pollack in seinem lesenswerten Buch ‚Wasser, viel mehr als H_2O' anschaulich dargestellt.

Beim Lesen der Forschungsergebnisse drängt sich ein Gedanke auf: Könnte es sein, dass die Energie ungeklärten Ursprungs in den anfangs erwähnten Studien durch die ‚Wasser-Batterie' generiert wird? Die Forschungen der nächsten Jahre werden mehr Licht in dieses Thema bringen. Angesichts der Erkenntnisse der vielen Wissenschaftler aus verschiedenen Fachbereichen und den derzeitigen und zukünftigen Herausforderungen hinsichtlich der Energiegewinnung ist es auf jeden Fall wünschenswert, die Forschungen auf diesem Gebiet zu intensivieren.

Kehren wir noch einmal zu den östlichen Traditionen zurück. Die Betrachtung der Lebensenergie ist hier ein wichtiger Bestandteil der medizinischen Kultur. Im *Yoga* wird die Lebensenergie als *Prana* bezeichnet, ein Wort aus dem Sanskrit. Es meint die Energie hinter allem Lebendigen. So bedeutet es auch ‚die Energie hinter dem Atem'. Entsprechend werden die Atemübungen des Yoga als *‚Pranayama'* bezeichnet. Auch die Asanas des Yoga stärken die Prana-Energie. Es wird gelehrt, dass die Prana-Energie in Energiekanälen, den Nadis fließt und sich in den Chakren konzentriert. Mit der Anwendung der *Akupunktur* wird Pranaheilung bewirkt.

In der *Chinesischen Medizin* wird die Lebenskraft als ‚Qi' bezeichnet und als grundlegende Energie gesehen, die zwischen Geist und Körper vermittelt. Sie durchströmt alles Lebendige in energetischen Leitbahnen, sogenannten *Meridianen.* Die 12 Hauptmeridiane verlaufen im menschlichen Körper von Kopf bis Fuß. An bestimmten Stellen sind Energiezentren, die *Chakren*, lokalisiert, an denen sich das Qi sammelt und von wo aus es im Körper verteilt wird. Qi kann sich materiell kondensieren oder immateriell in seinen psychischen Ausprägungen zeigen. Es wird durch ein ausgewogenes Wechselspiel der beiden Lebenspole *Yin und Yang* im Fluss gehalten. Yin und Yang verkörpern unterschiedliche Grundprinzipien des Lebens. Yin steht für alles Feste, Ruhe, Passivität und Kälte. Yang steht für das Funktionelle, Dynamik, Aktivität und Hitze. Die dynamische Balance von Yin und Yang hält die Gesundheit aufrecht. Krankheit wird als eine Störung der Kräfteströme angesehen, wodurch der Organismus sich nicht im Gleichgewicht befindet. Therapeutisch wird ein schwaches Yin gestärkt und die Yang-Fülle reduziert.

Seit Tausenden von Jahren wird in China *Qigong* ausgeübt. Die meditativen Bewegungssequenzen und Atemübungen sind eine der fünf Grundsäulen der Traditionellen Chinesischen Medizin. Ich erinnere mich noch genau an meine erste Begegnung mit dieser

Bewegungsform während eines Urlaubs auf den Balearen. Ein großer, heller Raum mit vielen Fenstern und wehenden, weißen Vorhängen. Eine in Weiß gekleidete Meisterin, die uns einen ersten Einblick in diese Kunst gab. Und ich erinnere mich an das Gefühl der Kraft und Fülle auf allen Ebenen am Ende der Sequenzen. Schreiten wie ein buddhistischer Mönch und fliegen wie ein Kranich – korrekt ausgeführt, haben die verschiedenen Bewegungen eine tiefgreifende Wirkung, regulieren und harmonisieren den Qi-Fluss im Körper und stärken die Lebensenergie. Die Lehren des medizinischen Qigong führen aus, dass durch eine intensive Vorbereitung und ein bestimmtes Training die Fähigkeit erhöht wird, Energie direkt von der Natur aufzunehmen. Manche Menschen sollen dadurch den Zustand des ‚BiGu' erreichen, einen Zustand, in dem sie unabhängig von der Notwendigkeit einer Nahrungsaufnahme leben, sofern sie sich überwiegend in einer Umgebung aufhalten, die reich an Qi ist – naturnah, toxinarm, arm an elektromagnetischer Strahlung, sauerstoff- und negativionenreich.

Was sagen uns nun diese Erkenntnisse?

Strenggenommen ist nach Ansicht der westlichen Medizin eine Bereitstellung von Energie im menschlichen Körper nur über die Aufnahme von kalorienhaltigen Nahrungsmitteln möglich. Mit einem erweiterten Verständnis verbinden wir schon im Alltag viel mehr mit Lebensenergie. Hat sich ein Kind verletzt, pusten wir die schmerzende Stelle, um die Heilung zu unterstützen. Wir erholen uns im Freien in der Natur. Im Urlaub am Meer und beim Wandern tanken wir auf. Beim Barfußlaufen am Strand und über morgentaugeküsste Wiesen laden wir die Batterien auf. Durch das Trinken eines guten Wassers erfrischen wir uns. Auch wenn wir nichts wissen über Biophotonen in Wildkräutern, Gemüse und Obst, von Negativionen am Wasser und im Wald – wir spüren, was uns guttut und energetisiert und was uns müde macht und auslaugt. Und nicht zuletzt hat Lebensenergie auch ganz viel mit Lebensfreude, Liebe, guten Beziehungen, Inspiration und Motivation zu tun. Bei der Begegnung mit anderen Menschen und speziell mit meinen Patienten spüre ich unmittelbar oder danach, ob das gerade guttut, ob das wohltuend war oder nicht, ob sich meine Energie erhöht hat oder niedriger ist als zuvor. Diese Vorgänge nehmen besonders dann Einfluss, wenn ich nicht in meiner Mitte bin, nicht geerdet und nicht ‚angebunden' bin. Angebunden an die Energiequellen, die uns umgeben. Es gibt Orte, an denen wir uns wohlfühlen, die uns Kraft geben – und es gibt andere, die uns Energie rauben und müde machen.

Den Energiehaushalt können wir bis ins hohe Alter unterstützen, indem wir folgende Punkte in unseren Alltag, unsere Wochenenden und unsere Urlaubszeiten integrieren:

- Tägliche Aufenthalte im Freien.
- Frische, vitalstoffreiche Nahrung (⇨Ernährung).
- Je nach Konstitution regelmäßige Fastenzeiten (⇨Ernährung).
- Aufenthalte in der Natur und am Wasser (⇨Natur).
- Hautkontakt mit der Erde (⇨Natur).
- Wohldosierte Sonnenbäder (⇨Licht).
- Aufenthalte in der Sauna und in Infrarot-Kabinen.
- Wohltuende Beziehungen und Körperkontakt (⇨Familie und Freunde).
- Singen und lachen.
- Regelmäßiges Meditieren und meditative Bewegungen.

Sicher haben Sie selbst Ihre ganz persönlichen Methoden und Orte, um neue Energie zu schöpfen. Schenken Sie dem ausreichend Raum und Zeit, damit Ihre Lebensenergie wohl genährt wird.

➔ **Das Wichtigste in Kürze:**

- Wir brauchen Energie, um zu leben. Mit einem erweiterten Verständnis können wir sie uns auf verschiedenen Wegen zuführen.
- Über Nahrungsmittel nehmen wir Eiweiße, Fette und Kohlenhydrate zu uns, die zum Energieträger ATP umgewandelt werden.
- Mitochondrien sind sehr leistungsstarke, jedoch empfindliche Energieproduzenten.
- Mit einer gesunden Lebensweise und einer vitalstoffreichen Ernährung tragen wir maßgeblich zu ihrer Funktion bei.
- In den Östlichen Traditionen ist seit Jahrtausenden bekannt, dass der Mensch auch von nicht kalorischer Energie über die natürliche Umgebung genährt wird.

Literatur und Quellen zum Weiterlesen:

J.V.G.A. Durnin et al.: How Much Food Does Man Require? In: Nature 242 (1973);

P. Welb et al.: Energy balance in man measured by direct and indirect calorimetry, in: The American Journal of Clinical Nutrition Vol 33, Issue 6 (1980);

Bernd Senf: Die Wiederentdeckung des Lebendigen: Erforschung der Lebensenergie durch Reich, Schauberger, Lakhovsky u.a. (2003);

David Servan-Schreiber: Die Neue Medizin der Emotionen. Stress, Angst, Depression: Gesund werden ohne Medikamente (2006);

Vinod Verma: AUM. Die unendliche Energie. Techniken für Stabilität, Kraft, Stressmanagement und Heilung (2008);

Swami Sivananda: Sadhana: Ein Lehrbuch mit Techniken zur spirituellen Vollkommenheit (2008);
ders.: Göttliche Erkenntnis (2010);

Joachim Mutter: Gesund statt chronisch krank! (2009);

Wolfgang Maes: Stress durch Strom und Strahlung (2013);

Hong Li Yuan: Qi Gong: Der heilige Weg (2013);

Lynne McTaggart: Das Nullpunkt-Feld. Auf der Suche nach der kosmischen Ur-Energie (2015);

Gerald H. Pollack: Wasser – viel mehr als H_2O (2015);

A.S. Herrera et al.: Beyond mitochondria, what would be the energy source of the cell? In: Cent Nerv Syst Agents Med Chem. 15 (2015);

Klaus Volkamer: Die feinstoffliche Erweiterung unseres Weltbildes: Ansatz einer erweiterten Physik zur unbegrenzten Gewinnung Freier Energie aus der Feinstofflichkeit (2016);

Wolfgang Steiner: Einfach besser leben, Qi Gong Kurs für Anfänger, DVD (2018).

Filme:

Peter-Arthur Straubinger: Am Anfang war das Licht (2010);

Klaus Volkamer: Der feinstoffliche Körper und seine universelle Verschränkung (2012).

R

RUHE UND REGENERATION – abtauchen und auftanken

Ruhe, das verbinden wir mit Entspannung, Gelassenheit und Frieden. An mancher Stelle wird Ruhe auch als ‚beschauliche Untätigkeit' beschrieben. Wie klingt das für Sie in dieser schnelllebigen Zeit? In einer Zeit, in der ‚höher, schneller, weiter' und ständige Bereitschaft angesagt sind – ist da Platz für ‚süßes *Nichtstun*'? In meiner Praxis höre ich häufig von *Überlastungen*, Überforderungen und Stress. Um Stress zu bewältigen, verfügt unser Körper über komplexe und sehr belastbare Programme. Eine anhaltende Überlastung ohne Ruhephasen bringt uns allerdings aus der Balance und lässt die Ressourcen immer knapper werden. Nach und nach verlieren wir an Vitalität, an Lebensenergie, und werden körperlich und seelisch krank. Die WHO bezeichnet Stress als die größte Gesundheitsgefahr des 21. Jahrhunderts (⇨Stress). Dieser Gefahr können wir entspannt begegnen, indem wir der Ruhe Tag für Tag Raum und Zeit geben.

Auch wenn viele Menschen der Industrienationen aktiv bis überaktiv sind und zu wenig Ruhe halten – das Gegenteil soll nicht unerwähnt bleiben. Es ist das *‚Bore-out'*, zu viel Ruhe, anhaltende Unterforderung und öde Langeweile. Menschen im Bore-out sind nicht erfüllt von dem, was sie tun. Ihnen fehlt die Herausforderung, eine sinnvolle Aufgabe, das Gefühl gebraucht zu werden. Sie leben in passiver Monotonie.

Solche Unterforderungen können uns ebenso belasten, stressen und krank machen. Wir brauchen das richtige Maß an Aktivität und Herausforderung auf der einen Seite und Ruhe und Entspannung auf der anderen Seite. In der Balance blühen wir auf.

In meinem Alltag dominiert die Aktivität und ist das Einhalten von Ruhephasen eine tägliche Übung. Kinder, Haushalt, Praxis, zusätzliche Aktivitäten wie das Buchschreiben – so Vieles will getan werden. Kleine Klebezettel in verschiedenen Farben sind meine Alltagsengel. Auf ihnen stehen meine To-dos und Memos. Kleben vieler solcher Zettel, ist es für mich Zeit innezuhalten. Mit Fragen wie „Was ist wirklich wichtig?", „Was zuerst?" und „Wer könnte mir dabei helfen?" orientiere und entlaste ich mich, schaffe ich mir Raum für Ruhe. Versäume ich diese Phasen der Ruhe, liege ich abends im Bett und fühle mich angespannt, wie unter Strom. Keine gute Voraussetzung, um einschlafen zu können. In solchen Momenten aktiviere ich den ‚Ruhehelfer'. Wer das ist? Das erfahren Sie in den folgenden Abschnitten. Sie werden lesen, was Sie tun können, um aus der Anspannung in die Ruhe und Entspannung zu kommen, was den Ruhehelfer schwächt und wie wir seine Funktion unterstützten können.

Beginnen wir mit einem Ausflug in das Nervensystem, das die Aktivität und die Ruhe regelt, das *autonome Nervensystem*. Dieses System mit den Gegenspielern Sympathikus und Parasympathikus sorgt dafür, dass der Körper unmittelbar an die jeweiligen Anforderungen angepasst wird und direkt angemessen reagieren kann. Wenn wir den *Sympathikus* als das ‚Gaspedal' für Aktivität bezeichnen, so ist der *Parasympathikus* die ‚Bremse'. Diese Bremse führt dazu, dass wir zur Ruhe kommen, entspannen, verdauen und regenerieren können. Der Parasympathikus ist der *‚Ruhehelfer'*. Sind wir permanent im Stress, versucht der Körper so gut er kann auszugleichen und gibt, was er kann. Irgendwann sind die Ressourcen allerdings erschöpft und die Bremse funktioniert nicht mehr richtig. Zeit für eine Inspektion! Ein funktionierender Parasympathikus, eine intakte Bremse ist wichtig für unsere Vitalität und unser Wohlbefinden.

Seit einigen Jahren hat sich eine Messmethode etabliert, die innerhalb von Minuten Einblick in die Regulationsvorgänge des autonomen Nervensystems gibt, die Aktivität des Parasympathikus misst und Fehlregulationen sichtbar macht. Es handelt sich um die Messung der *Herzratenvariabilität*, abgekürzt *HRV*. Eine hohe HRV zeigt einen ausgeglichenen, gesunden Organismus an. Eine geringe HRV dagegen weist auf eine eingeschränkte Funktion des Parasympathikus hin. Der Ablauf der Messung ist denkbar einfach. Der Patient liegt auf einer Liege und trägt einen mit Elektroden versehenen Brustgurt, der die Herzkurve misst. Zeigt sich hier eine Dominanz des Sympathikus und eine geringe HRV, erfolgt eine zweite Messung, bei der der Patient zu einer tiefen Ein- und Ausatmung angeleitet wird. Normalerweise wird dadurch der Parasympathikus aktiviert und die Herzratenvariabilität nimmt zu. Lässt sich die parasympathische Aktivität nicht steigern, zeigt dies einen Erschöpfungszustand an und es besteht Handlungsbedarf. In einem ausführlichen Gespräch werden die Lebenssituation und der Handlungsspielraum erörtert, um Phasen der Entspannung einzubauen, damit die ‚Bremse' des Parasympathikus wieder funktioniert (⇨Herz, ⇨Stress).

Wie können wir den Parasympathikus unterstützen? Welche Möglichkeiten haben wir, den Sympathikus zu bremsen und der Ruhe und Regeneration mehr Raum zu geben?

Die *bewusste Tiefenatmung* ist die schnellste und einfachste Möglichkeit, den Ruhehelfer zu aktivieren und uns zu entspannen. Sehr effektiv und hilfreich ist zum Beispiel eine Atemübung aus dem Yoga, die der Arzt *Andrew Weil* in seinem Buch ‚Wieder gesund werden' ausführlich beschreibt. Es ist die sogenannte *‚4-7-8-Atmung'*, die folgendermaßen abläuft:

- Die Zungenspitze berührt fortwährend die Erhöhung direkt hinter den oberen, mittleren Schneidezähnen.
- Ausatmen – komplett und geräuschvoll durch den Mund.
- Innehalten, bis der Körper von sich aus nach dem nächsten Atemzug verlangt.
- Einatmen durch die Nase, dabei innerlich bis vier zählen.
- Atem anhalten, dabei innerlich bis sieben zählen.
- Ausatmen – komplett und geräuschvoll durch den Mund, dabei innerlich bis acht zählen.
- Innehalten, bis der Körper nach dem nächsten Atemzug verlangt.

Diese Übung wird vier Mal wiederholt. Achten Sie darauf, dass dabei die Zungenspitze an ihrem Platz bleibt, das hält den Energiekreislauf geschlossen. Der für die Entspannung wichtigste Teil der Übung ist das Anhalten des Atems (⇨Atmung).

Abgesehen von der bewussten Tiefenatmung gibt es weitere Möglichkeiten, den Parasympathikus zu aktivieren und damit den Sympathikus zu bremsen. So können Sie die Hände mehrmals zu Fäusten ballen und anspannen, dabei einatmen und die Luft anhalten, dann wieder lockerlassen und ausatmen. Wenn es die Situation erlaubt, können Sie auch den ganzen Körper schütteln, stampfen und schreien oder herzhaft lachen und frohgemut singen.

Singen am Arbeitsplatz – das ist natürlich nicht überall möglich. Aber manchmal eben doch. So erlebte ich es während einer Schreib-Auszeit in einem kleinen Hotel in Banyalbufar auf Mallorca. Ich saß vor meinem Laptop und tippte vor mich hin, als ich zunächst leise und dann lauter werdend wunderschöne Opernarien hörte. Nach einer Weile erreichte die Dame mein Zimmer und ich konnte miterleben, mit welcher Freude und entspannten Achtsamkeit sie den Raum richtete.

Ein sehr effektiver Weg, um zur Entspannung zu gelangen, ist auch *Bewegung*, besonders, wenn sie in Verbindung mit *mentalen Trainings* erfolgt. Das können moderate Ausdauerbewegungen sein, ein flotter Spaziergang in der Mittagspause, die Progressive Muskelentspannung nach Jacobson, Autogenes Training, Yoga, Qigong und Tai-Chi. Oder ist Ihnen mehr nach Sandsackboxen? Auch ein 20-minütiger *Mittagsschlaf*, währenddessen das Handy im Flugmodus ist, wirkt Wunder. Im Laufe eines Arbeitstages wird ein Mittagsschlaf selten möglich sein. Wenn wir mehrere Stunden hintereinander unter Anspannung aktiv sein müssen, sind kleine *rhythmische Pausen*, in denen wir innehalten und kurz ruhen, bereits hilfreich. Schon wenige Minuten machen uns stressresistenter und erhalten unsere Vitalität. Einige Forscher haben in den letzten Jahren das ‚süße Nichtstun' und *Tagträumen* auch wissenschaftlich rehabilitiert, da sie bemerkenswert positive Effekte auf das Gehirn nachweisen konnten. Es holt uns aus dem Gedanken-Hamsterrad heraus, regt unsere Fantasie an und macht uns empfänglich für neue, kreative Lösungen.

Folgende Rhythmen für effektive Pausen haben sich bewährt:

- Nach 1 Stunde kontinuierlicher Arbeit fünf Minuten Pause.
- Nach 2 Stunden kontinuierlicher Arbeit 10 Minuten Pause.
- Nach 3 Stunden kontinuierlicher Arbeit 15 Minuten Pause.

So erhalten Sie Ihre Ressourcen und bleiben auch bei ‚stressiger' Arbeit, Kopfarbeit und Bildschirmarbeit fit. Müssen Sie viele Stunden vor einem *Bildschirm* sitzen, beansprucht dies in besonderer Weise ihre Augen. Für Entlastung sorgen Sie, wenn sie mehrmals in der Stunde den Blick abwenden und die Augen schweifen lassen.

Immer mehr Arbeitgeber erkennen, wie wichtig motivierte, gesunde Mitarbeiter sind und schaffen Rahmenbedingungen, die entspannende *Pausen* während eines Arbeitstages ermöglichen. Manche Büros haben spezielle Schlaf-, Meditations- oder Fitnessräume eingerichtet und sind dabei durchaus kreativ. Stellen Sie sich vor, Sie verbringen Ihre Pause in einem bequemen Sessel, beobachten bunte Fische, dösen und träumen eine Weile beim Blubbern des Wassers – Entspannung pur. Letztendlich eine ‚Win-win-Situation' für Arbeitnehmer und Chefs gleichermaßen.

Nicht alle Arbeitsplätze sind so mitarbeiterfreundlich ausgestattet. Wenn bei Ihnen Überforderung und Stress ohne Pausen den Alltag bestimmen, ist ein erster Schritt, Ihre eigene Person wertzuschätzen und Ihre Bedürfnisse zu formulieren. Ein Gespräch mit guten Freunden, und ein wohlwollendes soziales Netzwerk helfen dabei. Möglicherweise erhalten Sie wichtige Anregungen durch eine Gesprächstherapie oder ein Coaching.

Wertvolle Impulse, um etwas zu verändern, kann Ihnen auch regelmäßiges Meditieren oder ‚aktives Nichtstun' geben. *Aktives Nichtstun* – diese Anregung gaben uns der Unternehmer und Visionär *Bernd Kolb* und seine Frau Wiwid im Rahmen der *‚Wisdom Days'*, an denen die jahrtausendealte javanische Kultur und Weisheit vermittelt wird.

Einfach nur entspannt und achtsam dasitzen und nichts tun – für mich eine Herausforderung und spannende Erfahrung.

Der US-amerikanische Molekularbiologe und emeritierte Professor an der University of Massachusetts *Jon Kabat-Zinn* entwickelte 1979 ein wissenschaftlich fundiertes Programm zur Stressbewältigung. Er nannte es *achtsamkeitsbasierte Stressreduktion,* abgekürzt *MBSR*. Es basiert auf altem Wissen über Yoga und Meditation sowie auf der modernen Stressforschung und wird heutzutage weltweit an vielen Arbeitsstätten, Kliniken, Praxen und manchen Schulen erfolgreich angeleitet. Innerhalb von acht Wochen lernt man, auf den Atem zu achten, mit den Gedanken durch den Körper zu wandern und zu meditieren. Man lernt zu fühlen, wann man eine Pause braucht, wo es schmerzt oder was guttut. Diese Methode ermutigt dazu, nicht für den Moment, sondern in ihm zu leben. Wie wunderbar wäre es, wenn solche Methoden fester Bestandteil der Lehrpläne an allen *Schulen* und Ausbildungsstätten wären.

Im Laufe von 24 Stunden durchläuft der Körper verschiedene Phasen der Aktivitätsbereitschaft, die durch innere Taktgeber vorgegeben werden. Die Beachtung dieser *zirkadianen Rhythmen* ist unter anderem wichtig für die Balance der Stoffwechselreaktionen. 2017 wurde der Nobelpreis für Medizin an die Wissenschaftler *Jeffrey C. Hall, Michael Rosbash* und *Michael W. Young* verliehen, da sie erforscht hatten, wie die Steuerung des zirkadianen Rhythmus auf zellulärer Ebene funktioniert. Die Aktivität der Gene, Enzyme und Botenstoffe ist abhängig vom Tagesrhythmus. Wir wissen heute, dass jede einzelne Zelle, jedes Gewebe und jedes Organ eine *‚innere Uhr‘* besitzen. Gesteuert werden all diese Uhren von einem reiskorngroßen Zentrum im Gehirn, dem suprachiasmatischen Nucleus. Dieses Zentrum synchronisiert vorwiegend über Botenstoffe mehr als 150 verschiedene Rhythmen wie Pulsschlag, Atmung und Verdauung. Ein wichtiger zirkadianer Rhythmus ist zum Beispiel die Produktion von *Cortisol*, das die Aktivität steigert. In den frühen Morgenstunden steigt sie steil an und erreicht einen Höchstwert, wir sind wach und aktiv. Im Lauf des Tages sinkt sie kontinuierlich ab, die natürliche Aktivitätsbereitschaft lässt dementsprechend nach. Haben wir Stress oder treiben wir uns willentlich zu erhöhter Aktivität an, steigert der Körper wiederum die Ausschüttung von Cortisol, um das bewältigen zu können. Missachten wir den natürlichen Rhythmus der Cortisolausschüttung anhaltend, versetzt uns das in Dauerstress und reduziert unsere Vitalität.

Eine weitere Steuerung unserer Rhythmen erfolgt über das *Licht.* Wird es dunkel, produzieren wir vermehrt den Botenstoff *Melatonin* und werden schläfrig. Durch *künstliches Licht,* vor allem durch das blaue Licht von Bildschirmen, verhindern wir dies (⇨Licht). Je nachdem, ob wir eher morgens oder eher abends fit sind, lassen sich verschiedene Schlaftypen unterscheiden. Sie kennen das, die einen sind die ‚Lerchen', die anderen die ‚Eulen'. Wie auch immer – wichtig ist eine gewisse Regelmäßigkeit der Wach- und *Schlafphasen*, denn das wirkt sich positiv auf unsere Gesundheit und auf die Qualität des Schlafs aus. Im Gegensatz dazu können häufige Wechsel der Schlafphasen wie bei der Schichtarbeit die Lebenszeit erheblich verkürzen.

Ein Paradebeispiel für einen Menschen, der nach festen Rhythmen lebte, war mein Vater. Bereits als wir Kinder noch klein waren, hielt er, wann immer es möglich war, nach dem Mittagessen eine ‚Siesta'. Bis zu seinem Tod mit 86 Jahren hatte er seine festen Zeiten für Mahlzeiten, Aktivitäten, Ruhe- und Schlafphasen. Und seiner bemerkenswerten Ausstrahlung entsprechend hielten sich seine fünf Kinder, späteren Schwiegerkinder und 11 Enkel selbstverständlich an diese Zeiten. Keiner störte ihn zu Ruhezeiten und alle erschienen pünktlich um 18 Uhr zu den Verabredungen für ein gemeinsames Abendessen.

Schauen wir uns das Thema Schlaf im Folgenden etwas genauer an. Wissenschaftliche Untersuchungen belegen, dass eine regelmäßige *Schlafdauer* von sechs bis acht Stunden pro Nacht für unsere Gesundheit förderlich ist und das Risiko für Krankheiten wie Diabetes, Herzinfarkt, Schlaganfall und Krebs deutlich senkt. Weniger als sechs Stunden und mehr als neun Stunden können sich auf Dauer schädlich auswirken. Mehrmaliges Aufwachen in der Nacht ist normal und hat keinen Einfluss auf die Schlafqualität, insofern wir kurz danach wieder einschlafen.

Bis zur Erfindung des künstlichen Lichts ging man mit dem Untergang der Sonne schlafen. Nach Mitternacht wachte man auf, betete, meditierte oder hatte Sex und schlief entspannt wieder ein. Es folgte der sogenannte ‚zweite Schlaf', auch *REM-Schlaf* genannt. In der REM-Phase speichern wir die Informationen des vorangegangenen Tages und lernen sozusagen im Schlaf. Außerdem ist es die Phase der *Träume* und inneren Bilder. Diese Stunden ermöglichen uns den Kontakt zum *Unterbewusstsein* und bergen ein großes Potential für Kreativität. Das Gefühlszentrum ist aktiver als der Bereich für logisches Denken. Können wir uns an unsere3 erinnern, sind sie eine Quelle der Inspiration und geben uns oft einen Hinweis, etwas Bestimmtes zu tun. Dass wir träumen, soll an der Ausschüttung von *Dimethyltryptamin*, abgekürzt *DMT*, liegen. DMT ist ein Halluzinogen und wird in der Zirbeldrüse aus *Melatonin* gebildet. Dauergestresste Menschen haben einen Mangel an Serotonin, nachfolgend einen Mangel an Melatonin und so auch an DMT (⇨Stress).

Wir brauchen also den nächtlichen Schlaf, um das Tagesgeschehen zu verarbeiten, zu wachsen und zu regenerieren. Und wir brauchen ihn, um zu entgiften. Das nächtliche *Entgiften* ist sehr wichtig für das Gehirn. 2013 wurde von einer Forschergruppe der dänischen Neurobiologin *Maiken Nedergaard* erstmals das System beschrieben, das die Gifte und Abfallstoffe des Gehirns entsorgt. Sie nannten es das *‚glymphatische System'*. Nachts, wenn das Gehirn weniger aktiv ist, schrumpfen die Zellkörper, wodurch sich der Raum zwischen den Zellen vergrößert. Die Flüssigkeit des glymphatischen Systems kann nun leicht fließen und effektiv die Abfallstoffe entsorgen. Dies geschieht vor allem in den ersten Stunden der Nacht. Schwer verdauliche Mahlzeiten und Schlafstörungen beeinträchtigen die Entgiftung durch das glymphatische System und die Regeneration der Zellen. Derzeit wird erforscht, ob dies bei der Entstehung neurodegenerativer Erkrankungen wie der *Alzheimer-Krankheit* bedeutsam ist.

Leiden Sie unter *Schlafstörungen*? Der Gesundheitsreport 2017 der Deutschen Angestellten Krankenkasse DAK weist darauf hin, dass seit 2010 die Schlafstörungen bei Berufstätigen im Alter zwischen

35 und 65 Jahren um 66 Prozent zugenommen haben. 80 Prozent der Arbeitnehmer leiden darunter. So manch einer versucht seine Schlafprobleme mit Schlaftabletten oder der Einnahme von Melatonintabletten zu lösen. Dies birgt die Gefahr der Abhängigkeit und von unerwünschten Wirkungen. Besser ist es da, nach möglichen Ursachen zu fahnden und den Schlaf mit sanften Mitteln zu locken.

Im Folgenden habe ich schlafrelevante Faktoren aufgelistet:

Der *Schlafraum*:

Schaffen Sie eine Wohlfühlatmosphäre mit angenehmen Farben und Materialien, schadstofffreien Möbeln und Textilien, einer sanften Beleuchtung und einer wohltuenden Ordnung. Vermeiden Sie Metallbetten und Federkernmatratzen, da Metalle sich im elektrischen Feld, das um einen Stecker entsteht, aufladen und die Spannung weiterleiten können. Verzichten Sie auf Spiegel im Schlafraum, besonders dem Bett gegenüber. Nach der Feng-Shui-Lehre erhöhen Spiegel die Yang-Energie und zum Schlafen brauchen wir Yin. Der Raum sollte Dunkelheit gewähren, nur so kann ausreichend Melatonin, das Schlafhormon, gebildet werden. Alternativ hilft eine Schlafmaske oder ein weicher Schal über den Augen. Verbannen Sie elektrische Geräte aus Ihrem Schlafraum und lassen Sie durch einen baubiologisch erfahrenen Elektriker einen Netzfreischalter einbauen. Vermeiden Sie nachts elektromagnetische Strahlung im Haus und besonders im Schlafraum. Sollte dies nicht möglich sein, hilft ein Baldachin aus abschirmendem Gewebe um das Bett (⇨Toxine und Strahlung).

Der *Lebensstil* für einen erholsamen Schlaf:

Lassen Sie tagsüber natürliches Licht an Ihre Augen und vermeiden Sie Fluoride und Quecksilber, damit die *Zirbeldrüse* ausreichend das Schlafhormon Melatonin bilden kann. Reduzieren Sie soweit möglich die *elektromagnetische Strahlung* durch WLAN, Smartphone und DECT-Schnurlostelefone, vermeiden Sie sie in der Nacht (⇨Toxine und Strahlung). Vermeiden Sie *Dauerstress*, um ausreichend Serotonin für die Melatoninbildung zu haben und bewegen Sie sich in Stressphasen ausreichend, um Stresshormone abzubauen (⇨Stress). Ernähren Sie sich vitalstoffreich, achten Sie besonders auf ausreichend hohe Werte von Vitaminen der B-Reihe, D, Zink und Magnesium. Beachten Sie Faktoren, die Ihre *Psyche* belasten und sorgen Sie diesbezüglich für Entlastung, wenn erforderlich mit Unterstützung (⇨Psyche). Achten Sie auf regelmäßige Ruhephasen am Tag, um entspannt in die Nacht zu gehen.

Das *Abendprogramm*:

Führen Sie abendliche Rituale ein, zum Beispiel eine entspannende Lektüre in einem gemütlichen Sessel oder beruhigende Musik bei Kerzenschein. Vermeiden Sie das *blaue Licht* der Bildschirme und Mobiltelefone, da es die Bildung von Melatonin verhindert (⇨Toxine und Strahlung). Verzichten Sie auf koffeinhaltige Getränke, wenn diese Sie aufputschen. *Koffein* senkt Melatonin. Wenn Sie Kräutertees mögen: Baldrian, Melisse oder Lavendel wirken entspannend. Beschränken Sie Ihren *Alkoholgenuss* auf ein körperfreundliches Maß. Essen Sie am frühen Abend und leicht verdaulich (⇨Ernährung). Nach ausgiebiger Kopfarbeit, Begegnungen mit vielen Menschen oder unangenehmen Personen gönnen Sie sich eine abendliche *Dusche* – das reinigt auf allen Ebenen. Alternativ baden Sie bei Kerzenschein und schöner Musik in magnesiumreichem *‚Epsom-Salz'*, das wirkt ebenfalls reinigend und entspannend.

Halten Sie die Temperatur des Schlafzimmers, wenn möglich, bei 18 Grad Celsius und lüften Sie vor dem Schlafen. Schalten Sie das Smartphone in den Flugmodus oder aus. Wenn Sie angespannt sind, schnuppern Sie an einem Lavendelsäckchen oder an Orangenschalen. Ein einfacher Impuls, um müde zu werden, ist herzhaftes *Gähnen.* Damit senden Sie Ihrem Körper ein klares Signal, dass Sie die Schlafphase einläuten möchten. Und es hat vielerlei zusätzliche positive Effekte, denn die Tränenproduktion steigt, die Augen werden befeuchtet, die Speichelsekretion wird angeregt, der Lymphfluss gefördert, die Kiefer- und Halsmuskeln gelockert und die Verspannungen im Nacken gelöst.

Wenn Sie sich niedergelegt haben und dennoch Einschlaf- oder *Durchschlafprobleme* haben, können Sie auf folgende Punkte zurückgreifen. Picken Sie sich das heraus, was für Sie stimmig ist:

- Wenden Sie die ‚4-7-8- Atmung' an – wie oben beschrieben.
- Besorgen Sie sich ein kleines Kissen und legen Sie es auf den Bauch.
- Legen Sie einen Notizblock ans Bett und notieren Sie die drei schönsten Erlebnisse des Tages, spüren Sie dabei noch einmal dem jeweiligen Glücksgefühl nach und lächeln Sie, das aktiviert den ‚Ruhehelfer'.
- Wenn Sie *Affirmationen*, also positive Aussagen mögen, können Sie zum Einschlafen einen Satz formulieren, mit dem Sie den Tag dankbar verabschieden und zuversichtlich in einen friedlichen Schlaf hinein entspannen. Anregungen für Affirmationen finden Sie beispielsweise bei *Louise Hay.*
- Wenn Ihre Gedanken kreisen oder „Ich-muss-noch"-Sätze kommen, setzen Sie sich bei gedämpftem Licht auf und schreiben alle Gedanken nieder – ihr Gehirn erhält so das Signal, dass nichts verloren geht.
- Wenn Sie länger als 15 Minuten wach liegen, machen Sie gedämpftes Licht an, lesen Sie einen Roman, der Sie zum Träumen anregt – solange, bis die Lider schwer werden.
- Massieren Sie beruhigende *Akupressurpunkte*: Anmian, ‚Friedlicher Schlaf' liegt hinter dem Ohr. Yintang, ‚Halle des Siegels' liegt zwischen den Augenbrauen. Abbildungen finden Sie möglicherweise im Internet unter tcmpoints Ex 22 und 2.

Sehr entspannend wirken natürlich auch das gemeinsame *Kuscheln*, Liebe machen und *Sex*, am besten in einer angenehmen Wohlfühlatmosphäre zur Unterstützung des Parasympathikus, denn er sorgt für die Steigerung der Durchblutung der Genitalien von Mann und Frau und damit für die *Erektion*. Wenn wir pausenlos unter unangenehmen Bedingungen arbeiten, emotionalen Stress oder Ängste haben, ist der Parasympathikus geschwächt und die Chancen für ein erfüllendes Sexualleben stehen nicht besonders gut. Über eine vertiefte Atmung können wir dem Parasympathikus hilfreich zur Seite stehen und den Sympathikus in seine Schranken weisen. Erst beim *Orgasmus* wird letzterer gebraucht und darf glorreich ins Spiel kommen.

Und wenn das alles nichts hilft? Schieben Sie die Probleme nicht zur Seite, sondern haben Sie den Mut, sich einer Person, möglicherweise einer professionellen Therapeutin, anzuvertrauen.

Ruhe und die Aktivität des entspannenden Parasympathikus brauchen wir nicht nur nachts, sondern immer wieder auch am Tag. Erwähnen möchte ich in diesem Zusammenhang noch eine Phase, in der Unruhe unmittelbare Folgen haben kann, und zwar in der Stillzeit. Nach der Geburt sorgt der Parasympathikus dafür, dass bei der Mutter ein Botenstoff ausgeschüttet wird, der die Sekretion der *Muttermilch* anregt. Es ist das *Prolaktin*. Herrscht Unruhe und ist die Mutter gestresst, dominiert der Sympathikus. Damit sinkt das Prolaktin und die Milchsekretion stoppt. Mir ist noch sehr gut in Erinnerung, wie kläglich mein Jüngster weinte und wie verzweifelt ich deswegen war, als ich ihn zwei Mal nicht *stillen* konnte. Mein Milchfluss war stressbedingt ins Stocken geraten, weil ich zu viel im Haushalt und mit den beiden älteren Kindern erledigt hatte. Stillen braucht Parasympathikus, also Ruhe und Entspannung.

Sie haben nun einiges erfahren über das autonome Nervensystem und seine Gegenspieler Sympathikus und Parasympathikus. Sie wissen jetzt, wie wichtig Kurzpausen und nächtlicher Schlaf sind. Achten Sie auf solche Rhythmen in Ihrem Leben. Die Südländer machen es uns vor. Mittags ist Siesta, basta. Schaffen Sie in Ihrem Alltag Raum und Zeit für Ruhe und Gelassenheit. Senden Sie klare Signale nach innen und nach außen, dass Entspannung und freie Zeit genauso zu Ihrem Leben gehören, wie Anspannung und Arbeit. Planen Sie immer wieder genussvolle, freudvolle Begegnungen mit Ihren Liebsten und

Freunden ein. Bewahren Sie sich wenigstens den Sonntag als Ruhetag der Woche. Und im Laufe des Jahres sorgen mehrwöchige Auszeiten zu Hause oder auf Reisen für eine nachhaltige Regeneration. Unsere Gesundheit, unsere Vitalität, unsere Leistungsfähigkeit und unsere Lebensfreude sind maßgeblich davon abhängig, dass wir eine gute Balance zwischen Phasen der Aktivität und Phasen der Ruhe und Regeneration halten.

Denken Sie an den Satz von Mahatma Gandhi: „Es gibt wichtigere Dinge im Leben, als ständig dessen Geschwindigkeit zu erhöhen." Oder mit den Worten meines Vaters: „In der Ruhe liegt die Kraft."

➔ **Das Wichtigste in Kürze:**

- Das autonome Nervensystem sorgt für die Anpassung des Körpers an die inneren und äußeren Gegebenheiten und Anforderungen.
- In der heutigen Zeit dominiert meist der Sympathikus, das ‚Gaspedal' des autonomen Nervensystems.
- Die bewusste Tiefenatmung ist eine unmittelbare Möglichkeit, den ‚bremsenden' Parasympathikus zu aktivieren und so in die Balance zu kommen.
- Auch durch angemessene Pausen, moderate Bewegung, Singen, Lachen und Meditation wird der Parasympathikus aktiviert.
- Während des nächtlichen Schlafs regenerieren wir und das Gehirn wird entgiftet.
- Die Einhaltung der zirkadianen Rhythmen, erholsame Pausen und ausreichend tiefer Nachtschlaf sind vitalisierend und heilsam.

➔ Einige praktische Anwendungen sind bereits im Text erwähnt. Sehr entspannend ist auch die Methode des US-amerikanischen Arztes *Edmund Jacobson*, die *progressive Muskelentspannung:*

- Legen Sie sich entspannt auf dem Rücken auf einer angenehmen Unterlage, die Beine hüftbreit auseinander, die Arme locker neben dem Oberkörper. Atmen Sie ruhig und tief ein und aus. Nacheinander spannen Sie bestimmte Muskelgruppen an, halten diese Anspannung fünf Sekunden, lassen dann wieder locker und spüren 30 Sekunden nach. Danach folgt die nächste Muskelgruppe. Sie beginnen mit den Händen, die Sie zu Fäusten ballen, fünf Sekunden halten – loslassen und nachspüren. Es folgen nacheinander Unterarme, Oberarme mit Schulter und Nacken, Gesichtsmuskeln, vordere Hals- und Brustmuskeln, Bauchmuskeln, Gesäß, Oberschenkel, Unterschenkel. Zum Schluss den ganzen Körper anspannen, fünf Sekunden halten – und wieder loslassen. Nachspüren. Genießen.
- Wunderbar entspannend und schlaffördernd sind auch abendliche *Massagen.* Sie können hierfür 20 Milliliter Mandelöl verwenden, dem Sie fünf Tropfen Lavendelöl zugefügt haben. Erwärmen Sie das Öl in Ihren Händen und dann massieren Sie mit flachen Händen die Schultern und den Rücken Ihrer Liebsten. Lassen Sie die Bewegungen zu den Armen hin ausklingen.

Literatur und Quellen zum Weiterlesen:

David Servan-Schreiber: Die Neue Medizin der Emotionen. Stress, Angst, Depression: Gesund werden ohne Medikamente (2006);

Michael Despeghel: Wer besser schläft, ist länger wach (2007);

Andreas Krüger, Haidrun Schäfer: Heiler und heiler werden, Gespräche über Heilkunst (2013);

Tagträumen, in: Gehirn & Geist, Ztschr. Spektrum der Wissenschaft (4/2016);

Alex Soojung-Kim Pang: Pause. Tue weniger, erreiche mehr (2017).

Ein Lied:

La Nuit, Lied aus dem Film ‚Les Choristes', dt. ‚Die Kinder des Monsieur Mathieu', Text: Édouard Sciortino (1893-1979), Musik Bruno Coulais nach Jean-Philippe Rameaus Oper ‚Hippolyte et Aricie (1733), gesungen von Les petits chanteurs de Saint-Marc (2004).

S

STRESS – lass nach!

Dieses Kapitel befasst sich mit etwas, was die WHO als die größte Gesundheitsgefahr des 21. Jahrhunderts bezeichnet und worunter zwei Drittel aller Erwerbstätigen leiden: Stress, genauer belastender *Dauerstress*. Er macht uns müde, krank und deprimiert. Er überlastet möglicherweise die inneren Heilkräfte und verhindert dadurch, dass wir bis ins hohe Alter vital agieren können. Immer mehr Menschen geht eine gesunde Balance zwischen Aktivität und Ruhe verloren. Anfangs passt sich der Körper an die übermäßigen Anforderungen an und gibt alles. Irgendwann sind die Ressourcen erschöpft und nichts geht mehr. Belastender Dauerstress führt immer häufiger zum sogenannten *Burnout* oder einer *Depression.* Diese Leiden stehen in der Statistik chronischer Erkrankungen in den Industrienationen mittlerweile auf Platz 1. Wichtig zu wissen ist, dass eine Depression auch ohne belastende äußere Faktoren auftreten kann. Schaut man sich die Verordnungen von *Psychopharmaka* an, sind diese in den letzten Jahren ebenfalls stark angestiegen, insbesondere die der Antidepressiva. Dem belastenden Dauerstress und seinen möglichen Folgen ist allein mit Medikamenten allerdings nicht beizukommen. Es bedarf eines genauen Blicks auf die Ursachen und die Vorgänge in unserem Körper.

Der ungarisch-kanadische Mediziner und Biochemiker *Hans Selye* gilt als ‚Vater der Stressforschung'. Er entdeckte in den 1930er Jahren, dass körperliche oder seelische Belastungen uns überfordern und gesundheitlich schaden können. Den krankmachenden Charakter von Dauerstress hat die aktuelle Hirn- und Stressforschung gut belegt. Nachgewiesen ist auch, dass wir durch die Erhöhung der *Reizdichte* immer weniger in der Lage sind, die eigenen *Bedürfnisse* zu erkennen, was dazu führt, dass wir Dinge tun, die uns nicht entsprechen und möglicherweise auch nicht guttun. Nun ist es an den Gesundheits- und Sozialsystemen, an den Arbeitgebern und Arbeitnehmern, diese Erkenntnisse wahrzunehmen und umzusetzen. Wir selbst können entscheidend zu unserer Gesundheit beitragen, indem wir in unserem Alltag ausreichend Zeit und Raum für Phasen der *Ruhe* und Regeneration einrichten (⇨Ruhe und Regeneration).

In den Monaten, in denen ich viele Stunden meiner freien Zeit der Entstehung dieses Buches gewidmet habe, schlich sich so manche Stressphase in mein Leben ein. Nun ist Stress nicht zwangsläufig krankmachend. Ganz im Gegenteil. Stress komplett zu meiden, jeglicher Anforderung aus dem Weg zu gehen – dafür sind wir nicht gemacht. Wir brauchen ein gewisses Maß an Stress, sogenannten *Eustress*. Einige Wissenschaftler betonen sogar, dass Stress erforderlich ist, damit wir uns weiterentwickeln können. Wahrscheinlich haben Sie schon einmal gespürt, wie gestärkt Sie aus der Phase einer *Belastung* oder Herausforderung hervorgekommen sind, wie selbstbewusst sie ihr Leben danach gestalten konnten.

Ob und ab wann stressige Prozesse sich schädlich auswirken, ist individuell unterschiedlich. Eine anspruchsvolle Aufgabe kann den einen beflügeln, den anderen komplett überfordern. Je nachdem, was wir erlebt und erfahren haben, ob wir von anderen Menschen unterstützt werden, wie sinnerfüllt wir die Situation empfinden und wie vital wir sind, können wir eine Belastung mehr oder weniger gut bewältigen. Für den deutschen Neurobiologen *Gerald Hüther* spielt dabei *Vertrauen* eine wichtige Rolle. Wenn wir in unserem Leben Vertrauen in unsere eigenen Kompetenzen, in unser *soziales Umfeld* und in das große Ganze aufbauen können, macht uns das stark und resistent gegen schädlichen Stress.

Wenn im Folgenden von Stress und seinen Auswirkungen auf das Wohlbefinden und die Gesundheit die Rede ist, ist vor allem der an der Vitalität nagende Dauerstress gemeint. Dieser breitet sich mehr und mehr in unserem Alltag aus.

Die meisten von uns schauen viele Stunden am Tag auf einen Bildschirm, beruflich oder privat, oft sowohl als auch. Wir sind mehr oder weniger permanent erreichbar und verfügbar, reagieren unmittelbar auf Nachrichten, holen uns wichtige und unwichtige Informationen aus dem *Internet*, agieren in den sozialen Netzwerken, werden merklich oder unmerklich mit Werbung bombardiert. Und zur Entspannung lassen wir uns über große Flatscreens berieseln oder driften ab in virtuelle Welten. Innerhalb weniger Monate nehmen wir Informationen in einem Maß auf, wie Menschen des 18. Jahrhunderts in ihrem gesamten Leben. Diese *Reizüberflutung* und die permanente Überaktivität des Gehirns hinterlassen ihre Spuren. Noch dazu kommen berufliche und familiäre Mehrfachbelastungen und Überforderungen, unruhige Großraumbüros, Mobbing am Arbeitsplatz, Beziehungsprobleme und Existenzängste. Und wäre das alles nicht schon genug, werden wir in immer größerem Ausmaß mit elektromagnetischer Strahlung und vielfältigen Giften konfrontiert (⇨Toxine und Strahlung). All das kann krankhaften Stress machen, lässt den Raum für Ruhe und Regeneration immer kleiner und enger werden.

Was durch diese Reizüberflutung und belastenden Dauerstress passiert, schauen wir uns im Folgenden genauer an.

Versetzen wir uns hierfür zunächst in das Steinzeitalter. Damals wurden unsere Stresssysteme geprägt. Zu dieser Zeit konnte nur überleben, wer angesichts einer Gefahr schnell wegrennen oder kraftvoll kämpfen konnte. Dafür musste der Organismus einiges in Gang setzen. Innerhalb von Sekunden bis wenigen Minuten mussten sich die Herzfrequenz, der Blutdruck, die Atemfrequenz, der Blutzucker und die Triglyzeridfette im Blut erhöhen, um genug Sauerstoff und Energie zu haben. Das Gehirn musste auf die Situation fokussiert werden, um eine schnelle Entscheidung treffen zu können. Und für den Fall der Verletzung mussten auch gleich die Schmerzempfindung gesenkt und die Blutgerinnung verstärkt werden. Gleichzeitig wurde das Immunsystem unterdrückt, die Blutversorgung der für Kampf und Flucht weniger wichtigen Organe wie Darm und Haut gedrosselt und das kreative Denken blockiert. Verdauen, gut aussehen, kreativ und schlau sein – das war erst wieder nach der Gefahr beim Siegesmahl angesagt.

Diese archaischen Körperreaktionen laufen auch heute noch genauso ab und sind das Ergebnis eines hochkomplexen und ausgeklügelten Zusammenspiels von Nervensystemen, Organen und ihren Botenstoffen. Der menschliche Körper verfügt über sehr belastbare *Stressbewältigungsprogramme*, die alarmierenden Situationen haben sich allerdings grundlegend verändert. Anders als in der Steinzeit sind unsere Stresssysteme heutzutage nahezu permanent aktiviert, ohne dass das erhöhte Energieangebot durch körperliche Aktivitäten oder Schreien abgebaut wird. Wir hocken gestresst auf einem Stuhl und bewegen allenfalls eine Maus. Und vor der müssen wir nicht weglaufen. Schade eigentlich, denn so läuft das fein abgestimmte *Stress-Regulationssystem* möglicherweise aus dem Ruder.

Eine tragende Rolle bei der Regulation des menschlichen Körpers spielt das vegetative oder *autonome Nervensystem*. Es sorgt dafür, dass wir je nach Bedarf geistig und körperlich aktiv sein und in den Phasen der Ruhe regenerieren oder verdauen können. ‚Autonom' heißt es, weil es ohne unser Zutun arbeitet. Das ist lebenswichtig, denn dieses System steuert auch die unbewusst ablaufenden Vitalfunktionen wie Atmung, Verdauung und Stoffwechsel, außerdem die Sexualorgane und die Augenmuskeln. Dabei agieren zwei Gegenspieler mit Namen Sympathikus und Parasympathikus miteinander, außerdem das enterische Nervensystem (⇨Darm). Die Nervenbahnen der beiden Gegenspieler verbinden das Zentralnervensystem mit den Organen. Die Nervenzellen schütten Botenstoffe aus, die innerhalb kürzester Zeit die Körperfunktionen regulieren und an die aktuelle Situation anpassen.

Bei Stress wird der *Sympathikus* aktiviert und sorgt für erhöhte Leistungsbereitschaft, ganz nach dem Motto: ‚fight or flight', Kampf oder Flucht. Es kommt zu einem Abbau von Energiereserven. Die Aktivierung des *Parasympathikus* dagegen entspannt und regeneriert den Organismus. Sein Motto: ‚rest and digest', ausruhen und verdauen. Hierbei werden Energiereserven aufgebaut. Eine angemessene *Balance* zwischen den beiden Systemen sorgt für unser Wohlbefinden. Eine einfache und effektive Soforthilfe, um bei übermäßigem Stress wieder in die Balance zu kommen, ist die bewusste Tiefenatmung. Durch sie kann der Parasympathikus und die ausgleichende Ruhe aktiviert werden und (⇨Atmung).

Im Rahmen von Stressreaktionen werden vielfältige *Botenstoffe* freigesetzt. Hierzu gehören Dopamin, Noradrenalin, Adrenalin, Cortisol, Serotonin, Melatonin, DHEA, Oxytocin, GABA und Glutamat. Im nachfolgenden Abschnitt werde ich näher auf sie eingehen. Abgesehen davon gibt es weitere Botenstoffe wie Interleukin-6, Interleukin-1-beta und TNF-alpha, die immunologisch aktiv sind. Wichtig zu wissen ist, dass dauerhaft erhöhte Stresshormone die Programme der Stressbewältigung überlasten. Wir kommen aus der Balance und werden krank. Findet unser Leben dagegen in einer ausgewogenen Balance von Aktivität und Ruhe statt, sorgen die Botenstoffe für Wohlbefinden. Zum besseren Verständnis schauen wir uns ihre Wirkungen im Einzelnen an:

Innerhalb von Sekunden nach einem Stressreiz werden die Botenstoffe Dopamin, Noradrenalin und Adrenalin aus den *Nebennieren* freigesetzt. Die Nebennieren sind Hormondrüsen, die auf dem oberen Pol der Nieren sitzen. Zur Bildung der Botenstoffe wird die Aminosäure *Tyrosin* gebraucht. Dieses Eiweiß können wir mit der Nahrung zu uns nehmen, indem wir vitalstoffreiche Nahrungsmittel in Form von Kürbiskernen, Samen, Bohnen, Erbsen, Mais, Soja, Getreide, Käse, Eier oder Fisch essen. Tyrosin wird über eine Zwischenstufe erst zu Dopamin, dann zu Noradrenalin und weiter zu Adrenalin umgewandelt.

Dopamin ist ein ‚Wohlfühlbotenstoff'. Wird er ausgeschüttet, geht es uns gut. Er wirkt antriebssteigernd, steuert die Koordination und Motorik und reguliert die Durchblutung innerer Organe, vor allem der Niere.

Mit bestimmten Aktivitäten können wir Dopamin und seine Wohlfühleffekte hervorlocken:

- Bewusst und tief atmen (⇨Atmung).
- Uns mit Freude vor allem tagsüber im Freien aufhalten.
- Mit Genuss essen.
- Dinge tun, die uns guttun.
- Angenehmen *Körperkontakt* und *Sex* haben.
- Eine Vision haben, die uns mit Freude erfüllt.
- Zielerfüllend handeln.
- Dankbar und zufrieden sein mit dem, was ist.
- Meditieren (⇨Yoga).

Manches in dieser Liste ist eine Sache der Haltung, für anderes müssen wir einen festen Platz im Tagesablauf einrichten, um es umsetzen zu können.

Kommen wir zu *Noradrenalin*. Diese Substanz ist zum einen ein Botenstoff und Vorläufer von Adrenalin und Cortisol, zum anderen ist es auch ein wichtiger Neurotransmitter des Nervensystems. Wird Noradrenalin ausgeschüttet, sind wir wach, konzentriert und motiviert. Bei einem Mangel durch Dauerstress sind wir müde, unkonzentriert und passiv.

Das wohl bekannteste Stresshormon ist das *Adrenalin*. Innerhalb von Sekunden alarmiert es bei ‚Gefahr' alle wichtigen Systeme, aktiviert den Kreislauf und den Stoffwechsel, macht uns hellwach, damit wir adäquat auf die Anforderungen reagieren können. Außerdem hemmt Adrenalin die Bildung des Kuschelhormons Oxytocin. Angesichts einer Gefahr, vor der man wegrennen muss, macht es auf jeden Fall Sinn, sich aus der Umarmung zu lösen und das Kuscheln später fortzusetzen. Bei Dauerstress jedoch sind Umarmungen eine wirkungsvolle Anti-Stressmaßnahme.

Wenige Minuten nach der adrenalindominierten Sofortreaktion wird bei Stress eine weitere Reaktionskette ausgelöst. Dieser nachgeschaltete, komplexe Vorgang beginnt im Gehirn mit der Ausschüttung von Noradrenalin, läuft über die Aktivierung des Hormons ACTH und endet mit der Freisetzung von Cortisol aus der Nebenniere. *Cortisol* ist neben Adrenalin das wichtigste Stresshormon und wird aus *Cholesterin* gebildet. Es sorgt dafür, dass ausreichend Energie zur Bewältigung der Stresssituation zur Verfügung steht, indem es den Blutzucker erhöht und die fettabbauende Wirkung des Adrenalins unterstützt. Die für die Flucht weniger wichtigen Vorgänge wie die Funktion des *Immunsystems* werden von Cortisol unterdrückt.

Das Cortisol hat Gegenspieler, die dem Stress entgegenwirken. Bei Dauerstress befinden diese sich dementsprechend möglicherweise im Mangel sind. Es sind Dehydroepiandrosteron, kurz DHEA, Serotonin, Melatonin, also das Schlafhormon, und Oxytocin, das bereits erwähnte Kuschelhormon. *DHEA* ist die Vorstufe der *Sexualhormone* und wird in der Nebennierenrinde, bei den Frauen zusätzlich in den Ovarien gebildet. Es wird bei den Männern zu Testosteron und bei den Frauen zu Östrogen umgewandelt. Dauerstress führt folglich zu einem Mangel an Sexualhormonen – für die Lust und *Liebeskraft* nicht gerade förderlich. Noch dazu braucht die Erektion eine parasympathische Aktivität, also Entspannung.

Der Gegenspieler *Serotonin* trägt die Bezeichnung *‚Glückshormon'* und wird zu mehr als 95% im Darm aus der Aminosäure *Tryptophan* gebildet. Dieser Vorgang braucht zusätzlich Magnesium und Vitamin B6. Bei Dauerstress wird nahezu das gesamte Tryptophan für die Bildung einer anderen Aminosäure mit Namen Kynurenin verbraucht; für die Serotoninbildung bleibt dann fast nichts mehr übrig. Bei einem Mangel an Serotonin verspüren wir *Heißhunger*, sind nervös, unruhig und unkonzentriert. Unsere *Stimmung* ist im Keller. Verstärkt wird ein Serotoninmangel zusätzlich durch eine vitalstoffarme Ernährung, einem Mangel an B-Vitaminen und Magnesium, chronischen Entzündungen, Autoimmun- und Krebserkrankungen.

Serotonin können wir über die Nahrung vor allem in Form von Walnüssen zu uns nehmen, ein wenig auch über Schokolade und manche Früchte. Serotonin gelangt allerdings nicht in das Gehirn, da es die Blut-Hirn-Schranke nicht überwinden kann. Anders seine Vorstufe Tryptophan – es gelangt ins Gehirn und wird dort zu Serotonin umgebaut. In Stressphasen hilft uns eine tryptophanreiche Nahrung bei der Serotoninbildung:

- Bohnen, Fenchel, Spargel, Rettich
- Löwenzahn, Endivien
- Getrocknete Steinpilze
- Bananen, Datteln, Feigen
- Sesamsamen, Sonnenblumenkerne
- Erdnüsse
- Haselnüsse
- Bierhefe
- Hafermüsli, Weizenkeime
- Eier, Hüttenkäse, Fisch
- Kakaobohnen, dunkle Schokolade

Wenn wir Ruhephasen in unseren Alltag einbauen und uns vitalstoffreich ernähren, wirken wir einem Mangel an Tryptophan und Serotonin entgegen. So kann Serotonin seinen Aufgaben nachkommen, die Stimmung aufhellen, den Blutdruck regulieren, den Darm anregen, die Nährstoffaufnahme im Darm unterstützen und das Sättigungsgefühl fördern. Serotonin sorgt auch für die Ausschüttung des sehr wichtigen beruhigenden Botenstoffes *Gamma-Aminobuttersäure*, abgekürzt *GABA*. Das hat angenehme Effekte – wir schlafen besser, sind weniger ängstlich und weniger aggressiv, unsere Lern- und Merkfähigkeit ist erhöht und unsere Stimmung aufgehellt. Serotonin und nachgeschaltet GABA sind also sehr wichtige Botenstoffe für unser Wohlbefinden.

Kommen wir zum Cortisol-Gegenspieler *Melatonin*. Dieser Botenstoff wirkt entzündungshemmend, ist ein starker Radikalfänger und ist unser Schlafhormon. Sobald Dunkelheit an die Augen dringt, schüttet die Zirbeldrüse Melatonin aus und der Körper schaltet in den ‚Schlafmodus'. Wird es morgens hell und dringt Licht an die Augen, sinkt das Melatonin wieder und wir werden wach. Melatonin wird aus

Serotonin gebildet, so bewirkt ein Mangel an Serotonin in der Folge einen Melatoninmangel. Auch das ansteigende Lebensalter führt zu geringeren Melatoninausschüttungen, da die Gefäße der Zirbeldrüse zunehmend verkalken. Mit 40 Jahren liegen die Werte nur noch bei 60 Prozent der Werte eines Jugendlichen, Tendenz weiter fallend (⇨Licht). Das erklärt die senile Bettflucht. Noch dazu müssen wir bei einem Mangel an Melatonin nachts häufiger zur Toilette, da *ADH*, das *'Antidiuretische Hormon'*, erniedrigt ist. Und passend zum Thema macht uns ein Mangel auch stressempfindlicher.

Nun zum Cortisol-Gegenspieler *Oxytocin*. Bekannt ist es als das *'Kuschelhormon'*, weil es durch angenehme Berührungen und während des *Orgasmus* ausgeschüttet wird. Es hat vielfältige Wirkungen. Zum einen löst es die Wehen bei der Geburt aus und fördert die Milchabgabe der Brustdrüse. Zum anderen wirkt es auf der zwischenmenschlichen Ebene. Es verstärkt die Verbindung zu uns selbst, macht empathisch und fürsorglich, fördert unser Mitgefühl, fördert ein altruistisches, also selbstloses Verhalten, reduziert Angst, dämpft Aggressionen, erhöht das Vertrauen in andere Menschen und verstärkt die emotionalen Bindungen.

Dauergestressten Menschen fehlt Oxytocin. Es mangelt ihnen an Empathie und Vertrauen, sie haben Probleme, emotionale Bindungen einzugehen. Das hat meist zur Folge, dass sie wenig berührt werden, wodurch sich der Oxytocinmangel noch verstärkt. Das Ende des Liedes ist *Einsamkeit*, ein zunehmendes Phänomen in unserer Gesellschaft. Wie wichtig wäre es, dass Arbeitgebern diese Zusammenhänge bewusst sind und sie ihre Unternehmen auch mit Blick auf eine gute *Arbeitsatmosphäre* führen. Langfristiger Erfolg ist nur mit zufriedenen und gesunden Mitarbeitern zu erreichen, denen im Arbeitsalltag ausreichend Raum für Ruhe gewährt wird.

Als letztes möchte ich Ihnen nun noch die *Endorphine* vorstellen, Botenstoffe, die in extremen Situationen wie einer schweren Verletzung oder während der Geburt ausgeschüttet werden. Sie sind quasi unser körpereigenes Morphium und wirken beruhigend und schmerzstillend. Auch sie fördern ein heiteres Gemüt und aktivieren die Immunabwehr. Um die Ausschüttung der Endorphine zu pushen, sucht so mancher den extremen Nervenkitzel mit Bungee-Jumping und Fallschirmspringen.

Weniger spektakulär und dennoch effektiv sind *Meditationen, Yoga,* herzhaftes *Lachen* und die Schärfe der Chilischote. Wenn Sie also auf entspannte Art und Weise eine Endorphinausschüttung hervorrufen wollen, dann kochen Sie ein chiligewürztes Gericht für Ihre Liebsten und lachen ausgiebig beim Kochen und der gemeinsamen Mahlzeit. Anschließend könnten Sie es sich mit Ihrem Lieblingsmenschen auf dem Sofa bequem machen und langsam durch die *Haare* streichen. Ganz so, wie Affen das bei ihrer gegenseitigen Fellpflege zelebrieren. Auch das sorgt für eine gute Dosis stimmungsaufhellender Endorphine.

Schauen wir uns nun einmal an, welche Rolle Dauerstress für unser *Körpergewicht* und unsere *Essgewohnheiten* spielt. Das Gehirn wirkt einer dauerhaften Cortisolflut entgegen, indem es das Stress-System bremst. Diese Gegenregulation führt zu einer erhöhten Nachfrage nach *Zucker*. So kommt es, dass das Gehirn in Dauerstressphasen immer wieder *Süßes* verlangt. Wir werden zu einem emotionalen Esser und laufen Gefahr an Gewicht zuzunehmen. Laut einer Studie des US-Instituts ‚Psychology of Eating' betrifft dies mittlerweile drei von vier Menschen.

Der deutsche Hirnforscher *Achim Peters* hat ebenfalls die Auswirkungen von Stress auf unser *Essverhalten* erforscht. Er unterscheidet einen ‚ausgeglichenen' Stresstyp A und einen ‚atemlosen' Stresstyp B. Typ A baut Stress ab, indem er mehr isst und damit das Cortisol senkt. Er nimmt am ganzen Körper gleichmäßig zu. Stresstyp B kommt durch Dauerstress aus der Balance, wird an den Armen und Beinen zunehmend dünner und sammelt Fett vor allem in der Bauchregion an. Sowohl bei Typ A als auch bei Typ B findet sich in der Folge das problematische *Bauchfett*. Es erhöht deutlich das Risiko für einen *Herzinfarkt, Krebs* und eine *Alzheimer-Demenz* (⇨Ernährung).

Um noch einmal zu verdeutlichen, welche Auswirkungen belastender Dauerstress auf unsere Gesundheit hat, sind im Folgenden *chronische Krankheiten* und körperliche Veränderungen aufgelistet, die in engem Zusammenhang damit stehen:

- Bluthochdruck
- Erhöhung der Fettwerte im Blut
- Erhöhung der Blutzuckerwerte, Diabetes mellitus
- Schädigung der Innenwände der Gefäße durch ständig erhöhte Blutzuckerwerte
- Arteriosklerose als Folge der Gefäßschädigung
- Koronare Herzerkrankung
- Verdauungsstörungen, Dysbiose der Darmflora (⇨Darm)
- Gewichtszunahme, Adipositas (⇨Ernährung)
- Hemmung und vorzeitige Alterung des Immunsystems
- Infektanfälligkeit
- Verlangsamte Wundheilung
- Chronische Entzündungen
- Krebs
- Schlafstörungen (⇨Ruhe und Regeneration)
- Konzentrations- und Gedächtnisprobleme
- Demenz
- Testosteronmangel bei Männern
- Östrogenmangel bei Frauen
- Progesteronmangel bei Frauen und Männern
- Knochenabbau, Osteoporose
- Hautalterung
- Angst- und Panikattacken
- Depressionen (⇨Psyche)

Früher oder später führt belastender Dauerstress dazu, dass die körperlichen und psychischen Reserven aufgebraucht sind. Die Nebennieren, unsere Hauptstressorgane, gehen in den Dauerstreik. Der Mensch leidet an einer totalen Erschöpfung, wird gleichgültig gegenüber seinen Mitmenschen und fühlt sich ohnmächtig. Oft quälen ihn diffuse Schmerzen. Dieser Zustand wird als *Burnout* bezeichnet: ausgebrannt! Immer häufiger höre ich von meinen Patienten, dass sie im Burnout waren oder sind.

Erstmals geprägt wurde der Begriff in den 1970er Jahren im Zusammenhang mit der Überlastung der *Pflegeberufe*. Das ist unter anderem dadurch nachvollziehbar, da in den sozialen Berufen das sogenannte *'Helfersyndrom'* weit verbeitert ist. Die Arbeit mit anderen Menschen und die Hilfsbereitschaft stehen im Mittelpunkt des Lebens – manchmal so stark, dass alles andere vollkommen vernachlässigt wird. Seit den 1970er Jahren hat sich die Situation der Pflegerinnen und Pfleger keinesfalls gebessert. Im gesamten *Gesundheitssystem* sind Überlastungen an der Tagesordnung, genauso wie in vielen anderen Arbeitsfeldern. Überlastete und ausgebrannte Menschen verlieren ihre Empathie, ihr Mitgefühl. In den medizinischen Berufen ist das fatal, denn ohne *Mitgefühl* degeneriert der zu pflegende und zu behandelnde Mensch zum Objekt. Wie soll da Heilung geschehen?

Manche Kliniken bieten Ihren Angestellten das Erlernen von *Entspannungsverfahren* an. Dies ist ein erster wichtiger Schritt, wenn motivierte Teilnehmer in kleinen Gruppen und in angenehmer Atmosphäre zusammenkommen. Gleichwohl kann es die Schaffung gesundheitsverträglicher *Arbeitsbedingungen* nicht ersetzen, nur unterstützen.

Ein am *Gemeinwohl* orientiertes Denken und Handeln sind wichtige Werte. So manche Führungskräfte der Wirtschaft haben dies bereits in Ihren Firmen umgesetzt. Wenn unserem persönlichen Wohlbefinden sowohl von Arbeitgeberseite als auch von uns selbst ausreichend Beachtung und Wertschätzung entgegengebracht wird, können wir uns nachhaltig und mit Freude in unserer Arbeit und in der Gemeinschaft einbringen.

Wenn Sie die vielfältigen Auswirkungen von belastendem Stress an sich selbst spüren und etwas ändern wollen, ist der erste Schritt die bewusste Entscheidung für eine *Balance* in Ihrem Leben. Anspannung und Entspannung, rennen und ruhen, anpacken und loslassen, denken und träumen. Wenn Sie sich das Bild einer Wippe vorstellen, sitzt die Anspannung heutzutage oft fett auf der einen Seite. Geben Sie der Ruhe mehr Gewicht. Gehen Sie raus aus der passiven Opferrolle und schauen Sie sich Ihren Alltag, den Lebensstil und Ihre Gewohnheiten an – möglicherweise unterstützt durch eine andere Person oder eine Therapeutin. Und dann beginnen Sie mit einer Sache, die Sie verändern. Eine einzige kleine Maßnahme kann bereits Großes bewirken!

Ein gutes Gespräch mit einem Menschen, der Ihnen wohlgesonnen ist, eine Sitzung bei einem Coach oder *Psychotherapeuten* – scheuen Sie sich nicht, solche Hilfen zu erfragen und anzunehmen. So können Sie besser erkennen, an welcher Stelle Sie etwas ändern können. Wenn Sie die Arbeit erschlägt, suchen Sie das Gespräch mit Ihrem Vorgesetzten, Ihren Mitarbeitern, den Vertretern der Personalabteilung. Versuchen Sie Prioritäten zu setzen. Vor einigen Jahren schlenderte ich durch eine Buchhandlung und mein Blick fiel auf ‚Die 4-Stunden Woche‘ von *Timothy Ferries.* Nicht, dass ich darauf aus war, nur vier Stunden pro Woche zu arbeiten, aber neugierig machte mich der Titel schon. So lernte ich einiges über smartes und effizientes Arbeiten und mehr freie Zeit im Alltag. Besonders spannend fand ich das *Pareto-Prinzip.* Es besagt, dass mit 20% des Aufwands 80% des Erfolgs erreicht werden. Ein spannender Gedankengang, den sie möglicherweise umsetzen können. Für mich war die Lektüre dieses Buches auf jeden Fall ein wertvoller Impuls.

Soweit es möglich ist, sollten Sie sich selbst ein angenehmes *Arbeitsumfeld* schaffen und auch ihr Zuhause so gestalten, dass Sie sich wohlfühlen und entspannen können. Sorgen Sie für gutes Licht und angenehme Farben. Kultivieren Sie das Schöne in Ihrem Leben. Legen Sie Wert auf bequeme und körpergerechte Möbel. Begegnen Sie der Reizüberflutung mit einer Informations-Diät, machen Sie eine Medien-Fastenkur, seien Sie nicht permanent verfügbar und ignorant gegenüber unwichtigen Informationen.

Auch das *soziale Umfeld* spielt eine wichtige Rolle für die innere Balance. Menschen, die in einer stabilen sozialen Gemeinschaft leben, in der sie Liebe, Orientierung, Schutz, Stärkung und Freude erfahren, sind stressresistenter und leben deutlich länger. Erfahren wir hingegen belastenden Stress in unserem familiären und engsten Kreis, nagt dies besonders stark an unserer Lebensenergie. Gibt es etwas, was Sie zwischenmenschlich belastet? Ein klärendes Gespräch schenkt möglicherweise wertvollen Frieden (⇨Vergebung).

Psychosoziale Belastungen können sich auch auf das *Bindegewebe* und die Muskeln auswirken, was Schmerzen und eine Einschränkung der Lebensqualität nach sich ziehen kann. Gespräche zu den Lebensbedingungen und der familiären Situation sind ein wichtiger Bestandteil des therapeutischen Stressmanagements, *manuelle Therapien* zur Lockerung der Muskeln und Gewebe mehr als eine hilfreiche Ergänzung. Ärztliche Hilfe ist ratsam, wenn Sie den Zeichen der Überlastung von sich aus nicht entgegenwirken können. Spezielle Laboruntersuchungen geben Aufschluss über die bei Stress wichtigen Parameter. Hierbei werden zum Beispiel ein Cortisol-Tagesprofil erstellt und wichtige Stresshormone und ihre Co-Faktoren, die Mikronährstoffe, analysiert. Bei einem Mangel helfen bestimmte Nahrungsmittel oder Nahrungsergänzungsmittel. Ein besonderes Augenmerk gilt der Darmmikrobiota, die bei Dauerstress häufig verändert ist (⇨Darm). Hilfreich ist auch die Messung der Herzraten-Variabilität, abgekürzt HRV (⇨Herz).

➔ Lassen Sie uns noch einmal zusammenfassen, was Sie selbst belastendem Dauerstress und seinen Folgen entgegensetzen können:

- Bewusste Tiefenatmung, Ihre effektive Soforthilfe (⇨Atmung)
- Lächeln und herzhaft lachen
- Umarmen, wenn es Ihrem Gegenüber angenehm ist
- Vitalstoffreiche Mahlzeiten mit Genuss und Zeit (⇨Ernährung)
- Pflege der Darmmikrobiota (⇨Darm)
- Raus in die Natur, wann immer möglich (⇨Natur)
- Rennen, um Stresshormone abzubauen (⇨Bewegung)
- Ballast reduzieren, materiell und geistig
- Tägliche Auszeiten von den digitalen Medien und elektromagnetischer Strahlung (⇨Toxine und Strahlung)
- Dankbar und zufrieden sein, auch für die ‚kleinen' Dinge
- Hilfe erfragen und annehmen
- Regelmäßige Entspannungsmassagen
- Regelmäßig meditieren
- Meditative Bewegungssequenzen wie Yoga oder Qigong (⇨Yoga, ⇨Qi und Energie)
- Ausreichend und erholsam schlafen (⇨Ruhe und Regeneration)

➔ Zum Ende dieses Kapitels möchte ich Ihnen eine Anregung ans Herz geben, die sehr wohltuend wirkt, besonders, wenn Sie sie regelmäßig anwenden. Sie wird Ihnen helfen, das ‚Hamsterrad' anzuhalten, auszusteigen und Ihre Situation von außen zu betrachten:

- Gehen Sie nur mit sich oder, falls Ihnen das angenehmer ist, gemeinsam mit einer vertrauten Person ein paar Stunden in den *Wald*. Lassen Sie das Smartphone zu Hause oder schalten Sie es aus. Betrachten Sie die Farben und Formen der Natur, riechen Sie die Bäume, das Moos, die Pflanzen und die Tiere, atmen Sie die Luft, die

Ruhe und die Natur ein. Wenn Sie nach diesen Stunden zu Hause ankommen, werden Sie sich deutlich entspannter, gelassener und handlungsfähiger fühlen. Ein belebender Schritt für ein Leben in Balance.

Literatur und Quellen zum Weiterlesen:

David Servan-Schreiber: Die Neue Medizin der Emotionen. Stress, Angst, Depression: Gesund werden ohne Medikamente (2006);

Achim Peters: Das egoistische Gehirn (2012);

Timothy Ferries: Die 4-Stunden-Woche. Mehr Zeit, mehr Geld, mehr Leben (2015);

Christian Schubert: Was uns krank macht, was uns heilt. Aufbruch in eine neue Medizin (2016).

T

TOXINE UND STRAHLUNG – weniger ist mehr

Ist der menschliche Körper ein Sondermülllager? Vielleicht kommt Ihnen dieser Gedanke, wenn Sie sich vorstellen, dass in unserem Fettgewebe heutzutage tausende *Umweltgifte* nachweisbar sind. Das kommt daher, dass wir mit immer mehr Toxinen tagtäglich in Kontakt kommen und diese zum Teil nicht wieder ausscheiden, sondern ablagern. Seit den 1940er Jahren hat die Produktion synthetischer *Chemikalien* explosionsartig zugenommen. Weltweit wurden 1930 noch 1 Million Tonnen produziert, wohingegen bis zum Jahre 2000 diese Menge auf 400 Millionen Tonnen jährlich anstieg. Diese Chemikalien können auf verschiedenen Wegen in den Körper gelangen und ihn belasten, je nach Zusammensetzung des Stoffes, der Menge, der Art der Aufnahme und Abgabe sowie den Wechselwirkungen mit anderen Schadfaktoren.

Blicke ich zurück auf meine Studienzeit und meine Ausbildung, wurden diese Themen nur am Rande besprochen. Die meisten Mediziner gehen davon aus, dass der Körper sich von den Toxinen, die uns tagtäglich begegnen, ohne Weiteres selbst reinigen kann. Die massive Zunahme an potenziell giftigen Substanzen, ihre Wechselwirkungen untereinander und individuelle Einschränkungen der Entgiftungskapazität bleiben dabei unberücksichtigt. Auch die Belastung und die Wechselwirkungen mit einem anderen Schadfaktor und Stressor, der elektromagnetischen Strahlung, findet noch wenig Beachtung in der medizinischen Praxis.

In den 1990er Jahren lernte ich den Schweizer Naturheilarzt Natale Ferronato kennen und erfuhr durch ihn zum ersten Mal, welche Toxine uns im Alltag begegnen können und wie häufig chronisch kranke Menschen mit ihnen belastet sind. Mit den Stressoren und Schadfaktoren der heutigen Zeit und ihren Auswirkungen befassen sich auch die Ärzte Dietrich Klinghardt und Joachim Mutter seit Jahrzehnten. In ihren Praxen stellen sich tagtäglich Menschen vor, die durch Schadfaktoren krank geworden sind. In ihren Vorträgen, Kursen und in ihren Büchern nehmen diese wichtigen Themen breiten Raum ein.

Bei der Recherche zu diesem Kapitel und beim Schreiben der ersten Texte spürte ich, dass das kein angenehmer Lesestoff ist. Diese Thematik ist sehr komplex und an manchen Stellen undurchsichtig. Welchen Aussagen kann man vertrauen, welche Studien sind anerkannt, welche durch Interessenskonflikte beeinflusst? Die wirtschaftlichen Interessen der Industrie wiegen oft schwerer, als der Schutz der Bevölkerung vor möglichen gesundheitlichen Folgen. Und die Vorstellung, dass wir von früh bis spät mit unzähligen Toxinen und zunehmend mit elektromagnetischer Strahlung in Kontakt kommen, ist alles andere als erheiternd.

Das, was ich in diesem Kapitel schreibe, schreibe ich nach bestem Wissen – was spätere Korrekturen natürlich nicht ausschließt. Sie werden von Toxinen lesen, die uns besonders belasten, woher diese Toxine kommen und was wir angesichts dieser Belastungen tun können. Sie werden erfahren, wie die Entgiftung im Körper abläuft und welche Störfaktoren diesbezüglich möglich sind. Im zweiten Teil des Kapitels geht es um die elektromagnetische Strahlung. Auch dies ein Thema, das angesichts der Auswirkungen Aufmerksamkeit und Achtsamkeit fordert. Toxine und Funkstrahlung sind in gesetzlich festgelegten Dosen erlaubt und allgegenwärtig in unserem Alltag – meist ohne dass wir sie bemerken. Dennoch können sie uns und unseren inneren Heilkräften schaden. Problematisch sind vor allem die langfristigen, kumulativen und sich gegenseitig verstärkenden Wirkungen, die in den wissenschaftlichen Untersuchungen zur Festlegung von Grenzwerten oft nicht berücksichtigt werden.

Ich möchte Sie mit diesem Kapitel zum Hinschauen und Nachdenken animieren, damit Sie die Belastung mit Schadfaktoren erkennen und reduzieren können. Für eine Ausleitung von Toxinen sollten Sie einen erfahrenen Therapeuten konsultieren. Die Ausleitungsstoffe, die ich bei den einzelnen Toxinen erwähne, sollen lediglich als Anregung dienen. An der einen oder anderen Stelle werden Sie entdecken, was Sie selbst ändern können, um Ihre inneren Heilkräfte zu schützen und zu unterstützen.

Das Wichtigste, das ich Ihnen vermitteln möchte, ist dies:

Meiden Sie synthetische, chemische Stoffe, wo immer möglich. Wählen Sie solche Produkte für den täglichen Bedarf aus, die keine oder eine möglichst geringe Menge an bedenklichen Inhaltsstoffen haben. Vermeiden Sie industriell verarbeitete Nahrungsmittel und achten Sie auch in Restaurants auf die Qualität der Speisen und mögliche synthetische Zusatzstoffe. Unterstützen Sie Ihre Entgiftung, indem Sie Wildkräuter, Tees mit entgiftenden Pflanzen wie der Brennnessel und eine ausreichende Menge Wasser in Ihren Speiseplan integrieren. Seien Sie kritisch im Umgang mit Mobiltelefonen, Schnurlostelefonen und WLAN und reduzieren Sie die elektromagnetische Strahlung, wo immer möglich. Sorgen Sie sich diesbezüglich besonders um den Schutz der Ungeborenen und Heranwachsenden. Professionell arbeitende *baubiologische Messtechniker* bieten bei der Innenraumanalytik wertvolle Unterstützung.

Mit der Geschichte einer Patientin möchte ich nun überleiten zu den alltäglichen Toxinen. Meine Patientin erzählte mir während einer Gesichtsbehandlung, dass sie allmorgendlich Probleme habe aufzuwachen, obwohl mehrere schrillende Wecker im Einsatz seien. Nach ihren Tätigkeiten befragt, gab sie an, Besitzerin eines *Nagelstudios* zu sein. Nagelstudios sind in den letzten Jahren wie Pilze aus dem Boden geschossen. *Aceton* und andere Lösemittel, *Acrylate* und *Formaldehyd*, Weichmacher, Bisphenol-A und Nitrosamine – ein bunter Cocktail wirkt auf die Mitarbeiter und Kunden ein. Nicht alle Studios verfügen über leistungsstarke Absauggeräte direkt am Arbeitsplatz. Meine Patientin hatte offenbar zu viele dieser nervenschädigenden

Stoffe eingeatmet. Nach der Entgiftung durch einen umweltmedizinisch erfahrenen Kollegen gehörte der komatöse Schlaf zu ihrer Freude bald der Vergangenheit an.

Dies ist nur ein Beispiel von einer Vielzahl von Toxinen, mit denen wir im Alltag in Kontakt kommen können. Potenziell schädliche Chemikalien finden sich in Nahrungsmitteln und Produkten der Landwirtschaft durch die Verwendung von Pestiziden, Herbiziden und Fungiziden (⇨Unkraut), in industriell verarbeiteten Nahrungsmitteln, in Hygieneartikeln, *Kosmetika*, Wasch-, Reinigungs- und Putzmitteln, in Baustoffen, Möbeln, Wohntextilien und in der Kleidung, in Verpackungen, Kunststoffen, Plastikbehältern und Kochgeschirr, in Spielzeug, in Zahnfüllungen, Impfstoffen und Medikamenten. Nicht zuletzt ist die Außenluft durch Feinstäube und anderes belastet. Toxine können außerdem von krankmachenden Keimen im Körper freigesetzt werden, so zum Beispiel im Darm oder im Zahnbereich (⇨Darm, ⇨Zähne).

In den letzten Jahren habe ich in den Seminaren und Vorträgen von Dietrich Klinghardt und Joachim Mutter viele Informationen zum Thema Schadfaktoren erhalten. Bei seinen Patienten stellt Klinghardt besonders häufig Belastungen mit den Toxinen *Quecksilber*, Aluminium und Glyphosat fest. Quecksilber ist ein Schwermetall und findet sich zunehmend in der Atmosphäre durch Kohlekraftwerke, die Verbrennung von Leichen mit Amalgamfüllungen, Feuerstellen von Goldwäschern und die Ausdünstungen von Energiesparlampen. Auch *Meerestiere*, allen voran große Raubfische wie der Thunfisch, sind mit Schwermetallen belastet. Über die Atmung und die Nahrung gelangt das Quecksilber in den Körper.

Eine weitere Belastung sind amalgamhaltige Zahnfüllungen (⇨Zähne). Auf verschiedenen Wegen, unter anderem direkt über die Hirnnerven, gelangt das Quecksilber in das *Gehirn*. Es ist neurotoxisch, das heißt, es schädigt Nervengewebe. Es schädigt auch die Energiefabriken in den Zellen, die *Mitochondrien* (⇨Qi und Energie) und führt zu Veränderungen der *Gene* (⇨XX und XY). Der US-amerikanische Wissenschaftler *Boyd Hailey* betont, dass Quecksilber noch dazu Enzyme, also die Biokatalysatoren des Körpers, blockiert, auch diejenigen, die für die Entgiftung zuständig sind. Die Entgiftung und Ausleitung von Quecksilber aus dem Körper ist ein komplexes Thema und gehört in die Hände erfahrener Therapeuten.

Wie bereits erwähnt, können sich Toxine gegenseitig in ihrer Giftigkeit potenzieren, also verstärken. So ist es mit Quecksilber und Aluminium. *Aluminium* ist ein beliebtes Verpackungsmaterial, wodurch wir es beim Essen und Trinken zu uns nehmen. Bei einem intakten Darm wird das meiste davon wieder ausgeschieden. Das ändert sich, wenn säurehaltige Getränke wie das bekannte braune Süßgetränk konsumiert werden, die die Aufnahme verstärken oder der Darm krank und löchrig ist. Aluminium begegnet uns auch in *Deos* und durch die Abluft von *Laserdruckern*. Ein Abluftfilter sorgt für etwas geringere Ausdünstungen, besser ist die Verwendung eines Tintenstrahl-Druckers. Aluminium ist außerdem vielen *Impfstoffen* und den meisten *Hyposensibilisierungslösungen* zur Behandlung von Allergien als Wirkverstärker zugesetzt.

Eine weitere Belastung birgt die *künstliche Bewölkung* des Himmels, die in vielen Ländern praktiziert wird. Dabei kommt es zu einer *Feinstaubbelastung* mit aluminiumhaltigen Teilchen und anderen bedenklichen Stoffen. Bei Menschen, die mit Quecksilber belastet sind, ist die Toxizität von Aluminium gesteigert. In der Folge können vor allem neurologische Erkrankungen auftreten. Eine Ausleitung von Aluminium ist mit Ionenfußbädern, Koriander, Schachtelhalmtee und Silizium möglich.

Das dritte Toxin, das derzeit häufig bei chronisch kranken Patienten zu finden ist, ist das Pflanzenvernichtungsmittel *Glyphosat*. Es wird seit Jahrzehnten in der industriellen Landwirtschaft eingesetzt (⇨Unkraut). Es greift unter anderem in die Aminosäure-Synthese der Darmbakterien ein und schädigt die Mikrobiota des Darms (⇨Darm). Glyphosat unterdrückt außerdem die für die Entgiftung wichtigen *Cytochrom P450-Enzyme* der Leber. Mehr dazu weiter unten. Eine Entgiftung ist mit Zeolith, Huminsäure und der Aminosäure Glycin möglich. Hilfreich ist auch frischer Apfelessig.

Soweit zu den Toxinen, die am häufigsten im Praxisalltag eines Experten für chronische Krankheiten wie Dietrich Klinghardt vorkommen. Ein weiteres Thema, das jedem von uns täglich begegnet, sind *Zusatzstoffe* in Nahrungsmitteln. Etwa 300 werden heutzutage eingesetzt. Dazu gehören Konservierungsstoffe, Farbstoffe, Aromen und Verdickungsmittel. Jeder Zusatzstoff hat eine eigene E-Nummer und kann unter verschiedenen Namen erscheinen. Manche der Zusatzstoffe gelten als unbedenklich, andere werden mit verschiedenen Erkrankungen in Verbindung gebracht.

Ein beliebter Nahrungsmittelzusatz ist *Aspartam*, E951. Er gehört zu den *künstlichen Süßstoffen*, die entwickelt wurden, um Nahrungsmittel zuckerfrei zu süßen und findet sich in tausenden Produkten weltweit. Die Bezeichnungen ‚light' und ‚zuckerfrei' weisen darauf hin. Ob Aspartam schädlich ist, wurde immer wieder kontrovers diskutiert. Von den Kritikern wird Aspartam unter anderem mit Allergien, Kopfschmerzen, Epilepsien und Hirntumoren in Zusammenhang gebracht.

Schlagzeilen brachte auch ein Stoff, der beim Braten, Backen, Rösten oder Frittieren von stärkehaltigen Produkten entsteht: *Acrylamid.* Man findet ihn in *Chips*, Flips, Crackern, *Keksen* und Erdnüssen – mit einem Wort in den Snacks, die man mal eben so nebenbei konsumiert und die oft verführerisch schmecken. Auch *Cornflakes*, Crunchy-Müsli, Brotkrusten, Bratkartoffeln und *Pommes* sind von Acrylamid betroffen. Besonders dunkel frittierte oder gebratene Speisen enthalten große Mengen davon. Genauso kann *Kaffee* durch die Röstung acrylamidreich sein. Für Kaffeeliebhaber sollte es dann eher der Schonkaffee sein. Warum sollten wir Acrylamid meiden? In Tierversuchen zeigte sich, dass es nervenschädigend, krebserregend und genverändernd wirkt.

Viele weitere Schadstoffe können in Speisen und Getränken verborgen sein. Cadmium in Kakao, Arsen in Reis, Paraquat in Chiasamen und Lösungsmittel in entkoffeiniertem Kaffee – die Liste ließe sich lange fortführen. Auch etwas, was Sie kauen und irgendwann wieder ausspucken – hoffentlich in den Müll – kann Sie belasten. Die

Rede ist von *Kaugummi*, der heutzutage meist synthetisch hergestellt wird. Die Basis ist Erdöl, das zu Kunststoff umgewandelt und mit Weichmachern, Zucker, Zuckerersatz wie Aspartam, Füllstoffen und Aromen angereichert wird. Wenn Sie lange genug kauen, werden Sie einige der enthaltenen *Mikrokunststoffe* und die anderen Schadstoffe herunterschlucken. Besser greifen Sie auf das Produkt aus dem Bioladen zurück, das aus *Chicle*, dem Milchsaft der Früchte des Breiapfelbaumes, hergestellt wird. Das entlastet Ihr Entgiftungssystem und nebenbei leisten Sie einen Beitrag zum Umweltschutz und zur Instandhaltung öffentlicher Flächen.

Eine hilfreiche App ist die *Codecheck-App*, mit der man die Inhaltsstoffe von mit Barcode versehenen Nahrungsmitteln und auch Kosmetika auslesen kann. So kann man zum Beispiel erkennen, ob Mikroplastik enthalten ist – und es meiden. Der Bund für Umwelt und Naturschutz Deutschland e.V., BUND, hat die sogenannte *ToxFox-App* entwickelt, mit der man ebenfalls *Kosmetikprodukte* überprüfen kann. Ich benutze nur wenige Apps – diese sehe ich als sinnvoll an. Davon abgesehen kann man heutzutage alle Kosmetik- und Hygieneartikel in der Qualität kontrollierter Naturkosmetik und Nahrungsmittel aus kontrolliert ökologischem Anbau erhalten. In jedem Fall sind Nahrungsmittel, die nicht industriell verarbeitet wurden, sondern regional angebaut und frisch sind, zu bevorzugen.

Auch in der *Textilproduktion* werden tausende von Chemikalien verwendet, die nicht deklariert werden müssen. Da sind *Azofarbstoffe*, die krebserregend sind, zinnorganische Verbindungen, die das Immunsystem schädigen und die Fortpflanzungsfähigkeit reduzieren und viele andere. Besonders bedenklich ist importierte Ware. Laut Greenpeace stammt über 90 Prozent unserer *Kleidung* aus Asien. Dort, genauso wie in Süd- und Mittelamerika, sind die Umweltschutzauflagen oft mangelhaft und viele Gifte im Einsatz. Gleichzeitig verfügen diese Länder nicht über geeignete Kläranlagen, so dass die Gewässer eine hohe Toxinbelastung aufweisen (⇨Wasser). Bevor die Textilien in Schiffscontainern ihre Reise zu uns antreten, werden sie mit giftigen *Insektenvernichtungsmitteln* behandelt. Damit die Toxine nicht in hoher Dosis im Körper landen, sollte die Kleidung mehrmals gewaschen werden. Besser ist es, zertifizierte ökologische Kleidung zu tragen.

Wenden wir uns einem Material zu, das in einer technisierten Welt aufgrund seiner vorteilhaften Eigenschaften nicht wegzudenken ist, den *Kunststoffen*. Sie werden aus Erdöl hergestellt, sind extrem langlebig und verrotten nur sehr langsam – was einerseits ein Vorteil ist, andererseits aber auch ein großes Problem nach sich zieht, wenn der Kunststoff zu Abfall wird. Ein Land ohne Recyclingsystem hat mit der Verwendung von Kunststoffen automatisch eine gravierende Müllproblematik. Dieser Müll landet zum großen Teil in den Gewässern, genauso wie Kunststoffpartikel aus den Abwässern der Haushalte. Über mikroplastikhaltige Kosmetikartikel, Haushaltsprodukte und Textilien tragen wir tagtäglich zur Plastikverschmutzung bei. Letztendlich landet das *Mikroplastik* nach und nach in allen Wasserlebewesen und über die Nahrung auch in uns.

Im Zusammenhang mit Kunststoffen ist oft die Rede von schädlichen Inhaltsstoffen wie Weichmachern und *Bisphenol-A*, abgekürzt *BPA*. BPA findet man in der Innenbeschichtung von *Getränke-* und *Konservendosen*, in Lebensmittelverpackungen, in Plastikgeschirr und -bechern, in *Babyschnullern* und -fläschchen, in *Plastikspielzeug*, in *PVC-Böden* und auch auf konventionellen *Kassenbons*. Plastikflaschen aus PET enthalten kein BPA. Bei einer Erwärmung der Kunststoffe kommt es zur Freisetzung des BPAs. Bereits 1987 haben Forscher entdeckt, dass Plastikröhrchen Stoffe freisetzen, die wie weibliche Hormone wirken. Seitdem konnten zahlreiche Wissenschaftler belegen, dass BPA im Körper *hormonähnliche Wirkungen* hat und die Entstehung von *Fettleibigkeit, Diabetes, Lebererkrankungen* und *Herz-Kreislauf-Erkrankungen* fördert. Und dass es bei Kindern die körperliche Entwicklung stören kann. Anders als in Belgien, wo BPA inzwischen gänzlich verboten ist, sind die Grenzwerte in Deutschland relativ hoch. Die Verbraucher müssen also selbst Vorsicht walten lassen.

Weichmacher wie die *Phthalate* waren früher Bestandteil von Kinderspielzeug und Kosmetika, heute sind sie in diesen Produkten

EU-weit verboten. Erlaubt sind sie in Arzneimitteln, Verpackungen von Lebensmitteln, Nahrungsergänzungsmitteln, Bodenbelägen, Infusionsbeuteln und -schläuchen und in Kunststoffteilen der Innenausstattung der Autos. Weichmacher sind sehr gut fettlöslich. Vorsicht ist also geboten, wenn fetthaltige Nahrungsmittel wie Käse oder Wurst in Plastik verpackt sind oder mit Twist-off-Deckeln von Gläsern in Kontakt kommen. Weichmacher gelten als *Hormonhemmer* und können die Entstehung von *Übergewicht, Diabetes* und *ADHS* fördern. Frischhaltefolien werden heutzutage aus PE, also Polyethylen hergestellt und enthalten keine Weichmacher.

Auch die sogenannten *Flammschutzmittel* enthalten hormonwirksame Substanzen. Man findet sie in Kunststoffen, Elektrogeräten, Polstermöbeln und Teppichen und auch in den tagtäglich verwendeten *Tastaturen*. Während der Arbeit am Computer können sie verdampfen, landen auf den Fingern und von dort beim Essen in den Mund. Da bewährt sich das ‚Hände waschen vor dem Essen'.

Die Stoffe mit hormonähnlicher Wirkung nennt man *endokrine Disruptoren.* So wie Flammschutzmittel, Phthalate und BPA haben hunderte andere Substanzen wie *Zusatzstoffe* in Nahrungsmitteln, *Kosmetika* und *Waschmitteln*, synthetische *Duftstoffe, Pestizide* und *Teflon* hormonähnliche Wirkungen. Diese Umwelthormone verlangen große Aufmerksamkeit, denn anders als bei anderen Toxinen sind sie bereits in kleinsten Dosen schädlich. Grenzwerte helfen also nicht. Endokrine Disruptoren werden mit einer reduzierten *Fruchtbarkeit* sowie einer *Feminisierung* und genitalen Fehlbildungen in Zusammenhang gebracht. Die bisherigen Erkenntnisse der Wissenschaftler legen ein Verbot dieser Stoffe nahe. Angesichts ihrer immensen weltweiten Verbreitung ein schwieriges Unterfangen.

Die Aufzählung möglicher Schadstoffe könnte noch endlos weitergehen. Auch die *Raumluft* kann durch Ausdünstungen von Baumaterialien, Bodenbelägen, Möbeln, Laserdruckern, Textilien, Giften von Schimmelpilzen, natürlichem Radon und Kohlendioxid massiv belastet sein. Häufiges Stoß- oder Querlüften reduziert den Schadstoffgehalt in Räumen deutlich. Knapp 30 Prozent der Deutschen belastet die

Lungen zusätzlich mit tausenden Schadstoffen, indem sie rauchen. Im *Zigarettenrauch* sind 250 giftige und etwa 90 krebserregende Stoffe enthalten. Deutlich häufiger in den Schlagzeilen ist die *Außenluft*. Dieselfahrzeuge werden derzeit als Luftverschmutzer an den Pranger gestellt. Allerdings sieht es bei den Benzinern möglicherweise noch schlimmer aus. Moderne Einspritzer setzen eine große Menge *Feinstaub* frei und nur wenige Autos sind mit adäquaten *Partikelfiltern* ausgestattet.

Wenn wir uns anschauen, wie sich chronische Belastungen mit Schadfaktoren bemerkbar machen können, erscheinen die Symptome eher unspezifisch. Chronische *Müdigkeit*, Reizbarkeit, *Schlaflosigkeit, Kopfschmerzen,* Stimmungsschwankungen, *depressive Verstimmungen,* Konzentrationsstörungen, *Muskelschmerzen*, Mundgeruch, Geruchsempfindlichkeit und *Hautirritationen* und das Auftreten von Hauterkrankungen gehören dazu.

So wie der Körper mit von außen zugeführten Toxinen konfrontiert wird, treten permanent auch im Rahmen der ganz normalen Stoffwechselvorgänge in den Zellen Stoffe auf, die ausgeschieden werden müssen, weil sie uns sonst vergiften würden. Da ist zum Beispiel das beim Abbau der *Eiweiße* anfallende *Ammoniak*. Bei einer extrem eiweißreichen Kost tritt es vermehrt auf, wodurch es zu Zellschädigungen kommt. Ausscheidungspflichtige Stoffe sind auch Harnsäure, Harnstoff und Kreatinin.

Ein gesunder Mensch verfügt über komplexe und leistungsfähige *Entgiftungssysteme*, die dafür sorgen, dass Toxine und Stoffwechselendprodukte unschädlich gemacht und ausgeschieden werden. Die erfolgreiche Arbeit dieser Systeme ist allerdings davon abhängig, dass die an den Prozessen beteiligten Organe und Entgiftungsenzyme uneingeschränkt funktionieren, dass ausreichend *Co-Faktoren* als Bausteine für die Enzyme vorhanden sind und die Menge an Toxinen die individuelle Entgiftungskapazität nicht überfordert.

Die *Entgiftung* des Körpers läuft in drei Phasen ab, die ich im Folgenden etwas vereinfacht skizzieren möchte:

In der **Phase 1** werden die Toxine in der Leber durch Entgiftungsenzyme reaktionsfreudiger und transportfähig gemacht. Da sind zum einen die *Cytochrom P450-Enzyme*. Sie sind vom eisenhaltigen Blutfarbstoff Häm abhängig. Bei der Stoffwechselstörung *Hämpyrrollaktamurie*, abgekürzt *HPU*, kommt es zu einem Mangel an funktionsfähigem Häm und damit zu einer *Entgiftungsstörung*. Dies betrifft etwa 10 Prozent der Frauen und ein Prozent der Männer. Bei der HPU kommt es außerdem zu einem Mangel an Vitamin B6, Zink und teilweise auch an Mangan, was weitere Stoffwechselstörungen nach sich zieht.

Ein weiteres Enzym ist die *Glutathionperoxidase*, deren Funktion von *Selen* abhängig ist. Ein Selenmangel reduziert ebenfalls die Entgiftungsleistung.

Die in Phase 1 entstandenen, noch toxischen Zwischenprodukte müssen in **Phase 2** weiter entgiftet werden. Hierfür werden sie mit Hilfe von Enzymen an bestimmte Transportstoffe wie *Glutathion*, Glycin, Taurin und Schwefel gekoppelt. Viele Stoffe werden dadurch wasserlöslich.

In der **Phase 3** der Entgiftung werden die Toxine ausgeschieden. Die wasserlöslichen Stoffe gelangen von der Leber über das Blut zu den *Nieren* und über den Urin nach draußen, die fettlöslichen werden über die *Galle* und weiter über den Darm ausgeschieden. Bei einer *Verstopfung* des Darms gelangen Toxine über den sogenannten ‚enterohepatischen Kreislauf' erneut in die Leber und belasten oder schädigen diese.

Bei mehr als 30 Prozent der Bevölkerung liegt eine *Entgiftungsstörung* vor. Sogenannte *Genpolymorphismen* führen zum Beispiel dazu, dass mangelhafte Entgiftungsenzyme oder Transporteiweiße hergestellt werden. Auch ein Mangel an den *Co-Faktoren* Zink, Magnesium, Mangan, Selen, Vitamin B6 und den schwefelhaltigen Aminosäuren senkt die *Entgiftungskapazität*. Mittels spezieller *Laboranalysen* können Entgiftungsstörungen festgestellt werden. Mangelnde

Co-Faktoren und Aminosäuren können über eine vitalstoffreiche Ernährung und die Einnahme spezieller Nahrungsergänzungsmittel ausgeglichen werden. Bei einer Entgiftungsstörung in Phase 1, wie sie bei der HPU vorliegt, kommt es zu einer Giftansammlung im Körper. Bei einer Störung in Phase 2 reichern sich die schädlichen Zwischenprodukte der Phase 1 an und es kommt nachfolgend zum sogenannten *oxidativen Stress* mit Zellschäden (⇨Stress).

Die an der Entgiftung beteiligten Organe sind, wie schon erwähnt, die Leber, die Nieren und der Darm, außerdem die Lungen und die Haut. Bei der Frau findet eine weitere Entgiftung durch die monatliche Regelblutung statt.

Das Hauptentgiftungsorgan ist die *Leber*. Ist sie geschädigt, ist die Entgiftungskapazität eingeschränkt. *Alkohol* ist einer der Stoffe, der die Leber bei regelmäßigem Konsum schädigen kann – das ist wohlbekannt. Möglich sind auch Schädigungen durch bestimmte Medikamente und Kräuter sowie durch den in fast allen industriell hergestellten Nahrungsmitteln enthaltenen ‚High Fructose Corn Sirup', der aus Glukose und Fruktose besteht (⇨Ernährung). Auf der anderen Seite gibt es Stoffe, die geschädigte Leberzellen regenerieren können, wie Kurkuma mit dem Wirkstoff Curcumin und die Mariendistel mit dem Wirkstoff Silymarin. Eine gesunde und bekömmliche Ernährung und eine intakte Darmmikrobiota (⇨Darm) unterstützen die Leberfunktion.

Der *Darm* transportiert und verdaut die aufgenommenen Flüssigkeiten und Speisen und hat mit seinen 400 Quadratmetern eine große Entgiftungsoberfläche. Wichtig für einen intakten Darm ist eine gesunde Darmmikrobiota. Ist sie gestört oder liegt eine *Verstopfung* vor, kann die Entgiftungsfunktion eingeschränkt sein. Mit sogenannten Probiotika wie den Milchsäurebakterien kann die Darmmikrobiota saniert werden.

Immer mal wieder kommt es vor, dass sich Hefepilze und Parasiten im Darm ansiedeln. Diese unerwünschten Bewohner haben eine besondere Eigenschaft: Sie speichern mögliche Gifte im Darm. Dies ist zu bedenken, wenn Medikamente eingesetzt werden, um sie abzutöten, denn die dann freiwerdenden Toxine können Vergiftungssymptome auslösen. Mit verschiedenen Mitteln können Toxine im Darm gebunden werden, so mit der Süßwasseralge Chlorella und mit Flohsamenschalen. Hilfreich können auch Einläufe, die Hydro-Colon-Therapie und das Fasten sein (⇨Darm).

Die *Nieren* filtern in 24 Stunden mehr als 1500 Liter Blut. Dabei werden wichtige Substanzen wie Mineralien bewahrt und schädliche Substanzen ausgeschieden. Regelmäßiges Trinken einer ausreichenden Menge Wassers und pflanzliche Tees wie der Brennnesseltee unterstützen die Funktion der Nieren (⇨Wasser).

Die *Lungen* entgiften uns dadurch, dass sie Kohlendioxid, CO2, und andere Stoffwechselendprodukte abatmen (⇨Atmung). Und die *Haut* mit einer Oberfläche von 1,5 bis zwei Quadratmetern transportiert Giftstoffe über den *Schweiß* nach draußen. Dies können wir durch schweißtreibende Bewegungen unterstützen. Hilfreich sind auch mineralische Bäder, regelmäßiges Saunieren und Aufenthalte in Infrarot-Kabinen oder -Liegen.

Damit die Stoffwechselendprodukte der Zellen und die Gifte transportiert werden können, braucht es das *Lymphsystem*. Die Lymphgefäße bringen Nährstoffe zu den Zellen hin und transportieren Abfallstoffe und Gifte ab. Ein guter Lymphfluss sorgt für eine gute Entgiftung. Wir können dies unterstützen, indem wir ausreichend Wasser trinken, uns regelmäßig bewegen und für einen bewegten Brustkorb sorgen (⇨Atmung). Unterstützend wirken manuelle Therapien wie die *Lymphdrainage* und die SophiaMatrix-Technik. Eine umfassende Entgiftung des Körpers bewirkt die *Apherese*. Hierbei wird das Blut aus dem Körper geleitet, gefiltert und damit von Toxinen befreit und dann wieder zurückgeführt.

Am Übergang zum zweiten Teil dieses Kapitels lassen Sie uns einen Blick auf das ‚liebste Kind' der Deutschen werfen, das *Auto*. Hier wetteifern die Themen elektromagnetische Strahlung und Toxine miteinander auf engstem Raum – und wir sitzen mittendrin. Laut einer Studie des amerikanischen Ecology Center sind wir im Auto einem Giftcocktail aus hunderten Chemikalien ausgesetzt. Dazu gehören *Chlor*, Brom, *Blei* und andere Schwermetalle, Weichmacher und *Flammschutzmittel*. Vor allem Neuwagen dünsten in den ersten sechs Monaten viele Schadstoffe aus. Steht das Auto im Sommer in der Sonne, führt die Hitze zu verstärkten Reaktionen der *Kunststoffe* und zu einer Erhöhung der giftigen Ausdünstungen. Eine mögliche Taktik für Neuwagen könnte sein, sie häufig in der Sonne zu parken und vor dem Einsteigen gut zu lüften. Die Konzentration an Toxinen würde so schneller sinken.

Um die Toxinbelastung im Innenraum des Autos möglichst gering zu halten, sollten Sie Folgendes beachten:

- Lüften sie das Auto vor dem Einsteigen gut durch, besonders, wenn das Auto neu ist und in der Sonne gestanden hat.
- Vermeiden Sie längere Autofahrten mit Kleinkindern.
- Lassen Sie Kinder nicht im Auto warten, keinesfalls in einem Neuwagen.
- Wischen Sie die Armaturen regelmäßig feucht ab, da Chemikalien sich gerne im Staub festsetzen.
- Legen Sie sich ein Kissen aus *Schafwollflies* zu, das bindet Toxine.
- Stellen Sie die *Klimaanlage* fünf Minuten vor Fahrtende aus, damit sie trocknet – das vermeidet das Wachstum von *Schimmelpilzen* in der Anlage.
- Prüfen Sie, ob vom Produzenten ein *Aktivkohlefilter* eingebaut ist, rüsten sie ihn gegebenenfalls nach.
- Achten Sie auf die Ausstattung mit einem speziellen *Partikelfilter*, um die *Feinstaubbelastung* zu senken.

Soweit zu den Ausdünstungen des Autos. Wichtig zu wissen ist auch, dass an *Tankstellen* erhöhte Werte an *Benzol* in der Luft auftreten. Dieser krebserregende Stoff ist grenzüberschreitend und durchdringt sogar die Verpackungen von Nahrungsmitteln. Da lässt man den Essenseinkauf an der Tankstelle besser sein.

Kommen wir zu den *elektromagnetischen Feldern* in Autos, die in den heute üblichen hochtechnisierten Wagen deutlich stärker sind als früher. Besonders dann, wenn der *Bordcomputer*, die Klimaanlage, Sitzheizungen und das Mobiltelefon im Einsatz sind. Autos sind genau wie *Busse, Züge* und *Flugzeuge Faraday'sche Käfige*, da die Innenräume von Metall umgeben sind. Eingeschaltete Mobiltelefone, die in diesen ‚Käfigen' benutzt werden, müssen eine deutlich höhere Sendeleistung aufbringen als im Freien. Um die Belastung gering zu halten, wäre der Flugmodus die richtige Wahl. Ungeachtet der Umgebung und der Anzahl der aktiven Sender läuft die Benutzung auf Hochtouren. So mancher bemerkt dies in Form von Müdigkeit, Kopfschmerzen, Ohrgeräuschen und Schwindel. Ein geeignetes Messgerät könnte die Intensität der Funkstrahlung anzeigen und sogar hörbar machen. Zum Schutz besonders der Heranwachsenden sehe ich dies als wichtige und dringliche Maßnahme.

Die derzeit festgelegten *Grenzwerte* zum Schutz der Bevölkerung berücksichtigen die *thermischen Effekte* der elektromagnetischen Strahlung, also jene, die mit einer Erhöhung der Temperatur einhergehen. Diese Effekte wirken sich besonders auf schlecht durchblutete Organe wie Augen und Hoden aus, die die Wärme weniger gut ableiten können. Abhängig von der Intensität, der Frequenz und der Dauer der Strahlung können auch schädliche *nicht-thermische Effekte* eintreten, die bisher kontrovers diskutiert werden. Hierzu folgen nun exemplarisch einige wichtige Erkenntnisse.

Ein breit wirksamer Effekt ist die Überproduktion freier Radikale mit nachfolgenden *Zellschäden* durch *oxidativen Stress.* Zellschäden an den zellulären Energiefabriken, den Mitochondrien, führen zum *ATP-Mangel,* was uns schlapp und müde macht. Andauernder oxidativer Stress macht uns krank (⇨Stress, ⇨Qi und Energie).

Der US-amerikanische Biochemiker *Martin Pall* konnte belegen, dass elektromagnetische Felder die *Calcium-Kanäle* der Körperzellen öffnen, wodurch es zu einem Einstrom von Calcium in die Zellen, zu einer Erhöhung freier Radikale und nachfolgend zu Zellschädigungen, *DNS-Brüchen* und Schädigungen der *Mitochondrien* kommt.

Dies betrifft vor allem Nervenzellen, die Retinazellen der *Augen, Spermien* und *Eizellen*. Der deutsche Mediziner *Jürgen Aschoff* hat in seinem Vortrag anlässlich des Umweltkongresses in Frankfurt 2019 darauf hingewiesen, dass die Mobilfunkstrahlung unter anderem den *Vitamin-D-Rezeptor* blockiert. Die Folgen einer solchen Blockade sind im Kapitel ⇨Licht aufgeführt.

Der Baubiologe *Wolfgang Maes* führt in seinem Buch ‚Stress durch Strom und Strahlung' aus, dass Erreger in unserem Körper wie Viren, Pilze, Parasiten und Bakterien, speziell *Borrelien*, durch die elektromagnetische Strahlung aggressiver werden und vermehrt krankmachende Toxine freisetzen. Diese Erkenntnisse stammen ursprünglich von *Dietrich Klinghardt*. Um Toxine unschädlich zu machen, braucht es eine gute Entgiftung. Elektrosmog hemmt die Entgiftung. Um Erreger zu bekämpfen, braucht es ein intaktes Immunsystem. Das *Immunsystem* wehrt sich gegen diese Erreger so gut es kann. Wichtig für eine intakte Abwehr ist eine gesunde Lebensweise, ein gesunder Darm und eine regenerierende Nachtruhe. Hierfür braucht es ausreichend Melatonin und Funkstille (⇨Ruhe und Regeneration).

Jede Zelle besitzt eine minimale *elektrische Ladung*. Sie ist mit einer Spannung von 70-100 mV negativ gegenüber der Umgebung geladen. Aufrechterhalten wird dieser Zustand durch einen Überschuss an *Elektronen*. Auch die roten Blutkörperchen haben eine negative Oberflächenspannung. Elektromagnetische Strahlung kann diese Ladung verändern. Der Verlust der negativen Ladung führt zur sogenannten *Geldrollenbildung* der roten Blutkörperchen und zu einer Verdickung des Blutes und der Lymphe.

Der kindliche Organismus bedarf besonderer Achtsamkeit, da der Schädelknochen dünner ist, das Nervensystem sich in der Entwicklung befindet und erst ab dem 18. Lebensmonat eine funktionsfähige *Blut-Hirn-Schranke* besteht, die das Gehirn vor Toxinen schützt. Eine weitere sensible Phase ist die *Pubertät*, in der das Gehirn grundlegend neu strukturiert wird. An der Schule meiner Kinder hält der Neurologe und Psychiater *Dieter F. Braus* regelmäßig Vorträge, in denen er den Schülern und Eltern vermittelt, dass das Gehirn bis zum

Alter von 26 Jahren besonders empfindlich gegenüber *Alkohol* und *Drogen* ist. Im betrunkenen Zustand werden Millionen Nervenzellen zerstört, was unter anderem die Merkfähigkeit reduziert. Toxine und die Exposition gegenüber elektromagnetischer Strahlung leisten ihr Übriges. Da durch das Telefonieren mit dem Handy die Blut-Hirn-Schranke vorübergehend geöffnet wird, können Toxine leicht in das Gehirn eindringen.

Bei der Benutzung der Mobilfunktelefone und Tablets sind auch die *hygienischen Aspekte*, die *Suchtproblematik* und die Auswirkungen auf den Gelenkapparat erwähnenswert. Wussten Sie, dass sich auf den Touchscreens oft mehr Keime tummeln als auf öffentlichen Toiletten? Es empfiehlt sich, die Oberfläche ab und an mit einem bildschirmverträglichen, desinfizierenden Tuch zu reinigen, vor dem Essen die Hände zu waschen und beim Essen auf die Benutzung des Handys zu verzichten. Viele Jugendliche geben in Befragungen an, von ihrem Handy abhängig zu sein. Laut der Deutschen Gesellschaft für Schlafforschung checken 45 Prozent der 11- bis 18-Jährigen ihr Smartphone auch noch im Bett, 23 Prozent mehr als zehn Mal pro Nacht. Nicht wenige zeigen Entzugserscheinungen, wenn es einmal nicht zur Hand ist. Problematisch ist auch, dass das Herabneigen des Kopfes sich mit Zugkräften bis zu 30 Kilogramm auf den Nacken und die Halswirbelsäule auswirkt. Noch dazu löst diese *Kopfhaltung* eine miese Stimmung aus, worauf aktuell neuseeländische Psychologen hingewiesen haben. Charly-Brown-Fans ist das durch das entsprechende Cartoon längst bekannt. Also Kopf hoch statt WhatsApp.

Seit den 1990er Jahren werden Mobilfunktelefone von immer mehr Menschen benutzt. Smartphones senden und empfangen nahezu ständig durch aktive Apps, meist über *WLAN*. Nur wenige verzichten auf die smarten Geräte und in den meisten Haushalten finden sich WLAN und DECT-Schnurlostelefone. Auch an *Schulen* soll die Technik Einzug halten und WLAN etabliert werden, was nicht nur dem Psychiater und Hirnforscher *Manfred Spitzer* Kopfschmerzen bereitet. Das WLAN sendet gepulste Strahlung im Frequenzbereich 8 bis 14 Hertz, also im Bereich der *Alphawellen* des Gehirns, wodurch es unter anderem zu kognitiven Störungen kommen kann.

Die *Strahlenbelastung* erhöht sich von Jahr zu Jahr. Seit Jahren belegen zahlreiche Studien die krankmachenden Auswirkungen der Strahlung. Die Erkrankungszahlen für Schlafstörungen, Erschöpfung, Kurzsichtigkeit, Kopfschmerzen und psychische Erkrankungen gehen in die Höhe, immer mehr Menschen leiden an *Unfruchtbarkeit*. 2011 wurde der Mobilfunk von der WHO in die Stufe 2B, also als potenziell krebserregend eingestuft.

2013 reagierte der Rückversicherer Swiss-Re und stufte den Mobilfunk in die höchste Risikostufe ein. Bedenkenswert sind auch die Forschungen des Wissenschaftlers *Joseph L. Kirschnik* vom California Institute of Technology in Pasadena, USA. Er fand heraus, dass unser Gehirn und auch die *Zirbeldrüse* mit winzigen *magnetischen Kristallen* ausgestattet sind. Durch die Einwirkung elektromagnetischer Strahlung können diese Kristalle gereizt werden, was die Funktion der Zirbeldrüse beeinträchtigt (⇨Licht).

Wann reagieren unsere politischen Vertreter und sorgen dafür, dass zumindest Heranwachsende, Schwangere und chronisch Kranke vor den Risiken des Mobilfunks, der DECT-Telefone und des WLANs gewarnt und geschützt werden? Wann werden die Grenzwerte reduziert? Manche Länder haben reagiert. In Italien wurden bereits 1998 die Grenzwerte auf ein Hundertstel der in anderen europäischen Ländern üblichen Werte herabgesetzt. In der Schweiz wurden die Grenzwerte in der Nähe von Krankenhäusern und Schulen verringert. In Israel wurde WLAN aus den Schulen verbannt und in Hamburg der Ausbau von WLAN an Schulen gestoppt.

Entgegen den warnenden Hinweisen vieler Experten wurden 2019 die Lizenzen für die fünfte Generation des Mobilfunks an die Netzbetreiber versteigert: *5G*. Damit sollen autonom fahrende Autos, die ‚Industrie 4.0' und das ‚Internet der Dinge' verwirklicht werden. Diese Technik soll viele Daten mit hoher Geschwindigkeit übertragen und parallel zu den bereits bestehenden Netzen flächendeckend etabliert werden. Hierfür braucht es möglicherweise alle 150 bis 200 Meter eine Antenne, zusätzlich Tausende Satelliten. Die *Strahlenbelastung* wird damit deutlich höher sein als bisher. Experten wie der bereits erwähnte Biochemiker *Martin Pall* und der deutsche Neurophysiologe *Karl Hecht* warnen vor den verheerenden Folgen für die Erde, für Pflanzen, Tiere und Menschen.

Viele Wissenschaftler und Ärzte fordern in offenen Briefen an die politischen Entscheider, den Ausbau und damit dieses Experiment für die Gesundheit aller Lebewesen zu stoppen, bis Studien die Unbedenklichkeit belegen und das *Grundrecht* des Menschen auf *körperliche Unversehrtheit* gewährleistet ist.

Auch wenn die Vorgänge, die ich in diesem Kapitel beschrieben habe, schleichend und oft zunächst nicht spürbar vorangehen, sollten Sie zum Schutz Ihrer Gesundheit und Ihrer inneren Heilkräfte achtsam sein und aktiv werden.

Informieren Sie sich anhand der Literatur, halten Sie Ihr Zuhause strahlungsarm, gegebenenfalls mit der Hilfe eines kompetenten *Baubiologen*, konsultieren Sie *Umweltmediziner* oder erfahrene Therapeuten, wenn Sie entgiften wollen.

Was Sie selbst konkret tun können, ist auf den folgenden Seiten aufgelistet.

➔ So vermeiden Sie Toxinbelastungen im persönlichen Bereich:

- Halten Sie den Kontakt mit Schadstoffen gering.
- Reduzieren Sie chemische Produkte in Küche und Bad.
- Reaktivieren Sie alte Hausmittel wie Essig, Natron, Salz, Kernseife, Zitronensäure und Wasserstoffperoxid.
- Waschen Sie Obst und Gemüse mit Natron.
- Bevorzugen Sie ökologisch hergestellte Textilien.
- Waschen Sie Kleidung mit unbekannter Belastung mehrmals vor dem Tragen.
- Waschen Sie mit ökologischen Waschmitteln.
- Sorgen Sie im Zahn- und Kieferbereich für Entzündungs- und Schadstofffreiheit (⇨Zähne).
- Achten Sie bei Möbeln und Baustoffen auf Schadstofffreiheit.
- Lüften sie mehrmals täglich Ihre Räume.
- Benutzen Sie Staubsauger mit HEPA-Luftfilter.
- Waschen Sie sich nach der Computerarbeit die Hände mit kaltem Wasser und Seife.
- Vermeiden Sie den Hautkontakt mit konventionellen Kassenbons.
- Verzichten Sie als Geschäftsinhaber auf BPA-haltiges Thermopapier für Kassenbons und verwenden Sie eine ungiftige Alternative.

➔ So unterstützen Sie die Entgiftung:

- Pflegen Sie einen Lebensstil, der die körpereigenen Entgiftungssysteme bestmöglich unterstützt.
- Trinken Sie ausreichend Wasser (⇨Wasser).
- Meiden Sie übersäuernde, phosphathaltige Getränke.
- Ernähren Sie sich vitalstoffreich (⇨Ernährung).
- Integrieren Sie Wildkräuter wie Löwenzahn und Brennnessel in Ihren Speiseplan (⇨Unkraut).

- Meiden Sie industriell verarbeitete Nahrungsmittel mit künstlichen Zusatzstoffen.
- Vermeiden Sie hocherhitzte fetthaltige Nahrungsmittel.
- Konsumieren Sie ausreichend Ballaststoffe (⇨Ernährung).
- Meiden Sie die spätabendliche Nahrungsaufnahme, denn die Insulinausschüttung hemmt die Entgiftung.
- Fasten Sie, wenn es konstitutionell passt, das fördert die Entgiftung.
- Achten Sie auf eine regelmäßige Stuhlentleerung.
- Nutzen Sie die Wirkung des ‚Ölziehens' (⇨Zähne).
- Bewegen und dehnen Sie sich, wann immer möglich.
- Lassen Sie sich regelmäßig massieren.
- Sorgen Sie für guten Schlaf (⇨Ruhe und Regeneration).
- Gönnen Sie sich regelmäßig basische Bäder.
- Entgiften Sie mit Hilfe einer Infrarot-Kabine oder -Liege.
- Entgiften Sie auch emotional und mental – lösen Sie sich von dem, was Sie dauerhaft belastet.

➔ So verringern Sie die Belastung mit elektromagnetischer Strahlung:

- Wählen Sie ein Handy mit niedrigem SAR-Wert, das ist die spezifische Absorptionsrate.
- Achten Sie auf den Connect-Strahlungsfaktor, er bezieht die Strahlungsschwankungen mit ein.
- Achten Sie beim Telefonieren auf guten Empfang, führen Sie Gespräche möglichst im Freien, fassen Sie sich kurz.
- Benutzen Sie die Freisprechfunktion oder Kopfhörer, die die Strahlung fernhalten, z.B. Air-tube-Kopfhörer.
- Halten Sie das Handy beim Verbindungsaufbau körperfern.
- Schalten Sie das Handy im Auto, Bus, Zug und Flugzeug auf Flugmodus.

- Im eingeschalteten Zustand und beim Telefonieren sollten Sie die Nähe zu Metallen in Schmuck, Piercings, BH-Bügeln, Reisverschlüssen, Gürtelschnallen und Zahnersatz oder Zahnhalteapparaturen vermeiden. Metalle verstärken die Intensität der Strahlung.
- *Telefonieren* Sie mit Abstand – zu sich und zu anderen.
- Halten Sie Handys fern von Schwangeren und Kindern.
- Tragen Sie das Handy eingeschaltet nicht am Körper.
- Installieren Sie wo immer möglich LAN statt WLAN.
- Kultivieren Sie das Medienfasten, gehen Sie ‚offline'.
- Vermeiden Sie abends das blaue Licht der Monitore (⇨Licht).
- Sorgen Sie nachts für Funkfreiheit.
- Hängen Sie ggf. einen Strahlenschutzbaldachin über das Bett.
- Achten Sie bei DECT-Schnurlostelefonen darauf, dass der ECO-Modus aktiviert ist.
- Beachten Sie, dass auch *Baby-Phones, Spielekonsolen* und ‚SMART-Meter' strahlen.
- Gehen Sie so oft wie möglich ohne Smartphone in den Wald und ans Wasser (⇨Natur).
- Kultivieren Sie 3F statt 5G: Flugmodus, Freiräume und Frei-Zeiten.
- Lassen Sie Ihre Wohn- und Arbeitsplätze, zumindest aber Ihren *Schlafplatz*, von einem kompetenten Baubiologen untersuchen und strahlungstechnisch optimieren.
- Manche Naturheilmittel haben zellschützende Eigenschaften und können möglicherweise den Zellschäden durch Strahlung entgegenwirken. Hierzu gehören *Rosmarin* mit dem Wirkstoff Carnosol und *Propolis*.

Am Ende dieses Kapitels möchte ich Sie bitten, einen Moment inne zu halten, um sich die Frage zu stellen, wie Sie sich die Zukunft für sich und Ihre Liebsten vorstellen. Allumfassend vernetzt und gläsern durch 5G? Mit grenzenlosen Möglichkeiten für alle – allerdings ohne Privatsphäre? Allzeit informiert, fremdbestimmt, müde und schlapp? Sie haben diesbezüglich nicht alles in der Hand, an so manchen Punkten können Sie jedoch wirksam werden. Bewahren Sie der Natur und damit sich selbst den Raum, den es braucht, damit ein vitales und vergnügtes Leben möglich ist. Was nutzen uns all die Nachrichten, Messages und Möglichkeiten, wenn sie uns müde und krank machen?

Literatur und Quellen zum Weiterlesen:

Theo Colborn u.a.: Die bedrohte Zukunft. Umweltgifte machen unfruchtbar (1969);

Hans-Ulrich Hill: Chronisch krank durch Chemikalien (2012);

Joachim Mutter: Gesund statt chronisch krank (2012);
ders.: Lass dich nicht vergiften (2014);

Manfred Spitzer: Digitale Demenz (2012);
ders.: Cyberkrank (2017);

Jürgen Aschoff: Nitrosativer Stress im Gehirn – pathogene Auswirkung des Mobilfunks? In: Zeitschrift für Orthomolekulare Medizin 1 (2013);

Wolfgang Maes: Stress durch Strom und Strahlung (2013);

David Servan-Schreiber: Das Antikrebs Buch. Was uns schützt: Vorbeugen und Nachsorgen mit natürlichen Mitteln (2015);

Ursula Niggli: Land im Strahlenmeer. Über die gesundheitlichen Auswirkungen von Funkstrahlungen bei Mensch und Tier – eine europäische Diskussion (2017);

Dietrich Klinghardt, Ariane Zappe: Die biologische Behandlung der Lyme-Borreliose. Die Persistenz von Erregern als Ursache chronischer Erkrankungen (2018);

Vinod Verma: Gesund durch Ayurveda (2018);

Olga Witt: Ein Leben ohne Müll (2019).

Web-Links:

Die Verbaucherorganisation ‚diagnose funk' veröffentlicht über Auswirkungen der Funktechnik: www.diagnose-funk.org;

Nachhaltige Haushaltsprodukte: www.mehr-grün.de;

www.buergerwelle.de;

www.baubiologie.de.

Filme:

Werner Boote: Plastic Planet (2009);

Marie-Monique Robin: Unser täglich Gift (2012);

Bert Ehgartner: Die Akte Aluminium (2013);

Cyril Dion, Melanie Laurent: Tomorrow. Die Welt ist voller Lösungen (2015);

Klaus Scheidsteger: Thank you for calling (2016).

U

UNKRAUT – vernaschen statt vernichten

Unkraut – das ist etwas Unwertes und Unerwünschtes. Als solches wird es seit Jahrzehnten mit vorwiegend chemischen Produkten bekämpft und vernichtet. Für einen größeren Ertrag erwünschter Gewächse und einen höheren Gewinn greifen wir in die natürlichen Prozesse ein. Was in den letzten Jahren allerdings offensichtlich wird, ist, dass darunter das *ökologische Gleichgewicht* und viele lebende Organismen, so auch wir Menschen, leiden.

Ich möchte mit Ihnen in diesem Kapitel einen anderen, wohlwollenden Blick auf das Unkraut werfen. Davon ausgehend werde ich die Auswirkungen der industriellen Landwirtschaft aufzeigen und unsere Möglichkeiten als Konsumenten beleuchten.

Viele der vermeintlich minderwertigen und unnützen Kräuter sind außerordentlich reich an Vitalstoffen. Wenn wir sie in unseren Speiseplan integrieren, können sie maßgeblich zu einer gesunden Ernährung beitragen. Und eine große Zahl von ihnen dienen Mensch und Tier als wirkungsvolle *Heilkräuter*. In der Natur erfreuen viele Kräuter über das Jahr die Sinne mit ihrer Vielfalt an Farben, Formen und Geschmacksnuancen. Liebhaber der Kräuter haben das Wort Unkraut aus ihrem Sprachgebrauch gestrichen.

In der Natur gibt es keine Unkräuter, denn wir sind es, die es mit unseren je spezifischen Interessen dazu machen. Lassen Sie unseren wohlwollenden Blick damit beginnen, dass wir sie *Wildkräuter* nennen und neugierig erkunden, was in ihnen steckt und welche Bedeutung sie eigentlich für uns haben.

Im deutschsprachigen Raum gibt es über 1500 verschiedene essbare Wildkräuter. Je nach Standort, Bodenbeschaffenheit und Klima wachsen sie in einem ökologischen Gleichgewicht mit den sie umgebenden Organismen. Ein fruchtbarer, lebendiger Boden schenkt den Pflanzen Vitalität und eine Fülle von Mineralien – hierzu später Näheres. Die Blätter vitaler Pflanzen sind reich an Chlorophyll, Vitaminen und *sekundären Pflanzenstoffen.* Die sekundären Pflanzenstoffe dienen der Pflanze zum einen als Lockmittel für Früchtefresser und Insekten, die die Samen dann verbreiten. Andererseits schützen sich Pflanzen mit einigen dieser Stoffe vor Fressfeinden. Je nach Konzentration und je nach Individuum können sekundäre Pflanzenstoffe für uns Menschen segensreich oder schädlich sein. In der richtigen Dosierung und Zubereitung bergen sie ein großes heilendes Potenzial.

In früheren Zeiten waren Wildkräuter für die Ernährung unentbehrlich. Über Jahrtausende trugen sie mit ihrer großen Vielfalt und ihrem Reichtum an Vitalstoffen zum Überleben der Menschen bei. Nach den langen Wintern sorgten sie als erstes frisches Grün für eine vom Körper herbeigesehnte, vitamin- und mineralstoffreiche Mahlzeit. Die Menschen wussten, welche Pflanzen essbar sind, wie man sie verwendet und zubereitet. Heutzutage wissen wir nur noch wenig darüber. Wir lassen uns von der Werbung berieseln, gehen in den Supermarkt und kaufen Produkte, die um die halbe Welt gereist, industriell verarbeitet oder künstlich hergestellt sind. Das Naheliegende aus der Natur bleibt häufig unentdeckt.

Schauen wir in die Geschichte zurück, finden wir so manche berühmte Kräuterkundige. Ein solcher war der Schweizer Kräuterpfarrer *Johann Künzle.* Mit seinem Buch ‚Chrut und Uchrut', das 1911 erstmals erschien, wurde er über Ländergrenzen hinweg bekannt. Auch der französische Kräuterpapst *Maurice Mességué* war über Ländergrenzen hinweg sehr geschätzt für seine pflanzlichen Rezepturen. Zu seinen Patienten zählten Persönlichkeiten wie Jean Cocteau, Winston Churchill und Bundeskanzler Konrad Adenauer. In seinem 1970 erstmals veröffentlichten Buch ‚Von Menschen und Pflanzen' beschreibt Mességué, dass Konrad Adenauer selbst ein Pflanzenkundiger war und wie sie sich beide über ihr Wissen der pflanzlichen Heilkräfte austauschten.

Pioniere der Kräuterheilkunde waren im deutschsprachigen Raum auch der Kräuterpfarrer *Sebastian Kneipp* und *Maria Treben.* Maria Trebens Ratgeber ‚Gesundheit aus der Apotheke Gottes' erscheint seit Jahrzehnten, wurde mittlerweile mehr als 9 Millionen Mal verkauft und in über 20 Sprachen übersetzt. Das Buch erläutert die wichtigsten Heilkräuter und erklärt, worauf man beim Sammeln achten sollte. Weiterhin schildert Maria Treben ihre persönlichen Erfahrungen mit der Anwendung der Kräuter bei verschiedenen Krankheiten. Sehr intensiv hat sie sich mit den sogenannten ‚Schwedenkräutern' und ihren vielfältigen Anwendungsgebieten beschäftigt. Maria Treben war überzeugt, dass alle Krankheiten mit Kräutern behandelt werden können. Diesbezüglich gab es seit Erscheinen des Buches auch kritische Anmerkungen. Bei schweren und anhaltenden Leiden ist es sicher ratsam, einen Arzt aufzusuchen und die Beschwerden abzuklären. Manche Heilpflanzen können auch Schaden anrichten, wenn sie falsch angewendet werden. Zu beachten sind außerdem die Wechselwirkungen zwischen pflanzlichen und chemischen Arzneimitteln. Die Heilkunde mit Pflanzen bedarf eines fundierten Wissens. Richtig angewendet ist sie ein Segen. Maria Treben und andere Kräuterkundige haben unzähligen Menschen in aller Welt geholfen.

Eine sehr bedeutende Kräuterkundige war auch *Hildegard von Bingen.* Sie lebte von 1098 bis 1179, war Benediktinerin, Äbtissin, Dichterin, Komponistin und eine Universalgelehrte. Ihr Wissen und ihre Heilkunde wurden in den 1970er Jahren wiederentdeckt. Die Harmonie mit Gott und der Natur war für Hildegard von Bingen elementar wichtig für ein gesundes Leben. In ihren Aufzeichnungen finden sich weit über einhundert Beschreibungen von Pflanzen und auch *Heilsteinen* mit entsprechenden Rezepturen für bestimmte Krankheiten. Mit ihren Schriften legte sie den Grundstein für eine neue *Volksmedizin,* die bis heute ihre Spuren hinterlässt.

Eigene Erfahrungen mit den Heilkräften von Wildkräutern machte ich unter anderem in den Schweizer Bergen. Mit einer Gruppe von

Heilpraktikern und Ärzten reiste ich in den Sommerferien nach Avers. Unser Lehrer war der Schweizer Naturheilarzt *Natale Ferronato*. Unter seiner Anleitung sammelten wir auf unseren Wanderungen diverse Wildkräuter und breiteten sie anschließend auf den Tischen der Dorfschule aus. Die verschiedenen Pflanzenteile wurden mit einem Mörser zerkleinert und mit der passenden Flüssigkeit verdünnt, um eine individuelle Rezeptur anzufertigen. In den folgenden Tagen konnten wir dann an uns die Wirkungen der Kräuter beobachten.

Von Natale Ferronato erfuhr ich auch etwas über die äußeren Kennzeichen der Pflanze und die Hinweise bezüglich ihres Wesens und ihrer Heilkraft. Nachvollziehen lässt sich das zum Beispiel an *Euphrasia*, dem *Augentrost*. Euphrasia wird bei Bindehaut- und Lidrandentzündungen eingesetzt. Betrachtet man ihre Blüte, erinnert diese an ein Auge mit langen Wimpern. Natale Ferronato überprüfte das, was er an der Pflanze wahrgenommen hatte, mit seinem Biotensor, einer speziellen Einhandrute. Es war faszinierend, ihn bei seiner Arbeit zu beobachten. In früheren Jahren hat er viele Monate im brasilianischen Urwald am Amazonas verbracht, um die dortige Tier- und Pflanzenwelt zu studieren und mit diesen Erkenntnissen seine Patienten zu behandeln. Vor kurzem habe ich ihn und seine Frau Maryse in der Schweiz besucht. Inzwischen ist er über 90 Jahre alt und noch immer forscht er mit wachem Geist, wie er die Leiden der heutigen Zeit mit Naturheilmitteln behandeln kann. In all den Jahrzehnten seiner naturärztlichen Tätigkeit orientierte er sich an den Vorgaben der Schöpfung und der Natur. Erlerntes Wissen war für ihn eine wichtige Ergänzung, nicht die Basis.

Wenn Sie selbst in die Welt der Wildkräuter eintauchen möchten, sind *Kräuterwanderungen* ein guter Einstieg. Sie werden mittlerweile an vielen Orten von Kräuterkundigen angeboten. Man erfährt alles Wesentliche über essbare Wildkräuter der Region und verliert die Scheu, dass eine oder andere Kraut direkt zu kosten. Sollten Sie Bedenken haben, sich mit dem *Fuchsbandwurm* anzustecken – das Risiko ist gering. Nur mehrere Hundert Eier würden zu einer Infektion führen und diese würden sich in sichtbarem Fuchskot zeigen – eher unappetitlich. Selbst in der Großstadt findet sich ein erstaunlich vielfältiges Angebot an Kräutern, mitunter mehr als auf dem Land, wenn dort eine pestizidreiche Landwirtschaft betrieben wird. Hierzu später mehr. Kräuterwanderungen sind auch eine gute Gelegenheit, mit Kindern die Pflanzenwelt zu entdecken und zu verstehen.

Stellvertretend für die zahlreichen wundersamen Wildkräuter möchte ich Ihnen eine Pflanze vorstellen, die wir oft geringschätzen und bekämpfen. Es ist die *Brennnessel.* Sie zählt zu den ältesten Heilkräutern der Menschheit und ist auch eines der kraftvollsten Nahrungsergänzungsmittel der Erde. *Rudolf Steiner,* der Begründer der Anthroposophie, bezeichnete die Brennnessel als die größte Wohltäterin im Pflanzenreich. In den mitteleuropäischen Breiten findet man sie von April bis Oktober praktisch überall. Wer die Blätter oder Stängel der Pflanze streift, bekommt als erstes ihre Wehrhaftigkeit zu spüren. Die Brennhaare enthalten ein Sekret mit Ameisensäure, Histamin und anderen Stoffen, die vorübergehend einen unangenehmen Juckreiz auslösen. Früher nutzte man die Wirkung des Sekrets zu medizinischen Zwecken. Entzündete Gelenke wurden mit Brennnesseln gepeitscht und so zur Heilung gebracht. Werden die Blätter nach dem Pflücken bearbeitet, gewalkt oder in einem Mixer zerkleinert, verliert sich die Brennwirkung unmittelbar.

Wenn wir die Brennnessel in unseren Speiseplan integrieren, schenkt sie uns ihre reichen Gaben. Das sind *Vitamine* wie A, B, C und E und *Mineralien* wie Calcium, Magnesium, Eisen und Kieselsäure. Weiterhin enthält sie Eiweiß, Serotonin, Phosphor und Nitrat. Als Heilkraut wird die Brennnessel zum Beispiel als Teeaufguss bei chronischer Müdigkeit, Gelenkproblemen, Darmentzündungen und Harnleiden eingesetzt. Der Tee hat eine entwässernde Wirkung – es ist also wichtig, bei der Anwendung auf eine ausreichende Zufuhr von Wasser zu achten. Die Samen der Brennnessel sind eine wertvolle Eiweißquelle. Leicht angeröstet schmecken sie gut und helfen unter anderem bei *Akne, Haarausfall* und als *Aphrodisiakum.* Die Wurzel der Nessel enthält Beta-Sitosterin, hilfreich bei einer gutartigen Vergrößerung der *Prostata.* Auch in der ökologischen Garten- und

Landwirtschaft hat die Brennnessel ihren Platz. Die durch einen Gärprozess gewonnene Jauche ist ein hervorragender *Stickstoffdünger* und vertreibt Schädlinge. Das Fass steht allerdings besser abseits im Garten, denn der Geruch ist atemberaubend. Durch die Zugabe von Gesteinsmehl lässt er sich deutlich mildern.

Soviel zur Brennnessel. Vielleicht sind Sie auf den Geschmack gekommen und Ihr Kräuterbeet beherbergt demnächst auch dieses Kraut oder Löwenzahn und Sauerampfer? In den letzten Jahren hat das eigene *Gärtnern* eine regelrechte Renaissance erfahren. Immer mehr Menschen legen Wert auf eine gesunde Lebensweise und möchten pestizidfreie, qualitativ hochwertige Produkte essen.

Hat man keinen eigenen Garten zur Verfügung, gibt es an manchen Orten die Möglichkeit, das eigene Beet in einem Gemeinschaftsgarten zu bepflanzen. Immer mehr an Bedeutung gewinnt dabei die *‚Permakultur'*. Dieser Begriff wurde in den 1970er Jahren durch den Australier *Bill Mollison* geprägt. Dahinter verbirgt sich der Gedanke einer nachhaltigen Landwirtschaft, bei der die natürlichen Gegebenheiten bestmöglich genutzt werden. Der Mensch ist dabei Teil des ökologischen Gesamtsystems. Nach dem Vorbild der Natur orientieren sich die Handlungen daran, das System nicht mit künstlichen Eingriffen zu schädigen, sondern die natürlichen Prozesse zu unterstützen und nachhaltig zu verbessern – zum Wohle der Pflanzen, Tiere und Menschen.

Einen Gemeinschaftsgarten, bei dem die Permakultur angewendet wird, bewirtschaftet zum Beispiel *Edouard van Diem* mit etwa 40 aktiven Gartenfreunden im Hamburger Volkspark. Unter dem Motto ‚selber entdecken und machen' und mit Kooperation statt Konfrontation wird gemeinsam für das Gedeihen gesunder Kräuter, Gemüse und Obst gesorgt. Auch im Berliner Prinzessinnengarten mitten in Kreuzberg wachsen Pflanzen in Bio-Qualität, wo vorher ein verwahrloster und vermüllter Platz war. Anwohner fanden zusammen und krempelten die Ärmel hoch, schafften eine Oase, die die Sinne erfreut. Gemeinschaftliches Gärtnern macht Freude und noch dazu kann die Ernte untereinander getauscht werden. Salbei gegen Petersilie und Minze für ein Lächeln.

Diese urbanen Gärten sind Teil einer europaweiten Initiative, die sich *,essbare Stadt'* nennt und der sich mittlerweile viele Orte angeschlossen haben. Immer mehr Menschen wünschen sich einen Wandel im Umgang mit der Natur, im Umgang mit den Pflanzen und Tieren, im Umgang mit sich selbst. Im Gegensatz dazu stehen die *intensive Landwirtschaft* und ihre Methoden. Ausräumung der Landschaft, Intensivierung der Nutzung, Monokulturen, enge Fruchtfolgen, Pestizideinsatz, Überdüngung und Massentierhaltung – all dies hat dramatische Folgen. Wir erleben einen rasanten Verlust der *Artenvielfalt*, eine massive Belastung der Böden, des Wassers und der Luft mit *Chemikalien* und eine enorme Belastung des Klimas. Ausgangspunkt all dessen war das Streben nach höheren Erträgen und mehr Profit. Mehr und mehr Landwirten und Verbrauchern wird bewusst, dass der Preis für diese Art von Landwirtschaft zu hoch ist, dass der fruchtbare Boden verloren geht, die Qualität der Nahrung schwindet, Mensch und Tier, Pflanze und Mikrobe krank werden.

Die Qualität unserer Nahrung ist für unsere Gesundheit elementar. Sie ist von verschiedenen Faktoren abhängig. Einfluss nehmen das Klima, die Qualität des Bodens und des Wassers, die Qualität der Samen, die Anbaumethode, die Sorgfalt und Zuwendung des Anbauenden, die Transport- und Lagerungsbedingungen sowie die Art der Zubereitung der Nahrung. Die heutzutage weit verbreitete industrielle intensive Landwirtschaft wird von den Befürwortern damit begründet, dass der Bedarf an Nahrung nur auf diesem Weg gedeckt werden kann, dass der Einsatz von Gentechnik, Pestiziden und künstlichen Düngemitteln erforderlich ist, um genug für die weltweit anwachsende Bevölkerung zu erwirtschaften. Interessante Aspekte liefert hierzu der Dokumentationsfilm von *Valentin Thurn* ,10 Milliarden – wie werden wir satt?' Befürworter der ökologischen Landwirtschaft zeigen auf, dass die industrielle, intensive Nutzung des Bodens mit einem hohen Qualitätsverlust der Böden und Pflanzen einhergeht und einen nicht kalkulierbaren Eingriff in die Natur zur Folge hat.

In den vergangenen Jahrzehnten wurden die Vor- und Nachteile der intensiven Landwirtschaft gegenüber dem ökologischen Landbau wissenschaftlich untersucht. Seit 1978 werden südlich von Basel in der Schweiz speziell angelegte Weizenanbaubeete der intensiven Landwirtschaft mit Beeten des biologischen Anbaus verglichen. Zwar sind die Erträge in intensiver Landwirtschaft höher, berücksichtigt man jedoch auch die Folgekosten durch die Schäden, die der Einsatz der Chemikalien verursacht, ist der ökologische Landbau deutlich im Vorteil. Auch das Rodale Institute in den USA vergleicht seit Jahrzehnten mit einem ‚Halbe-Halbe-Hof' die ökologische mit der industriellen Landwirtschaft. Ihr Fazit lautet, dass der ökologische Hof mehr Arbeit schafft, weniger Energie braucht, das Grundwasser sauber hält und mehr verdient.

Viele Landwirtschaftsexperten haben bereits zukunftsweisende Modelle entwickelt, so zum Beispiel der Leiter des Instituts für Abwasserwirtschaft und Gewässerschutz an der TU Hamburg *Ralf Otterpohl.* Nach dem Motto, die kultivierte Fläche nicht zu maximieren, sondern zu optimieren, hat er *ökologische Mikrofarmen* konzipiert, sogenannte Gartenringdörfer. Inspiriert wurde er dazu durch *Jean-Philippe Genetier* vom Permakulturpark am Lebensgarten Steyerberg. Otterpohl und Genetier möchten Wege einer alternativen Landwirtschaft aufzeigen, bei der nachhaltiges Wirtschaften zum Wohle aller im Vordergrund steht. Otterpohl hat auch ein alternatives Konzept der Entsorgung von Schmutzwasser entwickelt. Mit seiner *Terra Preta Sanitation* werden die menschlichen Ausscheidungen nicht in die Kanalisation und damit ins Wasser geleitet, aus dem sie dann aufwändig wieder herausgefiltert werden müssen, sondern zur Produktion von Bodensubstraten und zur Entwicklung eines fruchtbaren Bodens verwendet. So werden die vorhandenen Ressourcen genutzt, Energie und Kosten eingespart und gleichzeitig der Boden genährt.

Ein gesunder, fruchtbarer *Boden* ist die Basis für qualitativ hochwertige Nahrung und ein vielschichtiges, äußerst komplexes Ökosystem. In ihrem Buch ‚Stone Age Farming' führt die Permakulturexpertin *Alanna Moore* die Komponenten auf, die ein *gesunder Boden* zum Wachstum gesunder Pflanzen braucht. Es sind dies organische Substanzen, die von den Bodenlebewesen abgebaut oder als Mulch oder Kompost zugeführt werden, Mineralien und Mikroben, die die Mineralien für die Pflanzen verfügbar machen, unbelastetes Wasser, belüftete Erde sowie Energie in Form von Sonnenlicht und Magnetismus. Bei dem Kompost, der der Erde zugeführt wird, ist darauf zu achten, dass er frei von schädlichem Mikroplastik ist. Beim Trennen von Müll im Haushalt gelangen immer wieder Plastiktüten oder Verpackungsmaterialien in den Bio-Abfall, die sich zu Mikroplastik abbauen und so im Kompost landen. Das Leben der Bodenbewohner wird dadurch massiv beeinträchtigt.

Ein gesunder Boden generiert eine vitalstoffreiche Ernte, sauberes *Grundwasser* und ein ausgewogenes Klima. Er ist eine wichtige Basis für eine gesunde Umwelt und das Wohl aller Lebewesen. Die Kleinstlebewesen, Bakterien und Pilze leben hier in einem ausgewogenen Miteinander, bei dem die Ausscheidungen der einen Spezies die Nahrungsgrundlage der anderen ist – alles wird verwertet. Wesentlich für das Gedeihen der Pflanze ist das Verhältnis der Mikroorganismen des Bodens zu ihren Wurzeln. Die Mikroorganismen, die in einem Porenraum um die Wurzeln herum leben, verwandeln unlösliches Gesteinsmehl in lösliche *Mineralien.* Diese Mineralien geben sie an einen speziellen Pilz weiter, mit dem die Pflanze ein inniges Win-win-Verhältnis hat, den *Mykorrhiza-Pilz.* Er bildet ein dichtes Netzwerk um die Wurzeln, vergrößert damit die Oberfläche für die Nährstoffaufnahme und liefert der Pflanze die Nährstoffe. Im Gegenzug schenkt die Pflanze ihm Traubenzucker, der beim Vorgang der Photosynthese entsteht.

Gesunde Bodenbewohner schützen die Pflanze auch vor schädlichen Mikroben und Krankheiten, indem sie Feinde abwehren, außerdem natürliche Antibiotika und Vitamine produzieren. Die US-amerikanische Bodenmikrobiologin *Elaine Ingham* findet klare Worte, wenn sie in ihren Vorträgen erklärt, dass ein Boden, in dem die Bodenlebewesen durch chemische Mittel zerstört wurden, Dreck ist. Nur wenige Pflanzen, die in einem solchen Boden wachsen, entwickeln ausreichend Vitalstoffe. Dagegen bringt ein Boden mit einem intakten Ökosystem der Pflanzen und Mikroorganismen eine vitalstoffreiche Ernte und sauberes Wasser hervor. In diesem Ökosystem ist alles von Natur aus aufeinander abgestimmt. Die Pflanze erhält durch die Mikroben zum richtigen Zeitpunkt das, was sie braucht. Im Gegenzug nährt sie wiederum die Mikroben mit Zucker, Aminosäuren und organischen Säuren. All diese Vorgänge im Boden und in den Pflanzen bedürfen unserer Kenntnis und unserer Beachtung, damit sie ungestört zum Wohle aller ablaufen können.

Ein sichtbares Zeichen für die Qualität der Erde ist die Zahl der *Regenwürmer* im Boden. Laut WWF leben in den meisten Böden zu wenig Würmer. In Deutschland stehen 19 der 47 vorkommenden Arten auf der Roten Liste und gelten damit als ‚sehr selten'. Die in unseren Breiten bekanntesten Würmer sind der Tauwurm, auch gemeiner Regenwurm genannt, und der Kompostwurm. Diese Würmer tragen auf vielfältige Weise dazu bei, dass der Boden fruchtbar ist. Sie schützen die Pflanzen, indem sie schädliche Pilze fressen. Den nützlichen Mykorrhiza-Pilz lassen sie gedeihen. Sie holen Mineralien aus der Tiefe der Erde in die oberen Schichten. Sie lockern den Boden auf, belüften ihn und sorgen so dafür, dass das Regenwasser gut aufgenommen werden kann. Diese überaus nützlichen Wesen brauchen für ihr Wohlbefinden und ihre Aktivität einen gesunden Boden. Die Atmung der Würmer erfolgt über ihre Haut und ist davon abhängig, dass der Boden einen bestimmten pH-Wert, also Säure-Basengehalt, hat. Durch den Einsatz von Pestiziden und Dünger ändert sich der pH-Wert, was sich dramatisch auf die Bodenlebewesen und die Pflanzen auswirken kann.

Unter optimalen Bedingungen greifen alle Stoffwechselvorgänge der Organismen bestmöglich ineinander. Mikroorganismen und Würmer zerkleinern abgestorbene Pflanzenteile und durch *Kompostierung* entsteht hochwertige und nährstoffreiche Erde, sogenannter Humus. Geschieht der Abbau der organischen Substanzen über längere Zeit, entsteht sogenannter Dauerhumus. Humus stellt den größten Teil der organischen Substanzen dar und ist die Stickstoffquelle der Böden. Der Kompostwurm ist der wichtigste Mitarbeiter bei dieser hocheffektiven Umwandlung. In seinem Kot findet sich etwa doppelt so viel

Kohlenstoff, fünfmal so viel Stickstoff und siebenmal so viel Phosphor wie in normalen Böden.

Humusexperten wie *Horst Wagner* haben das Kompostieren perfektioniert und produzieren sogenannte *Terra Preta Erde.* Als Vorbild dient die in den feuchten Tropen wie dem Amazonasbecken von Urvölkern über Jahrhunderte geschaffene überaus fruchtbare Erde, in die organische Materialien wie Grünschnitt, Küchenabfälle, Asche, Verkohlungsrückstände, Knochen und menschliche Fäkalien eingebracht wurden. Terra Preta Erde ist nicht nur fruchtbare Erde, sondern wirkt außerdem ausgesprochen klimaschützend, indem sie Kohlendioxid in hohem Maß im Boden fixiert.

Auch die Landwirtschaftsexpertin *Ingrid Hörner* hat eine höchst effektive, einfache und kostengünstige Methode, um Böden fruchtbar zu machen und kranke, denaturierte Böden wiederzubeleben. Sie verwendet sogenannten Komposttee. Diese Flüssigkeit enthält eine 500fach höhere Konzentration an Mikroorganismen als Kompost selbst. Ingrid Hörner betont, dass sie eine hervorragende Alternative zu Kunstdünger ist: Preiswert, natürlich, umweltfreundlich und ertragssteigernd. *Komposttee* kann sowohl in privaten Gärten als auch in landwirtschaftlichen Betrieben eingesetzt werden.

Haben Sie Lust bekommen, den Anbau Ihrer Nahrungsmittel selbst in die Hand zu nehmen? Mein Onkel Francesco lebt in Südschweden und baut in seinem Garten seit Jahrzehnten mit Leib und Seele alle möglichen Kräuter, Gemüse und Obstsorten an. Sehr zur Freude seiner Familie, die sich bis zu den Enkeln von den Gaben verköstigen kann. Das Gärtnern nährt meinen Onkel auf allen Ebenen und macht ihm viel Freude. Mit seinen über 90 Jahren ist er vital und vergnügt. Auch im Garten meiner Kindheit erlebte ich, wie der Boden ohne den Einsatz chemischer Mittel fruchtbar wurde. Nach und nach konnten wir alle möglichen heimischen Früchte ernten. Dahinter steckte eine Menge Arbeit, keine Frage. Belohnt wurden wir mit dem Geschmack und der Qualität frischer, vitalstoffreicher Nahrung.

Durch das eigene Gärtnern nehmen wir großen Einfluss auf die Qualität unserer Nahrung und auf die Qualität des Bodens. Wir begegnen der Erde mit Achtsamkeit und verkleinern noch dazu unseren *ökologischen Fußabdruck,* also unseren durchschnittlichen Naturverbrauch, und unseren sogenannten *‚ökologischen Rucksack'* – ein Begriff, der 1994 von dem deutschen Kern- und Physikochemiker *Friedrich Schmidt-Bleek* formuliert wurde. Er veranschaulicht die Menge an Ressourcen, die die Herstellung, der Gebrauch und die Entsorgung von Produkten oder Dienstleistungen verbraucht.

Da die Böden weltweit in einem desolaten Zustand sind, fand 2012 bis 2015 eine Kampagne der Ernährungs- und Landwirtschafts-Organisation FAO der Vereinten Nationen zur Rettung der Böden statt. Patinnen waren *Sarah Wiener* und die indische Aktivistin, Wissenschaftlerin und Quantenphysikerin *Vandana Shiva.* Ziel war es zum einen, den Verbrauchern die Bedeutung der Bodenqualität für die Gesundheit, das Klima und die globale Ernährung zu vermitteln. Zum anderen sollten die Verbraucher aktiviert werden, gemeinsam Lösungen zu finden und umzusetzen.

Welche Bedeutung ein gesunder Boden hat, wodurch es zur Landdegradierung kommt, welche Folgen das weltweit hat und was zu tun ist haben mehr als 100 Experten des Weltbiodiversitätsrates IPBES seit 2015 erforscht. 2018 stellten sie fest, dass die Böden die Grundlage für die Landwirtschaft und damit für die Welternährung bilden und dass bereits ein Drittel der weltweiten Landflächen als Acker- oder Weideland genutzt wird. Sie gaben zu bedenken, dass sich mit der intensiven Landwirtschaft und bei gleichbleibenden Konsumgewohnheiten der Einsatz von *Pestiziden* und *Düngemitteln* in den nächsten Jahren stark erhöhen wird. Dies würde die derzeitige Misere der Böden weiter verstärken: Den Entzug von Nährstoffen aus den Böden, die Störung des Nährstoffkreislaufes, den Verlust der Gesundheit und der Fruchtbarkeit der Böden, die Erosion der Böden, den Rückgang der Feuchtgebiete sowie der Artenvielfalt wilder Pflanzen. All dies trägt zum *Klimawandel* bei. Gesunde Böden dagegen speichern große Mengen Kohlenstoff und dienen dem Klimaschutz.

Die Experten befürchten, dass in naher Zukunft weltweit 40 Prozent der Menschen die Folgen der schlechten Böden ernsthaft spüren werden. Um das zu verhindern, fordern sie, dass die Themen Landdegradierung, Biodiversitätsverlust und Klimawandel höchste politische Priorität erlangen. Um den Belastungen der Ökosysteme entgegenwirken zu können, empfehlen sie die Umstellung auf eine *ökologische Landwirtschaft,* die Vermeidung der Ausbreitung der Anbauflächen, die Ertragssteigerung auf bestehenden Flächen, die Ernährungsumstellung zu mehr pflanzlichen Nahrungsmitteln und weniger tierischem Eiweiß, das Vermeiden von Produkten wie *Palmöl*, die die Bodenvernichtung fördern und die Verringerung der Vernichtung von Lebensmitteln.

Die Auswirkungen von Pestiziden, Herbiziden und Fungiziden auf Menschen, Tiere, Mikroorganismen, Pflanzen und Böden sind ein seit vielen Jahren intensiv diskutiertes Thema. Bereits in den 1950er Jahren veröffentlichte die US-amerikanische Zoologin, Biologin, Sachbuchautorin und Wissenschaftsjournalistin *Rachel Carson* zahlreiche Artikel zu den schädlichen Auswirkungen des damals eingesetzten DDT. Ihr Buch ‚The Silent Spring' wird häufig als Ausgangspunkt der weltweiten Umweltbewegung gesehen. Ein Herbizid, das derzeit weltweit am häufigsten eingesetzt wird, ist *Glyphosat.* Es wird als Pflanzenschutzmittel bezeichnet, ist aber eigentlich ein Pflanzenvernichtungsmittel. Überleben können nur die Pflanzen, deren Samen gentechnisch verändert und so gegen das Gift resistent gemacht wurden. Glyphosat vernichtet aber nicht nur Pflanzen, sondern gelangt auch in den menschlichen Organismus und greift dort unter anderem die *Darmbakterien* an. Dies verändert die Mikrobiota mit vielfältigen Auswirkungen (⇨Darm).

Der Agrarwissenschaftler *Don Huber* forscht seit Jahrzehnten zu wichtigen Themen der Landwirtschaft und weist auf eine weitere Problematik hin. Pestizide und Herbizide wie Glyphosat sind *Metallchelatoren*, binden also die *Mineralien* der Pflanze. In der Folge verarmt die Pflanze an Mineralien. Zusätzlich ist das Angebot an Mineralien in Böden industrieller Landwirtschaft reduziert. Bei der Hälfte aller Agrarböden der Welt besteht beispielsweise ein Mangel an *Zink.* Zink ist an mehr als 300 lebenswichtigen enzymatischen

Prozessen beteiligt, darunter am Erhalt des Immunsystems, der Haut, der *Haare* und Nägel, der *Fruchtbarkeit* und *Sehkraft*. Pestizide und Herbizide schädigen noch dazu die Bodenmikroben, wodurch die Aufnahme der Mineralien aus den Böden in die Pflanze gestört ist. Was kommt da überhaupt noch in der Pflanze und durch die Pflanzen bei den Tieren und bei uns Menschen an?

Der Einsatz von Pestiziden und Herbiziden hat massiven Einfluss auf das ökologische Gleichgewicht. Am stärksten sichtbar ist dies am Rückgang der *Artenvielfalt*. Das betrifft sowohl die Pflanzen und so auch die Wildkräuter als auch die Tiere und Kleinstlebewesen. Der Naturschutzbund Deutschland, NABU, musste 2017 feststellen, dass es in Deutschland über 12 Millionen Vogelbrutpaare weniger gibt im Vergleich zu 1888. Stellen Sie sich vor: Die Tage werden heller, die ersten Blüten verströmen ihre Farben und ihren Duft, wir wachen auf und hören – nichts. Dieses Szenario ist leider nicht abwegig. 2017 veröffentlichte das Wissenschaftsmagazin ‚PLOS ONE' eine alarmierende Studie, die belegen konnte, dass die Biomasse bei Fluginsekten innerhalb von 1000 Jahren um 75% zurückgegangen ist. Insekten sind die Nahrungsquelle der Vögel und Nutzpflanzen sind zu 80% von der Bestäubung durch Bienen und andere Insekten abhängig. In manchen Regionen Chinas bestäuben inzwischen Menschen auf Leitern die Obstbaumblüten. Angesichts dieser Zahlen und Bilder besteht dringender Handlungsbedarf.

Dass wir einer nicht nachhaltigen Landwirtschaft den Rücken kehren sollten, ist klar erkannt. Immer mehr Landwirte entschließen sich zum Ausstieg aus der intensiven Landwirtschaft. Allerdings dominiert diese weltweit. In Deutschland werden derzeit nur etwas mehr als sieben Prozent der Agrarflächen ökologisch bewirtschaftet. Die bereits erwähnte indische Aktivistin Vandana Shiva schuf den Begriff der *Erddemokratie* und sieht die Ressourcen der Erde als gemeinschaftliches Gut an. Sie betont, dass alle Menschen in der Pflicht sind, gemeinschaftlich die Verantwortung für Land, Wasser, Luft und die biologische Vielfalt zu übernehmen, um dies zum Wohle aller zu erhalten und zu schützen.

Die Vereinten Nationen haben auf die Problematik der industriellen Landwirtschaft reagiert. Seit Januar 2016 sind die *,Sustainable Development Goals'*, abgekürzt *SDG*, in Kraft. Die SDG sind politische Zielsetzungen, die weltweit bis Anfang der 2030er Jahre eine nachhaltige Entwicklung auf vielen Ebenen fördern sollen. Eine nachhaltige Landwirtschaft und die Ernährungssicherheit sind ein wichtiger Bestandteil dieser Ziele.

Damit dies gelingen kann, kommt den Bildungsstätten eine wichtige Aufgabe zu. Seit vielen Jahren gibt es an manchen *Schulen* Gärten und Unterricht in der Natur. Wünschenswert wäre das für alle Schulen. Kinder und Jugendliche würden dadurch einerseits erfahren, wie sie Nahrungsmittel anbauen und sich mit den Gaben der Natur gesund ernähren können. Andererseits würden sie lernen, die ökologischen Systeme auch praktisch zu verstehen und zu schützen. Wie hat es der berühmte Naturforscher *Alexander von Humboldt* bereits vor mehr als 200 Jahren gelehrt: „Alles ist mit allem wie durch tausend Fäden verbunden."

Besondere Wege einer pestizidfreien Landwirtschaft ohne künstliche Düngemittel geht der Homa-Hof Heiligenberg am Bodensee. Basis der seit Jahrzehnten ertragreichen Ernte ist die der Erde zugeführte Asche, die durch *Agnihotra* gewonnen wird. Agnihotra ist eine nach alten vedischen Überlieferungen durchgeführte Feuerzeremonie zu Sonnenauf- und Sonnenuntergang, die weltweit mehr als drei Millionen Menschen anwenden. Die generierte Asche wird nicht nur in der Landwirtschaft, im Garten- und Weinbau angewendet, sondern auch zu Heilzwecken eingesetzt. Jedes Jahr zu Beginn des Sommers feiert der Homa-Hof ein Fest, zu dem Hunderte Menschen kommen, die selbst Agnihotra anwenden oder es lernen möchten. Man bewundert die Früchte des Hofs, hört Vorträge und tauscht sich aus. Bei Sonnenuntergang leuchten dann viele Hundert Feuerschalen und verbreiten eine besondere Atmosphäre (⇨Mystik).

Kommen wir zurück zu den Kräutern und ihren Gaben.

Gesunde Pflanzen mit ausreichenden Mengen an Mineralien können die Sonnenenergie optimal nutzen und mittels Photosynthese aus

Kohlenstoffdioxid und Wasser einfache Zucker bilden. Je gesünder die Pflanze ist, desto mehr Zucker bildet sie und desto mehr Vitamine und Mineralien enthält sie. Das Eingreifen in diese natürlichen Vorgänge mit industriellen Methoden führt dazu, dass der Nährstoffgehalt der Pflanzen sinkt. Ob unsere pflanzlichen Nahrungsmittel heutzutage ausreichend Vitamine und Mineralien enthalten, um den Bedarf des Körpers zu decken, wird immer wieder kontrovers diskutiert. Die bereits erwähnte Expertin Ingrid Hörner empfiehlt eine einfache, unmittelbar einsetzbare Methode, um den *Nährstoffgehalt* im Blattsaft oder Fruchtsaft zu messen. Sie benutzt hierfür ein Gerät im Hosentaschenformat, das sogenannte *Refraktometer*. Mit ihm lässt sich der Saft der Blätter und Früchte einfach und schnell auf seinen Gehalt an Nährstoffen analysieren. Weinbauern ist dieses Gerät wohlbekannt, sie messen damit den Grad Öchsle ihrer Trauben.

Von den verschiedenen Teilen der Pflanze sind die Blätter besonders reich an Vitalstoffen, denn hier findet der arbeitsintensive Prozess der Photosynthese statt. Ein Großteil der Vitalstoffe ist in der Zellwand der Blätter in der sogenannten *Zellulose* eingeschlossen. Ein Enzym, die Zellulase, macht die Vitalstoffe verfügbar, indem sie die Zellulose aufschließt. Uns Menschen fehlt dieses Enzym. Indem wir die Pflanzen einem *Hochleistungsmixer* mit mindestens 25.000 Umdrehungen zuführen, können wir die Vitalstoffe aus den Blättern freisetzen. Die so fein zerkleinerten Blätter schmecken pur allerdings recht bitter. Geschmacklich deutlich angenehmer wird es, wenn Obst beigemengt ist. So halten es auch die Schimpansen. Sie wickeln Obst in die Blätter ein und verzehren sie so genussvoll.

Dies schaute sich *Victoria Boutenko* von den Schimpansen ab. Boutenko gilt als die Mutter der *grünen Smoothies*. Sie und ihre Familie waren laut ihren Ärzten unheilbar chronisch krank. Über Jahre suchte Boutenko nach alternativen Wegen zur Heilung. Mit der Umstellung auf rohköstliche Nahrung ging es ihr und ihrer Familie bereits besser. Den Schlüssel zu ihrer Heilung fanden sie letztendlich mit dem regelmäßigen Verzehr fein zerkleinerter und mit Obst gemixter Blätter und Kräuter. Heutzutage haben Hochleistungsmixer und der grüne Smoothie in vielen Haushalten Einzug gehalten. Schmackhafte Blätter sind vor allem Feldsalat, Mangold und Spinat. Die letzten beiden enthalten mineralienbindende Oxalsäure und sollten deswegen roh maßvoll konsumiert werden. Etwas bitterer im Geschmack sind Grünkohl, Rucola, Frisée- und Bataviasalat. An Wildkräutern und Gartenkräutern kommen Basilikum, Brennnessel, Brunnenkresse, Giersch, Koriander, Löwenzahn, Minze, Petersilie, Vogelmiere und viele andere in Frage. Wählen Sie das, worauf Sie Lust haben und was Ihnen gut bekommt. Smoothies sollten Sie auf leerem Magen trinken (⇨Ernährung). Am besten füllen Sie den Mixer so, dass ein paar grob zerkleinerte Gurkenstücke die Blätter während des Zerkleinerns zum Messer hin befördern. Die Zugabe von etwas Obst sorgt für den Genuss und die Menge des zugefügten Wassers für die Konsistenz. Bei allen positiven Aspekten von Smoothies sollten Sie uns nicht von entspannten Mahlzeiten am Tisch mit Gebrauch des Kauapparates abhalten (⇨Zähne). Bedenkenswert ist auch ein Hinweis des Internisten *Bodo Köhler,* nachdem das Magnetfeld des Mixers die Elektronen in den Pflanzen beeinflusst und die Qualität mindert.

Zunehmend entdecken Spitzenrestaurants die Grünkraft, so auch das Restaurant Noma am Stadtrand von Kopenhagen, Dänemark. Es wurde mehrmals zum besten *Restaurant* der Welt gekürt. Mit zwei Michelin-Sternen wird in den Sommermonaten ‚grün' serviert. Mittels Fermentation zaubern die Köche vegetarische feine Speisen. Sie verwenden dafür auf dem Dach selbstangebautes Gemüse und Kräuter. Ein nachahmenswertes Modell – dachte sich vielleicht auch der Flame *Seppe Nobels.* Auf dem Dach seines Restaurants in der Innenstadt von Antwerpen lässt er 80 verschiedene Kräuter und 30 Sorten Gemüse wachsen und kreiert damit saisonale Gerichte. Mit diesem Konzept sind Nobels und sein Team vom Gault-Millau 2015 zum besten vegetarischen Restaurant Flanderns gewählt worden. Nobels ist ein Pionier in Sachen *Urban Farming* und hält große Stücke auf die Selbstversorgung. Chapeau für solche Köche! Sie setzen bereits um, was wir Ärzte erst zaghaft beachten.

Wir sind am Ende dieses Kapitels über die Kräuter, ihre vielfältigen Wirkungen und ihre Not in der heutigen Zeit angekommen. Einige Monate habe ich mich mit diesem Thema beschäftigt. Anfangs schien es überschaubar. Je mehr ich dann in die Tiefe ging, von der Pflanze hinab zu ihren Wurzeln im Boden, desto mehr wurde mir bewusst, wie komplex, allerdings auch wie wichtig dieses Thema für unsere Gesundheit ist. Irgendwann konnte es nicht mehr nur um die Kräuter, ihre Vitalstoffe und ihre Heilkräfte gehen.

Unsere Nahrung und unsere Gesundheit hängen unmittelbar mit dem Leben im Boden zusammen. Mit künstlichen Mitteln greifen wir an vielen Stellen massiv in dieses grandiose Wunderwerk der Schöpfung ein, ohne es verstanden zu haben. Wir sollten genau hinschauen, staunend und mit Achtsamkeit diesem Miteinander begegnen. Indem wir diese natürlichen Ökosysteme verstehen, bewahren und regenerieren, tragen wir entscheidend zur Ernährung der Weltbevölkerung, zum Klimaschutz und zum Wohlergehen aller Lebewesen bei.

Politisch wünschenswert ist, dass Forschung im Interesse des *Gemeinwohls* erfolgt und weniger im Wirtschaftsinteresse der Industriekonzerne. Öffentliche Gelder sollten gegeben werden, wenn landwirtschaftliche Betriebe ihre Arbeit am Gemeinwohl und an der Nachhaltigkeit ausrichten und für saubere Luft, gesunden Boden und den Erhalt der Arten sorgen. Auch auf kommunaler Ebene gibt es Entwicklungspotential. Wie schön wäre es, wenn immer mehr Städte weniger Autos und mehr Pflanzen beherbergen würden, wenn immer mehr Pflanzen essbar wären und wenn jeder Bewohner sich für diese Pflanzen verantwortlich zeigen würde. Und wie schön wäre es auch, wenn die stinkenden, lauten, Bodenleben zerstörenden *Laubsauggeräte* wieder ersetzt würden durch sich bewegende Menschen mit einem Besen und einem leisen Ssssittt!

Wir selbst können zur Gesundung des Bodens, der Pflanzen und aller Lebewesen beitragen, indem wir eine nachhaltige und ökologische Landwirtschaft unterstützen. Sei es, dass wir selbst anpflanzen, eine Kiste von einem ökologischen Bauernhof abonnieren oder uns einer nachhaltig arbeitenden Solidarischen Landwirtschaft anschließen – es gibt viele Optionen.

Eines sollten wir uns als Verbraucher bewusst machen: Je nachdem, was und wo wir einkaufen, indem wir regionale Produkte und Bioprodukte bevorzugen, nehmen wir Einfluss und senden einen starken Impuls in das herrschende Wirtschaftssystem. Wir haben Tag für Tag die Möglichkeit, auf den Schutz und die Gesundung der Ökosysteme einzuwirken und zu einem vitalen Leben beizutragen.

→ **Das Wichtigste in Kürze:**

- Unter den Kräutern gibt es zahlreiche bekannte Heilkräuter.
- Die Brennnessel ist ein Beispiel für die vielfältigen Wirkungen und Anwendungsmöglichkeiten der Kräuter.
- Die industrielle Landwirtschaft und industrielle Produkte greifen massiv in die ökologischen Systeme ein.
- Weltweit sind die Böden in einem desolaten Zustand.
- Ein massiver Rückgang der Artenvielfalt ist offensichtlich.
- Eine ökologische Landwirtschaft, ein lebendiger Boden und der Aufbau von Humus sorgen für fruchtbare Böden, vitalstoffreiche Pflanzen, sauberes Grundwasser und die effektive Reduktion der Treibhausgase.
- All das erhöht unsere Vitalität und stärkt die Gesundheit.

➔ Ein paar Anregungen zum Schluss:

- Gibt es in Ihrer Nähe einen Wochenmarkt? Wenn ja, halten Sie Ausschau nach Kräutern. Vielleicht entdecken Sie einen Stand, wie es ihn auf meinem Wochenmarkt gibt. Eine Kräuterfrau mit einem lustigen Hut und je nach Jahreszeit vielen verschiedenen und auch außergewöhnlichen Kräutern. Kaufen Sie eine bunte Mischung. Fühlen Sie, riechen Sie, schmecken Sie und genießen Sie. Was wozu passt – die Marktfrau wird es Ihnen gerne verraten.

- Entdecken Sie auch weniger beachtete Kräuter wie Sauerampfer, Löwenzahn und Brennnessel. Sind sie für Sie bekömmlich, holen Sie sie häufiger aus ihrem Schattendasein auf Ihren Teller. Sie werden mit wertvollen Pflanzenstoffen belohnt.

Literatur und Quellen zum Weiterlesen:

Maurice Mességué: Von Menschen und Pflanzen (1993);

Paul Mäder, Andreas Fließbach, David Dubois, Lucie Gunst, Padruot Fried, Urs Niggli: Bodenfruchtbarkeit und biologische Vielfalt im ökologischen Landbau. Ökologie & Landbau 124, orgprints.org, pdf (2002);

Glyphosat und Gentechnik, in: Fachzeitschrift für Neurobiologie Hier und Jetzt, 15. Jg., hg. von INK – Institut für Neurobiologie nach Dr. Klinghardt GmbH (02-2013);

Clemens Zerling: Lexikon der Pflanzensymbolik (2013);

Mario Markus: Unsere Welt ohne Insekten (2014);

Amy Stewart: Der Regenwurm ist immer der Gärtner (2015);

Alanna Moore: Stone Age Farming. Neue Impulse für Permakultur und Hobby-Gartenbau (2015);

James Lovelock: Gaia. A new look at life on earth (2016);

Wolf-Dieter Storl: Der Selbst-Versorger: Mein Gartenjahr (2016);

Christine Volm: Wild & Roh: Die besten Smoothies mit Wildkräutern (2017);

Christine Volm: Detox Baby! Entgiften mit Wildpflanzen und frischen Säften (2017);

Maria Treben: Gesundheit aus der Apotheke Gottes (2017);

Udo Ulfkotte: Was Oma und Opa noch wussten (2017);

Rachel Carson: Der stumme Frühling (2017);

Ralf Otterpohl: Das neue Dorf. Vielfalt leben, lokal produzieren, mit der Natur und Nachbarn kooperieren (2017);

Ute Scheub, Stefan Schwarzer: Die Humusrevolution. Wie wir den Boden heilen, das Klima retten und die Ernährungswende schaffen (2017);

Alexander Schiebel: Das Wunder von Mals. Wie ein Dorf der Agrarindustrie die Stirn bietet (2017, verfilmt 2018);

Vandana Shiva: Eine andere Welt ist möglich. Aufforderung zum zivilen Ungehorsam (2019);

Johann Brandstetter: Über Leben. Die Wiederentdeckung der Natur (2019);

Monika Krüger, Jürgen Neuhaus, Arwad Shehata, Wieland Schrödl: Glyphosat. Wirkung des Totalherbizids auf Menschen und Tiere. Institut für Bakteriologie und Mykologie, Universität Leipzig (o.J.).

Ein Film:

Tomorrow. Die Welt ist voller Lügen. Dokumentarfilm (frz. 2015; dt. 2016). Der Film zeigt Lösungen zu Energie- und Ressourcenverknappung, zum Klimawandel mit Ideen für alternative ökologische, wirtschaftliche und demokratische Projekte.

V

VERGEBUNG – bereit für inneren Frieden und Freiheit

In der Entstehungsphase dieses Buches kam ich mit einem Patienten über die jeweiligen Themen ins Gespräch. Dabei zählte ich einige Buchstaben und die entsprechenden Überschriften auf, worauf er erstaunt fragte, was denn die Selbstheilungskräfte mit Vergebung zu tun haben – und möglicherweise fragen Sie sich das auch gerade.

In den Jahren meiner komplementärmedizinischen Ausbildung konnte ich immer wieder erfahren, welch große Bedeutung die Psyche und unerlöste Konflikte generell für unser Leben und speziell für das Krankheitsgeschehen haben. Und wie heilsam die Klärung dieser Konflikte und die Vergebung für uns sind.

Vielleicht kommen nun weitere Fragen in Ihnen auf, wie: Längst vergangene Konflikte aufdecken und klären – muss das wirklich sein? Das wühlt doch alles wieder auf! Können wir nicht einfach alles zugedeckt lassen? Die Zeit heilt doch sowieso alle Wunden und sorgt so für Frieden. Ja, die Zeit mag tatsächlich die Wogen glätten und so manche Wunde an der Oberfläche heilen. Aber etwas, was nicht bewusst aufgelöst wurde, hält sich in der Tiefe und kann sich immer wieder bemerkbar machen oder vollends aufreißen.

Unerlöste Konflikte stammen aus der Vergangenheit, oft aus den Tagen der *Kindheit*. Es sind meist Erfahrungen mit Menschen, mit denen wir in besonderer Weise verbunden waren, die uns nah waren, von denen wir abhängig waren, für die wir das Herz geöffnet hatten und die uns in diesen sensiblen Phasen geprägt und möglicherweise verletzt haben.

Wenn wir diese Erlebnisse und Erfahrungen nicht klären und auflösen können und sie in das Unterbewusstsein verdrängen, wirken sie sich aus dem Verborgenen auf unser Leben aus und führen zu Glaubenssätzen, die nicht unserem eigentlichen Wesen entsprechen (⇨Jetzt).

Erinnern Sie sich an eine Situation, in der Sie emotional aufgewühlt und nicht in Ihrer Mitte waren? Häufig sind unerlöste Konflikte und falsche *Glaubenssätze* Ausgangspunkt solcher Momente. Die Freude am Leben und die Lebensenergie werden dadurch deutlich getrübt. Manchmal sind uns diese Konflikte in unserem Alltag bewusst, oft sind sie unbewusst und wirken im Verborgenen. Aber sie wirken und nehmen Einfluss auf das Leben, die Handlungen und das Wesen. Sie führen dazu, dass wir nicht angemessen reagieren, auf die eine oder andere Art aggressiv werden oder uns in unser Schneckenhaus zurückziehen. Darüber hinaus beeinträchtigen unerlöste Konflikte nachhaltig das Befinden, die Vitalität und die Selbstheilungskräfte.

Indem wir uns die Prozesse bewusst machen und auflösen, befreien wir uns von einer seelischen Last. Bei der Psychologin *Elisabeth Lukas,* Schülerin Viktor Frankls, absolvierte ich einen Teil meiner psychotherapeutischen Ausbildung. Lukas formulierte es einmal so: „Der Körper verfügt über viele Selbstheilungskräfte. Die *Seele* hat auch ihre Mechanismen, um etwas heilen zu können. Eine solche Heilkraft ist die Vergebung.“ Die belastenden Glaubenssätze und Konflikte zu erkennen, ihre Hintergründe zu verstehen und die Verstrickungen zu lösen ist befreiend und heilsam. Die Vergebung als Heilkraft – darum geht es in diesem Kapitel.

Machen wir uns an dieser Stelle bewusst, dass die Vergebung keine Rechtfertigung des Geschehens ist. Wir vergeben nicht dem Geschehen, sondern dem, der es getan hat. Dafür ist es hilfreich, dass wir über das Ego und das Selbst hinaus die Motive einer Handlung und die Bedingungen, die dazu geführt haben, verstehen wollen. Dass wir das Geschehene aus einer anderen Perspektive betrachten, um möglicherweise die Beweggründe des Verletzenden, seine innere Not und mildernde Umstände erkennen zu können. Indem wir den Groll loslassen und den Menschen mit milden Augen betrachten, können wir möglicherweise erkennen, dass alles, was geschieht, eine Ursache hat. Diese Ursache hat ihren Ursprung in einer früheren Begebenheit oder bestimmten Umständen. Wir können uns bewusst machen, dass niemand nur gut und niemand per se schlecht ist. In jedem Menschen ist Licht und Schatten.

Auf meine Fragen, die ich angesichts dessen habe, was in der Welt passiert, was mit Schuld, Verantwortung für Verbrechen und Vergebung dessen zu tun hat, finde ich nicht immer Antworten. Was ich allerdings wie viele andere erkannt habe, ist, dass jeder von uns bei sich selbst anfangen muss, um etwas zu verändern. Indem ich mich selbst verändere, verändere ich andere und die Welt. Indem ich mir selbst wertschätzend begegne, mich selbst liebe, mir selbst vergebe, kann ich anderen liebend gegenübertreten, vergeben und den Frieden nähren.

Für den Weg in mein eigenes reifes Erwachsensein war es unerlässlich, dass ich die Erlebnisse und Erfahrungen meiner Kindheit und Jugend betrachtete, dass ich das Verhalten und die Taten meiner Eltern verstehen lernte und vergeben konnte, dass ich das, was sie Gutes getan hatten, wertschätzen und danken konnte. Auf diese Weise werden wir befähigt, dass wir bedingungslos lieben können – so hat es der US-amerikanische Bürgerrechtler *Martin Luther King* einmal formuliert: „Wer unfähig ist zu vergeben, der ist auch unfähig zu lieben."

In der Interaktion mit den Familienmitgliedern, den Partnern, den Kindern und den Freunden bekommen wir Hinweise auf unsere ungelösten Konflikte. In diesen Momenten läuft es nicht rund. Wir verhalten uns in einer Art und Weise, die nicht unserem Wesen entspricht und nicht angemessen ist. Wir verletzen andere Menschen oder werden selbst verletzt, agieren übergriffig oder lassen uns gefallen, dass andere uns klein machen. Wir verhalten uns wie beleidigte und trotzige Kinder und sind Opfer der Umstände um uns herum. Das Leben ist schwer und kompliziert. All das kann dazu führen, dass die Lebensenergie und unsere Lebensfreude so geschwächt werden, dass die Selbstheilungskräfte blockiert sind. Letztendlich kann es dazu führen, dass wir krank werden.

Das Verstehen der Dynamiken in meiner Ursprungsfamilie war ein langer Prozess, der phasenweise von professionellen Beratern unterstützt wurde. Letztendlich führte er zu einem selbständigen und von der Last der Vergangenheit weitgehend befreiten Leben. Immer wieder einmal machen sich alte Lasten in der Begegnung mit anderen Menschen bemerkbar, zunehmend leichter erkenne ich sie und kann sie entlassen.

Neben beratenden Einzelsitzungen können *systemische Aufstellungen* unter Leitung eines erfahrenen Therapeuten zur Aufdeckung, Klärung und Auflösung blockierender Muster sehr hilfreich sein. Ihre Wurzeln haben diese Aufstellungen in psychotherapeutischen Verfahren wie beispielsweise der Familienskulpturarbeit oder dem Psychodrama. Großen Bekanntheitsgrad erfuhr die Methode der Aufstellung durch den Psychoanalytiker und Priester *Bert Hellinger,* der in den 1990er Jahren die ‚klassische *Familienaufstellung*' entwickelte. Seine Arbeit basiert darauf, dass alle Mitglieder einer Familie durch emotionale Bande miteinander verknüpft sind. Solche Bande können auch zu bereits verstorbenen Personen bestehen. Unbewusste Verstrickungen und ungelöste Konflikte können sich innerhalb des Familiensystems über Generationen hinweg auf die Familienmitglieder auswirken und neben Überlagerungen des eigenen Wesens auch psychische Probleme und Krankheiten auslösen.

Im Rahmen einer Familienaufstellung wählt derjenige, der ein Problem oder einen Konflikt geklärt haben möchte, aus der Gruppe diejenigen Personen aus, die Repräsentanten der Mitglieder der Familie sein möchten. Im nächsten Schritt stellt der Aufstellende diese Stellvertreter so im Raum auf, wie es aus dem Bauchgefühl heraus der Problematik entspricht. Die Stellvertreter fühlen sich sodann in die Person, die sie repräsentieren, ein. Mit Hilfe des sogenannten ‚wissenden Feldes', das im Rahmen der Aufstellung entsteht, erhalten die Stellvertreter Zugang zu den Gefühlen und Gedanken der jeweiligen Person und bringen dies zum Ausdruck. Es ist sehr beeindruckend und manchmal unfassbar, wie schnell und intensiv man sich als Stellvertreter vorübergehend in eine andere, vollkommen fremde Person einfühlen kann. Im Rahmen einer solchen Aufstellung repräsentierte ich einmal die Mutter der Familie und nachdem ich meiner Rolle zugestimmt und meine Position eingenommen hatte, fühlte ich unmittelbar eine so große Schwäche, dass ich nicht mehr stehen konnte und mich sogleich hinlegen musste. Diese übernommenen Gefühle verändern sich im Laufe der Aufstellung, wenn die bestehenden Familienkonflikte und Verstrickungen gelöst werden, die interfamiliäre Ordnung und zwischenmenschliche Harmonie auf der seelischen Ebene wiederhergestellt ist.

Die Erfahrungs- und Erkenntnisprozesse während einer Aufstellung wirken sich auf der seelischen Ebene nicht nur auf die unmittelbar Beteiligten heilsam aus, sondern darüber hinaus auch auf die Mitglieder des Familiensystems, die nicht anwesend sind. So werden wichtige Impulse zur Lösung langjähriger Konflikte und Blockaden gegeben. Am Ende einer Aufstellung werden die Stellvertreter aus ihrer Position entlassen und legen alles, was mit der fremden Person im Zusammenhang steht, wieder ab. Alles Geschehene, Erlebte und Gesprochene bleibt im Raum. Lediglich auf der seelischen Ebene wirkt es heilsam nach außen.

Die Familienaufstellung nach Hellinger wurde von Fachleuten wiederholt kritisch beurteilt, unter anderem deswegen, weil sie auch ohne die Einbindung in eine psychotherapeutische Beratung angeboten wird. Dass Familienaufstellungen durch einen psychotherapeutisch erfahrenen Berater in einer achtsamen Weise geleitet werden, ist in jedem Fall eine wichtige Voraussetzung. Mehrfach habe ich dementsprechende Aufstellungen erlebt, die den Beteiligten wichtige Erkenntnisse, Impulse und inneren Frieden gaben.

Unabhängig von der Methode Hellingers wenden heute viele Therapeuten und Berater sehr erfolgreich *Strukturaufstellungen* von Familien, Paarbeziehungen, Organisationen und speziellen Themen an. Die Dynamiken, Stärken und Schwächen innerhalb eines Systems werden so sichtbar gemacht und geklärt, Blockaden werden gelöst. Die Beteiligten gewinnen inneren Frieden sowie Klarheit und Sicherheit für zukünftige Entscheidungen und Handlungen. Und wie immer, wenn Blockaden gelöst werden, wird Lebensenergie frei, wird die Lebensfreude genährt und die Vitalität gesteigert.

Zwei weitere Methoden der Behandlung ungelöster Konflikte, falscher Glaubenssätze und der Vergebung möchte ich im Folgenden erwähnen.

Die Methode *,Releasing'* wurde von dem Ehepaar *Elmar E. Lindwall* und *Ruth Lindwall* begründet. Der Releasing-Prozess ist ein fortlaufender Dialog zwischen einem kompetenten Helfer und der Person, die Belastendes loslassen möchte. Während des Prozesses werden in einer geführten, tiefen Entspannung die ursprüngliche Situation bewusst gemacht, die damaligen Gefühle vergegenwärtigt und durch die Worte „ich lasse los…" transformiert. Abschließend werden Sätze der Vergebung gesprochen.

Eine weitere Methode ist die des in England geborenen und 2019 verstorbenen Lehrers *Colin Tipping.* Er leitete Anfang der 1990er Jahre gemeinsam mit seiner Ehefrau Seminare für Krebspatienten. Tipping erkannte dadurch, dass einer der zentralen Gründe für die Entstehung vieler *Krebserkrankungen* Verbitterung und ein Mangel an Vergebung sind. Mit dieser Erkenntnis entwickelte er die Methode der *,Radikalen Vergebung'*. Danach hat ausnahmslos alles, was passiert einen guten Grund und richtet sich nicht gegen uns, sondern geschieht für uns. Es ist eine Chance zu innerem Wachstum. Wir sind nicht hilflose *Opfer* äußerer Umstände, sondern haben einen Anteil an der Erschaffung dessen, was geschieht. Den Prozess der radikalen Vergebung nach Tipping kann man in Seminaren erlernen und damit zu innerer Heilung und Frieden gelangen.

Möglicherweise haben Sie auch schon einmal die Aussage gehört, dass Vergebung als menschliche Schwäche bewertet wird. Das ist es für mich nicht. Ich empfinde die Vergebung als eine Stärke und eine gute Tat, sowohl für den, dem vergeben wird als auch für den, der vergibt. Ein friedvolles Miteinander baut sich allerdings nicht nur darauf auf, dass wir die unrechte Tat der anderen verstehen und vergeben, sondern auch darauf, dass wir erkennen, was wir selbst zu dieser unrechten Tat beigetragen haben und dafür Verantwortung übernehmen.

Und nicht zuletzt sollten wir gütig mit uns selbst sein, uns die eigenen Unzulänglichkeiten und Fehler verzeihen und uns mit unseren Schattenseiten versöhnen.

Vergebung ist dann ein besonders schwieriges Thema, wenn es sich um grausame Taten wie *Gewaltverbrechen* handelt; wenn Menschen missbraucht, gequält und getötet wurden. Wie kann eine Mutter, ein Vater einem Verbrecher vergeben, der ihre Tochter misshandelt und umgebracht hat? An dieser Stelle ist es wichtig, dass wir uns noch einmal bewusst machen, dass wir mit der Vergebung nicht die Tat rechtfertigen, sondern dem Täter vergeben, trotz seiner Tat. Der kanadische Autor *William Paul Young* beschreibt in seinem Roman ‚Die Hütte' einen solchen Prozess der Vergebung und der Versöhnung mit dem Schicksal. In dieser Geschichte verliert Mack während eines Ausflugs mit drei seiner fünf Kinder seine jüngste Tochter. Sie wird gewaltsam entführt und ermordet. Mack versinkt in Schuldgefühlen und Depressionen. Erst als er aufgrund eines Briefes zu der Hütte fährt, in der seine Tochter umgebracht wurde, findet in Max mit der Hilfe dreier Personen eine Wandlung statt.

Mit der Vergebung können wir den Fluch der ‚bösen Tat' außer Kraft setzen und für alle Beteiligten eine neue Gegenwart und Zukunft schaffen. Der Vergebende kann erleben, dass er sich vom Groll und vom Schmerz befreit hat und nachfolgend inneren Frieden finden. Der Täter kann erleben, dass er jenseits seiner Tat einen Wert und eine Würde hat, dass sein inneres Wesen trotz seiner Tat gesehen wird. Die Vergebung ist ein selbstloser Akt des Schenkens. Mit der Kraft der Liebe verzichten wir auf die Wiedergutmachung, auch wenn es nicht gerecht und nicht logisch ist. Indem wir vergeben, sorgen wir für Entspannung und Versöhnung, wir nähren den *Frieden* in uns, den Frieden mit anderen Menschen, den Frieden in der Welt. Aus Ablehnung wird Zuneigung, aus Härte und Hass werden Güte und Verbundenheit.

Um es mit den Worten des *Siddharta Gautama Buddha* auszudrücken: Niemals in der Welt hört Hass durch Hass auf. *Hass* hört durch *Liebe* auf.

Und wie verhält es sich mit Unrecht, das einer Bevölkerungsgruppe oder einem ganzen Land angetan wird? Wo die Dynamiken so komplex sind, dass Gut und Böse nicht zuzuordnen sind? Wenn vermeintlich gute politische Mächte unter dem Deckmantel des Guten Schlimmes anrichten? Vor ein paar Jahren löste sich mein Weltbild von den ‚guten' und ‚bösen' politischen Mächten auf, als ich durch einen Vortrag des Schweizer Historikers und Friedensforschers *Daniele Ganser* Hintergrundwissen über Vorkommnisse in der Welt erhielt, die die Verhältnisse umkehrten. Die geglaubten Guten, mit denen ich mich identifiziert hatte, waren nach diesen für mich neuen Erkenntnissen nicht mehr die Guten. Dieses Thema beschäftigte mich sehr. Ich wusste nicht recht, wie ich damit umgehen sollte, um wieder zu innerem Frieden zu gelangen.

Mit diesem Thema im Gepäck verbrachte ich dann einen sehr außergewöhnlichen und gleichzeitig zauberhaften Jahreswechsel. Meine Kinder feierten anderen Orts und nach einer Party stand mir nicht der Sinn. Mir war mehr nach Ruhe und Rückzug. So entschied ich mich kurz entschlossen, an einem Retreat teilzunehmen. Mein Weg führte mich zur tief verschneiten Schwäbischen Alb. Ich hatte die Anweisung bekommen, mein Auto aufgrund der verschneiten Zufahrtsstraße im Ort zu parken und wurde dort von einem älteren Herrn in einem ungewöhnlichen VW-Bus abgeholt. Die Rücksitze und überhaupt das ganze Innenleben des hinteren Wagens waren ausgebaut, stattdessen war auf eigentümliche Weise eine L-förmige, gepolsterte Bank und allerhand andere Gegenstände montiert. Während wir durch den Wald den Berg hinauf zum Hof fuhren, erzählte mir der Fahrer von seinen Reisen durch die Welt mit diesem Bus. Rechtzeitig zum Abendessen erreichten wir den Hof und ich lernte die anderen Teilnehmer und die beiden Retreat-Leiter kennen. Mit besinnlichen Texten, tiefgründigen Gesprächen, Meditationen, Körperübungen und Spaziergängen durch den verschneiten Winterwald stimmten wir uns auf den Übergang in das neue Jahr ein und feierten diesen dann in aller Stille.

Während dieser Tage kam auch das, was unser Gemüt beschäftigte, zur Sprache und so offenbarte ich mein Thema, das ich im Gepäck mitgebracht hatte. Der Retreatleiter erzählte uns daraufhin eine mich berührende Geschichte einer hawaiianischen Zeremonie der Vergebung und Reinigung mit Namen *Ho'oponopono.* Dieses Wort hatte ich nie zuvor gehört und es brauchte eine Weile, bis es in Gänze zu mir vorgedrungen war. Die Geschichte handelte von dem Psychologen Hew Len, der auf einer geschlossenen psychiatrischen Abteilung eines Krankenhauses mit Geisteskranken und Kriminellen arbeitete. Die Atmosphäre auf dieser Station war alles andere als angenehm, die Angestellten waren häufig krank, niemand arbeitete dort gerne. Der Psychologe hatte die Aufgabe, dies zu ändern und zwar mittels Ho'oponopono – was ihm letztendlich auch gelang. Die Atmosphäre änderte sich und innerhalb weniger Jahre konnten fast alle dieser als unheilbar geltenden Patienten als geheilt entlassen und in das normale Leben integriert werden.

Diese Geschichte und das Ho'oponopono beschäftigten mich noch lange. Auf einem Kongress kam ich mit anderen Teilnehmern darüber ins Gespräch und erfuhr unerwartet Genaueres. Hew Len hatte im Auftrag der hawaiischen Kräuterheilerin *Morrnah Simeona* gehandelt und zweimal täglich das von ihr entwickelte 14-Schritte-Ho'oponopono durchgeführt. Morrnah Simeona hatte das traditionelle Ho'oponopono modernisiert, nachdem es über tausende Jahre zur Lösung von Konflikten und Problemen in tage-, manchmal wochenlangen Familienkonferenzen mit allen Beteiligten abgehalten wurde. So war es möglich, dass das Verfahren viel praktikabler auch allein und innerhalb einer halben Stunde durchgeführt werden konnte. Die Beteiligten mussten nicht mehr körperlich anwesend sein, sondern wurden geistig in den Prozess aufgenommen. Simeona führte den Prozess des Ho'oponopono unter der Annahme aus, dass ein göttlicher Schöpfer existiert, dass wir Teil der Schöpfung sind und jeder Mensch eine Verantwortung für die Probleme in seinem persönlichen Bereich hat. Am Ende des Prozesses und nach der gegenseitigen Vergebung folgt der göttliche Segen, der die Ursachen der Konflikte, so Simeona, endgültig auflöst. Mich hat das, was ich über das Ho'oponopono gehört und gelesen habe, sehr inspiriert und animiert, mich damit noch eingehender zu beschäftigen.

Wir sind am Ende dieses Kapitels angekommen. Wenn Ihnen während des Lesens Menschen in den Sinn kamen, mit denen Sie nicht im Frieden sind, wenn es etwas gibt, was auf Vergebung wartet – gehen Sie es an. Manches wird Ihnen allein oder mit der Hilfe von Freunden gelingen, anderes vielleicht nur mit professioneller Beratung. Am Ende der Vergebung wartet auf Sie ein entlastetes, emotional befreites Leben und Frieden, im Innen wie im Außen.

Ich schließe mit den weisen Worten Seiner Heiligkeit, des 14. *Dalai Lama*: „In Unfrieden mit sich und anderen zu leben, ist nicht intelligent und nicht gesund."

➔ **Das Wichtigste in Kürze:**

- Unerlöste Konflikte können unsere Lebensfreude trüben und sich auf die Entstehung und den Verlauf von Krankheiten auswirken.
- Sie stammen meistens aus der Kindheit.
- Die Vergebung hat Heilkraft für die Seele und den Körper und schenkt Frieden.
- Eine Voraussetzung dafür, dass ich lieben und vergeben kann ist, dass ich mich selbst annehmen und lieben und mir selbst vergeben kann.
- Unerlöste Konflikte können mit verschiedenen Methoden gelöst werden, so mit systemischen Aufstellungen, der Methode des ‚Releasing' und der ‚Radikalen Vergebung' nach Colin Tipping.
- Ho'oponopono ist eine hawaiianische Vergebungszeremonie, die von Morrnah Simeona alltagstauglich modernisiert wurde. Sie geht davon aus, dass jeder Mensch als Teil der Schöpfung mitverantwortlich für die Probleme ist, die er erlebt. Die Zeremonie dient der Vergebung des Geschehenen und der Auflösung der Ursachen mit dem Ziel des friedlichen Zusammenlebens.

Literatur und Quellen zum Weiterlesen:

Elisabeth Hegge, Randolph Ochsmann: Gedanken über das Verzeihen, in: Existenz und Logos 1 (2000);

Markus Langholf: Der Pfad des lebendigen Geistes – Loslassen! (2003);
ders.: Releasing. Frei sein durch Loslassen. Ein Workshop mit Isa und Yolanda (2008);

William Paul Young: Die Hütte. Ein Wochenende mit Gott (2009);

Colin C. Tipping: Ich vergebe. Der radikale Abschied vom Opferdasein (2010);

Konrad Stauss: Die heilende Kraft der Vergebung: Die sieben Phasen spirituell-therapeutischer Vergebungs- und Versöhnungsarbeit (2010);

Michael Micklei: Die Krönung des Bewusstseins. Eine göttliche Handreichung durch das ho'oponopono nach Morrnah Simeona (2014);

James R. Doty: Der Neurochirurg, der sein Herz vergessen hatte (2016);

Arun Gandhi: Wut ist ein Geschenk. Das Vermächtnis meines Großvaters Mahatma Gandhi (2017).

Ein Film:

Richard Attenborough: Gandhi (1982).

W

WASSER – ein Geschenk des Himmels und der Erde

Es ist Oktober. Während des Schreibens dieses Kapitels sitze ich auf einem Balkon im Süden und schaue auf das Meer. Am Horizont küsst es den Himmel – Blau, soweit das Auge reicht. Ich habe mich in ein kleines, abgelegenes Hotel auf einer Insel im Mittelmeer einquartiert, atme das Licht, die Ruhe und die Wärme ein. Und das Blau. Wasser – das Thema erscheint so weit, wie das Meer vor mir. Mit dieser endlosen Weite, mit dem Meer, werde ich beginnen. Im Weiteren werden Sie erfahren, welche besonderen Eigenschaften Wasser aufweist, welche Bedeutung es für den menschlichen Körper hat und auf welche Weise es zur Aktivierung der Selbstheilungskräfte und für das Wohlbefinden eingesetzt werden kann. Auch die Not des Wassers durch die weltweiten Verschmutzungen soll nicht unerwähnt bleiben. Am Ende des Kapitels gebe ich Ihnen einen überaus spannenden Einblick in die neuesten Forschungen. Soviel vorweg: Obwohl Wasser zwei Drittel der Oberfläche der Erde bedeckt, obwohl wir zu 70 Prozent aus Wasser bestehen – die Geheimnisse des Wassers sind noch längst nicht alle erforscht.

Schon einige Jahre hatte ich mich mit dem Thema Wasser beschäftigt, achtete auf die Qualität von Mineralwasser und verwendete einen Wasserfilter zur Beseitigung von Schadstoffen aus dem Leitungswasser. Zum Schreiben des Kapitels plante ich zwei Wochen ein. Nach einigen Monaten musste ich feststellen, dass es ein nahezu unerschöpfliches Thema ist. Ich tauchte immer tiefer ein und mit weiteren Fragen wieder auf. Wie aus einer Quelle sprudelten immer wieder neue Erkenntnisse hervor. Das Wesen des Wassers wurde mir auf diese Weise sehr bewusst.

Wir beginnen also im *Meer*. Das erste Leben entstand genau dort vor mehr als drei Milliarden Jahren. Leben, so wie wir es kennen, kann nur mit Wasser existieren und die Erde ist weit und breit der einzige Planet, der nennenswerte Mengen an Wasser aufweist. Schaut man aus dem Weltall auf unseren Planeten, erkennt man, warum die Erde als der ‚blaue Planet' bezeichnet wird. Die Ozeane bedecken mehr als 70 Prozent der Erdoberfläche. Das Wasser der Meere nimmt allerdings insgesamt noch viel mehr Raum ein, als die Oberfläche erahnen lässt, denn über 90 Prozent des belebbaren Raumes befindet sich in den Tiefen der Meere. Abgesehen vom Lebensraum, den die Weltmeere zur Verfügung stellen, haben sie eine wichtige Funktion in den *globalen Stoffkreisläufen,* so des Kohlenstoff- und Stickstoffkreislaufs. Das pflanzliche *Plankton* der Meere nimmt große Mengen an Kohlendioxid, also CO_2, durch *Photosynthese* aus der Atmosphäre auf und produziert 50% des für unsere Atmung benötigten *Sauerstoffs*. Angeregt wird das Wachstum des Planktons von den Ausscheidungen der *Wale*. Große Wale tragen zusätzlich zum Klimaschutz bei, indem sie enorme Mengen an CO_2 aufnehmen und in ihrem Körper binden – und zwar über ihren Tod hinaus. Sterben sie, sinken sie auf den Meeresboden ab und halten das Treibhausgas dort für Jahrhunderte fest. Ein weltweiter Schutz der Wale, ein Verbot des Walfangs und die Rückführung der Bestände auf ursprüngliche Zahlen sollte demgemäß höchste Priorität haben. Wasser ist darüber hinaus ein guter Wärmespeicher, was sich ebenfalls stabilisierend auf das Klima auswirkt. Die Prozesse in den riesigen Ozeanen sind komplex und bestimmen wesentlich den globalen *Klimahaushalt*.

Die Küsten der Meere zählen zu den beliebtesten Urlaubsregionen. Den Sand unter den Füßen spüren, die salzhaltige Luft einatmen, das Sonnenlicht im richtigen Maß auf der ganzen Haut aufnehmen – so lässt es sich entspannen und regenerieren. Am *Strand* findet sich eine hohe Konzentration an vitalitätsfördernden *Negativionen*, mit denen wir beim *Barfußlaufen* in Kontakt kommen (⇨Natur). Tauchen wir unter die Oberfläche, können wir den gigantischen Lebensraum unzähliger Pflanzen und Tiere entdecken. Besonders beeindruckend ist das an den Korallenriffen. Sie sind das komplexeste und gleichzeitig empfindlichste Ökosystem der Welt. *Korallen* sind Nesseltiere. Allein 700 verschiedene Korallenarten sind bisher entdeckt worden. Sie leben in symbiotischer Gemeinschaft mit Algen und sichern den Lebensraum tausender Fisch- und Pflanzenarten. Allein die Korallenriffe beherbergen ein Viertel aller Fische. Für ihr Überleben brauchen Korallen eine konstante Temperatur zwischen 25 und 27 Grad Celsius, die sich in der Nähe des Äquators findet.

Ich bin kein ausgesprochener Wassermensch, eher eine ‚Kopf-oben-Schwimmerin'. Vor ein paar Jahren packte ich all meinen Mut zusammen und belegte einen Tauchkurs in den Gewässern vor Ägypten, um die Welt unter Wasser entdecken zu können. Am Ende der Woche fuhren wir hinaus auf das Meer, begleitet von Delphinen, und tauchten achtsam und staunend hinab zu einem Korallenriff mit einer überwältigenden Schönheit und Farbenpracht. Warum ich das an dieser Stelle erwähne? Intakte Korallenriffe sind selten geworden. Unzählige Korallen sind in den letzten Jahrzehnten krank geworden oder abgestorben. An den Korallenriffen zeigt sich auf drastische Weise der verheerende Einfluss, den wir Menschen auf die Ökosysteme der Erde haben. Dazu später mehr.

Die gewaltigen Wassermassen der Meere sind durch ihren Salzgehalt für uns nicht trinkbar. Nur mit *Süßwasser* können wir unseren Durst stillen. Süßwasser macht allerdings nur etwa drei Prozent des Wassers der Erde aus. Und nur die Hälfte davon ist für uns verfügbar. Der Rest befindet sich im Eis, im Schnee oder in Sümpfen. In den mitteleuropäischen Breiten steht *Trinkwasser* in großer Fülle zur Verfügung. Das sollte uns allerdings nicht darüber hinwegtäuschen, dass weltweit gesehen zugängliches Süßwasser eine äußerst knappe Ressource ist.

Das Wasser der Erde bewegt sich unaufhörlich in einem Kreislauf. Das Oberflächenwasser verdunstet durch die Energie der Sonne und gelangt in die Atmosphäre. In Form von Regen, Hagel oder Schnee fällt es wieder in die Ozeane oder auf die Erdoberfläche zurück. Fällt es auf den Boden, sickert das Wasser durch reinigende Gesteinsschichten hindurch in das sogenannte *Grundwasser*. Hierbei nimmt es je nach Bodenbeschaffenheit unterschiedliche *Mineralien* auf. Bestehen die Schichten aus vulkanhaltigem Gestein, bildet sich auch Kohlensäure. Die im Grundwasser lebenden Kleinsttiere wie Wimperntierchen und kleine Krebstiere reinigen das Wasser, solange das Milieu stimmt, die Temperaturen aufgrund der Klimaerwärmung oder durch Grundwasserwärmepumpen nicht zu hoch sind. Meist erst nach Jahren oder Jahrzehnten, manchmal auch erst nach Jahrhunderten gelangt das Grundwasser über eine *Quelle* an die Oberfläche, entspringt aus der Tiefe und erwacht zu neuem Leben. Das Quellwasser sammelt sich in Bächen und Flüssen, die wiederum ins Meer fließen. Während dieses Kreislaufes ändert das Wasser immer wieder seinen Aggregatzustand, ist meist flüssig, manchmal dampfförmig oder auch fest und kristallin. Das Wasser der Meere, das Süßwasser der Flüsse und Seen und das Grundwasser sind also durch den Wasserkreislauf miteinander verbunden. Die Verschmutzung des einen trägt zur Belastung des anderen bei. Das Thema Wasser lässt sich nur mit einem globalen Blick erschließen.

Wasser ist ein überaus wichtiges Molekül in jedem Lebewesen. Der Körper des Menschen besteht, wie erwähnt, zu etwa 70 Prozent aus Wasser. Betrachtet man die Anzahl der Moleküle des Körpers, bestehen wir sogar zu 99 Prozent aus Wasser. *Wassermoleküle* sind nämlich sehr klein, nur 0,25 bis 0,3 Nanometer groß. Ein rotes Blutkörperchen ist mit 7500 Nanometer um ein Vielfaches größer. Diese sehr geringe Molekülgröße erlaubt es dem Wasser, Öffnungen zu passieren, durch die die meisten anderen Moleküle nicht hindurchkommen. Wasser kommt also leicht in die Zellen hinein und wieder hinaus. Es ist damit ein ideales Transport- und *Entgiftungsmittel.*

Für den menschlichen Körper und für das Wohlbefinden hat Wasser eine große Bedeutung. Wir brauchen es Tag für Tag. Wären wir ein Kamel, könnten wir mehrere Wochen überleben, ohne zu trinken. Sind wir aber nicht. Der Mensch hält unter normalen Bedingungen etwa drei bis vier Tage aus, bis er verdurstet ist. Um das zu verhindern, schlägt der Körper vorher Alarm. Bereits bei einem Flüssigkeitsverlust von zwei Prozent verspüren wir ein *Durstgefühl.* Von Fachleuten wird empfohlen, die Zufuhr von Flüssigkeit allein über das Durstgefühl zu regulieren. Dabei ist zu bedenken, dass das Durstempfinden gestört sein kann oder möglicherweise stressbedingt übergangen wird. Bei einem Wassermangel von zwei bis drei Prozent, also dann, wenn wir beginnen Durst zu spüren, kann die körperliche und geistige Leistungsfähigkeit bereits beeinträchtigt sein. Im Weiteren kommt es zu Kopfschmerzen, Müdigkeit und Konzentrationsschwäche. Besonders im Alter lässt das Durstempfinden nach – mit oft gravierenden Auswirkungen. Ich habe mehrfach erlebt, dass ältere Menschen verwirrt waren und sogar unter *Wahnvorstellungen* litten, nur deswegen, weil sie zu wenig Flüssigkeit zu sich genommen hatten. So ist es besonders bei der Betreuung und Pflege älterer Menschen wichtig, auf eine ausreichende Flüssigkeitszufuhr zu achten. Ein Trinkwecker kann hier zur Unterstützung hilfreich sein.

Im Durchschnitt verlieren wir pro Tag 2,5 bis 3 Liter Wasser über die Nieren, die Lungen, über den Darm und durch das Schwitzen über die Haut. Diese Wassermenge sollten wir täglich wieder zuführen. Über die Nahrung nehmen wir besonders über pflanzliche Nahrungsmittel bis zu einem Liter auf, den Rest muss der Körper über das Trinken von Wasser zugeführt bekommen. Diese *Flüssigkeitsmenge* sollten wir gleichmäßig über den Tag verteilt aufnehmen. Trinken auf Vorrat funktioniert nicht, denn der Körper kann immer nur kleine Mengen verarbeiten und scheidet den Rest direkt wieder aus. Schweißtreibenden Aktivitäten führen zu einem erhöhten Wasserbedarf. Zusätzlich sollten dann auch die ausgeschwitzten Mineralien ergänzt werden. Einfluss auf den Bedarf an Wasser hat auch das *Körpergewicht.* Pro Kilogramm Körpergewicht empfiehlt die Deutsche Gesellschaft für Ernährung die *Trinkmenge* von 35 ml Wasser – bei 60 kg also etwa zwei Liter.

Chronische Beschwerden und Krankheiten können durch eine ausreichende Trinkmenge gelindert oder verhindert werden. *Schmerzpatienten* brauchen beispielsweise weniger Medikamente, wenn sie auf eine ausreichende Flüssigkeitszufuhr achten. Die Allgemeinärztin *Kirsten Deutschländer* untersuchte die Wirkung von artesischem

Quellwasser bei ihren Patienten. Ein solches Quellwasser gelangt aus eigener Kraft ohne den Einsatz von Pumpen an die Oberfläche. Die Patienten tranken täglich 1,5 Liter dieses Wassers, worauf sich eine signifikante Verbesserung des Heilungsverlaufes entzündlich-rheumatischer und allergischer Krankheitsbilder zeigte. Noch dazu stellte sich eine deutlich bessere geistig-seelische Befindlichkeit ein. Einen nicht zu unterschätzenden Effekt haben auch das Klima und die Luftfeuchtigkeit. *Klimaanlagen* entziehen dem Raum große Mengen an Feuchtigkeit. In Flugzeugen sinkt die Luftfeuchtigkeit bis auf neun Prozent – da ist regelmäßiges Trinken wichtig, um in guter Verfassung anzukommen.

Können wir auch zu viel trinken? Diese Gefahr besteht normalerweise nicht. Bei einer Umstellung der Trinkgewohnheiten ist es allerdings sinnvoll, den Körper nach und nach an die neue Flüssigkeitsmenge zu gewöhnen. Wer viel trinkt, sollte auch auf die Zufuhr von *Mineralien* und jodhaltiger Nahrung achten.

Für Sportler, die sehr stark geschwitzt haben, kann es bedrohlich werden, wenn sie ihren Wasserhaushalt mit großen Mengen salzarmen Wassers ausgleichen und keine Mineralien zu sich nehmen. Dies kann zu Ödemen in den Lungen und im Gehirn führen. Das regelmäßige Trinken größerer Wassermengen kann auch zu einem Jodmangel führen. *Jod* ist ein Spurenelement, das bei verschiedenen Prozessen im Körper eine wichtige Aufgabe hat. Jodmangel kann auch die Folge des Trinkens von chloriertem Leitungswasser sein, wie es in England der Fall ist. Häufige Aufenthalte in Schwimmbädern mit chloriertem Beckenwasser und Chlorverbindungen in der Atemluft können ebenfalls einen Jodmangel verursachen. Ein Ausgleich des Jodmangels kann durch natürliche jodreiche Lebensmittel, also vor allem Seefische, erfolgen. Auch tierische Produkte enthalten Jod, wenn die Tiere mit jodiertem Tierfutter gefüttert wurden. Stehen unbelastete Fische nicht zur Verfügung oder wird der Konsum von Fischen und tierischen Produkten generell abgelehnt, ist eine Zufuhr über Nahrungsergänzungsmittel sinnvoll (⇨Ernährung).

Auch der Mangel an *ADH*, dem *Antidiuretischen Hormon,* kann Probleme verursachen. Dieses Hormon regelt die Wasserausscheidung. Der Arzt Dietrich Klinghardt sieht in seiner Praxis regelmäßig Patienten, die durch den Einfluss von *Elektrosmog, Borrelien* oder *Schimmelpilzen* einen erniedrigten Wert dieses Hormons zeigen, was zu einer erhöhten Ausscheidung von Urin mit nachfolgendem *Durstgefühl* führt. Allerdings lässt sich der Wasserhaushalt durch das Trinken nicht ausgleichen, weil die Flüssigkeit durch den ADH-Mangel direkt wieder ausgeschieden wird. Der Körper trocknet aus und das Durstgefühl bleibt. Mit dem ständigen Wasserlassen gehen wertvolle Mineralien verloren, worunter die Vitalität leidet. Bei einer erhöhten Urinausscheidung und unstillbarem Durst ist es also wichtig, das ADH im Blut zu bestimmen und bei einem Mangel dieses Hormon zu ersetzen.

Schauen wir uns nun einmal genauer an, welche Aufgaben Wasser im menschlichen Körper hat:

- Wasser ist ein universelles Lösungsmittel. Es bringt die Nährstoffe, die wir mit der Nahrung zuführen, in die Zellen.
- Es transportiert Stoffwechselabbauprodukte, Giftstoffe und Salze aus den Zellen heraus und verhindert die Ablagerung im Gewebe.
- Als Hauptbestandteil des Blutes transportiert Wasser den Sauerstoff mit Hilfe der roten Blutkörperchen zu den Zellen.
- Wasser dient als wichtiger Säurepuffer und reguliert den Säure-Basen-Haushalt. Dies schützt die Zellen und Gewebe und unterstützt entscheidend die Stoffwechselvorgänge.
- Es unterstützt die Reparaturmechanismen der Zellen.
- Wasser in hexagonaler Struktur ummantelt die DNS und stabilisiert sie durch Wasserstoffbrückenbildung.
- Es sorgt für einen reibungslos ablaufenden Zellstoffwechsel und stärkt das Immunsystem.
- Es reguliert die Körpertemperatur. Steigt die Körpertemperatur, kühlen wir uns über das Schwitzen ab.

- Eine ausreichende Wasserzufuhr stabilisiert den Blutdruck.
- Wasser ist der Hauptbestandteil des Bindegewebes und hält die Zellstrukturen zusammen.
- Wasser ist für den Körper ein wichtiger Füllstoff, polstert und schützt die Haut, die Gewebe und die Organe.
- Es macht die Bandscheiben praller und elastischer und hilft so gegen Rückenschmerzen.
- Wasser ist ein wichtiges Gleitmittel in den Gelenken.
- Es verhindert Verstopfung im Darm und hilft beim Abnehmen, indem es das Sättigungsgefühl auslöst.
- Wasser liefert elektrische und magnetische Energie für jede Körperzelle.

Was wir anhand dieser Punkte erkennen, ist, dass Wasser eine zentrale Rolle für unsere Gesundheit einnimmt. Mein Tag beginnt, indem ich mir ein Glas gefiltertes, warmes Wasser mit einer Messerspitze unbehandeltem Salz und etwas Zitronen- oder Limettensaft zubereite. So gleiche ich den nächtlichen Flüssigkeitsverlust aus, unterstütze die Entgiftungsprozesse der Nacht und bin fit für den Tag. Wasser ist ein umfassend wirksames, einfaches und kostengünstiges Element für die Vitalität. Gutes Wasser ist für mich das ‚superfood number one'.

Und wenn man pures Wasser nicht so gerne mag? Lässt sich Flüssigkeit nicht auch über Softdrinks, Säfte, alkoholische Getränke wie Bier, Kaffee und Tees zuführen? Die oben beschriebenen Aufgaben des Wassers lassen sich durch diese Flüssigkeiten nicht in gleichem Maß erfüllen. Zum Teil entziehen sie sogar den Zellen das Wasser. Säfte sind sehr konzentriert und müssen im Körper mit Wasser verdünnt werden. Softdrinks enthalten sehr viel Zucker und teilweise andere bedenkliche Zusatzstoffe. Alkoholische Getränke wie Bier können zum Genuss beitragen, werten allerdings die Flüssigkeitsbilanz nicht auf. Kaffee und Tee gelten in dieser Hinsicht als unproblematisch.

Wie bereits beschrieben, ist Wasser ein universelles Lösungsmittel und kommt nur unter experimentellen Bedingungen und in der sogenannten Exclusion Zone, abgekürzt EZ, ganz rein vor. Im letzten Abschnitt dieses Kapitels erfahren Sie genauer, was die EZ ist. Wasser hat, je nachdem welche Stoffe gelöst sind, unterschiedliche Eigenschaften. Trinkwasser wird uns in sehr unterschiedlichen Qualitäten angeboten.

Da sind zunächst unzählige *Mineralwässer*, die alle zu unserer Gesundheit beitragen sollen. Mit viel oder wenig oder gar keiner *Kohlensäure*, mit diesen oder jenen, vielen oder wenigen Mineralien. Schon bei der Kohlensäure gibt es unterschiedliche Ansichten. Manchen schmeckt prickelndes Wasser besser als stilles. Abgesehen von dieser geschmacklichen Eigenschaft kann Kohlensäure verdauungsfördernd wirken. Kohlensäurehaltiges Wasser ist auch weniger anfällig für eine Verkeimung. So mancher hat allerdings mit der Kohlensäure zu kämpfen, vor allem bei einem empfindlichen Magen. Aufstoßen und Völlegefühl können die Folge sein. Stilles Wasser kann der Körper leichter aufnehmen. Mit ein paar frischen Ingwerscheiben oder Minze lässt sich eine geschmackliche Variante einbringen.

Kommen wir zu den *Mineralien* im Flaschenwasser, deren Bedeutung unterschiedlich gewertet wird. Mineralien liegen in den Mineralwässern in gelöster, ionisierter Form vor und können vom Körper gut aufgenommen werden. Dies ist besonders nach einer schweißtreibenden Aktivität sinnvoll. Allerdings wird von vielen Experten empfohlen, dass unser Trinkwasser eher wenig Mineralien enthalten, also möglichst ‚leicht' sein sollte. Ein solches Wasser gelangt zusammen mit den Nährstoffen gut in die Zellen hinein und hat eine hohe Entgiftungskapazität. Die für den Körper wichtigen Mineralien werden am besten über pflanzliche Nahrung zugeführt (⇨Ernährung).

Kann man auf das Kaufen von Flaschenwasser verzichten und einfach *Leitungswasser* trinken? In Deutschland gilt es als besonders sauber. Die Trinkwasserverordnung regelt die Qualität des Leitungswassers. Überprüft werden vor allem die Keimfreiheit und der Gehalt an Schadstoffen. Wichtig zu wissen ist, dass nur etwa 50 der weit über zweitausend möglichen *Schadstoffe* überprüft werden. Außerdem entsprechen die festgelegten *Grenzwerte* nicht unbedingt einer tatsächlichen Unbedenklichkeit. Nicht selten verhindern wirtschaftliche Interessen, dass Grenzwerte in einem für unsere Gesundheit sicher unbedenklichen Bereich festgelegt werden. In einer Diskussionsrunde nach einem Wasservortrag merkte ein Zuhörer an, dass es in diesem Zusammenhang aufschlussreich ist, die Definition des Begriffes Grenzwert im Nachschlagewerk des Brockhaus-Verlages zu lesen. Was ich dann tat. Und in der Tat ist dieser Begriff dort treffend formuliert.

Das Alfred-Wegener-Institut für Polar- und Meeresforschung in Bremerhaven hat 2017 einen Forschungsbericht veröffentlicht, nach dem selbst in der Tiefsee der Arktis *Zivilisationsmüll* zu finden ist. Auch das *Grundwasser* ist bis in eine Tiefe von 1000 Metern mit Schadstoffen belastet. Das hat gravierende Folgen für alle Ökosysteme. Wie konnte es dazu kommen? Seit den 1950er Jahren wurden weltweit mehr als acht Milliarden Tonnen Plastik produziert. Ungefähr 80 Prozent davon landeten auf Deponien oder in der Umwelt. Täglich werden von uns 100 Millionen *Plastikflaschen* weggeworfen. Es wird geschätzt, dass sich bereits 140 Millionen Tonnen *Plastikmüll* in den Meeren angehäuft hat. Die Meeresbewohner leiden unter diesem Menschenmüll. Das Leid zeigt sich beispielsweise an einem Wal, der mit 30 Plastiktüten im Magen strandet und dort verendet. Weniger gut sichtbar ist das *Mikroplastik*. Die Sonne und die Wellen der Meere zerbröseln das Plastik mit den Jahren in winzige Teile, die Jahrhunderte in der Natur verweilen können. Die Plastikteile werden von Fischen und anderen Meerestieren aufgenommen. Ernähren können sie sich damit nicht und viele verhungern qualvoll. Am Ende der Nahrungskette steht der Mensch. So bekommen wir unseren Plastikmüll neben anderen Giften in fein angerichteten Meerestieren wieder serviert. Gesund ist das sicher nicht. Die Plastikflut einzudämmen hat also höchste Priorität.

Einer, der das bereits als 16-Jähriger beim Tauchen erkannt hat, ist der 1994 geborene Niederländer *Boyan Slat.* Im Alter von 17 Jahren gründete er das Unternehmen ‚The Ocean Cleanup'. Mit riesigen Filtern möchte Slat den Müll an einer Stelle hoher Konzentration zwischen

Hawaii und Kalifornien einsammeln. Es mutet wie der Tropfen auf dem heißen Stein an, wenn man bedenkt, dass sich ein nur geringer Anteil überhaupt auf der Meeresoberfläche befindet. Entscheidend ist, dass das Plastik erst gar nicht in den Flüssen und Meeren landet. Jeder Einzelne von uns kann einen Beitrag zur naturschützenden Beseitigung von Müll und vor allem zur Vermeidung von Müll und Schadstoffen leisten. Wichtig ist auch, dass gesetzliche Regelungen gefunden und beachtet werden, um die Verschmutzungen des Wassers und all die anderen menschengemachten, das Ökosystem zerstörenden Einflüsse zu stoppen.

Manche Länder, so Ruanda und Bangladesch, haben bereits Plastiktüten verboten. Das Bundesgericht in Indien hat den 2500 km langen Ganges sogar als lebendes Wesen mit dem Status einer moralischen Person ausgewiesen. Indische Umweltschützer können nun künftig im Namen des Gewässers vor Gericht ziehen. In Anbetracht dessen, dass täglich weit über vier Milliarden Liter ungeklärte Abwässer in den Ganges eingeleitet werden, eine wichtige Entscheidung. Täglich nehmen mehr als 60.000 Hindus ein rituelles Bad in ‚Mutter Ganga', um sich von ihren Sünden reinzuwaschen.

In der Stadt Varanasi konnte ich eine bizarre Szenerie beobachten. Direkt neben den Badenden wuschen andere Hindus ihre schmutzige Wäsche im offensichtlich schmutzigen Wasser. Wenige Meter weiter wurden die rituellen Verbrennungen der Toten durchgeführt und die mehr oder weniger verbrannten Leichen wurden am Ende in den Fluss gekippt. Nach dem hinduistischen Glauben gelangt der Verbrannte so in die Ewigkeit. Was für ein Kontrast. Heilige Rituale zur Bestattung der Toten und zum Reinwaschen der Sünden, die Anbetung von ‚Mutter Ganga' und gleichzeitig eine erschütternde Verschmutzung des Wassers und der Erde. Das *Beten* und der Glaube der Menschen haben allerdings eine ganz erstaunliche Wirkung auf das Wasser. Eine Wasserprobe, die mittels der sogenannten *Kristallanalyse* untersucht wurde, zeigte trotz der immensen Verunreinigungen Kristallstrukturen mit einer hohen strukturellen Qualität.

Die Flüsse in Europa sind zwar deutlich weniger verschmutzt als der Ganges, dennoch ist auch hierzulande der Zustand der Gewässer möglicherweise belastend. Bereits 1950 bis 1974 untersuchte der französische Wasserforscher *Louis Claude Vincent* im Auftrag der Regierung den Zusammenhang von Wasserqualität und *Sterblichkeitsrate* der Bevölkerung. Je höher die *Fremdstoffdichte* des Wassers war, desto höher war die Sterblichkeitsrate. Im Grundwasser finden sich neben Mikroplastik abhängig von den durchlaufenen Gesteinsschichten *Uran* und *Arsen*. Die Ausscheidungen von landwirtschaftlich gehaltenen Tieren werden als *Gülle* in großen Mengen auf die Felder gespritzt und landen ebenfalls im Grundwasser. Gülle besteht zu einem hohen Anteil aus *Nitrat*, das sich möglicherweise zum hochgiftigen *Nitrit* verwandelt. Weiterhin sind *Spritzmittel* messbar. Mehrere Hundert solcher Mittel sind in Deutschland im Einsatz, allen voran *Glyphosat*. Dieses umstrittene Pflanzenvernichtungsmittel schadet nicht nur Pflanzen, sondern auch Mensch, Tier und Mikrobe. Durch den Kauf von Produkten des kontrolliert ökologischen Landbaus unterstützen wir Landwirte, die auf chemische Spritzmittel verzichten.

Sehr bedenklich ist auch die hohe Zahl an *Arzneimitteln* und *Hormonen* im Wasser. Ein Großteil der Medikamente und auch der Hormone, wie sie zum Beispiel in der *Anti-Baby-Pille* vorkommen, wird nämlich nach der Einnahme nicht vom Körper aufgenommen, sondern wieder ausgeschieden und landet so im Wasser. Welche Wechselwirkungen die Arzneimittel im Wasser haben, ist nicht klar. Die Auswirkungen des arzneimittelbelasteten Trinkwassers auf den Körper sind Gegenstand von Forschungen. Der Gesundheit ist das sicher nicht zuträglich. Zu erwähnen sind noch die Verunreinigungen durch die *Rohrleitungen* der häuslichen Installationen und der Armaturen. Es lösen sich je nach Material Blei, Kupfer, Zink, Eisen oder Asbestfasern. Um diese Schadstoffe wieder loszuwerden, muss der Körper also Tag für Tag eine hohe Entgiftungsleistung erbringen (⇨Toxine und Strahlung).

Was wird getan, um das Trinkwasser von den zahlreichen Verunreinigungen zu befreien? Die *Kläranlagen* in Deutschland verfügen meist über drei Reinigungsstufen – ein mechanisches, ein biologisches und zuletzt ein chemisches Verfahren. Zur Eliminierung von Mikroschadstoffen wie Mikroplastik, Medikamentenresten, Röntgenkontrastmitteln, Hormonen und Keimen braucht es allerdings die sogenannte vierte Reinigungsstufe. Experten empfehlen eine Ultra- oder Nanofiltration. Derzeit verfügen nur zwei Prozent der Wasserwerke in Deutschland über eine solche Filteranlage. Was also tun?

Erkundigen Sie sich bei Ihrem Wasserwerk nach der Qualität Ihres Leitungswassers. Hören Sie sich Vorträge zum Thema Wasser an. Der Verein ‚Wassertankstelle' bietet beispielsweise Fachvorträge im gesamten Bundesgebiet an. Lassen Sie ihr Leitungswasser auf Schadstoffe prüfen und die *elektrische Leitfähigkeit* bestimmen. Dieser Wert ist ein Maß für die Summe aller im Wasser gelösten Ionen und damit für die Reinheit. 1980 lag der Grenzwert bei 280 Mikrosiemens, abgekürzt µS. Dieser Grenzwert wurde in den letzten Jahren als politisch ausgehandelter Kompromiss deutlich nach oben gesetzt und liegt derzeit bei 2500 µS bei 20 Grad Celsius. Als gesund gilt ein Wasser mit einem Wert von unter 130 µS.

Bei erhöhten Werten von Schadstoffen kann die Installation eines speziellen *Wasserfilters* sinnvoll sein. Effektive Filter haben einen *Aktivkohlefilter* oder filtern mittels *Umkehrosmose*. Hiermit lassen sich die Belastungen des Wassers mit Schadstoffen und Keimen zu einem sehr hohen Prozentsatz entfernen. Das Umkehrosmosewasser ist absolut reines Wasser. Nach dem Prozess sollte es in geringem Umfang remineralisiert und energetisiert werden. Besonders heilsame Effekte sollen sich durch eine Anreicherung mit *Wasserstoff* zeigen. Vertreiber von Wasserfiltern versprechen sauberes und energiereiches Wasser, sehr unterschiedlich fallen allerdings je nach Anlage der Wasserverbrauch, die Anschaffungskosten und die laufenden Kosten für die Filterwechsel aus. Auch eine Keimbelastung ist bei manchen Filtern möglich und sollte hinterfragt werden.

Kommen wir nun zu einem angenehmen Wasserthema, den äußeren Wasseranwendungen. In allen Hochkulturen genossen es die Menschen zu baden. Zur Kaiserzeit in Rom erreichte die antike *Badekultur* ihren Höhepunkt. Im Jahre 216 wurde die Caracalla-Therme eröffnet und beherbergte bis zu 1500 Badegäste gleichzeitig. Wasser galt als Jungbrunnen. Die heilende Kraft des Wassers wurde durch heilende Worte von Priesterärzten maßgeblich unterstützt. Jede Therme verfügte über einen Altar. Diese antike Badekultur stand im krassen Gegensatz zu den Gebräuchen im Europa des 16. bis 18. Jahrhunderts. Hier galt Wasser als schädlich für die Haut und die Menschen bevorzugten Parfum, um gut zu riechen. Erst 1761 eröffnete in Paris wieder eine öffentliche Badeanstalt – der Beginn der modernen Badekultur. Im 19. Jahrhundert entstand auch die deutsche Hydrotherapie. 1816 hatte sich *Vinzenz Prießnitz* mit der Anwendung *kalten Wassers* selbst geheilt. Diese Erfahrung gab er an viele andere Kranke weiter. Prießnitz war aufgrund seiner Erfahrungen überzeugt, dass jede Krankheit mit kalten Wasseranwendungen und dem richtigen Charakter der Patienten geheilt werden könne. So wurde er zum ‚Wasserdoktor'.

Auch der Priester *Sebastian Kneipp* heilte sich mit Wasseranwendungen. Er litt unter einer Lungenerkrankung, vermutlich Tuberkulose. Zwei- bis dreimal wöchentlich badete er kurz in der eiskalten Donau und kurierte sich so. Später hörte er von Vinzenz Prießnitz und fand Bestätigung für seine Behandlungen. 1886 verfasste Kneipp das Buch 'Meine Wasserkur' – es wurde ein Standardwerk. Mit Teil- und Vollbädern, kalten Güssen und Wickeln behandelte Kneipp unterschiedliche Beschwerden. Bei *Infektanfälligkeit* und *Stress* empfahl er beispielsweise das *Wassertreten*, bei Kopfschmerzen und zur Erfrischung einen Gesichtsguss.

Einer meiner Patienten kreierte seine ganz eigene Kneipp-Therapie: Er litt unter einer dorsalen Fingerzyste, das ist eine Zyste auf dem Fingerendglied. Als therapeutische Maßnahme wird die operative Entfernung empfohlen. In seinem Fall therapierte ich zunächst mit der Kryotherapie, also einer lokalen Vereisung mit flüssigem Stickstoff, wodurch es zu einer Verkleinerung der Zyste kam. Meinem Patienten kam daraufhin die Idee, den Finger regelmäßig in kühlschrankkaltes Wasser zu baden. Er hielt den Finger dreimal hintereinander bis zum Schmerzpunkt in das kalte Wasser, dies dreimal pro Woche. Der Erfolg ließ nicht lange auf sich warten: Die Zyste heilte ab. Zu seiner Freude ließen auch die Arthroseschmerzen im Daumengelenk nach. Nun macht er Nägel mit Köpfen und badet regelmäßig die ganze Hand.

Durch die Erkenntnisse und Erfolge von Kneipp entstanden zahlreiche *Badehäuser*, nicht nur in Deutschland. Meine Heimatstadt Wiesbaden gelangte als Kurstadt mit ihren Badehäusern und heißen Quellen im 19. Jahrhundert sogar zu Weltruhm. Deutschland hat insgesamt 300 Heilbäder und Kurorte. Thermalwasser, Sole und Moor stehen als natürliche Ressourcen zur Verfügung. Allerdings haben heutzutage viele Kurorte und Heilbäder trotz der Heilerfolge ihre Bedeutung verloren, da die finanzielle Unterstützung der Krankenversicherungen deutlich reduziert wurde. Vielleicht gelingt es mit modernen Konzepten das Potential dieser Heilstätten zu reaktivieren. Viele meiner älteren Patienten bewegen sich lieber im Wasser als an Land. Der Körper ist leicht und die Gelenke werden geschont. Einige sehnen die Wiedereröffnung des Freibades regelrecht herbei, um in der Saison regelmäßig zu schwimmen.

Eine besondere Form des ‚vom-Wasser-getragen-Sein' kann man in einer sogenannten *Floating-Anlage* erleben. Für dieses Erlebnis reiste ich vor ein paar Jahren mit zwei Freundinnen nach Bad Reichenhall. Abgeschottet von jeglichen Außenreizen verweilte ich schwerelos in einer Wanne mit angenehm temperiertem, konzentriertem Salzwasser und fühlte eine große Geborgenheit. Erinnern wir uns in diesem Moment an unsere Zeit im Fruchtwasser? Nach und nach wurde es in meinem Inneren immer stiller, und es stellte sich eine körperliche und mentale *Tiefenentspannung* ein. Wohltuend und sehr zu empfehlen.

Am Ende dieses Kapitels möchte ich mit Ihnen noch eine kleine Reise auf eine andere Ebene unternehmen. Wir haben gelernt, dass Wasser uns das Leben auf der Erde ermöglicht. Seine chemischen Eigenschaften sind dafür verantwortlich. Nehmen wir zum Beispiel die spezifische Dichte. Kältere Stoffe haben normalerweise eine höhere Dichte als wärmere. Bei Wasser ist das anders. Es hat seine größte Dichte bei 4 Grad Celsius. Unter 4 Grad nimmt die Dichte ab, dadurch schwimmt das Eis. Seen und Meere gefrieren also nicht dauerhaft von unten nach oben, was das Leben für die Fische unmöglich machen würde, sondern es bildet sich eine schützende Eisschicht und unter dem Eis bleibt das Wasser flüssig.

Betrachtet man das Wasser auf molekularer Ebene, besteht es aus zwei Elementen. Je ein Sauerstoffatom ist mit zwei Wasserstoffatomen verbunden. Der Sauerstoff trägt eine negative Partialladung, während die Wasserstoffatome eine positive Ladung tragen. Das Wassermolekül ist also ein elektrischer Dipol und die einzelnen Moleküle ziehen sich gegenseitig an. Der elektronegative Sauerstoff verbindet sich mit dem positiven Pol des Wasserstoffs eines anderen Wassermoleküls. Diese Verbindung nennt man Wasserstoffbrückenbindung. Durch sie sind unglaubliche Dinge möglich. Können Sie sich vorstellen, dass ein 200 Gramm schweres Tier über das Wasser laufen kann? Auf Costa Rica konnte ich eine sogenannte Jesus-Christus-Echse beobachten, die mit ihren relativ großen Füßen auf der Flucht so schnell über das Wasser lief, dass sie von der Oberflächenspannung des Wassers getragen wurde. So macht sie ihrem Namen alle Ehre. Auch für die Funktion der *Gene* sind Wasserstoffbrückenbindungen wichtig. Die beiden Stränge der DNS-Doppelhelix werden durch sie zusammengehalten. Wasserstoffbrückenbindungen bedingen auch, dass Wasser trotz seiner geringen Molekülgröße bei Raumtemperatur flüssig und nicht gasförmig ist.

Im flüssigen Zustand bilden die Wassermoleküle sogenannte *Cluster*. Das sind 4er- und 6er-Aggregate, die durch Wasserstoffbrückenbindungen gebildet werden. Diese in ihrer Struktur unterschiedlichen Cluster dienen als Träger von Informationen. Wird Wasser über 100 Grad Celsius erhitzt, lösen sich die Bindungen und das Wasser wird gasförmig. Im festen Zustand bei 0 Grad Celsius und darunter wird Wasser zu Eis, es bilden sich kristalline Strukturen. Dabei bilden sechs Wassermoleküle in hexagonaler Anordnung einen Ring. Mehrere Ringe schließen sich über die Wasserstoffbrückenbindungen zu größeren Strukturen zusammen.

Lassen Sie uns kurz abschweifen von all diesen physikalischen und chemischen Informationen. Lehnen Sie sich einen Moment zurück und stellen Sie sich vor, es ist Winter, richtiger Winter. Vom Himmel fallen tausende und abertausende Schneeflocken herab. Wenn Sie sich diese *Schneeflocken* genau anschauen, können Sie die wunderschön angeordneten, hexagonalen Kristallstrukturen erkennen. Wussten Sie, dass jede einzelne Flocke ein Unikat ist? Jede einzelne Schneeflocke nimmt auf ihrem Weg vom Himmel zur Erde eine einzigartige Gestalt an – zauberhaft.

Zum Abschluss dieses Kapitels möchte ich Ihnen noch ein wenig von den neuesten Wasserforschungen berichten.

Einer, der intensiv die Geheimnisse des Wassers erforscht, ist der US-amerikanische Biowissenschaftler *Gerald H. Pollack.* Er konnte mit seinem Team nachweisen, dass Wasser an hydrophilen, heißt wasserliebenden, biologischen Grenzflächen eine Zone mit besonders geordneten, kristallartigen Strukturen aufbaut. Diese sogenannte *Exclusion Zone, EZ,* hat spezielle Eigenschaften und wird von Pollack als 4. Phase des Wassers bezeichnet. Durch die negative Ladung der EZ und die dementsprechend positive Ladung des sie umgebenden Wassers verhält sie sich wie eine *Batterie.* Sie setzt Elektronen frei, was biologische Reaktionen aktivieren kann. EZ-Wasser, auch *kohärentes Wasser* genannt, findet sich an jeder Zelloberfläche und besonders innerhalb der Zellen. Je breiter die EZ ist, desto besser funktioniert der Zellstoffwechsel.

Aufgebaut wird die EZ durch Licht und besonders effektiv durch *Infrarotlicht.* Diese praktisch ubiquitär vorhandene Wärmestrahlung der Sonne lädt die ‚EZ-Batterie' permanent wieder auf. Die ergiebigste Nahrungsquelle für das EZ-Wasser ist pflanzliche Nahrung. Pflanzen enthalten dann besonders viel kohärentes Wasser, wenn sie biologisch angebaut wurden und frisch geerntet sind. Untersuchungen haben gezeigt, dass die Bildung von EZ durch eine *Meditation*, ein *Gebet* oder bestimmte Mineralien gefördert werden kann. Reduziert wird die EZ zum Beispiel durch *Toxine*, Radioaktivität und *Mobilfunkstrahlung*.

Messmethoden wie die Kernresonanzspektroskopie können dies zeigen. Welche Bedeutung diese Erkenntnisse für die Gesundheit und die Vitalität haben, ist Gegenstand vieler Forschungen.

Eine weltweit führende Wasserwissenschaftlerin, die in Japan forscht und lehrt, ist die Bulgarin *Roumiana Tsenkova*. Aufmerksam wurde ich auf sie durch den Gesundheitscoach *Unkas Gemmeker,* der sie für seinen sehr informativen Podcast *‚Bio360'* interviewt hatte. Tsenkova betont, dass Wasser die einzige Substanz ist, die jede Art von Energie absorbiert und wie ein molekularer Spiegel funktioniert für das, was uns umgibt. Sie hat mit ihrem Team eine Messmethode entwickelt, die das vom Wasser-Molekülsystem reflektierte Infrarotlicht analysieren und auf diesem Wege Krankheitszustände diagnostizieren kann. Das vom Körper ausgesendete Spektrum dient als Signatur. So lässt sich zeigen, dass wir das Körper- und Zellwasser restrukturieren können, indem wir uns in einer angenehmen Atmosphäre und einer natürlichen Umgebung aufhalten, uns mit wohltuenden Menschen umgeben und einen freudvollen, gesunden Lebensstil pflegen.

➔ **Das Wichtigste in Kürze:**

- Wir bestehen zu 70 Prozent aus Wasser und Wasser bedeckt mehr als 70 Prozent der Erdoberfläche.
- Wasser hat eine elementare Funktion für den menschlichen Stoffwechsel genauso wie für die globalen Stoffkreisläufe.
- Das Wasser der Erde bewegt sich in einem Kreislauf. Schadstofffreies Wasser auf allen Ebenen gebührt höchste Priorität.
- Die Küsten der Meere sind bedeutende Orte der Regeneration.
- Die Badekultur trägt wohltuend zur Entspannung, Entgiftung und Regeneration bei.
- Wasser ist im menschlichen Körper das ideale Transport- und Entgiftunsgmittel.
- Im Durchschnitt verlieren wir 2,5 bis drei Liter Wasser pro Tag und sollten das durch die Zufuhr von Wasser ausgleichen.
- Ab einem Wassermangel von zwei bis drei Prozent können körperliche und geistige Fähigkeiten eingeschränkt sein und sich das Befinden verschlechtern.
- Die Wasserzufuhr erfolgt über Getränke, am besten Wasser, und über wasserhaltige Lebensmittel.
- Pflanzliche Nahrung ist reich an qualitativ hochwertigem Wasser.
- Wasser reguliert den Säure-Basen-Haushalt.
- Gerald Pollack hat die Exclusion Zone und ihre energiespendenden Eigenschaften erforscht.
- Infrarot, Meditation, Beten und Freude verbreitern die EZ.
- Wasser nimmt eine zentrale Rolle für unser Wohlbefinden und unsere Gesundheit ein.

Dieses Kapitel hat Ihnen die große Bedeutung des Wassers veranschaulicht. Seine vielfältigen Aufgaben, seine enorme Energie – und seine Not. Das Wasser braucht unsere Achtsamkeit und Fürsorge, damit es seinen Segen und seine heilenden Kräfte schenken kann.

➔ Ein paar praktische Anwendungen:

- Wenn Sie das nächste Mal ein Glas Wasser vor sich haben, halten Sie kurz inne. Schenken Sie dem Wasser Ihre Aufmerksamkeit und gute Gedanken. Stellen Sie sich vor, wie das Wasser von Ihren Zellen freudig aufgenommen wird und die Schadstoffe hinausgeleitet werden.

- Schenken Sie auch dem Duschen Ihre Achtsamkeit. Es reinigt nicht nur von außen, sondern reinigt und belebt auch unser Inneres, befreit von belastenden Gedanken. Zusätzlich können Sie Ihr Immunsystem aktivieren, indem Sie mit einem kalten Kneipp-Guss enden. Sie starten am rechten Fußknöchel außen, gehen hoch bis zur Hüfte, dann innen am Bein wieder hinunter. Dann links außen am Bein hoch und links innen hinunter. Das ganze drei Mal – sehr erfrischend.

- Am Abend nach einem anstrengenden Tag gibt es eine wohltuende Möglichkeit zu entspannen: Lassen Sie warmes Wasser in die Badewanne, etwa 38 Grad Celsius. Fügen Sie 250 g Bittersalz hinzu und tauchen Sie soweit möglich ein. Verweilen Sie eine Weile, vielleicht 15 Minuten, vielleicht auch länger. Ein solches Salzbad führt dem Körper über die Haut Mineralien zu, entsäuert und entgiftet. Brausen Sie am Ende Ihre Unterschenkel kalt ab, das verhindert Kreislaufprobleme.

- Gibt es einen Spazierweg an einem Bach oder Fluss in Ihrer Nähe? Fließendes Wasser ist ein wunderbares Medium, um auch die Gedanken ins Fließen zu bringen. Sei es, um sie zu ordnen, sei es, um belastende Gedanken loszuwerden. Auch neue Ideen und Inspirationen stellen sich dabei gerne ein.

Literatur und Quellen zum Weiterlesen:

Masaru Emoto: Die Antwort des Wassers (2002);

Viktor Schauberger: Das Wesen des Wassers (2006);

Alanna Mitchell: Seasick: The hidden ecological crisis of the global ocean (2008);
dies.: Seasick, The global ocean in crisis (2009);

Andrew J. Pershing et al.: The Impact of Whaling on the Ocean Carbon Cycle: Why Bigger Was Better, PLOS One August 26 (2010);

Gerald H. Pollack: Wasser, viel mehr als H2O (2014).

Filme:

The Great Mystery of Water, dt.: Water, Die geheime Macht des Wassers, Dokumentarfilm, Regie Anastasia Popova, Julia Perkul (2006/2008);

Bottled Life, Nestle's Business with Water, dt.: Bottled Life, Das Geschäft mit dem Wasser, Dokumentarfilm, Regie Urs Schnell (2012/13).

Musik:

Frédéric Chopin: Regentropfen-Prelude, aus dem Zyklus der 24 Préludes op. 28, No 15 (1838/39).

X

XX und XY – die Wissenschaft der Gene im Wandel

Anfang der 1950er Jahre ereignete sich etwas Denkwürdiges: Die Struktur der *Desoxyribonukleinsäure*, abgekürzt *DNS* oder auch DNA, wurde entschlüsselt. DNS, das ist die *Erbsubstanz*, die sich in jedem Organismus, ob Pflanze, Tier oder Mensch, befindet. Die DNS ist Trägerin der Gene. Die beiden Engländer, die die Struktur der DNS als erste vollständig darstellen konnten, waren der Molekularbiologe *James Watson* und der Physiker *Francis Crick.* In der Welt der Wissenschaft waren die beiden jungen Männer zu jenem Zeitpunkt bekannt für ihre unkonventionelle Art und wenig geschätzt, da sie selbst keinerlei experimentelle Arbeiten ausführten. Sie benutzten die Daten anderer Forscher und kombinierten die Erkenntnisse. Den Hinweis, der zu ihrem Erfolg führte, erhielten sie von einer Frau, der Biochemikerin *Rosalind Franklin*, die sich mit der Wissenschaft der Röntgenstrukturanalyse beschäftigt hatte. Sie fertigte die zu dieser Zeit besten Fotos der DNS an. Der Physiker Maurice Wilkins, ein Kollege Rosalind Franklins, zeigte Watson und Crick diese Bilder. Die beiden erkannten das Grundgerüst der DNS, eine *Doppelhelix* mit zwei äußeren Ketten, darauf, puzzelten die restlichen Teile zusammen und voilà, die Struktur der DNS war entdeckt! Watson und Crick wurden dafür 1962 mit dem Nobelpreis für Medizin ausgezeichnet und ihre Namen für immer mit der Struktur der DNS verknüpft.

In diesem Kapitel geht es also um unsere Erbsubstanz, um die Gene und um das, was auf die Gene einwirkt. Es ist noch gar nicht so lange her, dass die Wissenschaft erkannt hat, dass wir nicht schicksalhaft unserer genetischen Ausstattung ausgeliefert sind.

Seit Anfang der 2000er Jahre mehren sich die Forschungsberichte, dass Umweltfaktoren und der *Lebensstil* einen großen Einfluss haben und die Gene regulieren. Diese Forschungen haben einen Paradigmenwechsel in der Medizin ausgelöst – weg von der Vorstellung den Genen ‚ausgeliefert' zu sein, hin zu mehr eigenverantwortlichem Handeln.

Zur Veranschaulichung werde ich in diesem Kapitel so manche spannende Studie erwähnen. Indem wir gesund leben und Störfaktoren meiden, können wir ungünstige Gene abschalten und positiv wirkende Gene anschalten und aktivieren. Der Wissenschaftszweig, der sich mit dieser Thematik beschäftigt, ist der der *Epigenetik.*

Jede der etwa 25 Billionen Zellen im menschlichen Körper enthält in ihrem Zellkern die Erbsubstanz in Form sogenannter *Chromosomenpaare*. Die eine Hälfte der 23 Paare stammt von der Mutter und die andere Hälfte vom Vater. Das 23. Paar bestimmt das Geschlecht. Es besteht bei den Frauen aus zwei X-Chromosomen und bei den Männern aus einem X- und einem Y-Chromosom. Jedes Chromosom besteht aus zwei langen DNS-Strängen, die am sogenannten Zentromer miteinander verbunden sind. Die Fortpflanzung und die Weitergabe der Gene an die nächste Generation ist die Grundaufgabe jedes Lebewesens. Als man die DNS-Stränge endlich analysiert hatte, stellte man fest, dass die menschlichen Gene nur einen Bruchteil der DNS-Stränge ausmachen. Die Funktion der vielen restlichen, genfreien Abschnitte der DNS ist bisher großenteils noch unbekannt.

Das Grundgerüst der DNS können wir uns als eine in sich verdrehte Strickleiter vorstellen. Die ‚Blaupause' für den menschlichen Bauplan sitzt in den Sprossen der Leiter. Die einzelne Sprosse wird aus einem Protein-Basenpaar gebildet, wovon jeder DNS-Strang rund 2,9 Milliarden besitzt. Die Proteine sind entweder *Adenin* und *Thymin* oder *Cytosin* und *Guanin*. Bei der Partnerwahl herrscht absolute Treue. A verbindet sich nur mit T und C ausschließlich mit G. Zusammengehalten werden die jeweiligen Paare durch Wasserstoffbrückenbindungen (⇨Wasser). Der genetische Code besteht also quasi aus vier Buchstaben und ihren spezifischen Abfolgen.

Komplexe Prozesse regeln, ob ein bestimmter Genabschnitt bei einem Menschen abgelesen und damit verwertet wird oder nicht. Eine elementare Aufgabe der DNS ist die Herstellung von *Proteinen*. Hierfür wird sie an bestimmten Stellen in der Mitte der Sprossen aufgespalten, abgelesen und kopiert. Diese Kopie dient dann als Vorlage für die weiteren Prozesse. Auch bei der Zellteilung wird die DNS aufgespalten, um die Erbinformation komplett ablesen und verdoppeln zu können. Die so neu gebildete, identische DNS findet sich dann nach der Teilung dicht gepackt im Zellkern der neuen Zelle. Würde man einen DNS-Strang der Länge nach ausstrecken, würde er zwei Meter messen. Durch eine unerreicht geniale Verpackungsmethode werden die Stränge mit ihrer gigantischen Informationsmenge zu einem 1,5 Mikrometer kleinen Chromosom kondensiert. Nur so lässt sich das Erbgut im Zellkern unterbringen. Die Speicherkapazität selbst modernster Computer ist weit entfernt von dieser hohen Dichte.

Im menschlichen Körper gibt es rund 250 verschiedene Zelltypen mit ganz eigenen Aufgaben, so zum Beispiel Hautzellen, Lungenzellen, Leberzellen und Nervenzellen. Von der gesamten genetischen Information, die sich im Zellkern befindet, benötigt jede Zelle für ihre spezifischen Funktionen nur einen Bruchteil, der Rest der DNS ist inaktiv. Die jeweiligen Proteine, die gebildet werden, sind die Grundbausteine der menschlichen Zellen, dienen der Zellreparatur und -erneuerung und halten den Stoffwechsel aufrecht. Man unterscheidet Strukturproteine, Muskelproteine, Schutzproteine in Form der Antikörper, Speicher- und Transportproteine, Hormone und Enzyme. Letztere agieren als Katalysatoren der chemischen Reaktionen. Proteine haben also elementar wichtige Aufgaben für den Zellaufbau, die Zellreparatur, die Abwehr und den Stoffwechsel.

Kommen wir nun zu den spannenden Prozessen, die um die DNS herum ablaufen und mit denen sich die Epigenetik beschäftigt.

Durch diese Prozesse gelingt es der Zelle, flexibel auf äußere Faktoren zu reagieren, ohne das eigentliche Erbgut zu verändern. Wie bereits erwähnt, erblühen die Forschungen zur Epigenetik seit Anfang der 2000er Jahre. Seiner Zeit weit voraus war der US-amerikanische

Wissenschaftler der Zellbiologie *Bruce Lipton*, als er bereits Anfang der 1960er Jahre anhand seiner Forschungen die Erkenntnis gewann, dass die Umgebung die Gene kontrolliert. Einen Hauptgrund für die Entstehung von Krankheiten sieht Bruce Lipton darin, dass wir uns *übermäßigem Stress* aussetzen. Viele Jahre wurden seine Forschungsergebnisse als falsch angesehen, war Lipton ein einsamer Rufer. Man war der festen Überzeugung, dass die Gene nicht beeinflussbar sind und unser Leben bestimmen. Die Wissenschaft hat sich in den letzten Jahren diesbezüglich sehr gewandelt. Heutzutage erforschen zahlreiche Wissenschaftler die epigenetische Steuerung der Gene und haben erkannt, dass zum Beispiel *oxidativer Stress* mit der übermäßigen Freisetzung freier Radikale die DNS und damit den Zellstoffwechsel schädigt (⇨Stress).

Was genau passiert nun, wenn äußere Faktoren auf uns einwirken? Wie beeinflussen sie die Steuerung der Gene? Eine Schlüsselrolle nehmen Prozesse ein, die mit der Verpackung der DNS zu tun haben. Schauen wir uns diese Prozesse etwas genauer an, auch wenn sie mit sperrigen chemischen Begriffen daherkommen. Der lange DNS-Doppelstrang wird 10.000-fach komprimiert und verpackt, indem er um Millionen kleiner Kugelproteine, Histone genannt, herumgewickelt wird. Gruppen solcher mit DNS umwickelten Histone werden dann perlschnurartig aneinandergereiht. An den Histonen befinden sich kleine Anhängsel. Durch bestimmte chemische Vorgänge, die man ‚Acetylierung' und ‚Phosphorylierung' nennt, lockert sich die Verpackung, die DNS wird frei und kann abgelesen werden. Andersherum wird durch eine verminderte ‚Acetylierung' oder durch eine ‚Methylierung' die Packungsdichte erhöht und Genabschnitte damit stillgelegt. Äußere Faktoren lösen auf die eine oder andere Weise diese chemischen Prozesse aus und aktivieren oder deaktivieren bestimmte Genabschnitte. Unter dem Begriff des ‚Human Epigenom Project' werden derzeit diese Vorgänge am gesamten Erbgut erforscht. Pharmazeuten und Ärzte nutzen die Erkenntnisse, um epigenetisch wirksame Medikamente zu entwickeln – derzeit vorrangig gegen neurodegenerative Erkrankungen oder Krebs. Trotz dieser interessanten

Forschungen sollte ein ursachenorientierter Behandlungsansatz mit Blick auf die beeinflussbaren Faktoren, die die Gene epigenetisch positiv oder negativ verändern, nicht in den Hintergrund geraten.

Ein beliebtes Modell für epigenetische Studien sind eineiige Zwillinge, da ihre Gen-Grundausstattung die gleiche ist. Wissenschaftler des Nationalen Spanischen Krebszentrums in Madrid untersuchten solche Zwillinge, deren Lebenswege sich getrennt hatten und die also mit unterschiedlichen Umwelteinflüssen konfrontiert waren. Und tatsächlich zeigte das Methylierungsmuster ihrer DNS Unterschiede – umso deutlicher, je älter die Zwillinge waren und je früher sie getrennte Lebenswege beschritten hatten. Wichtig zu wissen ist, dass ein gewisses Maß an zellulären Schädigungen durch die Prozesse, die die Reparatur anregen, auch positive Veränderungen mit sich bringen – entscheidend ist die Dosis.

Zu den Faktoren, die im Laufe eines Lebens und auch bereits vor der Geburt Einfluss nehmen können, zählen Toxine wie Quecksilber und Herbizide, hormonaktive synthetische Stoffe, Zusatzstoffe in Nahrungsmitteln und die elektromagnetische Strahlung (⇨Toxine und Strahlung). Hierzu später mehr. Auch psychische Belastungen, Stress und Angst können zu epigenetischen Veränderungen führen. Das Helmholtz-Zentrum München und das Max-Planck-Institut für Psychiatrie in München konnten dies belegen. Sie stellten bei Personen unter Angst eine Zunahme der DNS-Methylierung eines speziellen Gens, das im Nerven- und Immunsystem eine wichtige Rolle spielt, um fast 50% fest. Das Immunsystem von Menschen, die in Angst und Panik versetzt werden, funktioniert also deutlich schlechter.

Eine, die sich über Jahrzehnte intensiv den Themen Toxinbelastungen, Fruchtbarkeit und Schwangerschaft gewidmet hat, ist die Gynäkologin *Ingrid Gerhard*. Spezialisiert auf Naturheilkunde und Umweltmedizin gründete sie mit Hilfe der Karl und Veronica Carstens-Stiftung 1993 die Ambulanz für Naturheilkunde an der Universitäts-Frauenklinik Heidelberg. Sie wandte die *Akupunktur* an und konnte zeigen, dass diese Methode zur Behandlung von Frauen ohne Eisprung genauso wirksam ist, wie Hormontabletten. Bei einigen

Paaren mit *Kinderwunsch* stellte die habilitierte Ärztin eine Belastung der Frau mit *Quecksilber* fest, was sich auf den Gelbkörperspiegel und damit auf die *Fruchtbarkeit* auswirkte. Die Belastung war umso höher, je mehr *Amalgamfüllungen* vorhanden waren. Nachdem das Toxin aus dem Körper ausgeleitet war, wurden viele der Frauen schwanger und bekamen den ersehnten Nachwuchs. Angesichts der zunehmenden Belastungen mit *Umweltgiften* plädierte Gerhard lange vor dem ‚Mainstream' für eine erhöhte Aufmerksamkeit gegenüber krankmachenden Toxinen, für eine gesunde, vitalstoffreiche Ernährung und die Pflege des Darmmikrobioms.

Nach Angaben des Bundesministeriums für Familie, Senioren, Frauen und Jugend ist im Jahre 2018 fast jedes zehnte Paar zwischen 25 und 59 Jahren ungewollt kinderlos. Das Ministerium gibt auf seiner Seite Hinweise, wie man zu einer finanziellen Unterstützung für die Behandlung durch die Reproduktionsmedizin – also die künstliche Befruchtung – gelangen kann. Immer mehr Kinderwunschzentren haben sich in den letzten Jahren etabliert. Für manche Paare ein Segen, wenn mit dieser Hilfe das gewünschte Kind das Licht der Welt erblickt. Unabhängig davon wäre es wichtig, dass Paare mit Kinderwunsch über den Einfluss von Schadfaktoren auf die Fruchtbarkeit aufgeklärt würden. Hilfreich wäre hierfür die Intensivierung der umweltmedizinischen Ausbildung der Ärzte.

Dass auch die *Mobilfunkstrahlung* Auswirkungen auf die Fruchtbarkeit hat, konnte die Reproduktionsmedizinerin *Martha Dirnfeld* vom Medizinischen Zentrum der Technischen Universität Haifa, Israel, belegen. In der von ihr im Jahre 2016 veröffentlichten Studie korrelierten Nutzungsgewohnheiten des Mobiltelefons mit einem erheblichen Rückgang der *Spermienzahl*. Es waren dies das Telefonieren für mehr als eine Stunde, das Benutzen des Handys während des Ladevorgangs und das Tragen in der Nähe der Hoden. Bei 47 Prozent der Männer, die das *Handy* mit weniger als 50 Zentimeter Abstand zum Schritt trugen, wurde eine erniedrigte Konzentration der Spermien festgestellt. Viele weitere Studien weisen auf Schädigungen der männlichen Spermien, eine verminderte Fruchtbarkeit, sowie Folgeschäden bei Neugeborenen hin.

Die Umwelt- und Verbraucherorganisation *‚Diagnose-Funk‘* hat sich zum Ziel gesetzt, über die Gefahren und mögliche Schutzmaßnahmen vor elektromagnetischer Strahlung zu informieren. Sie setzen sich außerdem für die Entwicklung umwelt- und gesundheitsverträglicher Technologien ein. Auf ihrer Webseite finden sich ausführliche Informationen und zahlreiche Links zu wissenschaftlichen Studien, darunter allein 130 Studien und 13 Reviews, die belegen, dass die Reproduktionsorgane durch Mobilfunk geschädigt werden können. Männer sollten demnach auf das Handy in der Hosentasche verzichten oder es in den Flugmodus versetzen, die Telefonate kurzhalten und ihr Laptop nicht auf dem Schoß benutzen. Da die *Spermienqualität* mit zunehmender Temperatur abnimmt, sollte auch auf Sitzheizungen und eng am Körper sitzende Unterhosen verzichten werden. Nicht ohne Grund hat es die Natur so eingerichtet, dass sich die Spermien außerhalb und mit etwas Abstand zum warmen Körper im Hoden befinden. *Schwangere* sollten den Gebrauch des Handys auf ein Minimum reduzieren und Heranwachsende sollten vor elektromagnetischer Strahlung geschützt werden. Halten Sie beim Telefonieren Abstand zu Ihren Kindern, jeder Zentimeter zählt (⇨Toxine und Strahlung).

In den Vorträgen und Seminaren des Arztes *Dietrich Klinghardt* nehmen diese Themen breiten Raum ein. Klinghardt ist aufgrund der eigenen Untersuchungen und der Forschungsergebnisse der letzten Jahre überzeugt, dass praktisch alle Umweltgifte und die elektromagnetische Strahlung einen negativen Einfluss auf die Regulation der Gene und bei den nachfolgenden Generationen epigenetische Fehlregulationen zur Folge haben. Er prognostiziert, dass in wenigen Jahrzehnten ein Großteil der Bevölkerung chronisch müde, krank und nicht mehr fortpflanzungsfähig sein wird, wenn die Schadfaktoren ignoriert werden und weiterhin in gleichem Maß auf die Menschen einwirken. Der Psychobiologe und Stressexperte *Dirk Hellhammer* formuliert es so: „Frühkindliche Einflüsse sind mit Abstand der größte Risikofaktor für stressbezogene Gesundheitsstörungen.“

An dieser Stelle möchte ich etwas ansprechen, was im Folgenden häufiger erwähnt ist – experimentelle *Tierstudien*. Wie viele von Ihnen habe auch ich Bedenken gegen die Verwendung von Versuchstieren in der Forschung. Dennoch habe ich diese Studien hier aufgeführt, da sie dazu beigetragen haben, wichtige Vorgänge zu klären, die anders nicht hätten geklärt werden können. So zum Beispiel die Frage, ob epigenetische Schäden an nachfolgende Generationen weitergegeben werden. Der menschliche Generationswechsel dauert viel zu lange, um diese Frage zeitgerecht beantworten zu können. T. Colin Campbell, Autor des Buchs ‚China Study', beschreibt in seinem Buch, dass er im Rahmen seiner Studien selbst mit der Hilfe von Tierschutz-Kollegen keinen Weg finden konnte, wichtige Erkenntnisse auf einem anderen Weg als mit Tierversuchen zu erhalten. So bitte ich an dieser Stelle die Tierversuchsgegner um Verständnis.

Dass epigenetische Veränderungen an die Nachfahren weitergegeben werden können, ist von vielen Forschern der Epigenetik mit Studien belegt. Eine dieser Studien ist die des US-amerikanische Biologen *Michael Skinner* und dessen Team. Sie setzten trächtige Ratten Pestiziden aus, woraufhin es bei den Nachkommen zu Organschäden kam. Aber nicht nur das. Über vier und mehr Generationen wurden bei den Spermien der männlichen Nachfahren epigenetische Schäden nachgewiesen.

Allgemeiner Konsens ist, dass schwangere Frauen zum Schutz des Kindes auf Alkohol und Nikotin verzichten und Toxine meiden sollten. Wichtig zu wissen ist, dass auch Angst und Stress bereits im Mutterleib ihre Spuren hinterlassen können. Geräusche zum Beispiel kann das Ungeborene ab der 20. Schwangerschaftswoche hören. Im Rahmen des alljährlichen Kongresses der Internationalen Gesellschaft für Natur- und Kulturheilkunde auf Kos wurde im Jahre 2018 ein Film gezeigt, der mich sehr berührt hat. Eine schwangere Frau stritt lautstark mit ihrem Ehemann, währenddessen die Reaktionen des Fötus über ein Ultraschallgerät beobachtet wurden. Wurde es besonders laut zwischen den Eltern, zuckte der Fötus regelrecht zusammen. Der Facharzt für Psychosomatische Medizin und Psychotherapie *Thomas Loew,* der uns diesen Film zeigte, wollte uns damit anschaulich vermitteln, dass die Erlebnisse im Mutterleib eine deutlich größere Rolle spielen, als angenommen. Laut der Schweizer Psychologin *Margarete Bolten* können vor- und nachgeburtliche Stressfaktoren sowie die Umstände im Mutterleib messbare Langzeitfolgen für die Hirnentwicklung haben und für Verhaltensprobleme verantwortlich sein.

Wenn die Auswirkungen von Schadfaktoren an folgende Generationen weitergegeben werden können, gilt das auch für die Folgen psychischer Belastungen? Dies konnten die US-amerikanischen Wissenschaftler *Brian Dias* und *Kerry J. Ressler* zeigen. Sie ließen männliche Mäuse drei Tage hintereinander mehrmals täglich an Acetophenon schnuppern. Direkt danach erhielten sie einen schwachen Stromschlag. Die Angst vor dem Stromschlag wurde so mit dem Geruch des Acetophenons verknüpft. Nach einer Weile reagierten die Mäuse unabhängig von einem Stromschlag mit Angst, sobald sie den Acetophenon-Geruch wahrnahmen. Und dies wurde auf die Nachfahren übertragen. Ein Großteil der Kinder und Kindeskinder reagierte ebenfalls ängstlich, sobald sie Acetophenon schnupperten. Wie genau die Übertragung auf die Nachkommen stattfindet, ist bisher noch nicht geklärt und Gegenstand weiterer Forschungen.

Fassen wir an dieser Stelle zusammen: Schadfaktoren wie *Toxine* und die *elektromagnetische Strahlung,* aber auch Stress und Ängste, haben über epigenetische Prozesse maßgeblichen Einfluss auf die Steuerung der Gene und damit auf unseren Gesundheitszustand. Epigenetische Veränderungen können an nachfolgende Generationen weitergegeben werden und so zu Folgeschäden führen.

Die gute Nachricht ist: Es geht auch umgekehrt! Über einen gesunden Lebensstil, eine vitalstoffreiche Ernährung und eine ausgeglichene Psyche mit positiven Denkmustern können wir die gesundheitsfördernden Gene aktivieren. So können wir Tag für Tag lebenslang positiven Einfluss auf unsere Vitalität und die inneren Heilkräfte nehmen. Begeben wir uns zur Veranschaulichung für einen Moment in einen Bienenstock. Im Reich der Bienen ist seit Urzeiten bekannt, dass sich eine besonders gute Ernährung auf die Entwicklung auswirkt. Zukünftige Königinnen bekommen während des gesamten Larvenstadiums eine besondere Kraftnahrung mit dem zauberhaften Namen

‚Gelée royale'. Arbeiterbienen dagegen erhalten diese Nahrung nur einige Tage und danach eine weniger kraftvolle. Die Folge ist, dass die Königin nach einer Weile deutlich größer und auch langlebiger ist als der Rest des Bienenvolkes. Deutsche und australische Forscher konnten nun nachweisen, dass der exquisite Saft die DNS epigenetisch durch eine Methylierung verändert und auf diese Weise die Königin profitiert. Diese Ergebnisse wurden 2010 im Fachmagazin ‚PLOS Biology' veröffentlicht.

Bemerkenswert ist diesbezüglich auch die Studie der US-amerikanischen Wissenschaftler *Robert Waterland* und *Randy Jirtle.* Sie fütterten trächtige Mäuse, die an einem aktiven Krankheitsgen litten und übergewichtig waren, mit einer mit Folsäure, Vitamin B12, Cholin und Betain angereicherten Nahrung. Bei den Nachfahren der übergewichtigen Mäuse war daraufhin das Krankheitsgen abgeschaltet und die Mäusekinder normalgewichtig und gesund. Die Ergebnisse wurden 2003 in der Fachzeitschrift ‚Molecular and Cellular Biology' veröffentlicht.

Wissenschaftler gehen heutzutage davon aus, dass die Art der *Ernährung* und die *Darmflora* eine wichtige Rolle bei den epigenetischen Prozessen spielen. Forscher der University of Wisconsin publizierten 2016 eine Studie im Fachmagazin ‚Molecular Cell' die zeigen konnte, dass eine gesunde Darmflora viele Botenstoffe entwickelt, die auf die Histone, um die die DNS gewickelt ist, einwirken. Und dies hat gesundheitsfördernde epigenetische Veränderungen zur Folge. Die Probanden erhielten hierfür eine pflanzenbasierte Ernährung, reich an Vitaminen, Mineralien, Enzymen, sekundären Pflanzenstoffen und Ballaststoffen. Aus letzteren bilden die Bakterien kurzkettige Fettsäuren. Diese Kost führte dazu, dass die *Mikrobiota*, also die im Darm angesiedelten Bakterien, viele epigenetisch wirksame Botenstoffe bildeten. Bei einer konventionellen westlichen Ernährung wurden die Botenstoffe in deutlich geringerer Zahl produziert (⇨Darm).

Gesundheitsfördernde epigenetische Veränderungen lassen sich durch bestimmte Lebensmittel sowie auch durch eine körperfreundliche Kalorienbeschränkung erreichen. Der US-amerikanische Genetiker

David Sinclair entdeckte, dass eine solche Kalorienreduktion ein starkes Signal für die Bildung von Sirtuinen ist. *Sirtuine* sind potente Enzyme, deren Aufgabe es ist, die DNS zu reparieren. Weniger essen und gesundes Fasten sind also ein wahrer Jungbrunnen und besser als jede Botox-Spritze. Für schlanke Menschen mit wenig Unterhautfettgewebe ist eine Kalorienreduktion und das Fasten allerdings nicht empfehlenswert. Schaut man sich die Lebensmittel an, die sich als epigenetisch wirksam herausgestellt haben, so sind es unter anderem Ingwer, Curcuma, Heidelbeeren, Granatapfel, Trauben, Brokkoli, Blattgemüse, Erbsen, Bohnen, Knoblauch, Kresse, Schnittlauch, grüner Tee, Sonnenblumenkerne und Eier. Wenn Sie diesen Empfehlungen folgen möchten, so achten Sie beim Verzehr immer auf die Bekömmlichkeit dessen, was Sie zu sich nehmen. Je nach genetischer Ausstattung und individueller Situation kann die eine oder andere Speise unverträglich sein, auch wenn sie als gesund gilt (⇨Ernährung).

Am Ende dieses Kapitels möchte ich Ihre Aufmerksamkeit noch einmal auf den Einfluss der *Emotionen* und des *Glaubens* sowie den Wirkungen von Entspannungsverfahren und *Meditationen* auf die Gene lenken. Emotionen und Gefühle können unsere Lebensenergie sowohl schwächen als auch stärken. Eine spannende Studie zu diesem Thema stammt von einem Pionier der Psychoneuroimmunologie, *Ronald Glaser,* und seiner Frau *Janice Kiecolt-Glaser.* Sie untersuchten den Einfluss von emotionalen Konflikten auf die *Wundheilung* und konnten belegen, dass sie die Bildung von bestimmten Proteinen, die mit Heilung assoziiert sind, unterdrücken. Und der US-amerikanische Mediziner *Dean Ornish* untersuchte Männer, die an *Prostatakrebs* erkrankt waren. Er leitete sie an, sich gesund zu ernähren, Entspannungsverfahren anzuwenden und täglich Spaziergänge zu unternehmen, um die Steuerung der Gene in Richtung Heilung zu aktivieren. Nach 90 Tagen hatten sich mehr als 500 Gene in ihrer Aktivität verändert, darunter viele von denen, die mit dem Krebs in Verbindung gebracht werden konnten.

Der für sein achtwöchiges Stress-Reduktions-Programm bekannte Molekularbiologe *Jon Kabat-Zinn* betont, dass *Meditation* nicht nur in der Lage ist, die Architektur des Gehirns zu verändern, sondern sich auch positiv auf die Regulierung der Gene auswirkt. Und der anfangs erwähnte *Bruce Lipton* misst energetischen Signalen eine vielfach stärkere Wirkung bei als chemischen oder physikalischen Reizen. Er führt aus, dass unser *Glaube*, die subjektive Wahrnehmung dessen, was um uns herum geschieht und unsere Wertung dessen, was wir wahrnehmen einen starken Einfluss auf die Steuerung der Gene und damit auf das Befinden haben.

Am ‚Soul Medicine Institute' in Kalifornien, USA, wird an der wissenschaftlichen Basis einer energetisch orientierten Heilkunde geforscht. Es wurde von dem US-amerikanischen Wissenschaftler und Autor *Dawson Church* gegründet, der in seinem Buch ‚Geist über Materie' ausführt, dass energetisch wirksame Selbsthilfetechniken wie Affirmationen, Visualisierungsübungen, Meditation oder Klopfakupressur, aber auch *Dankbarkeit, Gebete* und positive *soziale Beziehungen* das gesunde Potential der Erbanlagen voll zur Geltung bringen. Wissenschaftlich untersucht wird auch, inwiefern die Fähigkeit der DNS zu Speicherung von Licht auf epigenetische Prozesse Einfluss nimmt.

Indem wir Schadfaktoren wie Toxine und die übermäßige Exposition gegenüber elektromagnetischer Strahlung meiden, uns gesund ernähren und in der Natur bei natürlichem Licht bewegen, indem wir für unser psychisches Wohlbefinden sorgen, können wir Tag für Tag epigenetisch großen Einfluss auf die Vitalität und unser Wohlergehen nehmen – für uns selbst, unsere Liebsten und zukünftige Generationen.

➔ Das Wichtigste in Kürze:

- Die wissenschaftlichen Erkenntnisse der letzten Jahre verdeutlichen, dass wir nicht unabänderlich den vererbten Genen ausgeliefert sind.
- Durch die Art und Weise wie wir leben, können wir aktiv und eigenmächtig Einfluss auf die Aktivität der Gene nehmen.
- Sowohl innere als auch äußere Faktoren wirken auf die Gene.
- Bis ins hohe Alter wirken emotionale, biochemische, mentale, elektromagnetische, energetische und spirituelle Signale ein.
- Unser Glaube und die positive Wahrnehmung dessen, was in uns und um uns herum geschieht, haben großen Einfluss (⇨Glaube, Hoffnung, Liebe).
- Indem wir Schadfaktoren meiden und belastende Beziehungen klären, tragen wir maßgeblich zu einer positiven Regulation der Gene bei (⇨Toxine und Strahlung, ⇨Psyche).
- Der Umweltmedizin, der Psyche und der Meditation gebührt ein deutlich breiterer Raum in der medizinischen Ausbildung.
- Die Zeit im Mutterleib und die ersten Lebensmonate gelten als besonders sensible Phasen und bedürfen großer Achtsamkeit.
- Zukünftige und werdende Eltern können die gesunde Entwicklung ihrer Kinder unterstützen, indem sie auf die Reduktion und Vermeidung von Schadfaktoren achten.
- Das Umfeld von werdenden Müttern und die Gesellschaft sind aufgefordert, Schwangere bestmöglich zu schützen und zu unterstützen.
- Heranwachsende sollten ebenfalls bestmöglich vor Schadfaktoren geschützt werden.

Literatur und Quellen zum Weiterlesen:

Janice Kiecolt-Glaser et al.: Psychoneuroimmunology: Psychological influence on immune function and health, in: Journal of Consulting and Clinical Psychology 70 (2002);

Frank Lyko et al.: The Honey Bee Epigenomes. Differential Methylation of Brain DNA in Queens and Workers, in: PLOS Biology (2010);

Michael K. Skinner et al.: Environmentally induced transgenerational epigenetic reprogramming of primordial germ cells and the subsequent germ line, in: PLOS One (2013);

Joachim Bauer: Das Gedächtnis des Körpers. Wie Beziehungen und Lebensstil unsere Gene steuern (2013);

Annemarie Schweizer-Arau: Hoffnung bei unerfülltem Kinderwunsch. Die Fruchtbarkeit ganzheitlich fördern mit chinesischer Medizin (2013);

Brian G. Dias, K.J. Ressler: Parental olfactory experience influences behavior and neural structure in subsequent generations, in: Nature Neuroscience 17 (2014);

Margret Madejsky: Das alternative Kinderwunschbuch. Die besten Naturheilkonzepte für die Fruchtbarkeit (2015);

KA Krautkramer et al.: Diet-Microbiota Interactions Mediate Global Epigenetic Programming in Multiple Host Tissues, in: Molecular Cell 64 (2016);

Fides Zenk et al.: Germ line-inherited H3K27me3 restricts enhancer function during maternal-to-zygotic transition, in: Science 357 (2017);

Michela Döll: Gute Gene sind kein Zufall. Mit Epigenetik das eigene Erbgut optimieren (2017);

Peter Spork: Gesundheit ist kein Zufall. Wie das Leben unsere Gene prägt – die neuesten Erkenntnisse der Epigenetik (2017);

Dawson Church: Geist über Materie. Die erstaunliche Wissenschaft, wie das Gehirn die materielle Realität erschafft (2018).

Y

YOGA – und das innere Selbst erblüht

Yoga entstammt der indischen Philosophie und ist mehr als 5000 Jahre alt. Aufgrund seiner vielfältigen wohltuenden Wirkungen wird diesem Weg auch in der westlichen Welt seit Jahrzehnten große Aufmerksamkeit geschenkt. Ende 2016 wurde Yoga von der UNESCO als Immaterielles Weltkulturerbe anerkannt. Ein Jahr zuvor beschloss die UNO mit einer überwältigenden Mehrheit, dass künftig weltweit der 21. Juni als ‚Internationaler Yogatag' gilt. Gleich am ersten Jahrestag versammelten sich mehr als 35.000 Menschen in Delhi, der Hauptstadt Indiens, um dies zu feiern und an einer öffentlichen Yogastunde teilzunehmen. Auch in der westlichen Welt praktizieren immer mehr Menschen regelmäßig Yoga, allein in Deutschland sind es mindestens drei Millionen. Diese Zahlen und Auszeichnungen sprechen für sich.

Die Begriffe des Yoga klingen in unseren Ohren mitunter fremdartig und kommen anfangs nicht leicht über die Lippen. Sie entstammen dem *Sanskrit*, einer der ältesten Sprachen, die noch heute von einigen Indern gesprochen wird. In dieser Sprache sind auch die heiligen Texte der *Veden* verfasst, mehr als 3500 Jahre alte Überlieferungen, die als Urquelle der Religion gelten. Sie wurden der Legende nach von Gott an ‚Rishis', mythische Weise, offenbart.

Vor etwa 2000 Jahren wurde das *Yogasutra* geschrieben. Es gilt als das wichtigste Grundlagenwerk der Yogaphilosophie und soll von einem indischen Gelehrten mit Namen *Patanjali* stammen. Patanjali wird deswegen auch als ‚Urvater des Yoga' bezeichnet. Die knapp 200 Verse des Yogasutra beschreiben den Entwicklungsweg des Bewusstseins jenseits des Körpers und der Gedanken. Sie sind heutzutage übersetzt in eine für uns verständliche Sprache und dadurch auch in unserem Kulturkreis vielgelesene Texte.

Ursprünglich war Yoga ein rein spiritueller Weg und diente mit stiller Reflexion und Meditation der Selbsterkenntnis und der Erleuchtung. Nach und nach entwickelten sich immer mehr Stellungen, die dem Körperbewusstsein und nachfolgend der Harmonie zwischen Körper und Geist dienten. Heutzutage ist diese Form des Yoga unter dem Begriff des *Hatha-Yogas* weit verbreitet. Die mit einer aufmerksamen inneren und äußeren Haltung ausgeführten Stellungen werden *Asanas* genannt. Das bekannteste Asana des Yoga dürfte der Lotussitz sein. Dieser aufrechte Sitz mit angewinkelten und überkreuzten Beinen ist die ideale Stellung, um zu meditieren. Für Menschen, die von Kindesbeinen an viel auf dem Boden sitzen und der Yoga zum Alltag gehört, ist dieser Sitz leicht auszuführen. Sind der Stuhl und das Sofa die üblichen Sitzflächen, ist das meist deutlich mühsamer und bedarf einiger Übung oder der Unterstützung durch Sitzkissen. Auch die zahlreichen körperbetonten Asanas wie zum Beispiel ‚Vrikshasana', die Baumhaltung, oder ‚Adhomukha Shanasana', der herabschauende Hund, wollen gelernt und regelmäßig praktiziert werden. Von qualifizierten Yogalehrern werden neben den Asanas auch Atemtechniken, Meditationsübungen und Tiefenentspannung vermittelt, je nach Schule und Lehrer in unterschiedlicher Ausrichtung. Das vielfältige Angebot reicht von mehr dynamischen Formen mit einem Schwerpunkt auf den körperbetonten Asanas bis hin zu eher meditativen Formen wie dem Yin-Yoga.

Neben den über einen gewissen Zeitraum gehaltenen Asanas werden auch atemgeführte Abfolgen dynamisch ineinander übergehender Asanas praktiziert. Sehr bekannt ist der *‚Sonnengruß'*, der in seinem Ursprung eine Ehrerbietung an die Sonne, der Gottheit für Gesundheit und Lebenskraft, darstellt. In einer Phase, in der ich regelmäßig Yoga praktiziere, gelingt mir die Übungsfolge der 12 verschiedenen Asanas ohne große Mühe und ich spüre die wohltuenden Wirkungen. Ist die Regelmäßigkeit unterbrochen, braucht es so manchen Blick zur Yogalehrerin.

Die Atemschule des Yoga wird *‚Pranayama‘* genannt. Die bewusst ausgeführten Atemtechniken dienen der Zentrierung und nehmen Einfluss auf die verschiedenen Ebenen des Seins. Ein bekanntes Pranayama ist beispielsweise die *Ujjayi-Atmung.* Diese Atemform wird auch ‚Meeresrauschen-Atem‘ genannt. Es entsteht dadurch, dass die Stimmritze wie beim Flüstern bis auf ein Fünftel geschlossen wird. Durch diese Atemtechnik beruhigt sich der Gedankenfluss, die Aufmerksamkeit steigt und der Stresslevel sinkt. Es ist eine feine und fließende Atemform, die ins Hier und Jetzt bringt und der Verbindung mit dem inneren Selbst dient. Eine praktische Anleitung finden Sie am Ende dieses Kapitels.

In den traditionellen östlichen Heilkunden wird gelehrt, dass Yoga den Fluss der *Lebensenergie* im Körper fördert. Diese Lebensenergie wird im Yoga *Prana* genannt und fließt entlang von Energiebahnen. Diese Bahnen heißen in Indien *Nadis* und sind in China und Japan unter dem Begriff *Meridiane* bekannt. Die Bündelung mehrere Nadis bezeichnet man als *Chakren.* Es sind die Hauptenergiezentren des Körpers, die durch den Energiefluss aktiviert werden. Die Zentrierung des Geistes kann wirkungsvoll mit sogenannten *Mudras* unterstützt werden. Es sind meist mit den Händen ausgeführte Gesten, die die Lebensenergie zusätzlich stimulieren und lenken. Mudras sind in östlichen Kulturen weit verbreitet und werden beim Meditieren, beim Yoga und auch im Alltag eingesetzt. Ein bekanntes Mudra ist das *Anjali Mudra.* Hierbei werden die Hände vor der Brust in Gebetshaltung gehalten, wodurch das dritte Auge aktiviert und die Konzentration und Klarheit verstärkt wird. Als *‚Namasté‘* ist dieses Mudra auch eine respektvolle Geste der Begrüßung und bedeutet: ‚Das Höchste in mir grüßt das Höchste in dir‘.

Ein weiteres Mudra ist das *Chin Mudra,* bei dem sich Daumen und Zeigefinger an den Spitzen berühren und die restlichen Finger locker gestreckt sind. Es ist ein beliebtes Meditations-Mudra und unterstützt das uneingeschränkte Bewusstsein. Liegen die Hände im Schoß, die rechte auf der linken, mit den Handflächen gen Himmel und berühren sich die Daumenspitzen, handelt es sich um das *Dhyana Mudra.* Es erleichtert das Stillwerden und das Finden der eigenen Mitte.

Um den Geist auszurichten, werden in manchen Yogastunden auch *Mantras* gesungen. Mantras sind Klangsilben oder tönende Worte und Sätze, die Körper, Geist und Seele berühren und eine Resonanzwirkung haben. Das *‚Om'*, auch ‚Aum', ist ein heiliges, universelles Mantra, das den Urklang der Schöpfung repräsentiert (⇨Klang). In so mancher Yogastunde wird das ‚Om' drei Mal hintereinander gemeinschaftlich gesungen, der Klang breitet sich im ganzen Raum aus und füllt ihn mit tiefem Frieden, außen wie innen.

Mit den atemgeführten Asanas, durch Mudras und Mantras kommen die Gedanken zur Ruhe, der Jogi ist gegenwärtig und verbindet sich mit der inneren Stille, seinem wahren Selbst. Er spürt das Eins-Seins mit dem, was ihn umgibt. So wachsen die Aufmerksamkeit nach innen und die Achtsamkeit und der Respekt für den Nächsten, die Natur und die Welt. Yoga schenkt inneren und äußeren *Frieden* und dient der globalen Heilung.

Seit Anfang des 20. Jahrhunderts werden die Wirkungen von Yoga auf den Körper und die Psyche wissenschaftlich untersucht. Einer, der selbst bereits seit den 1980er Jahren Yoga ausübt und auch lehrt und gleichzeitig als Wissenschaftler erforscht, ist der deutsche Psychologe *Ulrich Ott.* Er ist ein gefragter Experte, wenn es um wissenschaftlich nachweisbare Effekte von Meditation und Yoga geht. In seinen Büchern bringt er die Hintergründe und die Praxis des Yoga, der Meditation und der Atmung in Verbindung mit der aktuellen neurowissenschaftlichen Forschung.

Abgesehen davon gibt es zahlreiche Bücher und Studien, die die vielfältigen Effekte in der Prävention genauso wie bei der Behandlung von gesundheitlichen Störungen beschreiben und belegen. Dies sind zum Beispiel *Schmerzen* des Bewegungsapparates, die Folgen von chronischem *Stress, Schlafstörungen, Bluthochdruck* und *Depressionen.* Ganz allgemein wirkt Yoga entspannend, angstmindernd, stimmungsaufhellend, antientzündlich, schmerzlindernd und reinigend. Yoga fördert die aufrechte Haltung und damit das Selbstbewusstsein, erhöht die Beweglichkeit und stärkt die Muskeln.

Von den vielen Effekten möchte ich einen näher beleuchten, und zwar den auf unseren Gemütszustand. In Deutschland leiden etwa vier Millionen Menschen unter einer Depression. Der Alltag depressiver Menschen ist oft deutlich eingeschränkt. Die Beziehungsfähigkeit und die Arbeitskraft sind mitunter so stark reduziert, dass Depressive nicht mehr am normalen Leben teilnehmen können. In der konventionellen Behandlung werden Psychopharmaka verordnet und eine Psychotherapie empfohlen. Unter der Einnahme von Antidepressiva zeigt sich allerdings laut WHO bei mehr als 50 Prozent der Erkrankten nach einem Jahr keine Verbesserung der Symptomatik. Und so manche Patienten leiden unter den unerwünschten Wirkungen der Medikamente.

Die in den vergangenen Jahrzehnten zahlreich durchgeführten Untersuchungen konnten zeigen, dass die regelmäßige Ausübung von Yoga eine gute Wirksamkeit bei psychischen Störungen aufweist, vergleichbar der Wirkung einer Psychotherapie oder der von Antidepressiva. Im Deutschen Ärzteblatt erschien 2016 eine Literaturübersicht und Metaanalyse von *Rahel Klatte* und Kollegen, Universitätsklinik Jena, zur Wirksamkeit von körperorientiertem Yoga bei psychischen Störungen. Die Analyse zeigte signifikante Effekte des Yoga insbesondere bei Depressionen. Manche Kliniken, wie das Immanuel-Krankenhaus Berlin, integrieren aufgrund dieser Effekte Yogakurse in die konventionellen Behandlungen und stärken damit die Psyche und die Vitalität.

Bei all diesen positiven Effekten darf nicht unbeachtet bleiben, dass mit dem Praktizieren von Yoga ein gewisses Verletzungsrisiko verbunden ist und dass die Übungen erst dann ihre volle Wirkung entfalten, wenn sie korrekt ausgeführt werden. Insofern ist es ratsam, die verschiedenen Asanas unter professioneller Anleitung zu erlernen und zu üben. Dies ist heutzutage in Deutschland in mehr als 5000 Yogastudios und bei ausgebildeten Yogalehrern möglich – und das von Kindheit an bis ins hohe Alter. Möglicherweise übernimmt Ihre Krankenkasse die Kosten eines Yogakurses.

In so mancher Schule wird der Unterricht durch Yoga-AGs am Nachmittag bereichert und auch manche Seniorenheime lassen mit Yogastunden die Sonne aufgehen.

➔ **Das Wichtigste in Kürze:**

- Yoga ist eine Kunst, eine Wissenschaft und eine Philosophie, die alle Ebenen menschlichen Seins berührt.
- Yoga und Meditation sind wirksame Methoden, um den Körper mit dem Geist und der Seele in Verbindung zu bringen.
- Yoga umfasst Meditationen und stille Reflexion, Atemtechniken sowie bestimmte Stellungen und Bewegungen des Körpers.
- Yoga wirkt entspannend, angstmindernd, stimmungsaufhellend, antientzündlich und schmerzstillend.
- Regelmäßig und korrekt ausgeführt hat Yoga vielfältige positive Effekte auf die Vitalität und die Gesundheit und stärkt die inneren Heilkräfte.

➔ Eine praktische Anwendung:

Lehnen Sie sich einen Moment zurück und geben sich einige Minuten der *Ujjayi-Atmung* hin. Die Ujjayi-Atmung können Sie in Ruhe genauso wie während der Asanas ausüben. Sind die Stimmbänder entzündet oder geschädigt, sollten Sie allerdings auf diese Form der Atmung verzichten.

- Setzen Sie sich hierfür in einen bequemen, aufrechten Sitz.
- Lassen Sie beim Ein- und Ausatmen einige Male flüsternd den Laut ‚haaa' ertönen. Spüren Sie bewusst dieses Gefühl im Hals.
- Atmen Sie nun auf diese Weise mit geschlossenem Mund weiter.
- Atmen Sie tief in den Bauch hinein ein und füllen Sie den gesamten Brustkorb mit Luft.
- Atmen Sie nun gegen den Widerstand der weitgehend geschlossenen Stimmritze aus.

- Synchronisieren Sie das Ein- und Ausatmen, indem Sie jeweils bis vier zählen: Ein-2-3-4, aus-2-3-4 und so fort.
- Lauschen Sie dem gleichmäßigen ‚Rauschen'. Es wird Sie entspannen und Ihnen neue Energie schenken.

Literatur und Quellen zum Weiterlesen:

Vinod Verma: AUM. Die unendliche Energie. Techniken für Stabilität, Kraft, Stressmanagement und Heilung (2008);

B.K.S. Iyengar, J. Lehner: Der Urquell des Yoga. Die Yoga Sutras des Patanjali (2010);

Anna Trökes: Das große Yoga-Buch (2010);

Matthieu Ricard: Meditation (2011);

Ralph Skuban: Patanjalis Yogasutra. Der Königsweg zu einem weisen Leben (2011);
ders.: Die Psychologie des Yoga (2014);

Jon Kabat-Zinn: Gesund durch Meditation. Das große Buch der Selbstheilung mit MBSR (2013);

Ulrich Ott: Yoga für Skeptiker. Ein Neurowissenschaftler erklärt die uralte Weisheitslehre (2013);

Swami Saradananda: Entdecke die Kraft der Mudras. Der Energie-Kick für alle Lebenslagen (2016);

Rahel Klatte, Simon Pabst, Andreas Beelmann, Jenny Rosendahl: Wirksamkeit von körperorientiertem Yoga bei psychischen Störungen. Systematische Literaturübersicht und Metaanalyse, Deutsches Ärzteblatt, (12/2016);

Frontiers in Psychiatry: The Effects of Meditation, Yoga, and Mindfulness on Depression, Anxiety, and Stress in Tertiary Education Students: A Meta-Analysis (2019).

Ein Film:

Yoga – Die Kraft des Lebens, Dokumentarfilm, Regie Stéphane Haskell (2019).

Z

ZÄHNE – es ist nicht alles Gold, was glänzt

Eine Hautärztin, die sich mit den Zähnen beschäftigt, das ist eher ungewöhnlich. Und das war auch nicht von Anfang an so. Erst nach meinem Studium und jenseits meiner Facharztausbildung lernte ich im Rahmen meiner ganzheitsmedizinischen Ausbildung, welche Bedeutung die Zähne, das Zahnfleisch, der Biss und die als Zahnersatz in den Mund eingegliederten Materialien für den gesamten Organismus haben und welche gravierenden Wechselwirkungen zwischen dem Körper und den Zähnen möglich sind.

Dabei können sich Störungen der Zahngesundheit nicht nur auf Organ- und Zellebene, sondern auch auf der psychischen Ebene auswirken. Die Zähne können Hinweise auf den körperlichen Zustand genauso wie auf die psychische Verfassung geben. Um all das besser zu verstehen, hörte ich in den vergangenen Jahren Vorträge renommierter, ganzheitlich arbeitender Zahnärzte und las aktuelle Literatur zu diesem Thema. Nun schaue ich vielen meiner Patienten auch in den Mund und frage nach, welche Probleme es mit den Zähnen, dem Zahnfleisch und dem Biss gibt. Und in der Retrospektive kann ich heute auch meine eigenen Zahnprobleme besser verstehen.

In meiner Kindheit wurde den Zähnen keine besondere Aufmerksamkeit geschenkt. Über die richtige Zahnpflege erfuhr ich erstmals etwas von der Schulzahnärztin. Von ihr bekam ich dann auch die Empfehlung zu einem Besuch bei einem Zahnarzt. Gleich an mehreren Zähnen war Karies aufgetreten. Der Zahnarzt bohrte die Kariesstellen großzügig weg und füllte die Löcher mit *Amalgam*. So blinkte am Ende meiner Kindheit so mancher Zahn silbern statt weiß.

Viele Jahre später während meiner Ausbildung in Naturheilmedizin hörte ich erstmals kritische Worte zu den quecksilberhaltigen Füllungen. Ich entschied mich, sie entfernen zu lassen. Ohne besondere Schutzvorkehrungen und Beachtung meiner individuellen Entgiftungskapazität wurden die neun Füllungen von meinem Zahnarzt in einer einzigen Sitzung herausgebohrt und zunächst Provisorien, dann Goldinlays eingesetzt. Statt silbern blinkte es nun golden. Handwerklich eine hervorragende Arbeit.

Heute weiß ich, dass das Entfernen des Amalgams aufgrund der entstehenden *Quecksilberdämpfe* mit besonderen Schutzvorkehrungen für Patient, Zahnarzt und Helferin einhergehen sollte. Dazu zählen die Frischluftzufuhr mit Sauerstoffmasken, eine effektive Absaugung und Kofferdam, der die Stäube und Brocken auffängt. Ein goldhaltiger Mundschutz kann Quecksilber in der Luft binden. Ganzheitsmedizinisch arbeitende Zahnärzte entfernen das Amalgam unter Berücksichtigung der individuellen Allgemeinkonstitution, der Behandlungsnotwendigkeit und der Entgiftungskapazität des Patienten. Dies kann eine Zusammenarbeit mit Umweltmedizinern oder erfahrenen Therapeuten zur *Ausleitung* der Gifte erforderlich machen – ein Verfahren, das von Seiten der konventionellen Medizin für nicht erforderlich gehalten wird. Eine Entfernung sämtlicher Amalgamfüllungen in nur einer Sitzung ist eine nur in Ausnahmefällen angebrachte Vorgehensweise.

Die Entgiftung meiner in meinem Körper angereicherten Schwermetalle erfolgte erst Jahre später. Eine lang andauernde Entzündung meines Kniegelenks nach einer bakteriellen Mandelentzündung hatte mich zu einem ganzheitlich arbeitenden Allgemeinarzt geführt. Über einen kinesiologischen Muskeltest stellte er eine Belastung mit Quecksilber und anderen Schwermetallen fest. Ein halbes Jahr nahm ich verschiedene Tabletten, Tropfen und Tees zur Ausleitung der Toxine ein, geschmacklich nicht immer die erste Wahl. Danach war das Knie jedoch entzündungsfrei und ich fühlte mich deutlich vitaler. In den letzten Jahren kam beim Thema Füllmaterialien und Zahnersatz ein neuer Aspekt hinzu: Die elektromagnetische Strahlung.

Untersuchungen hatten gezeigt, dass Metalle im Mund wie Antennen für die Strahlung wirken können. (⇨Toxine und Strahlung). So entschloss ich mich zur Entfernung meiner 20 Jahre alten Goldinlays und zu einer metallfreien Versorgung der Zahndefekte mit Zirkonoxid, einer speziellen Keramik. Nun blinkt es wieder weiß in meinem Mund. Ein langer Weg bis dahin.

Was hätte ich tun können, um meine Zähne vor *Karies* zu bewahren? In diesem Kapitel werde ich genauer darauf eingehen, warum Karies entsteht. Außerdem gehe ich auf das Thema Entzündungen im Mundbereich und ihre Bedeutung für unsere Gesundheit, den Biss sowie auf das Thema Zahnersatz ein. Bei dem einen oder der anderen werden möglicherweise Erinnerungen wach an schmerzhafte und unangenehme Zahnbehandlungen. So mancher fühlt sich auf dem Zahnarztstuhl ausgeliefert und verletzlich und erinnert sich ungern an diese Situationen. Vielleicht haben Sie den Impuls, gar nicht weiterlesen zu wollen. Versuchen Sie es trotzdem. Die Informationen dieses Kapitels können Sie dabei unterstützen, dass Sie in Zukunft die Gesundheit der Zähne und des Zahnhalteapparates in hohem Maße aktiv selbst beeinflussen können. Soviel vorweg: Durch eine vitalstoffreiche, zucker- und säurearme Ernährung haben wir großen Einfluss auf die Zahngesundheit. Mit einer achtsamen Pflege der Zähne und des Mundraumes und einer guten Balance zwischen Aktivität und Entspannung unterstützten wir effektiv die Selbstheilungsmechanismen.

Beginnen möchte ich mit einem Blick auf den Aufbau des Zahnes. Das erleichtert uns das Verständnis für die Probleme im Mund- und Zahnbereich und wie wir sie verhindern können. Im Normalfall befinden sich bei einem Erwachsenen 32 Zähne im Mund, je 16 im Oberkiefer und 16 im Unterkiefer. Jeder Zahn besteht aus einer Zahnkrone, einem Zahnhals und einer oder mehreren Wurzeln. Letztere sitzen verborgen im Zahnfleisch. Der sichtbare Teil des Zahnes ist von Zahnschmelz umgeben, die Wurzel von Zahnzement. Würde man einen Zahn durchschneiden und von oben betrachten, würde man unter der Außenfläche eine knochenharte Mittelschicht erkennen, das Zahnbein oder Dentin.

Dieses *Dentin* erscheint auf den ersten Blick sehr kompakt. Unter einem Mikroskop kann man dagegen erkennen, dass jeder Millimeter von tausenden von Dentinkanälchen, sogenannten Tubuli, durchzogen wird. Angrenzend an das harte Dentin findet sich im Zentrum des Zahnes eine weiche, bindegewebige Schicht, die Pulpa. Sie reicht hinunter bis zur Spitze der Zahnwurzel. Dort treten durch eine Öffnung Nervenfasern, Blutgefäße und Lymphgefäße aus dem Körper in die Pulpa ein. Die Blut- und Lymphgefäße versorgen einerseits den Zahn mit Sauerstoff, Nährstoffen und Abwehrzellen, andererseits entsorgen sie die Gifte und Abfallprodukte des Stoffwechsels.

Kommen wir noch einmal zu den Dentintubuli zurück. Ist es nicht bemerkenswert, dass der mehr als knochenharte Zahn, der diese Härte zum Beißen braucht, von abertausenden winzigen Tunneln durchlöchert ist? Warum ist das so? Neugierig geworden recherchierte ich und stieß auf die Untersuchungen von *Ralph R. Steinmann* von der Loma-Linda-Universität, Kalifornien. Er fand heraus, dass durch die Dentintubuli eine nährstoffreiche Flüssigkeit fließt, das Dentinfluid. Dieses Fluid hat einen basischen pH-Wert. Ein basischer pH-Wert im Mund bedeutet, dass die zahnschmelzangreifenden Säuren der Nahrungsmittel abgefangen werden können. Permanent fließt das Fluid vom Inneren des Zahnes nach außen, von der Pulpa durch die vielen kleinen Tubuli des Dentins zum Zahnschmelz. Das Fluid umgibt den Zahnschmelz wie ein schützender Mantel. Angetrieben wird dieses Pumpsystem durch einen Botenstoff der Ohrspeicheldrüse. Und die Ohrspeicheldrüse wiederum wird aktiviert durch den Hypothalamus, eine wichtige Steuerzentrale im Gehirn.

Wie so vieles im menschlichen Körper ist dies ein komplexer, fein abgestimmter Vorgang, den der Hormonspezialist *John Leonora* gemeinsam mit Steinmann herausfand. Was bedeutet das? Diese Erkenntnisse weisen darauf hin, dass der menschliche Körper über einen ausgeklügelten Mechanismus verfügt, um die Zähne vor Karies zu schützen. Und sie zeigen, dass durch übermäßigen *Stress* und nachfolgend eine veränderte Freisetzung der Botenstoffe des Hypothalamus dieser Vorgang beeinträchtigt werden kann. Eine gute Balance zwischen Anspannung und Entspannung hilft also auch den Zähnen (⇨Stress).

Schauen wir uns nun an, welche Aufgaben die Zähne, die Zunge und der Speichel haben. Die Zähne dienen dazu, die Nahrung zu zerkleinern. Dabei hilft ihnen die Zunge, die die Nahrung hin und her bewegt. Auf der Zunge gleichmäßig verteilt sind verschiedene Geschmacksrezeptoren angeordnet. Durch sie schmecken wir, ob etwas süß, salzig oder bitter ist. Anhand des Geschmacks entscheiden wir, ob wir den Bissen hinunterschlucken oder besser ausspucken und nicht in den Körper lassen. Eine Speise mit feinen Gerüchen, die der Zunge schmeichelt, kann bei der einen oder anderen Geschmacksnuance eine wunderbar sinnliche Erfahrung sein, die durchaus Jahrzehnte in Erinnerung bleibt. Erinnern Sie sich an die Lieblingsspeise Ihrer Kindheit? Denken wir an ein leckeres Gericht, riechen oder sehen wir die Speisen, fließt bereits die Flüssigkeit, die uns das Kauen und Schlucken erst möglich macht, der *Speichel*. Er wird von verschiedenen Speicheldrüsen gebildet. Nehmen wir die Speisen in einem gestressten Zustand ein, wird eher dickflüssiger Speichel produziert, der während einer Mahlzeit nicht sehr vorteilhaft ist. In einem entspannten Zustand dagegen wird von anderen Speicheldrüsen dünnflüssiger Speichel gebildet. Dieser Speichel ist für die Nahrungsaufnahme optimal.

Speichel ist ein wahres Wunderwerk. Eine Vielzahl unterschiedlicher Inhaltsstoffe geht vielfältigen Aufgaben nach.

- Er schützt die Schleimhäute und bildet mit seinen Abwehrstoffen eine wichtige Barriere gegenüber Krankheitserregern.
- Er enthält kohlenhydrat- und fettverdauende Enzyme.
- Das Enzym Amylase leitet die Verdauung der Kohlenhydrate ein. Für diese Vorverdauung ist es erforderlich, dass die Nahrung lange genug im Mund verweilt und nicht eilig heruntergeschluckt wird.
- Speichel schützt die Zähne vor Karies, indem er die Säuren, die den Zahnschmelz angreifen, verdünnt. Außerdem enthält er zahnhärtende Mineralien, womit Zahnschmelzdefekte repariert werden können.

Je nach Nahrungsaufnahme produzieren wir über den Tag verteilt etwa 1,5 Liter Speichel. Zwischen den Mahlzeiten und besonders nachts wird weniger Speichel produziert. Wer nachts zum Kühlschrank läuft und sich einen schnellen Snack gönnt, riskiert also Karies, weil deutlich weniger schützender Speichel vorhanden ist. Süße Getränke zum Einschlafen führen zum gleichen Resultat. Dagegen sind die Speicheldrüsen tagsüber während einer Mahlzeit besonders aktiv. Der pH-Wert des Speichels liegt im leicht basischen Bereich und kann die Säuren der Nahrung abfangen. Boykottiert wird dieser Vorgang, wenn Süßes, Fruchtsäuren und Chips in den Mund gelangt. Auch das bekannte braune Süßgetränk ist diesbezüglich problematisch. Es enthält Phosphorsäure, die stärkste Säure, die in Getränken enthalten ist, worunter der Zahnschmelz und die gesunden Mundbakterien leiden. Der Körper möchte dieses Ungleichgewicht ausgleichen. Ab einem pH-Wert von 6, das ist ein leicht saures Milieu, geben die Zähne deshalb ihre Mineralstoffe in den Speichel ab, um ihn zu neutralisieren. Passiert das häufiger, werden die Zähne weich. Das sind ideale Voraussetzungen für die Entstehung von Karies. Dagegen unterstützt eine basenreiche Ernährung mit viel frischem Gemüse, Wildkräutern und Wasser statt Süßgetränken die Mineralisierung der Zähne. Sind die Zähne gut mineralisiert und fest, entsteht keine Karies.

Der US-amerikanische Zahnarzt *Weston A. Price* aus Cleveland erkannte bereits in den 1930er Jahren, warum sich die Zahngesundheit der westlichen Zivilisationen verschlechtert. Seit Beginn des Industriezeitalters hatten die Zahnprobleme stetig zugenommen. Er führte wissenschaftliche Untersuchungen zur Zahngesundheit von Völkern durch, die keinen Kontakt zur westlichen Zivilisation hatten. Diese Völker ernährten sich von ursprünglicher, vitalstoffreicher Nahrung (⇨Ernährung) und verbrachten viel Zeit im Freien. Sie hatten ausreichend Vitamine, vor allem die für die Mineralisierung der Zähne und der Knochen wichtigen *Vitamine D* und *K2* (⇨Licht). Mit seinen Studien konnte er schon damals nachweisen, dass diese Völker aufgrund ihrer Lebensweise gesunde Zähne und wohlgeformte Kiefer hatten. Kamen diese Völker mit einer westlichen Lebensweise in Kontakt und verloren sie daraufhin ihr ursprüngliches Verhalten, verschlechterten sich sukzessive ihre Zähne und der Zahnhalteapparat. Die westliche *Ernährung* und belastender Stress hinterließen ihre Spuren.

Auch das *Kauen* spielt für unsere Gesundheit eine wichtige Rolle. Der Ernährungsreformer *Horace Fletcher* beschäftigte sich Anfang des 20. Jahrhunderts eingehend mit dem Kauen, dem Speichel und dem Schmecken. Er empfahl, jeden Bissen 40- bis 50-mal zu kauen. Jeder, der das schon einmal versucht hat, weiß, dass das eine Herausforderung ist. Auch flüssige Nahrung sollte nach seiner Empfehlung nicht einfach heruntergeschluckt, sondern gut eingespeichelt werden. Regelmäßig könnte ich mir da beim Essen an die Nase fassen. Seien wir uns bewusst, dass es absolut Sinn macht. Durch unsere beschleunigte Lebensweise und in Zeiten des Fast Food gerät in Vergessenheit, dass der Aufenthalt der Nahrung im Mundraum und das ausgiebige Kauen wichtig für die Gesundheit sind. Für den großen Hamburger wird zwar immerhin der Mund weit geöffnet, was den Lymphfluss anregt. Für das Zerkleinern der weichen Masse werden Zähne und Kaumuskeln allerdings eher wenig beansprucht. Nicht besser sieht es beim grünen Smoothie aus. Auch er wird selten gekaut und landet direkt im Magen. Gesund ist er wegen seiner Inhaltsstoffe, als alleinige Nahrung ist er nicht geeignet. Hip sind gerade auch Startup-Unternehmen, die flüssige Superfood-Nahrung für die schnelle Mahlzeit zwischendurch herstellen. So soll der Organismus ohne zeitraubendes Einkaufen, Zubereiten und Kauen der Nahrung optimal versorgt werden. Viele Aspekte des Essens und der Verdauung lässt dies unberücksichtigt. Das Beißen und das Kauen dienen nicht nur dem Zerkleinern von Nahrung, sondern haben viele andere Aufgaben. So gesehen ist die Kuh doch gar nicht so dumm. Schauen wir uns das einmal genauer an:

- Kauen ermöglicht den Zähnen das zu tun, wozu sie da sind.
- Kauen zerkleinert die Nahrung und setzt bereits im Mund Verdauungsenzyme frei.
- Es unterstützt das Einspeicheln und damit das Schlucken der Nahrung.

- Gut gekaute Nahrung ermöglicht die Vorverdauung im Mund.
- Längeres Kauen lässt uns Zeit zu erkennen, wenn wir satt sind.
- Die Kalorienaufnahme entspricht eher unserem Bedarf.
- Kauen ist aktive Muskelarbeit und verbraucht Kalorien.
- Während des Kauens bauen wir Stress ab.
- Kauen macht uns wach.
- Der gesamte Mundraum und auch das Gehirn sind durch die Kaubewegung besser durchblutet.
- Das Gleichgewichtsorgan im Ohr ist besser durchblutet.
- Der Lymphabfluss aus dem Kopf wird aktiviert.
- Die Entgiftung speziell des Gehirns wird erleichtert.
- Die Meridiane des Kopfbereiches werden aktiviert.

Meridiane, das sind Energiebahnen des Körpers. Sie verteilen unsere Energie von den Energiezentren, den sogenannten Chakren, in den gesamten Körper und dienen außerdem der Informationsübertragung (⇨Qi und Energie). Bemerkenswert ist, dass jeder Zahn mit einem Meridian und über diesen Meridian mit einem bestimmten Organ verbunden ist. Hat ein Zahn Probleme, kann das Auswirkungen auf sein dazugehöriges Organ haben. Hat das Organ Probleme, kann das wiederum Auswirkungen auf den entsprechenden Zahn haben. Probleme der Schneidezähne können so die Nieren und die Blase beeinträchtigen und umgekehrt. Die Eckzähne sind in Wechselwirkung mit Leber und Gallenblase, Weisheitszähne mit Herz und Dünndarm. Für diese Zusammenhänge wurden spezielle Diagramme erstellt, anhand derer sich ein ganzheitsmedizinisch arbeitender Arzt oder Zahnarzt orientieren kann.

Die positiven Auswirkungen des Kauens funktionieren nur dann uneingeschränkt, wenn der *Biss* stimmt, die Zähne also regelrecht aufeinanderbeißen. Der Zahnarzt spricht von einer guten Okklusion. Normalerweise besteht im Mund ein Gleichgewicht zwischen den festen Strukturen, also zwischen *Kiefer*, Gaumen und Zähnen, und den umliegenden weichen Muskelgruppen, also Lippen, Wangen und Zunge. Die Störung einer Struktur beeinträchtigt gleichzeitig auch die benachbarten Strukturen. Das wohl aufeinander abgestimmte Gleichgewicht gerät aus dem Lot. Es kommt zu Fehl- und Überlastungen des Kausystems. Gründe für einen nicht passenden Biss gibt es viele. Angeborene Fehlbildungen, Geburtstraumata, Verletzungen, Schleudertraumata, Zungenfehlfunktionen, Gewohnheiten wie das Daumenlutschen, Körperfehlhaltungen, kieferorthopädische Behandlungen und unpassende zahnärztliche Restaurationen wirken sich auf den Kauapparat, die *Kiefergröße*, das Kiefergelenk und die Gesichtsform aus. Und somit auf den Biss. Einfluss hat auch an dieser Stelle wieder einmal der *Stress*. Belastender Dauerstress mit einer permanenten Ausschüttung von Stresshormonen führt zu einer verstärkten Aktivität der Kaumuskulatur und zu einem verstärkten Zubeißen. Nach und nach kommt es auch auf diesem Wege zu einem veränderten Biss. Erwähnenswert ist weiterhin, dass im Bereich des Kiefergelenks sehr viele Rezeptoren für die Hormone Östrogen und Progesteron sitzen. Ein Mangel an Östrogen, wie er in den *Wechseljahren* entsteht, kann auf diesem Weg ebenfalls zu Störungen des Kiefergelenks führen.

Eine regelrechte Formung des Kiefers können wir unterstützen – das fängt direkt nach der Geburt an. Beim *Stillen* muss der Säugling enorme Saugkräfte aufbringen, damit die Muttermilch in seinen Mund fließt. Bei einer Stillzeit von 12 bis 18 Monaten trägt das maßgeblich dazu bei, dass der Kiefer ausreichend groß wächst. Gleichzeitig wird das harmonische Zusammenspiel der Muskeln eingeübt. Ist das Stillen nicht möglich und bekommt das Kind die Flasche, sind die aufzuwendenden Muskelkräfte deutlich geringer. In der Folge wächst der Kiefer unzureichend und ist zu klein. Der Saugakt an sich ist also, neben vielen weiteren Vorteilen, ein wichtiges Argument für das Stillen. Erschwert werden kann das Stillen durch ein angeborenes Zungen- oder Lippenbändchen. Dies lernte ich von einem ganzheitsmedizinisch arbeitenden Zahnarzt aus dem englischen Liverpool, *John Roberts*. Er empfiehlt, dass die Geburtshelfer direkt nach der Geburt den Mundraum des Kindes überprüfen und gegebenenfalls das Bändchen mit einem kleinen ärztlichen Eingriff lösen.

Einen starken Einfluss auf das Wachstum der Kieferknochen hat auch unsere Zungenhaltung. Der Zungenmuskel verfügt über enorme Kräfte. In der Ruhephase liegt die *Zunge* normalerweise oben entlang des Gaumens, die Zungenspitze ruht hinter den oberen Schneidezähnen ohne die Zähne zu berühren. Die Muskelkräfte der Zunge wirken so entlang des harten Gaumens und formen den Oberkiefer zu seiner normalen Größe. Es ist noch gar nicht so lange her, dass mich diese wichtige Information erreicht hat. Beim Schlucken befördert die Zunge die zerkleinerten Speisen entlang des Gaumens zum Rachen. Eine veränderte Zungenruhelage kann zum Beispiel durch eine dauerhafte Mundatmung bedingt sein. In diesem Fall senkt sich die Zunge ab, weg vom Gaumen, und die regelrechte Formung des Oberkiefers bleibt aus.

Auch durch bestimmte Gewohnheiten kann sich der Kiefer und die Zahnstellung verformen. Das *Daumenlutschen* zum Beispiel führt dazu, dass der Oberkiefer lang und schmal wird. Die Zunge hat dann entlang des Gaumens zu wenig Platz und orientiert sich in der Folge mehr nach vorne, presst beim Schlucken und Sprechen gegen die Schneidezähne. Hörbar wird dies beim Sprechen. Wir nennen es das Lispeln. Nach und nach kann ein offener Biss entstehen. Allerdings kann ab dem 4. Lebensjahr dieser Kieferfehlstellung entgegengewirkt werden, indem eine *Mundvorhofplatte* nach *Rolf Hinz* verordnet wird. Diese kleine Scheibe wird zwischen Lippen und Zähnen getragen und unterstützt die regelgerechte Formung des Kieferbogens.

Bei chronischen Kiefergelenksstörungen und einem irregulären Biss sprechen Mediziner von der *craniomandibulären Dysfunktion,* abgekürzt *CMD*. Bemerkbar macht sich eine CMD mit Geräuschen im Kiefergelenk, einer Einschränkung der Mundöffnung und nächtlichem Zähneknirschen. Eine CMD wirkt sich auf vielen Ebenen aus. Die Strukturen des Körpers sind auf verschiedenen Wegen miteinander verbunden. Die Übertragung von Informationen erfolgt über das Skelett, die Muskeln, die Faszien und die Nervenbahnen.

Ein wichtiger Hirnnerv, der sogenannte *Trigeminus*, ist zum Beispiel unmittelbar betroffen. Mit seinen drei Hauptästen versorgt er die

Augenmuskeln, die Gesichtshaut, das Kiefergelenk und die Kaumuskulatur. Werden die Nervenbahnen des Trigeminus durch eine CMD irritiert, kann es zu Empfindungsstörungen an der Haut, zu starken Nervenschmerzen, zu tränenden Augen und zu Einschränkungen des Kauens kommen.

Der Nerv ist außerdem mit dem Stammhirnkern der Hörbahn verschaltet, was im Falle einer Irritation zu Ohrgeräuschen, dem *Tinnitus* führen kann. Feinste Verästelungen des Trigeminus ziehen auch bis in die Wände der Blutgefäße im Gehirn. So kann eine CMD durch die Irritation des Trigeminus heftige *Migräneattacken* auslösen. Abgesehen davon kann es bei einer CMD zu einer verminderten Infektabwehr, Konzentrations- und Gedächtnisschwächen, innerer Unruhe sowie einem Leistungsabfall kommen. Nicht zuletzt werden auch hierbei vermehrt Stresshormone ausgeschüttet. Eine CMD macht also *Stress* und Stress macht eine CMD. Stressabbauende Entspannungsverfahren und Behandlungen durch spezielle CMD-Therapeuten sind da sehr hilfreich (⇨Stress, ⇨Ruhe und Regeneration).

Betrachten wir das Skelettsystem des Menschen, erkennen wir, dass eine enge Wechselbeziehung zwischen dem Kiefergelenk, dem Kiefer und der *Körperstatik* besteht. Der Kiefer ist untrennbarer Bestandteil des gesamten Systems bis hin zu den Füßen. Bei Bissproblemen und einer Kieferfehlstellung entsteht ein Ausgleichseffekt entlang der gesamten Haltungskette des Skelettsystems. Bereits eine geringe Abweichung von der normalen Bissposition von 1/10 Millimeter hat enorme Auswirkungen. Es kommt zu einer einseitigen Verspannung der Kaumuskulatur und der kurzen oberen Nackenmuskeln. In der Folge verdreht sich die Halswirbelsäule, was wiederum zu einer Verdrehung der restlichen Wirbelsäule und des Beckens führt. So kann es zum Beispiel zu einer *Skoliose* der Wirbelsäule und zu vermeintlich unterschiedlich langen Beinen kommen. Dies hat Auswirkungen auf die Hüften, die Knie und die Sprunggelenke.

Auch in diesem Zusammenhang werden Stresshormone ausgeschüttet mit allen erwähnten Folgeerscheinungen. Eine kleine Ursache mit wahrlich großen Wirkungen.

Umgekehrt beeinflusst die Körperstatik auch unseren Biss. Nur wenn die Statik von oben bis unten stimmt, die Füße im aufrechten Stand gleichmäßig und regelrecht belastet sind, hängt auch der Unterkiefer frei und zentriert. Liegt eine *Fehlbelastung* vor, versucht der Mensch auszugleichen. So wird der Kopf unwillkürlich so gehalten, dass die Kiefer und die Zähne am besten zusammenpassen. Eine dauerhafte Fehlhaltung wie das überwiegende *Sitzen* im Alltag spannt Becken und Bauch an und verändert das umliegende Bindegewebe. Die Fehlhaltung setzt sich nach oben bis zum Kieferbereich fort. Das Eine greift ins Nächste. Umgekehrt kann die Fehlhaltung auch Segment für Segment wieder aufgelöst werden, wenn die eigentliche Ursache erkannt ist und behoben wird.

Kieferorthopäde und Orthopäde unter einem Dach – das wäre eine wunderbare Synergie. Die Gelenke beurteilen und den Biss beachten, den Biss analysieren und die Körperstatik berücksichtigen. Für einige Mediziner ist dieser fachübergreifende Ansatz bereits selbstverständlich. Als Funktionstherapeuten sorgen sie dafür, dass die Kiefergelenkköpfe optimal in ihrem Gelenkraum positioniert sind. In einem ausführlichen Gespräch erfragen sie die Symptome, betrachten und untersuchen den Menschen von Kopf bis Fuß und von Fuß bis Kopf. Wichtige zusätzliche Informationen liefern ihnen dabei technische Geräte wie die dreidimensionale computergestützte Funktionsanalyse des Kopfes oder eine elektronische Fußdruckverteilungsplatte. Mit dieser Platte wird gemessen, ob eine unregelmäßige Verteilung der Belastung unter beiden Füßen vorliegt. Der Patient steht während der Messung barfuß in der für ihn aufrechten Haltung. Als ich vor einigen Jahren das erste Mal auf einer solchen Platte stand, zeigte sich eine deutliche Fehlbelastung. Mit verschiedenen körpertherapeutischen Maßnahmen kam ich wieder ins Lot. Physiotherapeutische und osteopathische Behandlungen sowie Entspannungsverfahren wie autogenes Training, Tai-Chi, Qigong und Yoga unterstützen die Funktionstherapeuten (⇨Osteopathie, ⇨Qi und Energie, ⇨Yoga).

Wichtigen Anteil an einem nachhaltigen Behandlungserfolg hat auch unsere ganz eigene Dynamik. Durch eine aufrechte *Haltung*, regelmäßige *Bewegung* und Dehnung der Muskeln und Sehnen und nicht zuletzt indem wir emotional im Gleichgewicht sind tragen wir entscheidend dazu bei, dass wir eine gute Körperstatik und einen guten Biss haben (⇨Bewegung und Haltung, ⇨Psyche).

Solange der Biss nicht optimal reguliert ist, entstehen hohe Druckbelastungen der Zähne und des Kiefergelenks. Verstärkt durch stressbedingte Anspannungen knirscht der Mensch wie bereits erwähnt im Schlaf mit den Zähnen hin und her und zerstört nach und nach den Zahnschmelz. Eine nachts getragene *Aufbissschiene* verhindert, dass die Zähne leiden. Sie wird sorgfältig an die individuellen Gegebenheiten unter Berücksichtigung aller angrenzenden Strukturen angepasst. Bei der Auswahl des Materials sind Schienen ohne den hormonähnlichen Weichmacher Bisphenol A zu bevorzugen. Indem die Nachtschiene die Kontaktfläche zwischen Oberkiefer und Unterkiefer ausgleicht, wirkt sie den Über- und Fehlbelastungen des Kausystems entgegen. Alle beteiligten Strukturen entspannen und erholen sich. Quasi nebenbei passiert etwas Entscheidendes für die *Entgiftung* des Gehirns: Die nächtliche Durchblutung des Kopfes verbessert sich und der Lymphfluss wird aktiviert. Warum ist das wichtig? Das Gehirn wird hauptsächlich nachts entgiftet. Hierzu schrumpft das Gehirngewebe etwas, sodass die Gifte über den Lymphfluss besser abtransportiert werden können. Probleme im Halsbereich und um das Kiefergelenk mit Verspannungen, Entzündungen und Schwellungen behindern den Lymphfluss und damit den Abtransport der Gifte. Eine optimal angepasste Schiene trägt deswegen entscheidend zur Entgiftung des Gehirns bei (⇨Toxine und Strahlung).

Was all diese Symptome, Wechselwirkungen und Einschränkungen unseres Wohlbefindens und unserer Gesundheit unterstreichen, ist, dass wir nicht früh genug anfangen können, unsere Aufmerksamkeit auf die Zähne, auf das Kiefergelenk und auf unseren Biss zu lenken. Immer häufiger sieht man *Kinder* und *Jugendliche* mit festsitzenden oder losen *Zahnapparaturen* aus Metall und Kunststoff. Bei der Wahl der Materialien ist zu beachten, dass sie mitunter nicht vertragen werden und zu Wachstumsstörungen und Konzentrationsproblemen führen können. Wünschenswert für eine nachhaltige Korrektur der Zahnfehlstellungen und des Bisses ist, dass bei der Behandlung die gesamte Statik, das Skelettsystem, die Lebensweise und die Ernährung mit einbezogen werden. Bei Heranwachsenden ist zu bedenken, dass der Oberkiefer von zwei Symphysenfugen durchzogen wird. Diese Knochenfugen dienen dazu, dass sich der wachsende Oberkiefer bewegen kann. Wird der Oberkiefer durch festsitzende Drähte verblockt, ist das nicht möglich. Aus all den aufgeführten Gründen behandeln einige Kieferorthopäden mittels der sogenannten *Funktionskieferorthopädie* unter Einbeziehung des gesamten Menschen. Dabei geht die Korrektur von Zahnfehlstellungen und Bissunregelmäßigkeiten Hand in Hand mit der äußeren und inneren Aufrichtung sowie der Unterstützung des emotionalen Gleichgewichts. Das Ziel ist nicht nur gerade Zähne, sondern auch die regelrechte und nachhaltige Formung und Stabilisierung aller angrenzenden Strukturen.

Kommen wir nun zu einem anderen wichtigen Thema, der Mundhygiene. Untersuchungen haben gezeigt, dass sich innerhalb von 24 Stunden *Zahnbeläge*, sogenannte Plaques entwickeln. Sie bestehen aus Speiseresten und Bakterien. Bleiben sie auf den Zähnen, können sie zu *Karies* und zu Entzündungen des Zahnfleisches und des Zahnhalteapparates führen. Aus diesem Grund wird empfohlen, die Zähne mindestens zwei Mal am Tag zu putzen. Die Putztechnik ist etwas Individuelles, auch abhängig von der Stimmung des Tages. Manche schrubben in rasantem Tempo, andere stehen in aller Ruhe gleichzeitig auf einem Bein, um die Balance zu üben. Kinder lernen heutzutage das Zähneputzen nach der KAI-Methode. Zuerst die Kauflächen, dann die Außen- und als letztes die Innenflächen. Das Ganze mindestens zwei Minuten lang. Abgesehen davon reichen die Empfehlungen von kreisenden oder rüttelnden Bewegungen auf der Stelle bis zu wischenden Bewegungen vom Zahnfleisch zu den Zähnen, von Rot nach Weiß. Letztendlich kommt es darauf an, dass die Plaques, also die Zahnbeläge entfernt sind, ohne den Zahnschmelz zu verletzen. Im angespannten Zustand neigen wir dazu, die *Zahnbürste* zu fest anzudrücken. Das kann das Zahnfleisch und den Zahnschmelz verletzen. Der ausgeübte Druck sollte nicht mehr als 150 Gramm betragen, was dem Gewicht einer Orange entspricht. Die Zahnbürste sollte also eher locker in der Hand liegen. Sehr gründlich entfernen elektrische Zahnbürsten die Plaques. Mit der Eigenbewegung des Bürstenkopfes erreicht man mühelos jeden Winkel auch an den Innenseiten der Zähne.

Wann und wie häufig die Zähne geputzt werden, darüber gibt es unterschiedliche Expertenaussagen. Lange Zeit empfahlen Zahnärzte, die Zähne nicht unmittelbar nach säurehaltigen Speisen und Getränken zu putzen, da Untersuchungen gezeigt hatten, dass die noch nicht gespaltenen Säuren durch das Bürsten in die Zähne eindringen. Manche Experten raten neuerdings dennoch zum sofortigen Zähneputzen nach dem Essen. Ich persönlich putze auf Empfehlung meiner Zahnärztin morgens nach dem Aufstehen mit einer weichen Handzahnbürste und abends vor dem Schlafen mit einer elektrischen Zahnbürste. Nach säurehaltigen und süßen Speisen spüle ich den Mund mit Wasser und wenn möglich putze ich zusätzlich 30 Minuten nach einer Mahlzeit. Überprüfen kann man die Qualität der Putztechnik mit Plaque-anzeigenden Tabletten, die man nach dem *Zähneputzen* kaut. Dort, wo noch Plaques sitzen, leuchtet es blau oder rosa. Eine empfehlenswerte Maßnahme, denn häufig werden die Zähne unzureichend geputzt.

Um die Funktion der Zahnbürste aufrecht zu halten, sollte man sie regelmäßig erneuern. Zahnärzte empfehlen das spätestens nach drei Monaten. Wird die Zahnbürste nach dem Putzen an der Luft getrocknet, ist eine Besiedlung mit Keimen nicht zu befürchten. Wer dennoch ab und zu seine Bürste desinfizieren möchte, kann sie über Nacht in ein Glas mit Wasserstoffperoxid 3% stellen.

Die Palette der Zahnbürsten ist groß und umfasst mittlerweile auch Einzahnbürsten, die ein exaktes Putzen fördern sollen. Außerdem werden neuerdings hygienisch sehr gut bewertete Bürsten aus einem natürlichen Rohstoff, dem Miswak, angepriesen. In arabischen Ländern werden diese Naturborsten seit Jahrtausenden zur Zahnpflege benutzt. Generell werden die Zahnzwischenräume von Zahnbürsten weniger gut erreicht. Hier lohnt sich der regelmäßige Einsatz von

Zahnseide und Interdentalbürstchen in passender Größe. Für mich unverzichtbare Helfer und ein effektiver Weg, um parodontosebedingte Zahnverluste durch Lockerung der Zähne im hohen Alter zu vermeiden.

Reichlich im Angebot sind auch verschiedene *Zahnpasten*. Vor allem beim Thema fluoridhaltig oder nicht scheiden sich die Geister. Die Befürworter führen an, dass die *Fluoridverbindungen* den Zahnschmelz härten und Karies verhindern. Aus diesem Grund wurde in manchen Ländern sogar das Trinkwasser mit Fluoriden angereichert, was an manchen Orten zu Problemen durch Überdosierungen geführt hat. Auch Speisesalz kann mit Fluoriden versetzt sein und Kindern werden Fluoridtabletten verordnet. Die Gegner der Fluoridierung argumentieren, dass die Gefahr einer Überdosierung der Fluoride relativ groß ist, dass Fluoride im Übermaß wichtige körpereigene Enzyme hemmen, die Knochen und das Bindegewebe schädigen, Magnesium binden, die Intelligenz mindern und weiße Flecken auf den Zähnen hinterlassen. Als besonders bedenklich erachten manche Wissenschaftler die Verkalkung der *Zirbeldrüse* durch Fluoridverbindungen, worunter die Melatoninproduktion leidet (⇨Licht).

Wir sollten uns bewusst machen, dass Karies keine Fluormangelerkrankung ist, sondern die Folge einer ungünstigen Ernährungs- und Lebensweise. Seit ich in den Kursen des Naturheilarztes *Natale Ferronato* von den chemischen Bestandteilen vieler Zahncremes und ihren nachteiligen Auswirkungen hörte, benutze ich Zahncremes ohne solche Zusätze, ohne Fluoride, ernähre mich weitgehend zahngesund vitalstoffreich, trinke meistens Wasser statt Softdrinks und reinige meine Zähne achtsam. Und so habe ich es auch an meine Kinder weitergegeben. Alle sechs Monate lasse ich meinen Zahnstatus überprüfen und eine professionelle Zahnreinigung durchführen. Viel zu tun hat die Zahnarzthelferin aufgrund der geringfügigen Plaques nicht. Anders als in meiner Kindheit trat Karies dadurch nur noch selten auf. Auch von Zahnfleischentzündungen blieb ich weitgehend verschont.

Zahnfleischentzündungen sind statistisch gesehen häufig in der Bevölkerung. Wie kommt es dazu? In der Mundhöhle leben Millionen von Bakterien, darunter viele hilfreiche Arten. Eine gesunde *Mundflora* bewirkt, dass an den Zähnen weniger Zahnstein entsteht. Auch im Spalt zwischen Zahnfleisch und Zahn findet sich ein ausgeglichenes Spektrum verschiedenartiger Keime. In einem ökologischen Gleichgewicht halten ‚gute Keime' die krankmachenden Keime in Schach. Bei einer Überlastung des Organismus durch Infektionen, *Stress*, Medikamente, *Rauchen*, Hormonschwankungen, toxischen oder allergischen Belastungen und Störungen der *Darmmikrobiota* kann das ökologische Gleichgewicht gestört werden. Auch konventionelle *Mundspüllösungen* können mit ihren keimabtötenden Wirkstoffen der gesunden Mundflora schaden. Wenn die krankmachenden Keime wuchern, wehrt sich der Körper und es kommt zu einer Entzündung, zur *Parodontitis*. Im weiteren Verlauf kann sich eine Zahnfleischtasche entwickeln, die eine offene Pforte des Körpers darstellt. Bei lang andauernden Entzündungen wird der Knochen am Zahn angegriffen, es kommt zum Knochenabbau. Eine Parodontitis kann als sogenanntes ‚Störfeld' auf den gesamten Organismus übergreifen und ihn massiv beeinträchtigen. *Herz-Kreislauf-Erkrankungen,* Schlaganfall, Diabetes, *Rückenschmerzen*, Gelenkschmerzen, *Migräne*, Beeinträchtigungen des Immunsystems, *Allergien*, juckende Hautausschläge, *Autoimmunerkrankungen* und sogar *Depressionen* können auftreten. Auch für ein höheres Risiko von *Frühgeburten* gibt es Hinweise. Umstritten ist, ob auch die Entstehung von Krebs eine Folge von Störfeldern sein kann.

Was können wir tun, um die *Mikrobiota* im Mundraum im Gleichgewicht zu halten? Wichtig zu wissen ist, dass die Mikrobiota des Darmes in Wechselwirkung mit der Mikrobiota des Mundraumes steht. Ein gesunder Darm ist also eine wichtige Voraussetzung für einen gesunden Mundraum und umgekehrt (⇨Darm). Besondere Aufmerksamkeit sollte der Mundflora in der *Pubertät* und in den ersten drei Monaten der *Schwangerschaft* geschenkt werden, da sie in dieser Zeit hormonell bedingt verändert ist. Um die Mikrobiota im Mund zu verbessern, kann man nach der abendlichen Zahnreinigung Tabletten, die mit speziellen Bakterien angereichert sind, lutschen.

Alternativ kann man auch das sogenannte *Ölziehen* einsetzen. In der indischen Heilkunde des *Ayurveda* gehört dieses ,Gandusha' fest zur Tagesroutine und ist zusammen mit dem Zungenschaben und Zähneputzen Teil der morgendlichen Reinigung. Auch in der Traditionellen Chinesischen Medizin sowie in der römischen und griechischen Heilkunde spielte das Ölziehen eine wichtige Rolle. Es aktiviert und stärkt die Mundschleimhäute und beseitigt Giftstoffe. Folgendes Vorgehen wird empfohlen:

- Als erstes wird der *Zungenschaber* eingesetzt. Er wird am Zungenende angesetzt und mehrmals nach vorne Richtung Zungenspitze gezogen.
- Es folgt das Ölziehen mit kaltgepressten Ölen in Bioqualität. Hier werden vor allem Kokosöl, Sesamöl oder Olivenöl eingesetzt. Anfänger nehmen einen Teelöffel und ziehen ein bis zwei Minuten, Fortgeschrittene einen Esslöffel bis zu fünfzehn Minuten. Anschließend wird das Öl ausgespuckt.
- Zum Schluss werden die Zähne geputzt.

So mancher reagiert auf das Ölziehen mit einem leichten Würgereiz. Hier kann ein Tropfen Pfefferminzöl hilfreich sein. Eine weitere Möglichkeit, um die Mikrobiota im Mund und im Darm zu stärken und die Zähne hart zu machen, ist der Genuss von *fermentiertem Gemüse.* Es enthält große Mengen an guten Mikroben, die die kranken Keime in Schach halten. Und es enthält viel *Vitamin K2,* das beim Fermentierungsprozess von den guten Mikroben gebildet wird. Vitamin K2 sorgt für harte Zähne, indem es den Zähnen das Calcium aus dem Blut zur Verfügung stellt und ein Protein namens Osteocalcin aktiviert, das das Calcium bindet und in den Zahn einbaut. Eine wunderbare Alternative der *Zahnhärtung* zum umstrittenen Fluorid. Bei der Einnahme von Vitamin K2 ist zu bedenken, dass Vitamin K ein fettlösliches Vitamin ist und eine Überdosierung nachteilige Effekte hat.

Was passiert, wenn die Mikrobiota aus dem Gleichgewicht gerät, Kariesbakterien den Zahn angreifen, ihn unbehandelt durchlöchern und in die Wurzeln des Zahnes vordringen?

Es kommt zu einer *Wurzelentzündung*, einer Entzündung der Pulpa. Die Blutversorgung des Pulpagewebes wird entzündungsbedingt unterbrochen. In der Folge stirbt das Gewebe ab und es kommt zu pochenden, nahezu unerträglichen Schmerzen. Das liegt daran, dass die Nervenfasern unmittelbar in diesem Entzündungsgewebe liegen.

Eine *Wurzelbehandlung* gilt als gute Alternative zum Ziehen eines durch Karies zerstörten und entzündeten Zahnes. Dabei werden die Nerven des Zahnmarks herausgebohrt, was Schmerzfreiheit bringt. Ohne Nerven fehlt allerdings ab jetzt die Rückmeldung an uns, wenn die Region entzündet ist. Die Gefäße werden ebenfalls herausgebohrt. Der Transport der Nährstoffe und der Abtransport von Giftstoffen ist damit unterbrochen. Der entstandene Hohlraum des toten Zahnes wird gesäubert, desinfiziert und wieder aufgefüllt. Heutzutage wird hierfür überwiegend Guttapercha, der Milchsaft eines malaiischen Baumes, verwendet. Auch wenn die mechanische Funktion des Zahnes beim Beißen so erhalten werden kann, birgt die Situation Risiken. Ein Zahn hat pro Wurzelspitze nicht nur einen Ausgang, sondern viele Nebenkanäle. Das Zahnbein, auch Dentin genannt, ist, wie bereits erwähnt, von Millionen winziger Dentinkanälchen durchzogen. In dieses Labyrinth können Desinfektionsmittel und Antibiotika nicht vordringen. Bakterien sind klein genug und hocken ungestört in den Kanälchen. Zuckermoleküle und Elektrolyte gelangen aufgrund ihrer geringen Molekülgröße zu den Bakterien und versorgen sie mit Nährstoffen. Die Bakterien vermehren sich. Es kommt zu Entzündungen, die Abwehrzellen des Immunsystems werden mobilisiert. Sie können aber nichts ausrichten. Sie sind zu groß für die winzigen Kanälchen und zum Zuschauen verdammt. Die Bakterien lachen sich in den Dentinkanälchen sozusagen ins Fäustchen.

Von all dem bekommt der Mensch dieses Zahnes lange Zeit nichts mit. Durch die Zerstörung des Nervs fehlen die Signale. Dennoch kann auch dieser Zustand ein Störfeld mit den oben aufgeführten möglichen Folgekrankheiten sein. Irgendwann wird die Knochensubstanz des Kiefers angegriffen. Es kommt zu einer Kieferostitis oder zu einem knochenabbauenden Prozess, der sogenannten *NICO*, was für ‚neuralgia inducing cavitational osteonecrosis' steht. Dieser Begriff wurde durch den Zahnarzt *Johann Lechner* geprägt. An Stelle der Knochensubstanz zeigt sich eine weiche, fettreiche Masse. Fatalerweise setzen die beteiligten Bakterien krankmachende *Giftstoffe* frei, die in den ganzen Körper gelangen können. Wurzelbehandelte Zähne bedürfen also einer besonderen Aufmerksamkeit. Auch nach dem Entfernen von *Weisheitszähnen* zwischen dem 14. und 20. Lebensjahr können Jahre später knochenabbauende Prozesse auftreten.

Die Prozesse am Kieferknochen entziehen sich häufig der Diagnostik über eine konventionelle Röntgenaufnahme und können übersehen werden. Seit einigen Jahren haben sich die Möglichkeiten der Diagnostik durch die Entwicklung der 3D-Technik verbessert. Ein erfahrener Untersucher erkennt mit dem *‚digitalen Volumentomogramm'*, abgekürzt *DVT*, die entzündlichen Prozesse und kann sie einer Behandlung zuführen. Bis dahin kann ein intaktes, gesundes Immunsystem die am Entzündungsgeschehen beteiligten Bakterien zwar in Schach halten, die freigesetzten Gifte der Bakterien treiben trotzdem ihr Unwesen. Dies kann zu verschiedenartigen Symptomen und schwerwiegenden Erkrankungen führen, die oft nicht im Zusammenhang zu einem entzündeten Zahn gesehen werden. Chronische Entzündungen im Mund- und Kieferbereich führen häufig zu Blockaden und Entzündungen im Halsbereich, wodurch die Entgiftung des Gehirns maßgeblich behindert sein kann. Aus den genannten Gründen wird die Indikation für Wurzelbehandlungen unter den Zahnärzten durchaus kontrovers diskutiert. Sind sie indiziert, kann man sie durch speziell ausgebildete Zahnärzte mit mikroskopischer Ausrüstung ausführen lassen. Im Falle von Folgekrankheiten nach Wurzelbehandlungen bleibt häufig nur das Ziehen des Zahnes, um beschwerdefrei zu werden. Besser ist es, es gar nicht erst so weit kommen zu lassen. Russische Heiler sollen zwar in der Lage sein, Zähne nachwachsen zu lassen – bis das eine gängige Methode ist, favorisiere ich eine zahngesunde Lebensweise, die der Entstehung von Karies und Entzündungen entgegenwirkt. Regelmäßige Zahnarztbesuche lassen frühzeitig erkennen, wenn sich doch etwas eingeschlichen hat, was behandelt werden muss.

Kommen wir nun zu der Behandlung von Kariesdefekten. Die schadhafte Stelle des Zahnes wird herausgebohrt und in das Loch wird eine Füllung eingesetzt. In früheren Zeiten wurde als Füllmaterial sehr häufig *Amalgam* eingesetzt. Es ist kostengünstig, gut zu verarbeiten, hat einen guten Randschluss zum Zahn und hält lange. Amalgam besteht allerdings zu 50% aus *Quecksilber*. Andere Bestandteile sind Kupfer, Silber, Zinn und Zink. Zahnmedizinstudenten lernen, dass Abrieb, Temperatur und Korrosion durch andere Metalle das giftige Quecksilber aus Amalgamfüllungen freisetzen können. Besonders stark ist die Quecksilberfreisetzung durch *Kaugummikauen*. Aber auch Zähneknirschen, das Zähneputzen mit schleifmittel- oder zinnhaltigen Zahncremes, heiße oder saure Getränke, zu Säure umgewandelter Zucker, das *Rauchen* – auch hierbei entstehen Säuren – und elektromagnetische Strahlung tragen dazu bei. Kurzfristig können zehntausendfach höhere Mengen der nach Trinkwasserverordnung festgesetzten maximalen Konzentration für Quecksilber erreicht werden. Von offizieller Seite vernimmt man, dass Amalgam der älteste, besterforschte zahnärztliche Werkstoff ist und eine unbedenkliche Zusammensetzung hat, dass das Quecksilber nach der Verarbeitung fest verbunden ist, dass die Aufnahme von Quecksilber in etwa der Größenordnung der Quecksilberbelastung durch die Nahrung entspricht. Lediglich bei Schwangeren, Stillenden und Kindern bis 15 Jahren soll Amalgam aufgrund des Beschlusses der EU-Kommission seit Juli 2018 nicht mehr verwendet werden.

Bei der Beurteilung der Toxizität von Quecksilber unterscheidet man zwischen anorganischem und organischem Quecksilber. Amalgamfüllungen enthalten *anorganisches Quecksilber*, das die Blut-Hirn-Schranke, eine Art Barriere zwischen dem Gehirn und dem Rest des Körpers, nicht überwinden kann. Organisches Quecksilber kommt am häufigsten als *Methylquecksilber* vor. Es ist hochgiftig und reichert sich hauptsächlich in Meerestieren an. Große Mengen finden sich vor allem in den großen Raubfischen. Methylquecksilber entsteht durch Methylierung des anorganischen Quecksilbers durch Bakterien. Wichtig zu wissen ist, dass dieser Vorgang nicht nur im Meer, sondern auch im Mund und im Darm durch Bakterien und Hefepilze der

Mund- und Darmflora stattfinden kann. Methylquecksilber überwindet die Bluthirnschranke und gelangt leicht in das Gehirn. Es lagert sich dort ab. Die Halbwertszeit von Quecksilber beträgt mehr als 20 Jahre. Das bedeutet, dass nach 20 Jahren erst die Hälfte der Menge abgebaut ist.

Ein häufiges Symptom der Anreicherung von Quecksilber sind Merkfähigkeitsstörungen. Quecksilber gelangt auch in den Rest des Körpers. Kritiker der Amalgamverwendung betonen, dass es praktisch alle Lebensvorgänge der Körperzellen, hauptsächlich des Nerven-, Hormon- und Immunsystems, der Leber, der Nieren und des Darms stören und schädigen kann. Besonders gefährdet sind Menschen, die genetisch bedingt weniger gut entgiften können. Liegt eine Belastung mit Quecksilber oder anderen Schwermetallen vor, ist eine Ausleitung der Toxine ratsam. Dies sollte besonders vor einer *Schwangerschaft* bedacht werden, denn über die Plazenta wird das Quecksilber von der Mutter auf das Kind übertragen. Auch bei einem unerfüllten *Kinderwunsch* kann eine Ausleitung sinnvoll sein, da der Grund der Unfruchtbarkeit eine Quecksilberbelastung sein kann (⇨Toxine und Strahlung, ⇨XX und XY).

Es gibt viele äußere Quellen für eine *Quecksilberbelastung*, so durch Kohleverbrennung, Erdgasförderung, Fracking und Feuerbestattungen von Verstorbenen mit Amalgam-Zahnfüllungen. Die Quecksilberfreisetzungen in der Umwelt nehmen kontinuierlich zu. Die Meeres- und Flussfische sind zunehmend belastet. Der US-amerikanische Chemiker *Boyd E. Hailey* hat in 35-jähriger Forschungsarbeit auf dem Gebiet der Protein-Biochemie, Schwermetall-Neurotoxizität und neurodegenerativer Erkrankungen die Zähne als eine Quelle extrem toxischer Substanzen identifiziert. Aus diesem Grund ordnet er den Zähnen eine wichtige Rolle in der Entstehung von Krankheiten zu. Auch die Ärzte *Dietrich Klinghardt* und *Joachim Mutter* betonen in ihren Vorträgen immer wieder, dass viele ihrer chronisch kranken Patienten auch unter kranken Zähnen leiden und der Weg zur Heilung mit einer Sanierung dieser Zähne und einer Ausleitung der Gifte einhergeht. Wäre es da nicht ratsam, auf eine Amalgamverwendung generell zu verzichten, auch wenn der Mensch älter als 15 Jahre ist?

Als Alternative zu einer Amalgamfüllung kommen Gold, Kunststoff und Keramik in Frage. Aufgrund der zunehmenden Exposition gegenüber *elektromagnetischer Strahlung* und möglicher massiver Wechselwirkungen mit dem Gesamtorganismus empfehlen immer mehr Zahnärzte, wie bereits erwähnt, eine metallfreie Versorgung des Mundraumes. Werden *Kunststoffe* eingesetzt, müssen diese bei der Verarbeitung im Mund mit einem speziellen Licht ausgehärtet werden. Hierbei achten die Zahnärzte exakt auf die Zeitdauer, da eine zu kurze Belichtung zu einer unzureichenden Aushärtung des Kunststoffes führt. Nicht ausreichend gehärtete Kunststoffe gelangen in den Organismus und belasten ihn stärker. Das Gleiche gilt für die Anwendung von Klebstoffen beim Fixieren von *Keramikinlays*. Bei den Keramiken gibt es verschiedene Zusammensetzungen. Eine bio- und immunverträgliche Keramik ist *Zirkonoxid*. Dieses extrem stabile Material wird zunehmend verwendet, auch für *Implantate*. Es ist die metallfreie Alternative zu den derzeit noch überwiegend verwendeten *Titanimplantaten*. Die zunehmende Belastung mit elektromagnetischer Strahlung ist ein wichtiges Argument, eine metallfreie Versorgung anzustreben.

Zusammenfassend lässt sich feststellen, dass die Zähne und der Zahnhalteapparat in enger Verbindung zum Rest des Körpers stehen, wodurch vielfältige Wechselwirkungen möglich sind. Der Zustand des Mundraumes und des Kiefers hat großen Einfluss auf die Gesundheit des gesamten Organismus und umgekehrt. Um die komplexen Zusammenhänge ursächlich erfassen und eine individuelle Behandlung der Problematik einleiten zu können, braucht es Zeit für ein ausführliches Gespräch und die Untersuchung aller beteiligten Strukturen. Dem steht entgegen, dass die Gesprächszeit der Ärzte und Zahnärzte in den gültigen Gebührenordnungen nicht angemessen honoriert wird. Eine größere Wertschätzung des Arzt-Patientengesprächs zur Erfassung der individuellen Situation und der ursachenorientierten Behandlung ist in diesem, wie in allen anderen medizinischen Bereichen äußerst wünschenswert. Als Fachärztin für Hautkrankheiten waren mir viele Aspekte dieses Themas in ihrer Tragweite nicht bewusst. Viele ganzheitsmedizinische Therapeuten plädieren für eine fachübergreifende

Ausbildung und Fortbildungen sowie eine engere Zusammenarbeit aller Therapeuten, die den Mundraum, den Kiefer, den Kopf und das Skelettsystem einbeziehen.

Von Kindesbeinen an können wir dazu beitragen, dass die Zähne, der Zahnhalteapparat und die Kieferbögen sich regelrecht entwickeln und gesund bleiben. Mit einer guten Zahn- und Mundraumpflege, einer vitalstoffreichen Ernährung, bewusstem Kauen, Wasser statt Süßgetränken und genügend Aufmerksamkeit für die innere und äußere Haltung nehmen wir großen Einfluss. Diese Aufmerksamkeit und Achtsamkeit für den Körper werden beschenkt mit gesunden Zähnen, nachhaltigem Wohlbefinden und Vitalität auf allen Ebenen.

➔ **Das Wichtigste in Kürze:**

- Störungen der Zahngesundheit können sich auf allen Ebenen auswirken.
- Eine gesunde Ernährung, eine Balance zwischen Aktivität und Entspannung und eine positive Lebenseinstellung tragen effektiv zur Zahngesundheit bei.
- Speichel schützt vor Krankheitserregern, verdaut Kohlenhydrate und bewahrt vor Karies. Entspannte Mahlzeiten unterstützen dies.
- Gutes Kauen hat vielfältige positive Effekte.
- Ein ausreichend hoher Vitamin D- und K2-Spiegel tragen zur Mineralisierung und Festigkeit der Zähne bei.
- Eine regelrechte Formung des Kiefers und ein guter Biss sind wichtige Voraussetzungen für die Gesundheit der Zähne und des ganzen Menschen.
- Die Beurteilung des Bisses sollte mit der Betrachtung der gesamten Statik des Körpers einhergehen – und umgekehrt.
- Regelmäßige und korrekte Zahnpflege ist ein wichtiger Beitrag zur Gesundheit.

- Die Mikrobiota des gesamten Verdauungstraktes sollte gepflegt werden.
- Entzündliche Prozesse im Zahnwurzelbereich können weitreichende Folgen haben.
- Das anorganische Quecksilber der Amalgamfüllungen kann durch Abrieb, Säuren, Temperaturerhöhungen, Korrosion mit anderen Metallen und elektromagnetische Strahlung freigesetzt werden.
- Bakterien im Mundraum können dieses Quecksilber in hochgiftiges Methylquecksilber umwandeln.
- Aufgrund der zunehmenden Exposition gegenüber elektromagnetischer Strahlung favorisieren einige Zahnärzte mittlerweile eine metallfreie Versorgung.

➔ Ein paar praktische Anwendungen:

- Lassen Sie die Pflege Ihrer Zähne und Ihres Mundraumes zu einem täglichen und achtsamen Ritual werden. Planen Sie genug Zeit ein. Wenn Ihre Gedanken abschweifen, fangen Sie sie ein und lenken Sie sie zurück auf Ihre Zähne. Wenn Sie ab und zu mit der anderen Hand putzen, erhöht das Ihre Aufmerksamkeit und trainiert gleichzeitig die Koordination.

- Öffnen Sie über den Tag immer mal Ihren Mund so weit wie möglich oder gähnen Sie herzhaft. Das lockert Ihre Muskeln rund um den Kiefer und steigert den Lymphfluss.

- Nehmen Sie sich einmal am Tag eine Karotte oder ein härteres Endstück eines Brotes. Kauen Sie so lang wie möglich, mindestens 20-mal, jetzt, wo Sie wissen, welche Wirkungen das hat und die Meridiane dabei aktiviert werden.

- Vielleicht zieht es Sie in die Küche, um leckere, fermentierte Speisen zu kreieren. Fermentierte Lebensmittel schenken uns eine gesunde Mikrobiota des Mundraumes und des Darmes sowie feste Zähne. In meiner Vision sehe ich kreative Köche, die stolz fermentiertes Gemüse zubereiten und servieren und zum Mitnehmen anbieten. Fermentiert statt frittiert – wunderbar.

Literatur und Quellen zum Weiterlesen:

Johann Lechner: Kavitätenbildende Osteolysen des Kieferknochens (2011);

Joachim Mutter: Lass dich nicht vergiften! Warum uns Schadstoffe chronisch krank machen und wie wir ihnen entkommen (2012);
ders.: Amalgam – Risiko für die Menschheit (2013);

Dirk Schreckenbach: An jedem Zahn hängt immer auch ein ganzer Mensch (2013);

Stefanie Morlok: Krankheitsursache Kiefer- & Zahnfehlstellung – CMD (2015);

Adam Elabd: Fermentieren. Von Kefir bis Sauerkraut (2016);

Paul Ridder: Craniomandibuläre Dysfunktion. Interdisziplinäre Diagnose- und Behandlungsstrategien (2016);

Gerd Christiansen: Das Kiefergelenk-Buch. Schmerzen ohne Grund? Ein Patientenratgeber und Leitfaden für Mediziner und Zahnmediziner (2016);

Maryam Paknahad, S.M.J. Mortazani et al.: Effect of radiofrequency radiation from Wi-Fi devices on mercury release from amalgam restorations, in: J. Environ Health Sci Eng (2016);

Dominik Nischwitz: In aller Munde. Biologische Zahnmedizin (2019).

Personenregister

Sachregister

A

F

Zur Autorin

In ihrer dermatologischen Praxis in Wiesbaden betreut Dr. med. Antje Göttert seit 1998 ihre Patienten mit einem ganzheitsmedizinischen Ansatz. Bei der Behandlung steht der Mensch in seiner Einzigartigkeit im Mittelpunkt.

Im Laufe des Medizinstudiums wurde ihr bewusst, dass der Aufbau und die Funktionen des Körpers, die Funktionsstörungen und Krankheiten sowie die medikamentösen Behandlungen zwar umfassend gelehrt werden, jedoch die geistige, psychische und spirituelle Ebene des Menschseins und die Ursachen hinter den Symptomen der Krankheiten selten ein Thema sind. So blieben für sie viele Fragen offen. Auf ihrem weiteren Weg durch die Welt der Heilkunde suchte sie nach Antworten.

Das Fachgebiet der Dermatologie faszinierte sie, da es sich Menschen jeden Alters und Geschlechts von Kopf bis Fuß widmet und die Haut Vorgänge, die im Inneren des Menschen und auf der seelischen Ebene stattfinden, spiegelt. Während ihrer ersten Anstellung als Ärztin an einer privaten Hautklinik bei Fulda Ende der 1980er Jahre konnte sie beobachten, wie positiv sich eine persönliche Zuwendung, Aktivitäten in der Gruppe sowie eine ergänzende psychotherapeutische Beratung der Patienten auf den Heilungsverlauf der Erkrankung auswirkte.

An dieser Klinik wurde nach der von dem Psychiater Viktor Frankl begründeten Logotherapie und Existenzanalyse gearbeitet. Aufgrund dieser Erfahrungen absolvierte sie parallel zur Facharztausbildung in der Dermatologie die psychotherapeutische Ausbildung nach Viktor Frankl.

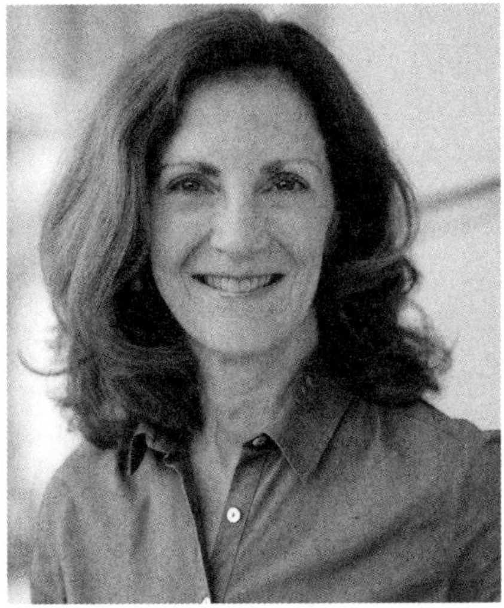

Um ihr medizinisches Spektrum zu erweitern, widmete sie sich während und nach der Facharztzeit in der Dermatologie weiteren komplementären Behandlungsmethoden. Sie absolvierte die ärztliche Weiterbildung in den Naturheilverfahren und daran anschließend die ärztliche Weiterbildung in der Homöopathie. Die ganzheitliche Betrachtung des Menschen war in diesen Kursen selbstverständlich und so beantwortete sich so manche offene Frage. Geleitet wurden die Kurse von beeindruckenden Arztpersönlichkeiten, die auch Themen umfassend vermittelten, die auf der schulmedizinischen Ebene nur einseitig besprochen wurden. So wurde nicht nur der Sinn und Zweck von Impfungen erörtert, sondern auch die immunologischen Folgen und mögliche unerwünschte Wirkungen bedenklicher Inhaltsstoffe. Eine offene Kommunikation auch zu solch kontroversen Themen ist Antje Göttert ein wichtiges Anliegen.

Ende der 1990er Jahre lernte sie durch die Empfehlung von Freunden den Schweizer Naturheilarzt Natale Ferronato kennen und konnte miterleben, wie effektiv eine Behandlungsmethode ist, die den eigentlichen Ursachen der Störungen und Krankheiten auf den Grund geht, mögliche Schadfaktoren analysiert und dann individuell angepasst die Therapie ausrichtet.

Seit mehr als zwanzig Jahren leitet sie nun eine Hautarztpraxis. Mit den Jahren erkannte sie zunehmend die Bedeutung des Gesprächs und der Zuwendung, um die Krankheitsursachen zu erfassen, ein Bewusstsein für die inneren Heilkräfte zu wecken und den spirituellen und energetischen Aspekten jenseits der materiellen Welt Raum zu geben.

Um die Patienten bestmöglich unterstützen zu können, forschte sie immer weiter, hörte Vorträge, las zahlreiche Bücher und verbrachte so manches Wochenende auf Seminaren zu diesen Themen. Besonders beeindruckten sie die Ärzte Dietrich Klinghardt und Joachim Mutter, die mit ihrem breiten Wissen den kranken Menschen in seiner Ganzheit erfassen, mögliche Schadfaktoren und ihre Auswirkungen erkennen und durch die Integration aller Ebenen des Menschseins oft auch in schwierigen und komplexen Fällen helfen können.

Inspiration und Bestätigung fand Antje Göttert auch in der Kulturheilkunde, die den Menschen in seinem natürlichen und kulturellen Umfeld betrachtet, den Pluralismus in der Medizin fördert und eine offene Kommunikation auch zu spirituellen Themen anregt. In der Entstehungsphase des Buches lernte sie diese Heilkunde durch den Sozial- und Sprachwissenschaftler Hartmut Schröder und seine Frau, die Allgemeinärztin Marlen Schröder, kennen. Während der Reise durch die Medizinwelten wurde ihr zunehmend bewusst, dass das medizinische und ganzheitliche Wissen eine wichtige Basis für das ärztliche Wirken ist, dass jedoch eine heilsame Atmosphäre und die Art und Weise der Kommunikation sehr bedeutsam sind. Sie spürte, wie förderlich es ist, wenn sie den Patienten mit Freude, Gelassenheit und in innerem Frieden auf Augenhöhe begegnet, wenn sie ihnen ein offenes Herz und ihre ungeteilte Aufmerksamkeit schenkt. Ein wichtiger Begleiter auf dem Weg ihrer eigenen Selbsterkenntnis und Selbstentwicklung war in den letzten Jahren der Visionär und Vordenker Bernd Kolb. Sie machte dadurch unter anderem die Erfahrung, wie wichtig die innere Einkehr und das regelmäßige Meditieren sind, dass sie inneren Frieden schenken und heilende Kräfte aktivieren.

Das Interesse an komplementären Behandlungsverfahren wurde durch die Erfahrungen mit eigenen Erkrankungen verstärkt. So litt sie nach einer Mandelentzündung durch Streptokokken trotz der schulmedizinischen Behandlung unter anhaltenden schmerzhaften Gelenkschwellungen. Auf die Empfehlung einer Patientin konsultierte sie den Allgemeinarzt und Homöopathen Norbert Merz, der mit Hilfe der Kinesiologie diagnostizierte und behandelte. Er stellte eine Belastung mit Schwermetallen, insbesondere mit Amalgam, fest, leitete die Gifte aus und gab ergänzend homöopathische Mittel, worunter es zu einer vollständigen Abheilung der Beschwerden kam.

Auch die langjährigen Erfahrungen als Mutter dreier Kinder nahmen großen Einfluss. Nach der Heirat 1993 kam 1994 das erste Kind zur Welt, kurz nach der Facharztprüfung 1996 das zweite und 2004 das dritte. Besonders prägend war die Säuglingszeit eines Kindes, das mit einer angeborenen Fehlbildung der Harnwege auf die Welt kam. Als Mutter erlebte sie, dass die Kliniken zwar technisch sehr gut ausgestattet und die Ärzte gut ausgebildet waren, dass menschliche Zuwendung, Mitgefühl und eine heilsame Atmosphäre jedoch oft fehlten. Inzwischen sind ihre beiden älteren Kinder erwachsen und wichtige Gesprächspartner. Ihr Sohn ist mit Leidenschaft Naturwissenschaftler und ein guter Gegenpol bei den spirituellen Themen. Ihre Tochter hat das Studium ‚Philosophy and Economics' abgeschlossen und studiert nun mit großer Freude Humanmedizin. Und der Jüngste geht noch zur Schule, überrascht sie immer wieder mit seinem Gefühl für Menschen und Situationen und ist ihr liebster Sparringspartner für noch mehr Geduld und Gelassenheit.

Wichtige Erkenntnisse des bisherigen Weges aufzuschreiben – diese Idee kam ihr im Rahmen eines Schreibkurses des Autors, Redners und Coachs Veit Lindau. Ursprünglich hatte sie den Kurs mit seinen qualitativ hochwertigen Angeboten belegt, um zwei Kinderbücher zu veröffentlichen, bis sie spürte, dass die vorrangige Herzensangelegenheit dieses Buch ist. Mit diesem Ratgeber möchte sie strukturiert, unterhaltsam und alltagsgerecht neue wissenschaftliche Erkenntnisse und alte Weisheiten vermitteln und eine effektive Hilfe bieten, die inneren Heilkräfte selbstwirksam zu aktivieren.

www.hautforum-wiesbaden.de

Dank

Der Gedanke, dieses Buch zu schreiben, kam wie ein ‚Blitz' während eines Online-Schreibkurses des Autors, Redners und Coachs Veit Lindau und nahm dann innerhalb einer Nacht Gestalt an. Bei einem abschließenden Live-Event des Kurses stellte ich meinen Entwurf einem der drei beteiligten Verleger vor und bekam von ihm den Rat, mich doch auf ein Thema zu beschränken. Das war nun gar nicht das, was ich hören wollte. Kurz entschlossen ging ich zu Veit und bat ihn um seine Meinung. Und er machte mir Mut. Von Herzen danke, Veit!

Durch den Schreibkurs lernte ich auch Cornelia Linder vom Sheema Medien Verlag kennen – eine wunderbare Fügung, wie sich bald herausstellen sollte. Im Nachgang des Kurses nahm ich zunächst an einem Gruppen-Coaching bei ihr teil und bald darauf trafen wir uns regelmäßig per Skype zu Einzelsitzungen. Nachdem wir einige geschriebene Kapitel besprochen hatten, bot sie mir an, mein Buch zu verlegen, was ich freudig annahm. Geduldig, einfühlsam und kompetent beratend stand sie mir von Anfang bis Ende zur Seite, war mein wichtigster Anker in diesen Jahren und bald auch eine Freundin. Von ganzem Herzen danke, liebe Cornelia. Eine bessere Verlegerin als dich kann ich mir für dieses Buch nicht vorstellen!

Eine besondere Fügung war es auch, dass meine Praxishelferin Nena Ciraulo mit Eberhard Anger über mein Buch sprach und er mir daraufhin anbot, die Kapitel fachmännisch Korrektur zu lesen. Dies beinhaltete zu meiner Freude auch Prüfungen und Anmerkungen bezüglich des Inhalts. Sehr berührt hat mich, dass er seiner krebskranken Frau Sigrid in ihren letzten Tagen eine Freude machen konnte, wenn er ihr ein Kapitel dieses Buches vorlas.

Da ich zwar seit meiner Kindheit sehr gerne schreibe, es aber nicht ‚richtig' gelernt habe, zeigten sich in den ersten Kapiteln so manche Textstellen verbesserungsbedürftig. In langen Telefonaten mit Dr. Louis Klein formte sich nach und nach mein Schreibstil und die Texte kamen ins Fließen. Lieber Louis, du hast lange vor mir erkannt, wie es stilistisch werden sollte und hast genau die richtigen Worte gewählt, dass ich das umsetzen konnte. Dafür und für deine wertvollen inhaltlichen Anmerkungen danke ich dir von Herzen!

Viele meiner Freunde haben zur Entstehung dieses Buches auf die eine oder andere Weise beigetragen – wie schön, dass es euch gibt! Mein besonderer Dank gilt Beate, Fredy und Felix Mensching, Beate Lassalle, Bernhard Vierling, Carolin und Peter Kloppe, Claire Pfisterer, Conny Schulze, Cornelia Godau, Diana Poppick, Dorette Segschneider, Edgar Hoffmann, Gabriele Fesser, Gwendy Ruggiero, Hannelore Habedank, Helga Kurz, Inken Misok, Isabel Tränckner-Probst, Kai-Uwe Wenke, Kathrin Ernst, Klaus Renkert, Peter Richter, Rasma Friedewald, Roswitha Hornung, Sarah Stagge, Stefanie Scholl, Thomas Göttert, Ulrich Otto, Wily Kelschenbach, Yvonne Skowronek und der ‚Kos-Gang'. Besonderer Dank gilt auch meinen Schreibschwestern Daniela Müller und Ramona vom Berg. Viele Monate haben wir uns per Skype in unseren Schreibprozessen begleitet, unsere Texte wohlwollend kritisch gelesen und besprochen.

Bei manchen Kapiteln suchte ich fachlich kompetenten Rat. Mein spezieller Dank gilt Dr. Cansel Dilaver, Kapitel Zähne, Christian Blank, Kapitel Toxine und Strahlung, Dorette Segschneider, Kapitel Psyche, Fredy Mensching, Vita und Einleitung, Martina Vorbeck, Kapitel Osteopathie, Peter Richter, Kapitel Klang und Thomas Frankenbach, Kapitel Ernährung. Besonderer Dank gilt auch Dr. Leonidas Flevarakis, der mit seinem naturwissenschaftlichen und spirituellen Wissen viele wertvolle Hinweise gab.

Großen Anteil an der Entstehung des Buches haben auch die Menschen, von denen ich in den Jahren meiner Reise durch die Welt der Heilkunde lernen durfte: Professor Viktor Frankl, Professor Wolfram Kurz und Dr. Boglarka Hadinger, die mir die Psyche des Menschen und die Behandlung psychischer Leiden anhand der Logotherapie und Existenzanalyse vermittelten. Mein Lehrer der Dermatologie, Professor Jost Metz, der mir unter anderem das genaue Hinsehen und Hinterfragen gelehrt hat. Meine Lehrer der Homöopathie und Naturheilmedizin, die mir den medizinischen Blick auf die Menschen deutlich erweitert haben. Stellvertretend für sie alle möchte ich Dr. Willibald Gawlik nennen. Natale Ferronato, dessen Kenntnisse in Anatomie, Physiologie und Biochemie sowie die auf den Menschen individuell abgestimmten Untersuchungs- und Behandlungsmethoden mich tief beeindruckten. Hannelore Habedank, die ich durch Natale kennengelernt habe und die mir eine enge Freundin geworden ist. Liebe Hanne, du zeigst mir immer wieder, wie gut die Natur mit ihren Heilkräften für uns sorgt. Norbert Merz, der einer meiner Lehrer der Homöopathie und viele Jahre auch unser Hausarzt war. Gerd Eggers, von dem ich lernte, welche energetischen Kräfte in uns und um uns herum wirken. Heike Stuckert, deren Seminare mich tief berührten und durch die ich so manch wundervolle Sananda-Sitzung erleben konnte. Von Herzen danke für deine liebende Präsenz! Dr. Joachim Mutter, dessen Interviews, Seminare und Bücher mir sein fundiertes Wissen und seine ursachenorientierte Herangehensweise bei der Behandlung chronischer Leiden näherbrachten. Dr. Dietrich Klinghardt, zu dessen Kurs mich Ulrike Renschin-Baier mitnahm. Sein umfassendes Wissen, seine Kreativität und sein Forschergeist beeindruckten mich sehr und so belegte ich viele weitere Kurse, in denen ich seine individuelle Herangehensweise bei der Untersuchung und Behandlung der Patienten mit der Integration aller Ebenen menschlichen Seins kennenlernte. Durch Dietrich lernte ich wiederum weitere für mich wichtige Lehrer kennen: Ulrike Simona-Grosch, bei der ich an einigen hervorragend strukturierten Kursen teilnahm, Leona Vermeire, durch die ich die Behandlung mit dem Photonwave kennenlernte, worüber ich wiederum Bea Scharpf traf. Danke an euch, dass ihr euer Wissen und eure Erfahrungen so bereitwillig teilt! Dr. Ulrich Volz, der mein Wissen in der Zahnheilkunde erweiterte. Professor Gerald Pollack, dessen Buch ‚Wasser, viel mehr als H_2O‘ mich fasziniert hat. So gerne wollte ich ihn daraufhin kennenlernen und ihm Fragen stellen – was mir dann auf einem von Dietrich organisierten Umweltkongress auch gelang. Ich fragte ihn, ob es seiner Auffassung nach sein könnte, dass in dem Moment, in dem wir Liebe empfinden und ausstrahlen, unsere Ausstrahlung an Infrarot ansteigt und sich verändert, wodurch dann die positiven Effekte bei Mensch, Tier und Pflanze auftreten; dass durch die ‚Liebesstrahlung' die Exclusion Zone des Wassers breiter wird und dies die Energie und die Kohärenz erhöht. Danke Jerry, dass du offen warst für meine Fragen, interessiert gelauscht hast und mir in deinen Mails so manche wertvolle Anregung gegeben hast! Professor Stan Grof und seine Frau Brigitte Grof, deren Lebensgeschichte mich sehr berührt hat. Das holotrope Atmen unter eurer Anleitung war für mich ein einzigartiges und bewegendes Erlebnis! Bernd Kolb, den ich durch die Lebensenergie-Konferenzen von Helge Grotelüchen kennengelernt habe. Lieber Bernd, danke für all das, was du mit deinen Vorträgen, Ausstellungen, Büchern und Retreats der Welt und mir schenkst! Thomas Frankenbach, bei dem ich die Ausbildung zur Trainerin für somatische Intelligenz absolvierte. Lieber Thomas, du hast mir mit deiner klar strukturierten, kompetenten und einfühlsamen Art wieder Orientierung in der so bunten Welt der Ernährung gegeben. Dr. Leonidas Flevarakis, den ich auf einem IGNK-Kongress auf Kos kennenlernte und der mir die faszinierende Weisheitslehre des ‚Griechischen Baum des Lebens' vermittelte. Professor Hartmut Schröder, dem ich viele wertvolle Anregungen verdanke und der das Geleitwort zu diesem Buch geschrieben hat. Von Herzen danke, lieber Hartmut! Dr. Claudio Weiss, der mir mit Hirn, Herz und Humor den ‚Moti-Spiegel' vermittelte, ein hervorragendes Werkzeug, um die eigene Persönlichkeit zu erkennen, anzunehmen und zu entwickeln. Von Herzen danken möchte ich auch dem Psychiater und Neurologen Dr. David Servan-Schreiber, dessen Bücher zu meiner medizinischen Lieblingsliteratur zählen. Aufgrund eines Hirntumors weilt er nicht mehr in dieser Welt. Als ‚Vollblut-Wissenschaftler' hat er sich aufgrund persönlicher Erfahrungen wirksamen, jedoch wenig anerkannten Methoden zur Behandlung chronischer Leiden wissenschaftlich gewidmet.

Danken möchte ich auch Helge Grotelüchen, Unkas Gemmeker, Mark Weiland, Dr. Hinrich Hörnlein-Rummel, Steffen Lohrer und den Autoren von ‚Zentrum der Gesundheit', die mit ihren Online-Beiträgen viel Wissenswertes in die Welt bringen.

In meiner Praxis habe ich die große Freude, dass mich ganz unterschiedliche Menschen als Patienten konsultieren und wir voneinander lernen können. Von Herzen danke ich für die vertrauensvollen Begegnungen und die positiven Rückmeldungen! Zu der sehr angenehmen Praxisatmosphäre tragen auch maßgeblich meine Praxispartnerin Dr. Gudrun Roscher und das gesamte Team bei!

Nachdem alle Kapitel geschrieben waren, kam die Frage auf, wie das Cover des Buches gestaltet werden sollte. Wichtige Impulse hierfür kamen von meiner Freundin Carolin Kloppe, die mir ihr großes Know-how und viel Zeit schenkte. Von Herzen danke, liebe Carolin! Mein besonderer Dank gilt auch Beate und Felix Mensching, die mich in einer spontanen Aktion auf dem Balkon der Praxis fotografierten und das Bild des Covers einfingen. Herzensdank auch an meine Freundin Rasma Friedewald, die als Grafikdesignerin alle Teile professionell und stilvoll zusammenfügte und zu dem nun vorliegenden Cover umsetzte. Besonderer Dank auch an Walter Schmucker, der den Entwurf fachmännisch in die Materie des Buches überführte.

Und mein Dank gilt auch Ihnen, liebe Leserin, lieber Leser. Ich freue mich sehr, dass meine Zeilen Sie gerade erreichen!

Abschließend möchte ich meinen Kindern Leonard, Elena und Nicolas von Herzen danken. Sie haben mich auf vielfältige Weise unterstützt, so bei technischen Fragestellungen, bei Recherchen, durch ihr Zuhören und das geduldige Ertragen der Bücher- und Literaturstapel. Ihr seid wunderbar und das schönste Geschenk meines Lebens!

Notizen

Notizen

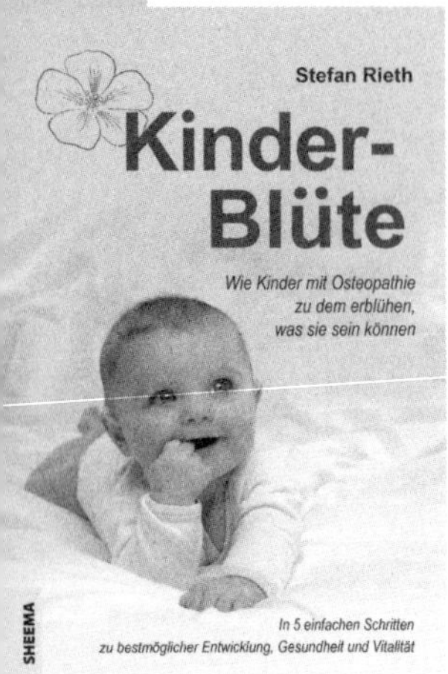

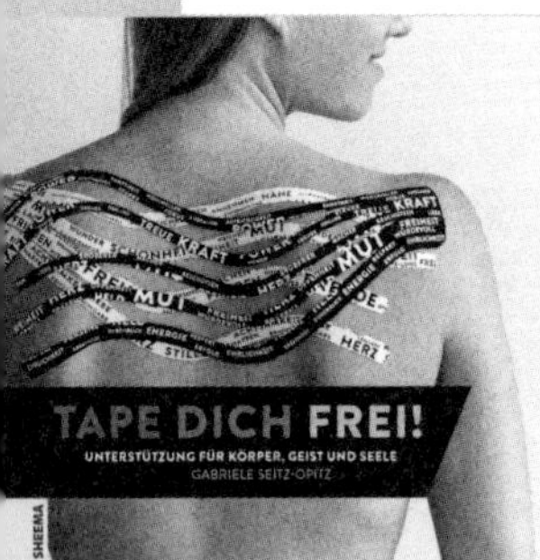

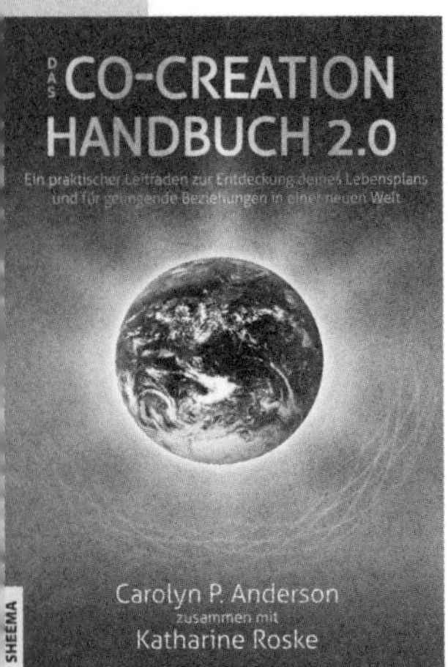

Besuchen Sie unsere Homepage,
dort finden Sie weitere Bücher, Hörbücher und CDs.
Wir freuen uns auf Sie!

www.sheema-verlag.de

KONTAKT

Sheema Medien Verlag
Bücher. Aus Liebe.

Hirnsbergerstr. 52
D - 83093 Antwort

Tel.: 0049 - (0)8053 - 7992952

E-Mail: info@sheema.de

https://www.sheema-verlag.de

SHEEMA

MÖGEN ALLE WESEN GLÜCKLICH SEIN